LA

BLENNORRHAGIE

ET SES COMPLICATIONS

ÉVREUX, IMPRIMERIE DE CHARLES HÉRISSEY

LA
BLENNORRHAGIE

ET

SES COMPLICATIONS

D'APRÈS LES DERNIÈRES DONNÉES SCIENTIFIQUES

ET DE NOMBREUSES RECHERCHES PERSONNELLES

PAR

LE D̿ ERNEST FINGER

Docent à l'Université de Vienne

TRADUIT AVEC AUTORISATION DE L'AUTEUR

D'APRÈS LA TROISIÈME ÉDITION ALLEMANDE (1893)

Par le D̿ ALBERT HOGGE

Ancien chef de clinique chirurgicale à l'Université de Liège.

———

Avec 36 gravures dans le texte et 7 planches lithographiées hors texte.

———

PARIS

ANCIENNE LIBRAIRIE GERMER BAILLIÈRE ET C̿

FÉLIX ALCAN, ÉDITEUR

108, BOULEVARD SAINT-GERMAIN, 108

—

1894

AVANT-PROPOS

J'ai cru faire œuvre utile en présentant au public médical français la traduction du livre de Finger. On y trouvera, de la première page à la dernière, les idées spécifistes ardemment défendues : l'ouvrage du *docent* viennois est en quelque sorte le plaidoyer du gonocoque.

Chacun des chapitres qui composent cette monographie porte l'empreinte personnelle de l'auteur; celui qui a trait à l'anatomie pathologique mérite une mention toute spéciale : Finger a considérablement élargi le cercle de nos connaissances relatives aux lésions de l'uréthrite chronique.

Étayé sur les données anatomo-pathologiques et bactériologiques actuellement acquises, le traitement des affections blennorrhagiques, tel qu'il est formulé dans ce livre, est éminemment rationnel. Ce n'est pas une des moindres difficultés surmontées par Finger que d'avoir établi la thérapeutique antiblennorrhagique sur une base vraiment scientifique.

La compétence de l'auteur en vénéréologie s'atteste par la longue série de ses recherches expérimentales, de ses travaux micrographiques et cliniques, par le succès de son enseignement; sa polyclinique, à l'hôpital général de Vienne, lui fournit un abondant matériel d'études; aussi, n'est-ce pas seulement en matière de blennorrhagie que Finger est un maître : son traité sur *la syphilis*, dont MM. Doyon et Spillmann, deux praticiens très autorisés, nous donneront bientôt la traduction en langue française, jouit d'une estime incontestée en Allemagne et en Autriche.

Dr A. HOGGE.

Liège, mars 1894.

PRÉFACES DE L'AUTEUR

PRÉFACE DE LA TROISIÈME ÉDITION

L'accueil fait aux deux premières éditions me dispense de soumettre la troisième à un remaniement complet; j'ai tenu seulement à la faire bénéficier des progrès accomplis depuis 1891.

La blennorrhagie a été particulièrement à l'ordre du jour dans ces derniers temps; nos connaissances à l'égard de cette affection se sont considérablement élargies. La culture du gonocoque est devenue plus facile, la question des infections mixtes s'est éclaircie; ce sont là d'importantes conquêtes.

D'un autre côté, je dois à la grande amabilité du professeur WECHSELBAUM d'avoir pu entreprendre systématiquement une série de recherches, les premières en l'espèce, sur l'anatomie pathologique de l'uréthrite chronique. Les planches VI et VII donneront les détails de ces recherches.

Telles sont les modifications essentielles introduites dans cette nouvelle édition; je me suis en outre efforcé de maintenir, par de nombreux ajoutés, le livre à la hauteur de la science moderne. Qu'il me soit permis d'espérer qu'on lui réservera le sort fait à ses devancières.

Vienne, juin 1893.

PRÉFACE DE LA DEUXIÈME ÉDITION

Ce n'est pas sans appréhensions que je présentais, en 1888, la première édition de ce livre au public médical. Souhaitait-il vraiment l'apparition d'une monographie sur la blennorrhagie? Y avait-il une lacune dans notre littérature, et mon traité saurait-il la combler?

Le bon accueil fait à mon livre, l'honneur qui lui fut fait d'être aussitôt traduit en anglais, les nombreuses marques d'approbation que me témoignèrent les autorités scientifiques, ont vite dissipé mes craintes et m'ont rempli de joie et de fierté.

Je n'ai pas eu à faire subir à la première édition des modifications très importantes. Il fallait cependant tenir compte des progrès apportés par les nombreux travaux qui ont vu le jour depuis 1888. J'ai cru bien faire en complétant certains chapitres, celui de la blennorrhagie chez la femme, par exemple; enfin, sur les conseils d'amis autorisés et bienveillants, j'ai modifié certains détails d'exposition. J'ai supprimé dans cette édition l'index bibliographique qu'on pouvait trouver dans la première; nous possédons depuis un an l'excellente bibliographie de J.-K. Proksch.

Puisse cette édition trouver le même accueil que la précédente.

Vienne, février 1891.

PRÉFACE DE LA PREMIÈRE ÉDITION

De toutes les affections vénériennes, c'est la syphilis qui a toujours attiré le plus l'attention des médecins. Ce favoritisme s'atteste encore aujourd'hui par le grand nombre d'ouvrages importants et récents qui traitent exclusivement de la vérole.

La blennorrhagie a été longtemps négligée et considérée, bien à tort, comme une affection sans intérêt. Elle n'a rencontré jusqu'ici qu'un mépris souverain. Les chercheurs ne trouvaient rien en elle qui méritât d'exercer leur sagacité et d'occuper leur temps ; les praticiens, en possession de leur bienheureuse seringue uréthrale et d'une douzaine de formules, considéraient tout le reste comme un bagage scientifique inutile et je vois devant l'étendue de mon livre bien des haussements d'épaules et des sourires : « Comment peut-on écrire tout cela sur la chaudepisse? Et la conséquence de cette indifférence c'est, disons-le à notre honte, l'ignorance et la routine qui s'étalent dans les livres et régissent la pratique de tant de médecins.

Depuis vingt ans à peine le jour a commencé à se faire dans cette importante question. La dernière monographie de la blennorrhagie en langue allemande est antérieure à cette époque. Depuis, nos connaissances sur l'étiologie de cette affection ont considérablement progressé ; la pathologie vénérienne enveloppée jusqu'alors d'un voile épais, s'est affranchie des idées empiriques et routinières ; la thérapeutique a trouvé dans les données scientifiques nouvelles une base plus sûre et plus rationnelle.

Nous nous sommes proposé d'esquisser ces progrès, de montrer comment l'étude de la blennorrhagie, étayée sur des recherches étiologiques, anatomiques et cliniques tend à être vraiment scientifique. Mais l'œuvre n'est que commencée, bien des lacunes restent à combler. Nous ne faisons que préparer et indiquer la voie dans laquelle doivent être tentés de nouveaux efforts. Ce livre n'est pas qu'un compendium. L'auteur revendique le mérite d'avoir contribué à l'érection des théories nouvelles et une bonne partie de ce traité résume ses propres études, ses propres recherches.

La théorie et la pratique marchent de pair ; aussi avons-nous tiré des doctrines modernes leurs conséquences pratiques : nous insistons sur le traitement que nous nous sommes efforcé de baser sur des indications et des principes rationnels.

Les gravures sur bois, dessinées par M. Schwartz, répondent à un but pratique. Les planches lithographiées figurent les détails anatomiques nécessaires à la compréhension du texte. Le spécialiste trouvera dans ce livre l'exposé des vues modernes et des progrès importants réalisés dans cette branche de la pathologie vénérienne, le praticien y puisera les indications thérapeutiques qu'il convient de suivre aujourd'hui. Puisse-t-il être le bienvenu pour l'un et pour l'autre.

ERN. FINGER.

Vienne, février 1888.

TRAITÉ

DE LA

BLENNORRHAGIE

I

PARTIE GÉNÉRALE

A. — Historique.

Les opinions relatives à l'ancienneté, à l'apparition et à l'origine de la syphilis constitutionnelle sont très divergentes ; les documents et manuscrits qui nous rapportent que l'affection était déjà connue des Hébreux, des Romains et des Grecs, sont si rares et si obscurs, qu'il faut se demander si cette question controversée sera jamais résolue avec certitude. Par contre, il est permis d'affirmer que la blennorrhagie des organes génitaux est aussi ancienne que l'humanité elle-même ; on peut en poursuivre l'histoire aussi loin que celle de l'homme. Si nos connaissances à cet égard ne nous arrivent qu'à travers les ténèbres de la tradition et de la transmission verbale, les peuples civilisés de l'antiquité et ceux du moyen âge nous ont du moins laissé au sujet de la blennorrhagie la description de symptômes non équivoques ; ces écrits nous apprennent même que l'étiologie et la contagiosité du mal n'avaient pas échappé à l'observation. Ces premières idées claires et exactes firent bientôt place à la confusion ; presque au moment de la découverte de l'Amérique, la syphilis qui sévissait dans presque toute l'Europe avec une violence inconnue jusqu'alors, devait, semble-t-il, être considérée comme une nouvelle maladie. A côté des phénomènes graves de la syphilis, les accidents relativement légers, bénins de la blennorrhagie n'avaient plus d'importance et certains écrivains spéciaux n'en parlèrent même plus.

Puis, quand la violence et la gravité de la syphilis commencèrent à diminuer et que la blennorrhagie redevint l'objet des observations et des recherches, on reconnut que les deux affections se localisaient de préférence aux organes génitaux, qu'elles se présentaient souvent simultanément, que toutes deux étaient contagieuses ; pour ces raisons on confondit les deux maladies, on considéra la blennorrhagie comme un symptôme de la syphilis. Si cette opinion était parfois controversée, elle fut cependant longtemps reçue. Ce n'est qu'à partir du xviii° siècle que fut admise, d'une façon de plus en plus générale, la distinction de la blennorrhagie d'avec la syphilis ; mais ce ne fut qu'en 1830 que cette distinction fut définitivement établie.

Nous pouvons donc diviser l'histoire intéressante de la blennorrhagie en trois périodes : la première, où la blennorrhagie est seule reconnue s'étend jusqu'au moment de l'apparition de la syphilis ; dans la seconde, règne la confusion entre les deux maladies et nous nous trouvons la troisième période qui a commencé en 1830.

Première période; jusqu'à l'apparition de la syphilis à l'état de pandémie. — De nombreuses notes démontrent que la blennorrhagie était déjà connue des peuples civilisés de l'antiquité et qu'elle était déjà considérée par eux comme une maladie contagieuse.

Les Hébreux connaissaient parfaitement cette affection. Moïse en donne dans le Lévitique, chapitre xv, non pas seulement une simple description, mais il formule à cet égard des règles de police sanitaire qui témoignent de la connaissance de la maladie. C'est ainsi que nous trouvons dans le vers 2 : « Vir, qui patitur fluxum seminis, immundus erit. » Vers 3 : « Et tunc judicabitur huic vitio subjacere, cum per singula momenta adhæsit cordi ejus, atque concreverit fœdus humor. » Vers 4 : « Omne stratum, in quo dormierit, immundum erit. » Vers 7 : « Qui tetigerit carnem ejus, lavabit vestimenta sua, et ipse lotus aqua, immundus erit usque ad vesperum. » Vers 10 : « Et quidquid sub eo fuerit, qui fluxum seminis patitur, pollutum erit. » Vers 12 : « Vas fictile quod tetigerit, confringeretur, vas autem ligneum lavabitur aqua. » Vers 13 : « Si sanatus fuerit, qui hujusce modi sustinet passionem, numerabit septem dies post emendationem sui, et lotis vestibus, et toto corpore in aquis viventibus, erit mundus. »

Si les paroles de la malédiction de David (*Livre de Samuel*, chap. viii.

vers 29) : « Nec deficiat de Domo Jacob fluens et leprosus » se rapportent à la blennorrhagie, elles ont leur place à côté des citations
précédentes.

Les Grecs et les Romains connaissaient bien aussi la blennorrhagie. HIPPOCRATE parle de la sensation de cuisson des mictions et de
la leucorrhée des femmes. CELSE parle d'ulcère de l'urèthre et d'é-
coulement purulo-sanguinolent. On trouve des passages analogues
dans JUVÉNAL, MARTIAL, DIOSCORIDES, SCRIBONIUS LARGUS, SEXTUS PLA-
CIDUS, PLINE et GALIEN. GALIEN notamment distingue le « satyriasis »,
écoulement séminal du pénis en érection, de la « gonorrhée », écoul-
lement séminal sans érection. ARETÆUS différencie aussi la blennorrhée vaginale des fleurs blanches; MARCEL EMPYRICUS, médecin de
l'empereur Théodose, cite les remèdes : « ad ulcera veretri, ad tumo-
res et dolores testiculorum. »

Les écrits des auteurs du moyen âge sur la blennorrhagie sont
nombreux et détaillés; entre autres et surtout ceux des Arabes et des
Arabistes. Ainsi, JEAN MESUE, qui vivait au Xe ou au XIe siècle, écrivait
ceci : « Si vero in via et ductu urinæ ulcera sunt, cognoscuntur ex
dolore magis in urinæ egressione et sanie egrediente ante urinam.
Ulcera virgæ et apostemata sunt proportionalia ulceribus et apostematibus testium. » HALY ABBAS parle d'une uréthrite qui était accompagnée d'écoulement blanchâtre et de trouble des mictions. RHAZES
traite : « de ardore urinæ » et dit : « Quum æger, dum mingit, sentit
ardorem et punctionem in virga, a salsis abstinendus est, hæc quoque
ægritudo non parvi est pendenda, quia cum fit mansiva et persève-
rans proveniunt ex ea in vesica et in instrumentis urinalibus ulcera. »
Il conseille d'employer contre l'écoulement purulent de l'urèthre des
bols d'Arménie, du sang-dragon et des injections.

SERAPION parle aussi de blennorrhagie, d'ulcérations de l'urèthre
qui causent des douleurs et des écoulements purulents : « Sanguis
autem et sanies currentes vel egredientes absque urina, significant
quod ulcus sit proximum canali virgæ aut in ipsa virga aut in
vesica. » Il définit la blennorrhagie : un écoulement séminal exagéré
et involontaire qu'il conseille de combattre par du chènevis; il
donne une bonne description de la suppuration des organes génitaux
de la femme, qui provenait des excès de coït. EBN SINA décrit ainsi
la chaudepisse : « Sentitur acuitas et mordicatio in egressione et
quandoque est cum ea ardor urinæ, et est color ejus ad citrinitatem
declivis. » Au XIe siècle, ABULCASEM ordonne contre l'uréthrite des
injections (mélange d'eau et de vinaigre).

La blennorrhée est encore exposée en termes précis par Maimonites :
« Le liquide s'écoule sans érection, et sans qu'il se produise de
sensation voluptueuse ; il rappelle l'orge dissous dans l'eau ou le
blanc d'œuf coagulé, et cet écoulement résulte d'une maladie interne ;
il diffère d'ailleurs considérablement du liquide séminal et du mucus ;
celui-ci est plus homogène. » Maimonites admet sept causes au développement de la maladie, entre autres les excès vénériens, la débauche.

On trouve encore chez d'autres écrivains du moyen âge des descriptions de la blennorrhagie de même que des mesures de police
décrétées en vue d'empêcher la propagation du mal par les prostituées. Gariopontus dit de la blennorrhagie : « Est passio vesicæ et
veretri, quam qui patiuntur, seminis lapsu vexantur creberrime sine
ulla retentione. Et diffundunt urinam tenuem, rubicundam et acerri-
mam : et aquosum et humorosum semen multum frequentes et sponte
projicitur, et non tardatur post urinæ diffusionem cum morso fac-
tam ».

Michel Scotus, le médecin de l'empereur Frédéric II, connaissait
très bien la gonorrhée : « Si vero mulier fluxum patitur, et vir eam
cognoscat, facile sibi virga vitiatur, ut patet in adolescentulis »
Roger, un médecin de l'école de Salerne du xiie siècle, traite du
« Reumatisatio virgæ » : « Quando reumatisunt humores et canales
virgæ, et faciunt ibi pustulas et apostemata, si fiat de calida causa,
cognoscitur per calorem, per punctionem et arsuras, per ruborem et
inflammationem membri. Si fiat de causa frigida, cognoscitur per re-
motionem punctionum et mordicationem et per exclusionem ruboris ;
in utraque causa difficultas mingendi ». Lanfranc, élève de Guillaume
de Saliceto et médecin célèbre du xiiie siècle, parlant des « abcès de
la verge » (apostematibus virgæ), s'exprime ainsi : « Aliquando reple-
tur virga ventositate grossa, ipsam cum dolore nimis extendente.
cum autem cessat materiæ cursus... Si vero apostema testiculi
induretur ». Constantin l'Africain recommande contre la strangurie :
« Si ex apostemate fit : clystere faciamus in virga cum lacte mulieris.
aqua hordei. » Bernard Gordon dit en parlant des causes des « maladies de la verge » (passiones virgæ) : « Causæ enim aut sunt exteriores aut interiores. Exteriores sunt, sicut jacere cum muliere, cujus
matrix est immunda, plena sanie aut virulentia ». Jean Ardern,
médecin du xive siècle, donne les recommandations suivantes : « Con-
tra incendium virgæ virilis ex calore et excoriatione fiat talis syringa
lenitiva. Accipe lac mulieris, masculum nutrientis et parum zuca-
rium, oleum violæ et ptisanæ, quibus commixtis per syringam

infundatur, et si præbictis admiscueris loc amygdalarum, melior erit medicina. » GUIDO DE CAULIACO dans sa chirurgie traite de la « calefactio et fœtidas in virga propter decubitum cum muliere fœtida ». JEAN DE GADDESDEN connaît l'uréthrite et l'épididymite : « Si virga induretur vel testiculus unus » de même que la vaginite : « Signa matritis vulneratæ sunt, quando matrix aperitur et per humiditatem emissam. Si illud, quod egreditur, est album grossum, bonum est : si sit multum focens virulentum, malum est. Et si emittatur sanies alba, fiat clystere mundificationem cum aqua hordei et aqua mellis, et decocto ireos ».

Les écrits analogues de VALESCUS DE TARANTA, GULICLINUS VARIGNANA, MAGNINUS, JEAN ARCULANUS, JEAN DE TORNAMIRA, ANTONIO CERMISONE et de beaucoup d'autres montrent, à n'en pas douter, que la blennorrhagie était très bien connue à cette époque, qu'elle était considérée comme une affection contagieuse et que déjà on lui opposait des remèdes externes. Nous possédons encore quelques ordonnances de police qui prouvent d'une façon péremptoire que la contagion de la blennorrhagie était généralement reconnue. C'est ainsi que BECKETT rapporte un règlement fait par BISCHOF DE WINCHESTER pour les maisons de tolérance de Southwark, faubourg de Londres ; ces maisons au nombre de dix-huit étaient sous la surveillance de BISCHOF. Le règlement date de 1162. Un des articles a pour titre : « De his qui custodiat mulieres habentes nefandam infirmitatem » et commence ainsi : « Thot no Stewholder Kepp no woman wythin his hous, that hath any syknesse of Brenning. » Dans une autre ordonnance analogue du même BISCHOF un article traite du : « The perilous infirmity of burning ».

En 1347 fut édictée une ordonnance attribuée à la reine des Deux-Siciles décrétant l'institution de maisons publiques à Avignon. Voilà ce que dit le quatrième article de cette ordonnance : « La Reino vol que toudes lous soindés la Baylouno et un Barbier deputat des consuls, visitum todas las filias debauchados, que seran au Bourdeau ; et se sen trobo qualcuno qu'abia mal vengut de paillardiso, que talos filios sian separados et longeados à part, afin que non las coun ougoun ; per evitar lou mal que la jouinesso pourrié prendré. » Ce qui signifie :

« La reine veut que tous les samedis la directrice de la maison publique et un chirurgien désigné par l'autorité visitent toutes les filles de joie qui se trouvent dans l'établissement ; et que, si parmi elles il s'en trouve qui aient contracté une maladie par le coït, celles-là soient séparées des autres, et logées à part afin qu'elles ne continuent plus leur métier et que la jeunesse ne soit pas exposée à contracter le mal. »

outes les citations que nous venons de reproduire prouvent suffisamment que la blennorrhagie existait dans l'antiquité et dans le moyen âge, que sa nature et son pouvoir contagieux étaient connus et que l'on combattait déjà le mal par des mesures prophylactiques et des moyens thérapeutiques.

Vers la fin du xve siècle, la syphilis est alors entrée en scène, en se propageant rapidement, avec une intensité non observée jusqu'alors. Il n'est pas étonnant que le monde savant du temps ait porté avant tout son attention sur la nouvelle et terrible maladie, que la blennorrhagie par contre soit tombée dans l'oubli et qu'il en ait été de même de son histoire.

Seconde période. — La seconde période est celle où l'on commence *à confondre* les deux maladies : la blennorrhagie et la syphilis. On irait trop loin cependant si l'on pensait que l'éclosion de la syphilis avait fait complètement oublier la blennorrhagie.

Les médecins dirigèrent leurs investigations du côté de la syphilis, affection nouvelle et inconnue ; la blennorrhagie, ancienne et étudiée déjà fut de moins en moins à l'ordre du jour. Aussi, les écrits de ce temps sont surtout consacrés à la grande épidémie de syphilis et ne font plus guère mention de la blennorrhagie, si ce n'est d'une façon accessoire. GRIMPECK (1496), FRACASTOR (1530), MATTHEOLI (1536), MASSA (1536) ne parlent pas spécialement de blennorrhagie ; JEAN DE VIGO (1513), dans sa chirurgie traite avec détails de la chaudepisse et de son traitement, au chapitre intitulé : « De auxiliis ægritudinum Virgæ. » ALEXANDRE BENEDICTUS (1510), en parlant de la syphilis, en distingue la blennorrhagie, et il en est de même d'un médecin de campagne de l'armée vénitienne de l'époque où sévit la grande épidémie de syphilis : MARCEL CUMANUS (1495). JACQUES DE BETHENCOURT raconte l'histoire d'une blennorrhée de longue durée.

PARACELSE (1530) connaissait aussi cette affection qui, comme la syphilis, disait-il, pouvait se compliquer d'hydarthrose, de podagre, d'ictère et de catarrhe. En Angleterre, SIMON FISCU (1530), ANDRÉ BOORD (1546) MICHEL WOOD et WILLIAM BULLEYN (1560) s'occupèrent de la blennorrhagie chez la femme. Ils l'étudièrent surtout chez les prostituées que le mal, bien différencié de la syphilis, semblait avoir frappées en grand nombre.

Musa Brassavolus fut le premier (1553) qui considéra certaines gonorrhées comme un symptôme de la syphilis. Il croyait qu'il existait plusieurs espèces de blennorrhagies ; voici, en effet ce qu'il écrivait : « Nam multa sunt per penem profluvia, quæ gonorrhea non sunt, imo sunt pituitosæ materiæ, quæ exeunt. » Il distinguait d'ailleurs, en d'autres endroits la, « gonorrhea vera » qu'il appelait syphilitique, d'autres écoulements. C'est ainsi qu'il disait encore : « haec tamen non est vera gonorrhea, id est veri sanguinis defluxus, sed sunt pituitosæ materiæ..... Etsi quispiam, hoc gonorrhea detentus, cum sana muliere rem veneream habuerit, et ipsa in hunc materiæ de fluxum incidat, ut videatur fere esse alter contagii modus, quoniam in hac specie per contagium recipitur, *ut gonorrhea gonorrheam pariat*, non autem panos vel bubones, neque in pene vel præputio pustulas ».

Musa Brassavolus admettait donc deux sortes de blennorrhées : la gonorrhée vraie, qui était un « veri sanguinis defluxus » et qui, produite par la syphilis, transmettait aussi d'autres accidents : « panos bubones, pustulas in pene et præputio », et la gonorrhée simple qui se reproduisait toujours comme telle. Cette différenciation, admise encore par Léonard Botalle (1563), n'était pas faite par Auguerius Ferrerius (1553) Haschards (1554) Bolallus disait : « Qui colis fistulam ampliorem habent, ii facile seminis profluvium ex fœdo scorto contrahunt, præcipue si mulier hæc nuper habuerit congressus cum viro alia simile affectu patiente, quod plerumque contingit, vel si menstrua alba, vel ichorosa patiatur, maxime si menstruorum tempore, vel paula ante, vel post coeant. »

Tomitanus (1563), lui, considérait toute blenorrhagie comme syphilitique. Fallope, par contre opposait encore la « gonorrhea gallica » à la « gonorrhea non gallica » et citait les signes diagnostiques différentiels qui existaient entre les deux maladies. Il assignait par exemple à la gonorrhea « non gallica » une durée plus courte ; l'affection « non gauloise » serait contractée : « brevis temporis spatio sine molestia et semel coeundo ». La gonorrhée « gallica » aurait été observée chez l'homme dans les dernières années. Fracanzano (1564) connaissait encore une blennorrhée qui « præsertim iis accidit, qui rem habent cum infecta muliere, quæ uteri profluvium patiatur ». Alexandre Trajanus Petronius (1565) établissait, lui aussi, une différence entre la « gonorrhea gallica » et celle qui « vel ex siminis copia, vel acrimonia, vel minia cœundi cogitatione, vel aliis causis gignitur »; à la première succédaient les accidents consécutifs de la syphilis qui manquaient à la seconde. Mais, la difficulté de distinguer la « gonorrhea vera » ou « gallica » de la « gonorrhea non gallica » devait rendre possible la confusion complète entre la blennorrhagie et la syphilis et faire regarder la blennorrhagie comme un symptôme tantôt initial, tantôt consécutif de la syphilis.

Ces vues eurent des conséquences fâcheuses. A toutes les chaudepisses on attribua une importance égale à celle que l'on accordait à la syphilis et toutes furent soumises au traitement énergique du mercure, du gayac, de la salsepareille.

Quelques voix s'élevèrent contre ces abus et HASCHARD (1564) notamment écrivit : « Plurimi atque adeo vulgares chirurgi hodie magno detrimento omnium præcipue juvenum, omnia feræ accidentia ad hunc morbum referunt, misere hominibus imponentes, ut ab ipsis, ut opinor, plus pecuniæ emungant. »

Ce ne fut qu'au commencement du XVIII⁰ siècle que l'on réagit contre la doctrine qui assimilait la blennorrhagie à la syphilis et qui pour cette raison était encore appelée *doctrine de l'identité ou doctrine uniciste.*

COCKBURN (1715) appuya l'un des premiers sur ce fait que la blennorrhagie pouvait ne pas être suivie des accidents syphilitiques. BOERHAAVE en convint aussi (1753) : « Sed ego nunquam vidi, quod si corpus prima vice afficeretur gonorrhea vera, sine spurcitie aliis partibus communicata, unquam inciderit in aliud symptoma Luis veneræ. » Et ce fut encore l'avis de BALFOUR (1767) : « Nonne potius suspicandum est, longe diversam esse materiam, quæ luem paruit, ab ea, ex qua gonorrhea efficitur. »

La doctrine identiste parut cependant définitivement triompher, quand HUNTER, dans le but de résoudre la question, entreprit sa célèbre inoculation. Il inocula (sur lui-même, paraît-il), du pus blennorrhagique dans le gland et le prépuce au moyen de deux piqûres de lancette. Les deux points d'inoculation s'entourèrent d'ulcérations qui, d'ailleurs, après quelques cautérisations, ne tardèrent pas à guérir; mais ces ulcérations furent suivies de gonflement des ganglions, d'ulcères aux amygdales, d'exanthème pustuleux cuivré, en un mot d'accidents syphilitiques non équivoques.

Une seule expérience suffit à cet observateur, malheureusement prompt à conclure et facile à convaincre, pour lui faire admettre que la sécrétion blennorrhagique pouvait engendrer le chancre. Le seul fait expérimental que nous venons de rapporter suffit malheureusement aussi à la plupart des syphiligraphes contemporains pour se ranger du côté de la doctrine uniciste.

Cette manière de voir rencontra cependant des antagonistes, HALLES (1770) entre autres qui se prononça en faveur de la distinction absolue des virus blennorrhagique et syphilitique. ELLIS, se basant sur des expériences arrivait aux mêmes conclusions : « It seems most probable, that there is something in the venereal particles of matter, in a gonorrhea, wich is very different in its nature and figure from that of the pox... » et plus loin : « The virus of the gonorrhea, if exposed to any part denudated of its skin, will not form a chancre but will heal with a little stipic wash, and any soft dressing, as I have observed in several cases. »

BAYFORD (1773) ne partagea pas ces idées, n'étant jamais parvenu à déceler, au microscope, une distinction entre les pus blennorrhagique et syphilitique ! TODE (1774) et DUNCAN (1777) se rallièrent à l'opinion de ELLIS. DUNCAN relate notamment que les habitants d'Otahiti avaient connu la syphilis longtemps avant l'époque où la blennorrhagie fut importée chez eux. HARRISSON (1781) et SWEDIAUR (1784) s'engagèrent dans la voie de l'expérimentation mais ils devinrent des adeptes de la doctrine identiste.

HOWARD (1787) protesta contre les idées de HUNTER ; il ne fut pas écouté. Avec lui, les dualistes alléguèrent en vain qu'après une chaudepisse la syphilis constitutionnelle ne se développait jamais, que le poison blennorrhagique n'engendrait jamais de chancre pas plus que le virus syphilitique ne produisait la blennorrhée, que le mercure guérissait la syphilis et non la gonorrhée, que les deux maladies se développaient après un temps d'incubation bien différent pour l'une et pour l'autre, que la blennorrhagie enfin disparaissait le plus souvent d'elle-même la syphilis réclamant toujours le secours de l'art ! Toujours, les identistes répondaient à ces arguments en disant : la syphilis se développe après une blennorrhagie négligée, mais cela n'arrive pas aussi souvent qu'après le chancre ; — bien qu'il soit soutenu que le virus du chancre ne produise pas la blennorrhagie, ni le virus blennorrhagique le chancre, le contraire est démontré par l'expérience ; — si le mercure n'est pas nécessaire à la guérison de la chaudepisse, c'est que le virus blennorrhagique localisé dans l'urèthre est en dehors de la circulation et que la résorption en est rendue difficile à la suite de l'augmentation de la sécrétion muqueuse ; d'ailleurs, beaucoup d'uréthrites chroniques ne guériraient pas sans mercure ; les bubons, comme la blennorrhagie, ont existé avant que la syphilis n'ait apparu et ils sont cependant certainement de nature syphilitique. Benjamen Bell (1794) s'efforça, le premier, de combattre ces vues en s'appuyant sur de nombreuses expériences.

Sortant de l'ornière des idées unicistes qui voulaient que le même virus produisît et les ulcérations du gland et la blennorrhagie dans le cas où il était implanté sur la muqueuse uréthrale, cet auteur fit valoir les objections suivantes : a) Le chancre devrajt être plus fréquent que la blennorrhagie, car la surface du gland est plus exposé à l'infection que la muqueuse de l'urèthre ; b) le chancre devrait toujours se compliquer de blennorrhagie et l'inverse devrait aussi s'observer car la sécrétion d'une ulcération du gland pénètre toujours dans l'urèthre et le pus blennorrhagique souille toujours de son côté la surface du gland ; c) le pus de l'urèthre est souvent irritant au point de produire des érosions du gland et du prépuce, mais il n'amène jamais de chancre ; d) même le plus petit chancre s'accompagne d'une infection généralisée ; e) la chaudepisse et les érosions du gland qui en sont souvent la conséquence n'engendrent pas la syphilis ; f) la sécrétion du chancre portée sur une perte de substance fait éclore la vérole, tandis que le pus blennorrhagique ne produit pas cet effet. Il faudrait enfin admettre que tout individu porteur du chancre seulement est capable de donner aussi la blennorrhagie et vice versa.

La chaudepisse, ajoutait Bell, est un écoulement purulent de l'urèthre qui reste toujours une maladie locale ; les deux affections, d'ailleurs, de tout temps et partout, ont toujours existé séparément. Le mercure qui guérit la syphilis est sans utilité dans la gonorrhée. Clossius (1797) se rallia aux conclusions de Bell que confirmèrent encore expérimentalement Evans et Le Bon (1789) ; ce fut cependant Hermandez (1811) qui fournit l'argument décisif du grand nombre de ses expériences (il inocula dix-sept fois du pus blennorrhagique à des prisonniers) et qui devint ainsi le précurseur de Ricord.

La polémique engagée au sujet de l'identité des virus blennorrhagique et syphilitique conduisit à deux interprétations diamétralement opposées. Caron (1811) à la suite d'observations et d'expériences, en arrivait non seulement à nier l'identité de ces virus, mais encore à contester tout virus à la blennorrhagie ; Caron et ses adeptes Jourdan (1826), Richond de Brus (1826), Desruelle (1826), Devergie (1826) enseignèrent que la gonorrhée n'était ni une maladie virulente ni une maladie contagieuse, mais une affection purement inflammatoire. En Allemagne, par contre, bien que l'observation exacte et l'étude de la blennorrhagie et de son évolution eussent amené à différencier complètement les deux affections vénériennes, on n'admit plus que la blennorrhagie fût une affection locale ; on la considéra comme une infection généralisée et l'on parla de « blennorrhagie constitutionnelle ». Aussi, les partisans de cette doctrine, en traitant de la blennorrhagie et de ses suites, mentionnèrent-ils, à titre de phénomènes métastatiques : la blennorrhagie pulmonaire, l'oto-blennorrhée, les méningites, les ulcérations, l'herpès, les névroses, l'amaurose blennorrhagiques, les gonorrhées constitutionnelles congénitale et héréditaire.

Ricord arriva au milieu de ce chaos d'idées. La discussion et la polémique qu'il engagea furent habilement soutenues, mais on pourrait lui reprocher l'attachement fanatique aux opinions qu'il avait une fois émises, ce qui le rendait sourd et aveugle devant les objections les plus judicieuses. Sur la base de 667 inoculations, entreprises de l'année 1831 à 1837, il édifia définitivement la doctrine de la non-identité des virus blennorrhagique et syphilitique. Il plaida sa cause d'une façon si habile et si chaleureuse, avec un zèle si infatigable, que bientôt toutes les oppositions cessèrent. Le système était établi solidement et la blennorrhagie à jamais séparée de la syphilis. C'est donc avec Ricord que nous entrons dans la troisième période de l'histoire de la blennorrhagie.

Cette question de l'identité des virus une fois résolue, un nouveau débat, fomenté par Ricord, s'engagea au sujet de l'étiologie de la blennorrhagie et surtout au sujet de son virus. C'est de ce débat que nous nous occuperons dans le chapitre suivant.

B. — Étiologie.

Nous venons de dire que la blennorrhagie fut définitivement séparée de la syphilis, dès que Ricord eut entrepris ses nombreuses inoculations et qu'il en eut expliqué les résultats d'une façon si magistrale. Çà et là, quelque voix identiste essayait bien encore de se faire entendre, mais l'école uniciste pas plus que Caron et Eisenmann ne parvenait à se faire des adeptes.

Certains auteurs de renom, tels que Vidal de Cassis, Simon ne furent pas davantage écoutés. Pour la très grande majorité la distinction des deux maladies vénériennes resta.

Mais alors, une seconde et importante question fut soulevée. Si la blennorrhagie n'est pas le produit du virus syphilitique, résulte-t-elle d'un autre virus, ou plutôt ne serait-elle pas une affection simple, banale non virulente? Les partisans de la théorie de l'identité, BRASSAVOLUS, HUNTER et beaucoup d'autres, avaient déjà admis, à côté de la blennorrhagie syphilitique qui entraînait après elle l'éclosion de la syphilis, une blennorrhagie simple, bénigne qui se développait comme une affection catarrhale ordinaire après la mise en jeu de certaines causes et qui pouvait naitre aussi « sponte sua ». Comme on n'admettait plus la blennorrhagie syphilitique, on fut naturellement porté à ne plus voir que cette dernière espèce d'uréthrites, c'est-à-dire des uréthrites simples, non virulentes.

Et c'est aussi ce que fit RICORD. Il nia la virulence de la blennorrhagie et la considéra comme un simple catarrhe produit par certaines irritations. Parmi ces dernières, le pus blennorrhagique se plaçait d'abord; c'est ce pus qui reproduisait la maladie, non pas à cause du principe infectieux, du virus qu'il contenait, disait RICORD, mais uniquement par irritation. D'autres causes étaient d'ailleurs censées produire le même effet; les écoulements menstruel, lochial, puerpéral, leucorrhéique, les injections, l'introduction d'instruments dans l'urèthre, les irritations mécaniques. l'usage de certains mets, de boissons fortes. Toutes ces causes, au même titre encore que les excès vénériens pratiqués d'ailleurs par des individus parfaitement sains ou les simples excitations sexuelles de longue durée, les érections prolongées, étaient capables de produire, à elles seules, disait-il, une blennorrhagie. RICORD, pour justifier son opinion, s'appuyait sur les expériences faites avant lui, entre autres sur celle de SWEDIAUR. De plus il avait remarqué que dans les cas où les organes de l'homme avaient été envahis par la blennorrhagie, la femme incriminée était saine ou ne présentait que de la leucorrhée ou un écoulement menstruel; toujours, ajoutait-il, on pouvait rattacher l'éclosion de la blennorrhagie à l'une des causes signalées plus haut. RICORD alléguait enfin que l'accoutumance émoussait la sensibilité à l'égard des irritants et que par contre les novices attrapaient facilement la chaudepisse.

RICORD concluait de ses observations que la blennorrhagie n'était pas une affection virulente, qu'elle pouvait se développer sans infection et qu'on pouvait la prendre avec la fille la plus innocente, avec l'épouse la plus fidèle.

Comme il était toujours enclin à la plaisanterie, il alla dans l'exposé de ses opinions jusqu'à fournir la recette singulière, qu'il fallait suivre pour gagner sûrement la blennorrhagie. Nous la reproduisons ici non pas seulement parce qu'elle est la quintessence des idées de RICORD sur ce sujet, mais encore parce qu'elle dépeint bien le caractère de l'homme : « Voulez-vous attraper la chaudepisse? en voici les moyens : prenez une femme lymphatique, pâle, blonde plutôt que brune, aussi fortement leucorrhéique que vous pourrez la rencontrer; dînez de compagnie; débutez par des huitres et continuez par des asperges; buvez sec et beaucoup, vins blancs, champagne, café, liqueurs, tout cela est bon ; dansez à la suite de votre repas et faites danser votre compagne; échauffez-vous bien et ingérez force bière dans la soirée; la nuit venue conduisez-vous vaillamment; deux ou trois rapports ne sont pas de trop et mieux vaut davantage; au réveil n'oubliez pas de prendre un bain chaud et prolongé; ne négligez pas non plus de faire une injection; ce programme rempli consciencieusement, si vous n'avez pas la chaudepisse, c'est qu'un dieu vous protège. »

Les assertions de RICORD engagèrent bientôt à tenter la reproduction expérimentale de la blennorrhagie, par l'importation dans le canal de pus ordinaire. VOILLEMIER entre autres introduisit dans l'urèthre de deux individus des bougies enduites l'une avec le pus d'un abcès de la cuisse, l'autre avec le pus d'un abcès du cou. Les bougies restèrent une heure dans le canal et il n'y eut pas de blennorrhagie. ZEISSL provoqua une uréthrite traumatique, en laissant un cathéter à demeure dans l'urèthre puis en inocula le pus dans un canal sain. Le résultat fut négatif. Il en fut de même d'autres expériences analogues. Mais toujours on réussit à reproduire une blennorrhagie en transportant dans un urèthre le pus d'une blennorrhagie ou ce qui revient au même, la sécrétion d'une blennorrhée oculaire. Les expériences de PAULI, GUYOMAR, THIRY en firent foi. La distinction faite entre le pus blennorrhagique et le pus ordinaire, les partisans de la virulence de la gonorrhée firent valoir encore, à l'appui de leur théorie d'autres arguments basés sur l'observation. Ils alléguèrent par exemple que dans la vie conjugale régulière, malgré les excès sexuels, malgré la leucorrhée, la menstruation, voire même en dépit de la sécrétion sanieuse d'un carcinome utérin, la chaudepisse ne se rencontrait pas; qu'il en était de même dans les campagnes ou dans les petites localités, là où la maladie a le moins de chance d'être importée et où néanmoins les hommes peuvent se livrer avec exagération aux plaisirs vénériens et souvent même à la débauche. ROSOLIMOS raconte que les paysans grecs, d'ailleurs très chastes avant leur mariage et très fidèles ensuite

à leurs épouses, s'abandonnent, une fois l'hymènée accompli, à de
véritables excès; cependant, ils ne connaissent pas la chaudepisse.
Michaelis a rapporté qu'à Lippe, les médecins restaient souvent des
années sans voir cette maladie; Milton, de son côté, qui avait pratiqué longtemps dans une petite ville, dit n'avoir eu à traiter que des
blennorrhagies importées, mais pas une seule fois la maladie acquise
sur place. D'autres arguments relèvent de la considération du cours
de la blennorrhagie, comparé à celui des catarrhes de l'urèthre de
cause traumatique ou chimique. Ces uréthrites par irritation apparaissent immédiatement après la mise en œuvre de la cause qui les
produit; elles n'ont aucune tendance à la propagation et marchent
rapidement à la guérison spontanée; la blennorrhagie virulente a au
contraire un stade d'incubation, elle s'étend volontiers à toute la
muqueuse, elle ne guérit pas d'elle-même et passe facilement à l'état
chronique.

Les partisans de la non-virulence rattachaient l'éclosion de la blennorrhagie à l'action irritante des corpuscules du pus et voyaient
même dans le nombre de ces derniers contenus dans la sécrétion, la
mesure de l'irritation. Les virulistes répliquèrent qu'une très faible
quantité de sécrétion muqueuse, très pauvre en cellules purulentes,
provenant d'une uréthrite au début ou d'une uréthrite chronique était
capable de donner une blennorrhagie intense.

Le débat dura plus de quarante ans; des hommes de renom l'ali-
mentèrent de part et d'autre. C'était du côté des avirulistes : Acton,
Hacker, M. Robert, Fournier, Langlebert, Geigel, Müller, Bumstead, Tarnowsky, Jullien; du côté des virulistes : Baumes, Hölder,
Reder, Milton, Belhomme, Martin, Lebert, Sigmund, Zeissl, Diday.
Les derniers restèrent enfin vainqueurs, tandis que les avirulistes
devinrent de plus en plus clairsemés.

Une circonstance contribua du reste à faire cesser les hostilités.

Un groupe de chercheurs ne se contentèrent plus de discuter la
question dans le langage des académies, mais voulurent connaître le
virus de près et en éprouver les effets

Ajoutons que, dans le domaine qui nous occupe, le virus syphilitique fut de très bonne heure rattaché à l'existence d'un agent pathogène vivant. Athanasius Kircher (1658) disait déjà avoir vu dans les
sécrétions et les tissus syphilitiques des « vermiculi » au microscope.
Un auteur certainement peu connu, Deidier écrivait en 1710 : « Je
crois que le virus vénérien n'est autre chose que de petits vers vivants
qui produisent des œufs en s'accouplant et qui peuvent aisément se

multiplier comme font tous les insectes ; ces vers vénériens étant
supposés, on explique les maladies vénériennes beaucoup plus facilement qu'en suivant toute autre hypothèse...... Ces vers vénériens éclos
en engendrent d'autres et c'est de là que l'on peut conjecturer la propagation du virus vénérien. Comment pourrait-on supposer, comme
on le fait, que la vérole eût pu être transportée des Indes Occidentales
dans l'Europe et passer ensuite, par le commerce d'une seule femme
débauchée dans l'armée des Français et de là en France, si ce n'avait
été par les vers vénériens qui fournissaient sans cesse une prodigieuse
quantité d'œufs qui trouvent toujours dans une semence corrompue
ces degrés de putréfaction propres à les faire éclore ? » Si naïves que
paraissent ces lignes, elles témoignent cependant d'un acheminement
vers les idées justes et, ce que Deidier pressentait devait se réaliser
deux siècles plus tard. Après Deidier, on se mit plus que jamais à la
recherche de l'agent virulent, vivant de la blennorrhagie.

Ainsi Donné (1837) parle de la présence d'un infusoire, le trichomonas vaginalis, dans le pus de la blennorrhée vaginale et conclut de ses
examens 1° la vaginite purulente est très souvent blennorrhagique
et alors la matière de l'écoulement contient ordinairement des
trichomonas ; 2° lorsqu'elle n'a pas pour cause une affection vénérienne, il est probable qu'il ne se développe pas de ces animal-
cules. Les examens ultérieurs montrèrent que le trichomonas était un
parasite accidentel, que l'on trouvait aussi dans la sécrétion vaginale
normale.

Jousseanne (1862) dit aussi avoir constaté dans la sécrétion blennorrhagique l'existence d'une algue qu'il désignait sous le nom d'algue
génitale. C'était aussi, on le démontra, une erreur d'interprétation.

Salisbury trouva, lui, dans le pus blennorrhagique (1868) un mycé-
lum et des spores qu'il appela : crypta gonorrhoïca. Ce parasite devait
se multiplier dans les cellules épithéliales et se rencontrer surtout
au méat urinaire. Enfin, Hallier (1868) découvrit un champignon
muni de schizosporanges qu'il baptisa du nom de coniothecium
gonorrhoïcum et qu'il parvint même à cultiver.

L'opinion de Thiry (1849) s'écartait un peu de celles dont nous
venons de parler. Cet auteur étudia l'ophtalmie contagieuse des Égyp-
tiens, en constata la nature blennorrhagique par des inoculations,
appela au contrôle de ces dernières de nouvelles inoculations de pus
blennorrhagiques dans l'œil et arriva de cette façon à la certitude
qu'il s'agissait bien dans tous ces cas d'une conjonctivite contagieuse
produite par le même principe.

En étudiant la blennorrhée oculaire et en la comparant au catarrhe simple, il fut frappé par le fait qu'un signe très caractéristique selon lui, les granulations, se retrouvait toujours dans tous les cas de blennorrhée tandis qu'il faisait défaut dans les catarrhes. Et, puisque la blennorrhée se communiquait comme telle et qu'il en était de même des granulations, il regarda cette affection, comme un processus spécifique, contagieux, caractérisé par la formation des granulations; le principe du contage il l'appelait : « virus granuleux ». Mais, il n'y a pas de blennorrhée sans granulations. THIRY les retrouva dans les blennorrhagies vaginale et utérine et DÉSORMAUX en révéla la présence dans l'urèthre, grâce à l'endoscope.

Il se produisit un revirement important quand, après les travaux de HALLIER, de PASTEUR et de KLEBS, KOCH inaugura les nouvelles théories étiologiques sur l'anatomie pathologique. En 1879, NEISSER fit connaître un microcoque spécifique de la gonorrhée, qui, traité par la méthode de coloration de KOCH, se retrouvait d'une façon constante dans le pus des blennorrhagies et des blennorrhées oculaires. Cette assertion fut confirmée en 1880 par BOKAI et FINKELSTEIN qui non seulement constatèrent toujours la présence du « *Gonocoque* » dans ces sécrétions, mais encore parvinrent à le cultiver et à reproduire dans deux cas des uréthrites aiguës par inoculation de cultures dans l'urèthre.

D'autres travaux suivirent de près les premiers en les corroborant. WEISS (1880) et AUFRECHT (1880) trouvèrent le gonocoque dans un grand nombre de blennorrhagies uréthrales et HAAB (1881) décrivit dans la blennorrhée des nouveau-nés des coccus absolument identiques. HIRSCHBERG et KRAUSE (1881) virent des microcoques dans tous les cas de blennorrhée infantile, mais ils prétendirent avoir découvert des formes analogues dans de simples catarrhes et aussi dans la sécrétion vaginale de femmes saines. SATTLER, HIRSCHBERG et LEBERT (1881) se rallièrent cependant aux opinions de NEISSER. NEISSER lui-même publia en 1882 une communication détaillée dans laquelle il décrivit la forme des gonocoques, leur mode de division et le résultat d'essais de culture, en partie positifs; KRAUSE fit de même en 1882 pour la blennorrhée conjonctivale. LEISTIKOW (1882) acquit aussi la conviction après une série de recherches, que la présence du gonocoque dans une sécrétion démontre sa nature blennorrhagique. Les essais de culture qu'il entreprit avec LOEFFLER ne réussirent pas. EKLUND (1882) pensa que le gonocoque existait dans toutes les sécrétions possibles; il en nia donc la spécificité, mais admit par contre la présence constante dans la blennorrhagie d'un mycélium, l'ediophyton dictyodes

lequel existerait d'ailleurs dans les évacuations alvines de diar-
rhées estivales, de dysenteries, dans les urines des scarlatineux et
serait aussi l'agent infectieux de la blennorrhagie (!!). En 1883, parut
une publication très remarquable de BOCKHART. L'auteur signala
d'abord la présence constante du gonocoque dans 258 cas de
blennorrhagie et fit part ensuite du résultat positif de ses cultures et
de l'inoculation de ces dernières dans l'urèthre d'un paralytique.
Le malade mourut dix jours après l'inoculation, après avoir
présenté une uréthrite subaiguë. A l'autopsie, on trouva des abcès
rénaux, de la pyélite, de la cystite et dans tous ces organes des amas
de coccus. L'examen microscopique de la muqueuse uréthrale montra
de l'infiltration inflammatoire avec réplétion des vaisseaux lymphatiques par des amas microbiens. Les données de Bockhart furent vivement attaquées; LÖFFLER mit en doute la pureté des cultures de gonocoques et la valeur des inoculations; ARNING soutint que les amas
de coccus décrits dans les vaisseaux lymphatiques n'étaient que des
« mastzellen ».

La même année les publications de ESCHBAUM, NEWBERRY, CAMPONA,
MARCHIAFAVA vinrent confirmer le rôle pathogène du gonocoque.
KEYSER examina 64 cas de blennorrhée uréthrale (30 blancs et 34 nè-
gres), et trouva des gonocoques d'une façon constante sauf dans la
sécrétion modérée de deux uréthrites dont l'une avait été traitée et
dont l'autre était récente. Trois cas de blennorrhée oculaire d'adulte,
un cas de blennorrhée des nouveau-nés fournirent encore des résultats positifs, tandis que de multiples examens d'autres pus ne révé-
lèrent jamais la présence du gonocoque. STERNBERG n'admit point
pourtant la spécificité de ce parasite qu'il assimilait au micrococcus
ureæ. En 1884, ZWEIFEL vint démontrer que les sécrétions lochiales
n'étaient capables de provoquer la conjonctivite des nouveau-nés que
lorsqu'elles conténaient des gonocoques. BUMM isola une série d'autres diplocoques de la sécrétion vaginale, en étudia les propriétés
morphologiques et pathogéniques par des cultures et des inoculations. Cet auteur déclara aussi avoir toujours trouvé le gonocoque
dans toutes les sécrétions lochiales qui avaient donné lieu à la blennorrhée des nouveau-nés. Le travail de WELANDER comporta les
mêmes conclusions; dans les vingt-cinq confrontations qu'il avait pu
entreprendre, il trouva chaque fois le microc. gonorrheæ et chez la
mère et chez l'enfant. Les inoculations de sécrétions vaginales dé-
pourvues de gonocoques faites dans l'urèthre humain demeurèrent
stériles, et WELANDER obtint par contre dans trois cas des uréthrites

typiques en déposant dans l'urèthre une petite quantité de pus à
gonocoques.

CHAMERON, WYSSOKOWITSCH, BELLELI vinrent encore fortifier par leurs
études les nouvelles théories. BELLELI, entre autres, entreprit ses
recherches sur des prostituées. AUBERT trouva le gonocoque dans plus
de deux cents cas de blennorrhées et considéra ce parasite comme
l'agent pathogène produisant le plus souvent la chaudepisse. Dans
quelques cas, compliqués d'épididymite et de cystite il vit, non pas
le gonocoque, mais une autre espèce de bactérie ; aussi, à côté des
vrais gonocoques virulents, facteurs de la blennorrhagie, distingua-
t-il d'autres microorganismes pathogènes plus rares. STERNBERG (1884)
déniait au gonocoque tout pouvoir spécifique ; il se basait sur les
tentatives négatives de culture pure de ce microbe, culture très difficiles à obtenir du reste. GAMA PINTO vit constamment le gonocoque
dans les suppurations uréthrales, mais il le considéra comme un hôte
accidentel, secondaire et non comme l'agent spécifique de la maladie,
car, disait-il, ce n'est qu'au troisième ou quatrième jour de celle-ci
que le gonocoque apparaît dans le pus.

KRONER distinguait deux espèces de blennorrhée des nouveau-nés
dont la plus fréquente était selon lui produite par le gonocoque ;
dans la sécrétion de la seconde, il n'y avait pas de gonocoque. La
première était de nature blennorrhagique et dans la plupart des cas
on pouvait aussi constater la présence du microbe pathogène, le gono
coque, dans les organes génitaux de la mère; la seconde répondait à
la conjonctivite non blennorrhagique qu'admettaient d'ailleurs les
cliniciens.

SÄNGER et FRANKEL contestèrent la valeur diagnostique des gonocoques parce que l'absence de ces derniers ne permettait pas d'exclure
la nature blennorrhagique de l'affection.

OPPENHEIMER étudia l'influence de différents antigonorrhéiques sur
des cultures pures de gonocoques, et les mêmes essais furent renouvelés par LUNDSTRÖM et KREIS, en 1885. LUNDSTRÖM eut l'occasion de
retrouver le gonocoque dans cinquante cas d'uréthrites aiguës et
chroniques. MARTINEAU, FERRARI, PEZZER, SINETY et HENNEGUY affermi-
rent encore par leurs travaux l'opinion de la virulence du gonocoque.
En 1886, BOCHART publia le résultat de ses recherches sur quinze cas
« d'uréthrites pseudo-gonorrhéiques » (dont deux compliqués d'épididymite) qui n'étaient pas produites par le gonocoque, mais par
d'autres microorganismes, ainsi que des cultures et des inoculations
l'avaient démontré. PODRES, PETERSEN, CRIVELLI, s'appuyant sur de

nombreuses recherches, apportèrent leur contribution à la cause du gonocoque à laquelle ne se rallièrent cependant pas Giovannini et M. V. Zeissl. Schwartz (1886) se prononca pour la spécificité du gonocoque. Enfin, le travail de Bumm (en 1887) fournit par le grand nombre d'observations qu'il contenait la preuve irrécusable de la virulence de ce micro-parasite. Schuurmanns-Stekhoven (1888) ne fut pas convaincu, ce qui résultait de l'insuccès de ses tentatives de culture; mais ces oppositions devinrent de plus en plus rares.

Legrain (1888), Pouey (1888), Steinschneider et Galewsky (1889), Petit et Wassermann (1891), étudièrent, ainsi que Lustgarten et Mannaberg (1887), l'avaient fait déjà, les microbes de l'urèthre normal et ceux du pus blennorrhagique. Il est beaucoup plus facile aujourd'hui d'obtenir des cultures de gonocoques, depuis surtout que Wertheim (1891) a fait connaître la méthode qu'il employait pour les obtenir, méthode sur laquelle nous reviendrons. Ces cultures ont été entreprises tant de fois, et on les a inoculées si souvent avec succès qu'il n'est plus permis de douter du rôle pathogène du gonocoque. Celui-ci est, en fait, reconnu comme l'agent infectieux de la blennorrhagie par l'immense majorité des auteurs, un petit groupe d'auteurs excepté (Eraud). Nous nous occuperons plus tard encore des recherches dont nous venons de parler.

Après cette longue digression historique, il convient de revenir au gonocoque et de fournir la preuve de son action pathogène.

Le gonocoque de Neisser est un diplocoque. A un grossissement faible et sans coloration, il apparaît sous la forme d'un ovoïde, de 1,25 μ. de longueur, de 0,7 μ. de largeur. Au fort grossissement et après avoir subi la coloration, on voit ces micro-parasites nettement séparés en deux parties égales par une ligne claire, par une fente.

Chaque moitié a une face externe convexe et une face interne droite ou légèrement creusée; ces deux moitiés se regardent par leurs bords concaves; chacune d'elles offre donc l'aspect d'une fève de café. Ces propriétés morphologiques sont néanmoins communes à beaucoup de diplocoques. Un autre caractère réside dans le groupement des microbes. Les gonocoques, en effet, ne se réunissent jamais en chaînes; le plus souvent ils forment de petits groupes, des amas et le nombre d'individus que contiennent ces constellations microbiennes représente non seulement un chiffre pair, mais encore ce nombre est-il généralement divisible par quatre.

Ce groupement dépend du mode spécial de division des éléments qui a été décrit par Neisser. Chaque diplocoque se divise dans une direction perpendiculaire à la fente médiane (pl. III, fig. 4). De la division d'un diplocoque résultent donc deux paires microbiennes qui restent rapprochées et qui se disposent à la façon des sarcines. Tandis que chaque paire de diplocoques se subdivise en nouvelles tétrades analogues à des sarcines, celles-ci se déplacent en restant dans le voisinage les unes des autres ; il en résulte des amas de gonocoques au milieu desquels on voit souvent encore des paires de coccus rapprochées. Mais, encore une fois, on observe ce mode de division pour d'autres diplocoques. Comme d'autres microbes encore le gonocoque possède une grande affinité pour les couleurs basiques d'aniline ; il se colore facilement par le violet de méthyle, le dahlia, le violet de gentiane, la fuchsine et le bleu de méthyle, mais se décolore très rapidement aussi par l'alcool, les acides, la méthode de GRAM.

Cette décoloration facile est, il est vrai, un caractère négatif. C'est là cependant un signe diagnostique important; il permet de différencier le microc. gonorrheae des autres microcoques, qui, une fois colorés, gardent bien leur coloration, même si on les soumet à l'action des acides, de l'alcool ou encore et surtout à la méthode de GRAM. ROUX (1886) a préconisé particulièrement celle-ci pour le diagnostic différentiel. ALLEN (1887) le premier a contesté cette valeur à la méthode de GRAM, ainsi que BUMM qui alléguait que d'autres diplocoques du pus blennorrhagique perdaient leur coloration dans les mêmes conditions. STEINSCHNEIDER et GALEWSKY (1889), en se fondant sur des recherches précises accordèrent de nouveau à cette méthode toute sa signification diagnostique. Dans leurs conclusions ces auteurs disent qu'il existe dans l'urèthre normal, aussi bien que dans la sécrétion blennorrhagique, quatre espèces de diplocoques ; les deux formes les plus fréquentes, le microcoque blanc laiteux et le microcoque jaune orangé, traités par la méthode de GRAM, conservent leur coloration tandis que les deux formes, plus rares, les diplocoques blanc grisâtre et jaune citrin (lesquels se rencontrent avec une fréquence de 4,6 à 4,8 p. 100) se décolorent quand on les soumet à la même épreuve. La méthode de GRAM donne donc au point de vue du diagnostic bactériologique du gonocoque des résultats certains dans 95 p. 100 des cas.

STEINSCHNEIDER et GALEWSKY coloraient leurs préparations en les laissant pendant vingt-cinq à trente minutes dans le bain colorant (solution de violet de gentiane dans l'eau d'aniline), les lavaient ensuite à l'eau, puis les plongeaient cinq minutes dans le bain iodo-ioduré. Après un nouveau lavage à l'eau, ces préparations étaient soumises à

l'alcool absolu jusqu'à ce qu'elles fussent complètement décolorées.
La recoloration se faisait avec le brun de Bismarck. Les gonocoques
paraissaient alors bruns et les autres diplocoques noirs par la combinaison du brun de Bismarck avec le violet de gentiane. Mais il faut
être prudent quand on emploie le brun de Bismarck pour la recoloration, sinon la double coloration n'apparaît pas. Le meilleur procédé de
coloration est, selon nous, le suivant : Après avoir étendu le pus sur le
couvre-objet, comme cela se fait communément, on le laisse se dessécher, puis on le fixe en passant la lamelle plusieurs fois dans la flamme.
On fait nager ensuite la préparation dans un bain de bleu de méthyle,
la face chargée de la lamelle étant dirigée en bas. La solution colo-
rante est préparée en laissant tomber goutte à goutte la solution alcoo-
lique concentrée de bleu de méthyle dans un verre de montre rempli
d'eau ou de solution potassique à 1 p. 10000 jusqu'à ce que le liquide
prenne une teinte bleue foncé. La préparation reste dans ce bain
deux minutes environ, elle est ensuite lavée à l'eau puis séchée et
enfin examinée dans le baume de Canada. Par ce moyen les gonocoques apparaissent en bleu foncé ; on les distingue nettement
des noyaux colorés en gris bleu, et du protoplasme qui est à peine
teinté.

Un procédé de coloration rapide et facile a été recommandé par
Bumm.

La goutte de pus est portée à l'aide d'une lame de couteau sur un
porte-objet sur lequel on l'étend en fine couche ; dessiccation à la
flamme, immersion d'une demi-minute dans une solution aqueuse
concentrée de violet de gentiane, lavage à l'eau, nouvelle dessiccation
à la flamme, puis examen direct dans l'huile avec la lentille à immersion homogène, sans interposition de couvre-objet.

Schutz (1889) conseille pour la coloration des gonocoques le moyen
suivant : la lamelle chargée reste pendant cinq à dix minutes dans
une solution de bleu de méthyle phéniquée ; elle est lavée ensuite à
l'eau distillée, puis avec une solution aqueuse d'acide acétique (1 goutte
d'acide acétique pour 50 grammes d'eau) et enfin recolorée par la
solution aqueuse de safranine. Les gonocoques apparaissent en bleu,
les cellules épithéliales en bleu pâle, les noyaux de ces cellules ainsi
que les cellules de pus en saumon. Toutefois cette méthode est incertaine et ne se prête pas au diagnostic différentiel.

On obtient, par contre, de très belles préparations par un procédé
de double coloration (éosine, bleu de méthyle) que nous avons vu employer par Klein à l'institut du professeur Wechselbaum. Les lamelles

chargées de pus, au lieu de passer dans la flamme, sont plongées dans un mélange d'alcool et d'éther (parties égales), dans lequel on les laisse pendant 40 minutes environ, puis on les soumet 10 ou 15 minutes à la solution d'éosine et de bleu de méthyle (0^{gr},5 d'éosine dans 100 grammes de solution aqueuse concentrée de bleu de méthylène). Elles sont alors lavées à l'eau, séchées et enfin examinées dans le baume de Canada. Les gonocoques et les noyaux cellulaires apparaissent en bleu, le protoplasme prend une teinte saumon. On juge surtout bien ainsi de la situation intracellulaire des gonocoques dans les corpuscules de pus.

Une préparation de pus blennorrhagique, faite de l'une ou l'autre des manières que nous venons d'indiquer, montre, à supposer qu'il s'agisse d'une blennorrhagie non traitée, des amas de gonocoques, le plus souvent nombreux. Ces groupes se trouvent en partie entre les cellules, mais aussi, et *c'est là un caractère du gonocoque, dans les cellules de pus.* Il y a des cellules dans le protoplasme desquelles il existe, généralement près du noyau, un ou quelques groupes de gonocoques. Dans d'autres cellules le nombre de ceux-ci est plus considérable, ils atteignent en l'un ou l'autre point le bord de la cellule. *mais ne dépassent jamais cette limite,* ce qui démontre leur présence à l'intérieur même du corps cellulaire et exclut l'idée qu'ils seraient simplement superposés à ces éléments.

Enfin, certaines cellules sont à ce point remplies de microbes que le noyau lui-même en est recouvert.

Il n'est pas rare de voir se rompre des cellules bourrées de gonocoques, lesquels peuvent alors se répandre au dehors.

On voit aussi çà et là des groupes de microcoques disposés autour de deux ou de trois noyaux, sans qu'il existe de contour cellulaire bien marqué ; ces groupes sont généralement mieux fournis au centre qu'à la périphérie.

On trouve parfois, surtout quand il s'agit de blennorrhagies quelque peu anciennes, de nombreuses cellules épithéliales plates recouvertes de gonocoques en amas. Le fait que les microbes dépassent la limite cellulaire prouve qu'ils ne sont pas situés à l'intérieur du protoplasme même, mais simplement superposés à l'élément épithélial.

Pour démontrer la spécificité du gonocoque, outre la présence constante de ce microbe dans la sécrétion blennorrhagique, il fallait encore reproduire une blennorrhagie par inoculation de culture pure. Passant sous silence les recherches d'observateurs qui dirent avoir obtenu des cultures pures sans que celles-ci aient été soumises à la

sanction de l'inoculation, sans parler davantage de celles qui abou-
tirent à des résultats négatifs, disons que seules les cultures pures de
Bumm sont à l'abri de tout reproche. Après plusieurs tentatives vaines,
cet auteur utilisa comme milieu de culture le sang humain qu'il retirait du placenta et qu'il stérilisait. Une goutte de pus uréthral,
prélevée des parties profondes du canal, était ensemencée sur du
sérum sanguin ; l'éprouvette était laissée à la température de 37° C.
à l'étuve. En un jour, les gonocoques s'étaient déjà considérablement multipliés et la goutte déposée sur le sérum avait augmenté
de volume. Une goutte de cette sécrétion cultivée et ainsi repeu-
plée de gonocoques était réensemencée sur une fine couche de sérum
sur lequel une nouvelle culture poussait. Après deux, trois jours,
tout développement cessait ; aussi fallait-il renouveler souvent les
ensemencements.

Sur la surface du sérum la culture se présentait sous la forme d'une
couche mince, presque incolore, vernissée, unie, ayant la tendance
caractéristique de s'accroître par prolongements déchiquetés nombreux, à bords raides, tombant à pic. Le réensemencement de la culture sur bouillon pepto-gélatiné, sur agar, fournit toujours des résultats négatifs. Le gonocoque ne pousse donc pas sur ces milieux.

*Le transport d'une seconde et d'une vingtième culture pure de
gonocoques sur la muqueuse uréthrale provoqua* (Bumm), *dans les
deux cas, l'éclosion d'une uréthrite aiguë, typique, dont le pus
charriait de nombreux gonocoques.*

Aufuso (1891) cultiva alors le gonocoque dans du liquide d'hydrocèle
et obtint des résultats positifs de ses inoculations dans l'urèthre
humain. Mais ce fut Wertheim (1892) qui indiqua le procédé le plus
sûr pour cultiver le gonocoque et qui parvint le mieux à démontrer
son pouvoir pathogène.

Il revint à la méthode de culture sur plaque préconisée déjà par
Bockart (1886) : il ensemença du sérum de sang humain avec du
pus blennorrhagique dont il faisait deux dilutions, puis, il ajouta aux
éprouvettes renfermant 3 centimètres cubes environ de sérum ainsi
ensemencé, la même quantité d'agar nutritive liquéfiée (2 p. 100 agar,
1 p. 100 peptone, 0,5 de chlorure sodique) ; il répandait alors le
contenu de ces éprouvettes sur des plaques.

Sur celles-ci (à la température de l'étuve) se développaient très rapidement (ordinairement, déjà après 24 heures) des colonies qui apparaissaient sous forme de points gris, blanchâtres, solides. Les colonies
profondes (à contours irréguliers) étaient jaunâtres, grossièrement

bosselées, tandis que les colonies superficielles montraient, autour d'un point central compact, une mince pellicule.

L'ensemencement ultérieur de ces colonies dans des tubes de sérum inclinés donna lieu au développement de nouvelles colonies minces, grises, punctiformes ou à contours irréguliers, dentelés, semblables à celles décrites par Bumm. L'inoculation de cette culture dans l'uréthre humain fut suivie cinq fois de résultats positifs (après une incubation de deux ou trois jours, il survint une uréthrite aiguë, à gonocoques, de quatre à cinq semaines). L'examen microscopique, les caractères de forme, de décoloration facile, montraient à n'en pas douter qu'il s'agissait bien là de cultures de gonocoques. Mais les cultures ainsi obtenues ne poussent pas seulement sur le sérum sanguin ; elles végètent bien aussi sur l'agar nutritive avec ou sans addition de glycérine. On obtient sur le sérum gélosé (1 partie de sérum de sang humain, 2 parties de bouillon peptogélosé) d'abondantes colonies blanchâtres, minces, échancrées sur les bords. Les gonocoques végètent encore parfaitement sur un mélange d'une partie de sérum humain et de deux parties de bouillon peptonisé ; la végétation, au fond de l'éprouvette, forme une mince couche écailleuse à peu près transparente, tandis que la surface du bouillon se recouvre d'une pellicule grisàtre, délicate. Il n'y a pas que le sérum de sang humain qui convienne au gonocoque ; celui de sang de bœuf constitue aussi pour ce microorganisme un excellent milieu nutritif.

Ghon et Schlagenhaufer, de l'institut du professeur Wechselbaum, ont enfin considérablement simplifié les procédés de culture du gonocoque. Comme leurs expériences ne sont pas terminées, nous ne pouvons qu'en rapporter une partie. Wertheim avait pu obtenir des cultures pures de gonocoques par inoculation en strie sur gélose solidifié. Ghon et Schlagenhaufer inoculèrent directement sur l'agar de Pfeiffer (glycérine et agar) recouverte d'une couche de sang humain (provenant du bout de l'oreille) le pus uréthral après nettoyage et désinfection du méat ; ou bien, ils ensemencèrent avec ce pus de petites plaques de Pétri contenant le même milieu nutritif. La même aiguille servait à des ensemencements successifs, ce qui permettait l'isolement des cultures de gonocoques dans le cas où il se serait produit une infection accidentelle des cultures. C'est surtout à l'aide des plaques de Pétri préparées avec le sérum de bœuf et inoculées de cette façon qu'ils obtinrent de belles cultures. Huit inoculations que nous fîmes avec Ghon dans un but curatif, à des individus dont certains d'entre eux souffraient de blennorrhagies chroniques, nous donnèrent des résultats absolument positifs. L'aspect des colonies, la façon dont elles se comportaient, vis-à-vis de la méthode de GRAM, montraient que ces cultures répondaient en tous points à celles décrites par BUMM et WERTHEIM.

Si nous résumons les travaux que nous venons de passer en revue, les conclusions suivantes en ressortent, solidement établies :

1). Dans toutes les suppurations dites de nature blennorrhagique et décrites comme telles (les suppurations des muqueuses génitale et conjonctivale notamment), le gonocoque se retrouve sans exception ;

2). Ce microorganisme fait défaut dans tous les processus de nature non blennorrhagique ;

3). Le pus qui ne contient pas de gonocoque est incapable de reproduire (par inoculation) la blennorrhagie (ZWEIFEL, WELANDER) ;

4). Le pus qui en contient est en état de transmettre la blennorrhagie (WELANDER) ;

5). La culture de microorganismes autres que les gonocoques ne produit pas, par inoculation, la blennorrhagie (STERNBERG, LUNDSTROM, CHAMERON) ;

6). L'inoculation des cultures de gonocoques reproduit la blennorrhagie à la suite d'une abondante multiplication des microbes inoculés (BUMM, AUFUSO, WERTHEIM, GUON, SCHLAGENHAUFER et FINGER).

On peut donc dire que l'étiologie de la blennorrhagie est bien élucidée, que la virulence de cette affection est démontrée et que son virus nous est parfaitement connu. Nous parlerons encore dans la partie spéciale de ce livre de la signification diagnostique des gonocoques.

II

PARTIE SPÉCIALE

PREMIÈRE SECTION
LA BLENNORRHAGIE CHEZ L'HOMME ET SES COMPLICATIONS

CHAPITRE PREMIER
LA BLENNORRHAGIE DE L'URÈTHRE

CONSIDÉRATIONS ANATOMIQUES ET PHYSIOLOGIQUES

La blennorrhagie de l'urèthre chez l'homme est, certes, la maladie la plus fréquente qui s'offre au praticien ; c'est cette affection qu'il rencontre le plus souvent au début de sa carrière et qui au cours de cette dernière lui demande peut-être le plus de sollicitude. Cependant la maladie est aussi fréquente que la guérison véritable, radicale. en est rare. Le médecin entend à chaque instant son malade lui reprocher, plus ou moins amèrement, de ne pouvoir le débarrasser de sa chaudepisse et le spécialiste entend souvent ses confrères se plaindre des mêmes insuccès. La faute en incombe certes, pour une part, aux malades, car les exigences sociales permettent difficilement à l'homme le plus consciencieux de suivre sans se compromettre les prescriptions médicales. Peut-il, pour une uréthrite, entreprendre « un voyage dans le Midi à l'effet de rétablir sa santé ébranlée »? Mais, pour une large part, la faute en retombe sur le médecin. *C'est qu'en effet, on peut dire hardiment qu'il n'existe pas une branche de l'art médical où la science ait si peu progressé et où l'empirisme le plus routinier ait si longtemps régné en maître.* Des seringues ordinaires en étain, en caoutchouc durci ou en verre, plus une collection de trente à quarante recettes pour injections uréthrales, tel est encore aujourd'hui l'arsenal thérapeutique du plus grand nombre de praticiens.

La précision du diagnostic par l'examen de l'urine et du pus, et par l'exploration méthodique, physique du canal de l'urèthre sont encore pour l'immense majorité d'entre eux une « terre inconnue » ; rien d'étonnant dès lors que cette maladie si fréquente soit restée une vraie *crux medicorum* et représente la branche la moins glorieuse de notre art.

Cependant, ces dix dernières années devaient, au milieu de ces ténèbres, jeter quelque lumière.

On commença par approfondir, en vue d'élucider la pathologie de l'uréthrite, les connaissances anatomiques et physiologiques déjà acquises ; le diagnostic et la localisation du mal furent par ces moyens, de même que par l'introduction de l'endoscopie, établis sur une base plus sûre, le traitement et ses indications en devinrent plus évidents, plus nets.

C'est sur des données anatomiques et physiologiques que le diagnostic, la pathologie et le traitement nouveaux de l'uréthrite, ont été édifiés.

Il ne rentre pas dans notre tâche de parler en détail de toutes ces considérations ; nous nous contenterons plutôt de faire ressortir tous les points qui, dans l'anatomie et la physiologie de l'urèthre et de la vessie de l'homme, fournissent le premier fondement de nos moyens d'investigation et du traitement que nous avons à instituer.

Au point de vue anatomique il est d'abord important de connaître la largeur, le diamètre, la dilatabilité de l'urèthre. Il est avéré que l'expansibilité de l'urèthre n'est pas partout la même, et qu'elle présente au contraire d'assez grandes variations.

Celles-ci sont déjà appréciables sur une simple coupe de l'urèthre. Si l'on fait du canal une section longitudinale (fig. 1), on y constate, immédiatement en arrière du méat, un élargissement : la fosse naviculaire (*a*), en amont de laquelle l'urèthre se rétrécit quelque peu et conserve à peu près le même calibre dans la plus grande partie de la région caverneuse (*b*). A l'extrémité de cette région existe une nouvelle dilatation fusiforme, la dilatation du bulbe (*c*). Celui-ci est fermé assez exactement vers l'arrière, à l'endroit où l'urèthre s'engage dans l'isthme membraneux ; et, tandis qu'il traverse le diaphragme uro-génital, l'urèthre, qui porte alors le nom de portion membraneuse (*d*), conserve à peu près la même largeur. A la sortie du diaphragme, lorsqu'il entre dans la prostate, l'urèthre se dilate à nouveau, forme là un fuseau qui atteint sa plus grande largeur au niveau du veru

montanum pour se rétrécir encore près de la cavité vésicale,
immédiatement en aval de l'ouverture de ce réservoir.

Un moule de l'urèthre comprend donc plusieurs segments :
1° un fuseau tronqué en avant,
la fosse naviculaire ; 2° une portion uniforme, cylindrique (portion caverneuse) ; 3° un fuseau
plus effilé en arrière qu'en avant,
le bulbe ; 4° un cylindre court, la
région membraneuse ; 5° un fuseau symétrique, la portion prostatique.

De tous ces points c'est le méat
urinaire qui est le plus étroit ; sa
dilatabilité ne dépasse pas 8 millimètres (24 de la filière Charrière) et elle est souvent plus
faible encore. Dans les conditions anatomiques normales, lorsqu'une sonde franchit l'orifice
uréthral, le reste du canal ne lui
oppose jamais aucune résistance.
Mais si cet orifice est, comme
cela arrive parfois, plus large
que de coutume, ou bien s'il a
été élargi par une intervention
opératoire, on voit, alors, que
des sondes de plus fort calibre franchissent sans obstacle le
reste de l'urèthre ; la *distensibilité de ce dernier est donc beaucoup plus grande que celle de
l'orifice*. La dilatabilité de l'urèthre n'est pas uniforme, mais

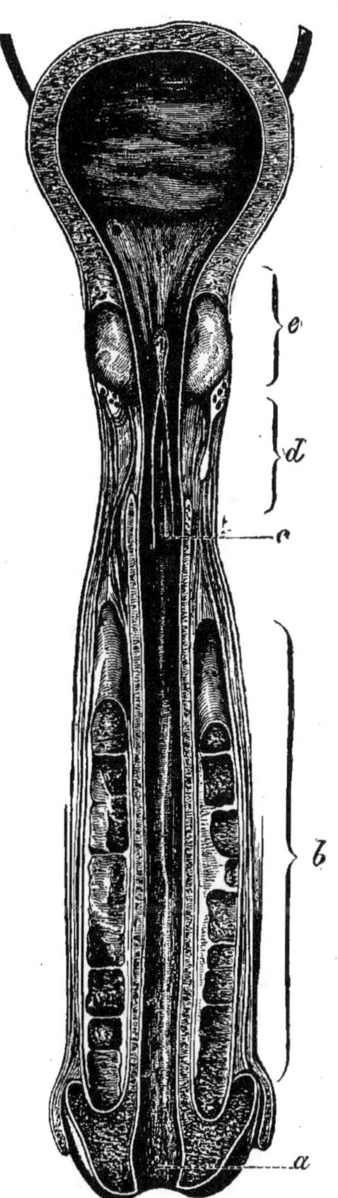

Fig. 1.

varie d'un point à un autre. C'est ainsi que la partie membraneuse
du canal se rapproche par son étroitesse de l'orifice externe, puis

viennent dans l'ordre de leur dilatabilité croissante : la partie mobile, la partie prostatique et le bulbe, qui est le point le plus dilatable. On parle communément du calibre de l'urèthre et l'on en distingue sa dilatabilité ; mais cela n'est pas exact. L'urèthre, en effet, dont les parois se réunissent en une fente ou en un point (on peut le constater à l'endoscope) n'a pas de calibre, ou n'a qu'un calibre minime ; le passage de l'instrument le plus étroit dans l'urèthre n'est possible que pour autant que les parois s'écartent et cèdent à la pression de l'instrument. La même chose se passe quand le jet urinaire, animé de la force que lui imprime la contraction vésicale, déplisse les parois uréthrales. Il arrive encore que, lorsque la vessie est parésiée, le jet urinaire est sans force et très mince, ce qui pourrait faire penser à un rétrécissement. Lors des mictions habituelles, l'urèthre ne se distend pas au maximum ; on peut s'en convaincre en interrompant brusquement le jet par la compression de l'orifice externe. Il se produit immédiatement une distension plus grande du canal.

Tandis que l'entrée de l'urèthre jusqu'à la fosse naviculaire n'est que peu dilatable, le reste du canal est susceptible de se distendre dans d'assez larges limites. Cette dilatabilité peut, en certains endroits, être diminuée, tantôt faiblement, tantôt considérablement, sous l'influence des altérations des parois uréthrales (hyperplasie conjonctive chronique, callosité, cicatrice).

Pour apprécier l'expansibilité des différents segments de l'urèthre, WEIR et OTIS ont préconisé l'emploi de leurs uréthromètres (fig. 2 et 3). Ces instruments sont des cathéters droits dont l'extrémité viscérale, hémisphérique ou fusiforme, peut s'ouvrir. Pour empêcher l'étranglement de la muqueuse, ces extrémités sont revêtues de gaines en caoutchouc.

Il existe une vis à l'extrémité externe de l'instrument à l'aide de laquelle on dilate la demi-sphère terminale ou le fuseau ; sur un cercle gradué une aiguille indique le diamètre de la sphère ou du fuseau, en numéros de l'échelle CHARRIÈRE. On introduit cet uréthromètre fermé dans l'urèthre (ce qui se fait sans inconvénient par les praticiens exercés à l'introduction d'instruments droits dans l'urèthre) et l'on peut, dans la région prostatique (je m'en suis convaincu bien des fois) élargir la sphère ou le fuseau jusqu'au numéro 40 ou 45 de la filière CHARRIÈRE, par conséquent jusqu'au diamètre de 12 à 15 millimètres, sans éprouver de résistance et sans que le patient ressente de douleurs. Mais on sent immédiatement un obstacle (si l'on essaye de retirer l'instrument ouvert) quand on se rapproche de la région membraneuse. Pour pouvoir passer en cet endroit facilement, il faut faire mouvoir la vis et réduire le volume de la sphère ou du fuseau à 27 et même 26 de l'échelle CHARRIÈRE. Arrivé dans le bulbe, on peut de nouveau dilater jusqu'à 40 ou 50. Il est possible de passer dans la

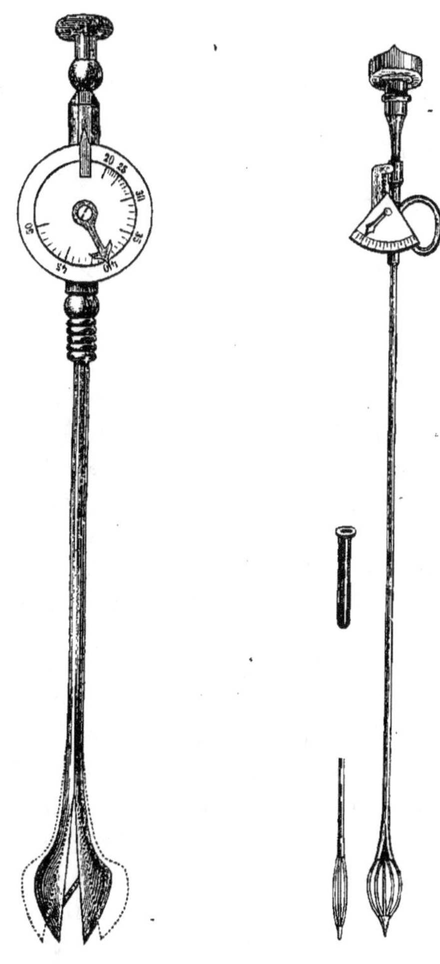

Fig. 2.   Fig. 3.

région caverneuse avec 30 ou 35, mais l'orifice n'admet ordinairement que 24.

ROLLET (1862) admet aussi, pour la largeur des différentes parties de l'urèthre humain, les mesures suivantes, prises sur le cadavre :

Orifice	7-8 millimètres	= 21-24 Charrière.
Fosse naviculaire.	10-11 »	= 30-33 »
Immédiatement en arrière de celle-ci.	9 »	= 27 »
Partie moyenne de la région caverneuse	10 »	= 30 »
Bulbe.	12 »	= 36 »
Portion membraneuse (milieu).	9 »	= 27 »
Région prostatique (partie antérieure).	10 »	= 30 »
Région prostatique (partie moyenne).	15 »	= 45 »
— (extrémité postérieure) .	11 »	= 33 »

L'importance de la dilatabilité des différents segments de l'urèthre se vérifiera à propos du diagnostic.

Ce qui nous intéresse ensuite tout particulièrement c'est la musculature de l'urèthre et de la vessie.

On divise communément l'urèthre, comme je l'ai fait du reste plus haut, en portions : mobile, bulbeuse, membraneuse et prostatique. Mais, cette division n'a pour nous qu'une valeur secondaire. *Plus essentielle au point de vue du diagnostic et du traitement est la distinction à établir entre l'urèthre antérieur* (qui va jusqu'à l'isthme uréthral) *et l'urèthre postérieur, situé en arrière de cet isthme.* Cette distinction n'est du reste pas arbitraire, elle repose sur l'anatomie, la physiologie et l'histoire du développement de l'urèthre. La structure et la constitution anatomiques de ces deux segments diffèrent considérablement. Le segment antérieur, qui comprend les portions mobile et bulbeuse, n'est entouré que de parties molles ; aussi l'a-t-on appelé : *portion spongieuse de l'urèthre* ; les tissus mous arrivent au contraire à l'arrière-plan dans le segment postérieur dont la particularité réside surtout dans l'abondance des couches musculaires qui l'enveloppent ; c'est pourquoi ce segment postérieur mérite aussi la désignation de *portion musculaire de l'urèthre.* Cette division de l'urèthre en deux segments se justifie encore par l'histoire du développement. Ainsi que PICARD (1885) l'a dit, le sinus uro-génital fournit au développement de tout l'urèthre chez la femme, et seulement au développement de l'urèthre postérieur chez l'homme ; la formation de l'urèthre antérieur en est indépendante. Celui-ci provient d'un bourgeon, le phallus, qui naît de la paroi antérieure du cloaque et qui continue à s'accroître en présentant une gouttière à sa face inférieure. Cette gouttière en se fermant forme l'urèthre antérieur. Au point de vue fonctionnel enfin, il existe une différence nette entre ces deux parties de l'urèthre : l'urèthre postérieur de par sa musculature fait partie intégrante du système uro-poiétique, tandis que l'urèthre antérieur ne joue qu'un rôle passif dans l'émission des urines ; par contre, le dernier par ses parties molles appartient en propre aux organes sexuels, comme organe de la copulation.

Nous verrons aussi, quand nous parlerons de la pathogénie des symptômes de la blennorrhagie, combien cette division de l'urèthre en deux segments se justifie.

La structure anatomique relativemement simple du segment antérieur ne mérite pas plus longtemps notre attention ; mais nous parlerons d'une façon plus approfondie du segment postérieur ou musculaire.

Et d'abord occupons-nous de la partie postérieure de ce segment, la région prostatique. Elle doit sa dénomination à l'organe qui l'enveloppe, la prostate, généralement décrite comme glande, bien qu'elle possède une texture beaucoup plus compliquée.

Comme les recherches d'anatomistes déjà anciens le mentionnent et spécialement comme les exposés de HENLE (1863) et LANGER (1865) le montrent clairement, les faces internes de la prostate, celles qui regardent la vessie sont constituées par une bague musculaire de fibres lisses, bague de forme prismatique, triangulaire à la coupe, qui entoure complètement l'urèthre (pl. I, fig. 1, A et B). A ces fibres musculaires lisses sont mêlées beaucoup de fibres élastiques ; le feutrage est rendu plus épais encore par l'adjonction des fibres musculaires lisses et des fibres élastiques qui proviennent de la vessie et qui croisent les premiers faisceaux circulaires. Ce muscle circulaire lisse porte le nom de *sphincter vésical interne* ou celui plus juste de *sphincter prostatique interne.*

En dehors de ce sphincter, au milieu de la portion prostatique, se trouve la partie glandulaire de la prostate, glande acineuse qui, lorsqu'elle est bien développée, prend la forme d'une bague chevalière dont le chaton répond à la paroi inférieure de l'urèthre (du côté du rectum), tandis que la partie étroite de cette bague enveloppe latéralement et supérieurement l'urèthre. Mais il est rare que la glande prostatique soit aussi développée et la partie supérieure, celle qui concourt à circonscrire complètement l'urèthre, manque souvent ; la glande prostatique entoure alors l'urèthre en bas et sur les côtés sous forme d'un croissant, n'intéressant pas la paroi supérieure du canal. La glande établit la limite entre le sphincter interne et un nouvel anneau musculaire, situé plus antérieurement. Cet anneau représente le sommet de la prostate. A l'inverse du sphincter interne qui ne comprend que des fibres lisses, ce muscle, *sphincter vésical ou prostatique externe* qui renferme encore quelques faisceaux de fibres lisses est surtout constitué de fibres volontaires, striées. Les fibres lisses forment immédiatement en avant de la glande un treillis circulaire. Les fibres striées, elles, ne se présentent d'abord qu'au-dessus de l'urèthre (pl. I, fig. 1, C et D) et là, elles vont se joindre directement à la glande ou, comme celle-ci fait souvent défaut, aux fibres du sphincter interne. Ces fibres forment un feuillet musculeux qui s'étale transversalement au-dessus de l'urèthre, allant d'un lobe prostatique à l'autre en formant ainsi une sorte de pont. Quand ces fibres se contractent un des lobes de la prostate devrait, semble-t-il, se rapprocher de l'autre, le gauche se rapprocher du droit par exemple ; mais, comme la prostate possède une texture très ferme et qu'elle ne jouit que d'une souplesse très modérée cela ne se produit pas ; le muscle arciforme, tendu entre les lobes prostatiques qui représentent ses points d'attache fixes, prend en se contractant la forme d'une corde. Cette corde vient alors comprimer l'urèthre de haut en bas. Ces fibres transversales constituent *le muscle transverse de l'urèthre* de Krause et Kohlrausch. A ces fibres s'en ajoutent bientôt de nouvelles qui enveloppent cette fois le canal latéralement et inférieurement (pl. II, fig. I, E) ; et, quand l'urèthre émerge de la prostate il est déjà entouré d'un anneau musculaire complet de fibres volontaires, striées. C'est ce muscle volontaire que nous avons déjà appelé *sphincter vésical ou prostatique externe.*

Dès que l'urèthre abandonne le sommet de la prostate, il pénètre dans le diaphragme uro-génital qu'il ne quitte qu'à l'isthme uréthral. Il porte en cet endroit le nom de *portion membraneuse.*

La dénomination de portion nue est impropre puisque cette partie du canal est entourée d'une épaisse couche musculaire striée et lisse.

On a successivement décrit, interprété et figuré, cette musculature de la région membraneuse de manières diverses. Déjà étudiée par Winslow, Santorini, elle fut décrite d'une façon plus précise pour la première fois par Wilson (1821). Guthrie (1836), Mercier (1845) et Demarquay représentent cette région d'une manière toute différente et la description qu'en ont donnée les anatomistes allemands Meckel, Müller, Arnold, Krause, Kohlrausch, Hirtl, Henle, Luschka et Lesshaft (1873) ne sont nullement concordantes. Cependant de toutes ces recherches qui différaient les unes des autres par les détails, une conclusion ressortait clairement, c'était que la portion membraneuse est riche en fibres musculaires. Cette portion, toutes les descriptions concordent sur ce point, est entourée d'abord d'une large couche de fibres musculaires lisses comprenant, à l'intérieur, des fibres longitudinales, à l'extérieur, des fibres circulaires. HENLE (1863) admet que l'épaisseur de cette couche est de 0,3^{mm} pour les fibres longitudinales et de 0,75^{mm} pour les fibres circulaires ; pour ROBIN et CADIAT cette épaisseur serait de 0,5^{mm} à 0,8^{mm} pour les premières, de 1 millimètre pour les secondes. En dehors de ces fibres lisses existe alors une large couche de fibres striées dont les plus internes enveloppent à leur tour circulairement l'urèthre, tandis que les plus externes courent au-dessus et au-dessous de l'urèthre, d'un côté à l'autre ; d'autres enfin venant du muscle transverse profond du périnée entourent encore l'urèthre en l'enlaçant.

On dénomme cet appareil musculaire *muscle compresseur de la portion membraneuse* ou, par abréviation, *compresseur de l'urèthre*.

Comme cela ressort déjà de ce qui a été dit, l'urèthre prostatique et membraneux se trouve, normalement, en état de contraction tonique. Celle-ci est assurée par la musculature lisse ; on la constate très aisément à l'endoscope. Si l'on introduit l'endoscope jusqu'à la partie postérieure de l'urèthre, jusqu'à la vessie, et si l'on retire ensuite doucement l'instrument en même temps que l'on suit des yeux la muqueuse, on voit que celle-ci forme, à partir du bord de l'endoscope, un entonnoir dont le sommet est dirigé vers la vessie. En retirant lentement l'endoscope, on voit que cet entonnoir continue à rester fermé et que son sommet ne laisse après lui qu'une lumière punctiforme.

Ce tonus se relâche d'une façon réflexe, sans aucune incitation volontaire, lors des mictions. Mais il est considérablement renforcé par l'innervation des muscles striés placés sous la dépendance de notre volonté. *Les deux portions de l'urèthre postérieur assurent donc la fermeture de la vessie ; le tonus musculaire de leurs parois, à lui seul ou bien renforcé par le concours de notre volonté, peut empêcher l'évacuation de ce réservoir.*

Abordons maintenant la *musculature de la vessie*. Les trois couches de fibres musculaires lisses qui la constituent, une couche interne de fibres circulaires, une couche moyenne, réticulée et une couche externe de fibres à direction radiée ne peuvent amener qu'une réduction du volume de la vessie et fonctionnent donc comme muscle détrusor. Pour résister à l'action de ces couches musculaires la vessie possède-t-elle un sphincter propre? Peut-elle elle-même retenir l'urine sans que les muscles de l'urèthre interviennent?

De tous temps cette question a été l'objet de la sollicitude des anatomistes. On a voulu décrire, en effet un sphincter de la vessie, puis on a expliqué la fermeture de cet organe d'une autre manière. Guthrie (1836) n'a pu découvrir au col de la vessie ni fibres circulaires ni fibres spirales; il crut en conséquence que le col vésical ne possédait que peu de contractilité musculaire mais qu'il offrait par contre une grande élasticité. Civiale a dit (1850) que l'existence d'un sphincter au col vésical était le point le moins éclairci de l'anatomie de cette région.

Les anatomistes eurent à ce propos des vues absolument contradictoires. Les uns admettaient, uniquement par induction, qu'il existait un sphincter, les autres pensaient qu'un anneau musculaire au col de la vessie constituerait un obstacle mécanique à l'écoulement de l'urine. Civiale lui-même a trouvé dans cet anneau à côté de quelques fibres circulaires, inconstantes ou clairsemées, un treillis de faisceaux longitudinaux et spiraloïdes se rendant à la prostate. Barkow (1858) attribuait la fermeture de la vessie à l'anneau élastique du col, mais il était d'accord avec les auteurs précédents pour reconnaître que la fermeture réelle de la vessie ne s'effectuait que grâce à la musculature des régions prostatique et membraneuse. Henle (1863) admettait il est vrai l'existence d'un grêle faisceau de fibres lisses situé au col de la vessie, mais il ne le donnait pas comme sphincter et la contraction de ce faisceau ne pouvait avoir d'après lui d'autre effet que de rétrécir la partie inférieure de la vessie et de contribuer de cette façon à l'évacuation complète de l'urine. Henle plaçait donc le véritable sphincter vésical dans la prostate, et Wittich (1859) partageait encore cette opinion. Budge (1872) a cherché la solution de la question dans l'expérimentation. Après avoir isolé chez des chiens les uretères, il a injecté dans ces organes de l'eau sous une certaine pression, jusqu'à ce que le liquide commençât à s'écouler par l'urèthre. Cet écoulement cessait aussitôt que Budge électrisait les muscles des régions membraneuse et prostatique. Il a alors sectionné l'urèthre immédiatement en arrière de la prostate, puis il a excité l'orifice vésical; mais cette fois l'écoulement ne fut pas empêché. Dittel à la suite de recherches entreprises en collaboration avec Stricker (1872), a contredit les données de Budge; toutefois la contradiction des observations de Budge et de Dittel n'est qu'apparente. Tandis que Budge séparait l'urèthre de la vessie immédiatement en arrière de la prostate, tandis qu'il séparait de la vessie le sphincter interne appartenant à la prostate, DITTEL sectionnait perpendiculairement la prostate à son tiers postérieur, environ deux lignes au devant du sphincter interne. DITTEL a pu dans ces conditions par l'excitation de l'orifice vésical et du segment prostatique, appartenant au sphincter interne, arrêter l'écoulement de l'eau et conclure que le sphincter interne pouvait empêcher jusqu'à un certain point l'évacuation de la vessie. Le sphincter interne appartient anatomiquement à la prostate, à l'urèthre par conséquent. *La vessie ne possède aucun sphincter propre et l'écoulement de l'urine n'est empéché par aucun segment de la musculature vésicale, mais exclusivement par la contraction des muscles de l'urèthre ; la vessie n'est pas un organe fermé, elle reste ouverte du côté de l'urèthre, et ne dispose d'aucune force capable d'empécher la pénétration de corps solides ou liquides qui auraient déjà franchi le sphincter uréthral.* Ce fait est d'une grande importance au point de vue du diagnostic et de la pathologie de la blennorrhagie uréthrale.

A l'état de vacuité, la vessie, de par la contraction tonique, poussée au maximum, de sa musculature, se présente sous la forme d'une sphère dont les parois internes se rapprochent au point de faire disparaître complètement ou à peu près complètement la cavité vésicale. La portion prostatique de l'urèthre, pour la même raison, n'offre pas davantage de cavité. La vessie s'unit dans ces conditions à l'urèthre prostatique comme à une tige et la limite entre le réservoir et le canal qui en part est nettement tranchée. Cet aspect ne se modifie en rien quand la vessie commence à se remplir. (pl. II, fig. 2). Alors, la région prostatique reste en effet fermée, et la vessie, au fur et à mesure que l'urine y entre, devient plus sphérique; la pression intravésicale de la collection urinaire et l'effort continu de la musculature de la vessie, cherchant à vaincre cette pression, se font équilibre.

Cependant, sous l'influence de la pression progressivement croissante exercée de toutes parts par les muscles vésicaux, le liquide recueilli dans le réservoir est de plus en plus poussé vers l'orifice uréthral ; à ce moment encore, le tonus du sphincter prostatique interne et celui de l'anneau élastique du col vésical sont capables de triompher de cette pression. Quand alors la vessie se remplit davantage, la pression du liquide qu'elle contient devient si puissante qu'elle réussit à vaincre, d'abord l'élasticité de l'orifice vésical, puis le tonus du sphincter prostatique interne; ce sphincter s'élargit et le liquide pénètre désormais dans la partie postérieure de l'urèthre prostatique. *La limite nette qui existait entre la vessie et l'urèthre est alors reculée et la formation d'une cavité cervicale s'effectue progressivement.*

Le moment où pénètrent les premières gouttes d'urine dans l'urèthre prostatique est aussi celui où nous ressentons le premier besoin d'uriner. Ce besoin naît de l'irritation qu'exerce l'urine sur la muqueuse de la région prostatique et ne reconnaît aucune autre cause. Ni l'exploration des parois vésicales par la sonde, ni leur excitation par l'électricité, ni l'observation clinique, notamment chez les calculeux et les carcinomateux, ne nous apprennent que le besoin d'uriner puisse naître d'un point quelconque de la vessie.

Par contre, tous les physiologistes sont d'accord pour admettre que la région prostatique, excitée comme nous venons de le dire, est le point de départ de ce besoin. Nous savons que l'introduction de bougies dans l'urèthre le provoque au moment où nous franchissons le segment prostatique, et tous les prostatiques souffrent de besoins continuels d'uriner.

Ceux-ci sont ressentis chez les calculeux, quand la pierre se présente dans la région prostatique, mais ils cessent dès que la pierre retombe dans la vessie. De même chez les carcinomateux, aussi longtemps que la vessie est seule entreprise par le néoplasme, la grande fréquence des mictions n'existe pas ; cela n'arrive que lorsque la tumeur envahit la portion prostatique de l'urèthre.

L'examen per anum de la prostate, même normale, ou la pression exercée par une autre voie sur cet organe détermine encore cette sensation. L'instillation de quelques gouttes de nitrate d'argent, les attouchements ou les cautérisations pratiqués sur cette région à l'aide de l'endoscope amènent toujours enfin de violents besoins d'uriner, souvent de longue durée.

Nous nous efforçons tout naturellement de combattre les premiers besoins qui s'éveillent sous l'influence des quelques gouttes d'urine qui pénètrent dans la région prostatique, en innervant le sphincter vésical externe et le compresseur, deux muscles volontaires. Quand la quantité d'urine collectée dans la vessie augmente et qu'en même temps le besoin de l'évacuer devient plus impérieux, pour résister à ce dernier toute la musculature périnéale entre en action et l'urèthre comme le rectum se resserrent convulsivement. C'est même pour cette raison que lors de violents besoins de défécation, l'émission seule de l'urine devient impossible ; car alors, tout effort qui tend à relâcher le sphincter vésical externe ou le compresseur de l'urèthre tend aussi à amener le relâchement du sphincter anal.

L'urine qui arrive encore dans une vessie dilatée ne s'accumule plus seulement dans ce réservoir mais encore dans la portion prostatique de l'urèthre, la vessie devient de plus en plus piriforme. (planche II, fig. 3). La pression sous laquelle se trouve le liquide dans la cavité vésicale augmente avec la quantité de ce liquide et l'irritation croissante que subit la portion prostatique développe de plus en plus le besoin d'uriner.

Par le fait de la communication du canal prostatique avec la cavité vésicale, l'urèthre devient, quand la vessie est remplie, plus court que lorsque ce dernier organe est vide. Nous avons constaté ce fait expérimentalement :

On introduit chez un individu qui ne ressent aucunement le besoin de la miction une sonde élastique dans l'urèthre, jusqu'à ce que les premières gouttes d'urine commencent à s'en écouler et l'on mesure la partie du cathéter introduite. Si l'on répète l'opération chez le même individu quand la vessie est distendue et que le besoin de l'évacuer s'est déjà fait sentir, on constate qu'il suffit d'introduire l'instrument 2 à 3 centimètres moins profondément pour évacuer l'urine que lorsque la vessie est peu remplie. D'autres observations analogues, entreprises toujours chez les individus sains, nous ont permis de conclure que la longueur de la partie de sonde qu'il faut introduire dans une vessie modérément remplie, quand il n'existe pas encore de besoins d'uriner, est de 18 à 21 centimètres ; lorsque la vessie est très dilatée et qu'il existe un besoin d'uriner impérieux, cette longueur est de 16 à 19 centimètres ; on peut toujours constater cette différence. *Par conséquent, nous pouvons dire qu'à l'état de vacuité ou de réplétion modérée de la vessie, la fermeture de cet organe est assurée par le sphincter prostatique interne ; que lorsque la vessie est complètement remplie cette fonction est dévolue au sphincter prostatique externe uni au compresseur de la portion membraneuse.* La plupart des auteurs admettent que le sphincter interne ne ferme pas la vessie d'une façon continue, mais seulement lorsque ce réservoir est vide ou contient peu de liquide ; ce sphincter est incapable de résister à un certain degré de pression intravésicale, cette mission étant alors dévolue au sphincter prostatique externe et au compresseur. Hirtl disait déjà en parlant de la miction : « Quand la tension du detrusor augmente il arrive un moment où la force contractile de ce muscle équivaut à celle du sphincter, mais avant ce moment le sujet n'éprouve aucunement le besoin d'uriner. Quand alors l'équilibre se rompt entre le detrusor et le sphincter, l'urine, de par sa pesanteur, commence à pénétrer dans l'urèthre et provoque la contraction de tous les muscles qui de près ou de loin concourent à rétrécir l'urèthre et particulièrement la partie membraneuse : surtout donc le compresseur de l'urèthre. Ce dernier muscle est toujours capable de retenir encore à lui seul l'urine par la contraction des parties membraneuses de l'urèthre. »

ANTAL (1888) et ULTZMANN (1890) croient aussi que lorsque la vessie est bien remplie le sphincter interne se relâche, qu'alors la portion prostatique est attirée en quelque sorte vers la vessie et que la fermeture du réservoir vésical, accru d'une cavité cervicale, n'est assurée que par le sphincter externe. ULTZMANN évoque encore à l'appui de cette opinion la description d'ESMARCH dont nous reproduirons le passage essentiel : « Quand une grande quantité d'urine s'est collectée dans la vessie et que l'organe est par conséquent bien distendu, les extrémités périphériques des nerfs sensibles de la vessie sont excitées. Ces nerfs sensibles se rendent au cerveau par l'intermédiaire de la moelle et y développent le sentiment de la réplétion de la vessie. Si ce dernier organe se dilate davantage, il se produit de fortes contractions réflexes du muscle detrusor qui triomphent peu à peu de la résistance que lui oppose le sphincter interne, et l'urine entre alors dans le col vésical. Dès ce moment le sphincter externe et le compresseur de l'urèthre se contractent en partie d'une façon réflexe, en partie sous l'influx volontaire et empêchent ainsi l'urine de pénétrer plus avant. C'est alors que se ressent le besoin d'uriner. Le sphincter externe lui-même se relâche-t-il, l'urine s'écoule en jet plein. »

BORN (1887) a voulu résoudre la question expérimentalement. Cet auteur a injecté dans la vessie d'animaux et de cadavres humains à l'état de rigidité, une bouillie plâtrée qu'il laissait ensuite se solidifier. Quand il injectait peu de plâtre, sous une faible pression, le sphincter interne restait fermé et le moule plâtré de la vessie avait la forme d'un œuf. L'injection était-elle plus abondante, était-elle faite avec plus de pression, le plâtre pénétrait dans la vessie et aussi dans la portion prostatique de l'urèthre, cette portion n'etant plus fermée que par le sphincter externe. Le moule obtenu était cette fois pyriforme et l'extrémité conique de la poire répondait à la région prostatique, élargie, faisant corps en quelque sorte avec la vessie.

En expérimentant sur des animaux curarisés, M. V. Zeissl (1892) a prouvé que le detrusor et le sphincter interne possédaient une innervation antagoniste en ce sens que l'excitation des mêmes faisceaux nerveux produisait à la fois la contraction du detrusor et le relâchement du sphincter de fibres lisses et, qu'inversement, l'innervation d'autres faisceaux amenait la contraction du sphincter et le relâchement du detrusor. Si les choses se passaient ainsi chez l'homme le sphincter interne n'opposerait aucune résistance à l'action du detrusor puisque le même influx nerveux ferait agir le detrusor en même temps qu'il ouvrirait le sphincter interne.

Mais, en général, et en particulier dans la question qui nous occupe, il faut se garder de conclure toujours des expériences faites sur l'animal à ce qui doit se passer en réalité chez l'homme. La structure anatomique de l'animal peut en effet différer beaucoup de ce qu'elle est chez l'homme. C'est ainsi, par exemple, que la prostate du chien possède un puissant anneau de fibres lisses, et toute la musculature volontaire qui entoure chez l'homme la portion membraneuse de l'urèthre fait défaut chez cet animal ; chez le chien cette portion membraneuse est réellement la portion nue de l'urèthre ; chez lui le mécanisme de la miction est, de par ces dispositions anatomiques elles-mêmes, absolument réflexe, involontaire ; chez l'homme, par contre, ce mécanisme est complètement sous la dépendance de l'incitation volontaire.

Chez l'enfant aussi, du reste, depuis la naissance jusqu'à un certain âge, l'émission de l'urine semble se faire d'une façon toute réflexe. Quand la vessie a atteint un certain degré de réplétion, elle se vide involontairement. Chez l'enfant, la fermeture de la vessie n'est assurée que par les fibres lisses du sphincter interne ; il n'a pas encore appris à innerver sciemment la musculature de son sphincter externe et de son muscle compresseur, ni à l'utiliser pour l'occlusion du réservoir urinaire. Ce n'est que plus tard, par l'éducation et l'exercice, qu'il acquiert ces notions et que l'acte primitivement réflexe et inconscient devient progressivement un acte volontaire, sciemment accompli.

Aussitôt que l'enfant peut volontairement contracter ces muscles (sphincter externe, compresseur) le sentiment du besoin d'uriner s'éveille peu à peu en lui en même temps que se développe la conscience de pouvoir y résister.

De ce qui précède découlent avec évidence trois conclusions :

1° Le sphincter externe l'emporte de beaucoup quant à la force de résistance sur le sphincter interne ; car, tandis que le premier est en état de s'opposer à la pression urinaire, le second est forcé de lui céder;

2° Dès que la vessie se remplit et que le besoin de l'évacuer commence à devenir impérieux, l'urine ne se collecte plus seulement dans la vessie mais aussi dans l'urèthre prostatique ; en sorte que la vessie devient de plus en plus pyriforme;

3° Il existe dans l'urèthre prostatique des terminaisons nerveuses sensibles qui éveillent le besoin d'uriner. Cette sensation est produite à l'état physiologique par la présence de l'urine dans l'urèthre prostatique et à l'état pathologique par différentes causes (irritations mécanique, chimique, inflammatoire).

Nous verrons plus tard quelle est l'importance des faits que nous venons de signaler au point de vue de la pathogénie des symptômes de l'uréthrite. Le compresseur de l'urèthre nous intéresse d'ailleurs. à plus d'un titre. C'est ce muscle qui joue un rôle prépondérant dans l'acte quelque peu physiologique que l'on appelle généralement *la crampe de l'urèthre.*

Si l'on introduit chez un individu dont l'urèthre est sain une sonde que l'orifice uréthral admet facilement, le n° 24 Charrière par exemple, elle ne rencontre le plus souvent aucun obstacle jusqu'au bulbe, jusqu'au collet du bulbe. Dans la portion membraneuse, au contraire, on éprouve la sensation que cette portion du canal se contracte, se resserre étroitement, ce qui rend difficile la pénétration de l'instrument. Le cathétérisme provoque la contraction réflexe du compresseur de l'urèthre membraneux. Chez les personnes nerveuses, irritables, cette contraction peut devenir réellement convulsive, et rendre l'introduction de tout instrument impossible ; on parle alors de crampe ou de spasme de l'urèthre. Mais ce spasme peut survenir encore quand un état inflammatoire a créé une plus grande irritabilité de la muqueuse et, dans les deux cas, la contraction spasmodique de l'urèthre peut être telle que l'on soit tenté de croire à un rétrécissement. On emploie souvent alors des sondes de calibre plus petit qui par leur bec plus mince, par cela même plus irritant, ne font que développer le spasme. Celui-ci peut aussi avoir son point de départ en arrière, dans la muqueuse de la région prostatique. Cela se présente lorsqu'un individu, absolument sain d'ailleurs, et dont la vessie est très remplie, s'efforce de vaincre le besoin qui l'obsède et innerve longtemps les muscles sphincter prosta tique externe et compresseur de l'urèthre. S'il peut enfin uriner, la miction ne se produit pas immédiatement, le jet est mince, souvent interrompu. La région prostatique est irritée par la forte pression sous laquelle l'urine se trouve soumise dans cette région ; cette irritation amène une contraction réflexe des appareils sphinctériels, contraction qui ne cède que par l'émission de l'urine ; quand la pression de celle-ci diminue, l'irritation exercée sur la muqueuse prostatique s'affaiblit de même.

Ce spasme sphinctériel réflexe de la région prostatique se produira bien plus facilement encore, on le comprend, si cette région, par suite de processus inflammatoire dont elle est le siège, se trouve être déjà plus irritable. C'est ainsi que le contact de l'urine suffit à lui seul, lorsqu'il y a inflammation intense de l'urèthre, à provoquer la contraction partielle ou totale du sphincter et à produire par là même une réduction du jet, voire une rétention d'urine ; nous avons souvent l'occasion d'observer ces faits dans la blennorrhagie.

A tous ces spasmes réflexes, qu'ils éclosent d'une façon morbide ou d'une façon physiologique, participe surtout le compresseur de la portion membraneuse ; c'est pourquoi du reste nous constatons que le spasme est plus intense dans cette portion du canal que dans toute autre. Dans les cas rares d'irritabilité très grande de la muqueuse uréthrale, irritabilité de nature nerveuse ou de nature inflammatoire, il peut se produire facilement des contractions, voire des spasmes des muscles lisses situés dans les tissus sous-muqueux de la région caverneuse ; ces contractions mettent obstacle à l'introduction des sondes.

L'action réflexe du muscle compresseur de l'urèthre membraneux ne se produit pas seulement à la suite de l'excitation d'une sonde, d'une bougie ; elle peut encore naître par le fait de l'irritation, amenée par la tension d'un liquide. Lorsqu'on injecte un liquide, même indifférent, dans l'urèthre, ce liquide ne pénètre que jusqu'au bulbe, *barrière que la musculature membraneuse aussitôt mise en jeu force à respecter*. Cette contraction réflexe est plus forte encore si le liquide injecté n'est plus cette fois un liquide indifférent mais bien un liquide irritant, fût-il légèrement irritant, astringent par exemple et si, par surcroît, la muqueuse sur laquelle s'exerce cette action a une irritabilité exagérée à la suite de l'inflammation dont elle est le siège. *La contraction du muscle compresseur (de la région membraneuse) explique pourquoi, dans le traitement de l'uréthrite aiguë, les liquides injectés n'arrivent que jusqu'au bulbe sans pénétrer dans les segments membraneux et prostatique.*

C'est là un fait sur lequel MAGAUD (1817), BAUMES (1840), BEHREND (1848), HÖLDER (1851), SIGMUND (1855), DIDAY (1859), ZEISSL aîné, MILTON (1875), AUSPITZ (1879), GUIARD (1884), BEDOIN (1886),

CRIVELLI (1886), ANTAL (1888), BENDER (1889), FURBRINGER (1890) et beaucoup d'autres ont déjà attiré l'attention. TELEKI (1891) a prouvé expérimentalement qu'avec les seringues usuelles les liquides injectés ne pénétraient que jusqu'au bulbe et qu'ils n'atteignaient jamais les portions prostatique et membraneuse.

Il fit d'abord à l'aide de l'endoscope, dans 35 cas, des pulvérisations de bleu de méthylène dans la région membraneuse. Puis, il fit faire au malade des injections d'eau. Celle-ci revint aussitôt limpide et non colorée ; l'injection n'était pas arrivée dans la région membraneuse.

Dans une autre série d'expériences, il fit chez 20 sujets injecter dans l'urèthre des solutions concentrées de sucre, toujours avec la petite seringue. Le bulbe et tout l'urèthre antérieur furent alors nettoyés sous le contrôle de l'endoscope ; l'urine émise ensuite se montra constamment dépourvue de sucre. Par contre, M. V. ZEISSL se basant sur des expériences entreprises sur le cadavre, fit valoir qu'il était possible d'injecter du liquide jusque dans la vessie avec la seringue uréthrale ordinaire. A cela nous répondrons qu'il s'agit, dans l'espèce, de phénomènes réflexes impossibles à reproduire et à étudier sur le cadavre et nous rappellerons encore combien il est difficile, dans les lithothrities, en dépit d'une narcose profonde, de remplir la vessie en appliquant seulement la seringue sur l'orifice urinaire externe. Qu'une pression brusque triomphe finalement du sphincter externe, cela est certain, mais dans ce cas l'injection est si forcée que nous ne pouvons, avec DESNOS (1888), conseiller d'y recourir que lorsque cela est absolument nécessaire. Mais il faut alors injecter une plus grande quantité de liquide que n'en contient une seringue ordinaire.

Il est donc permis d'affirmer que les liquides injectés à l'aide des seringues ordinaires ne dépassent pas le bulbe. Il s'ensuit que le muscle compresseur de l'urèthre membraneux divise le canal en un segment antérieur, librement ouvert à l'extérieur, et en un segment postérieur, complètement séparé du premier. Il faut ajouter que si le muscle compresseur empêche la pénétration des liquides, du segment antérieur dans le segment postérieur, inversement, il met obstacle à l'écoulement dans le segment antérieur des liquides collectés dans le segment postérieur. Ces liquides ne s'écouleront pas vers l'extérieur, en prenant la voie de l'urèthre antérieur, mais s'épancheront bien plus facilement *dans la vessie.* Le sang et le pus accumulés dans l'urèthre postérieur régurgiteront par conséquent eux aussi dans la vessie comme les liquides que nous aurions pu y injecter. DIDAY en 1839 avait déjà démontré ce fait de la façon la plus nette. Si, chez un individu sain dont la vessie n'est que modérément remplie, on introduit une sonde jusqu'à ce que l'écoulement de l'urine commence à se faire, puis si on la retire juste assez pour voir cesser cet écoulement l'œil de l'instrument se trouve en cet instant en regard du sphincter prostatique interne, plus exactement dans la partie la plus postérieure du segment prostatique. Si l'on adapte alors à l'extrémité externe du cathéter introduit une seringue du contenu de 100 centimètres cubes environ, renfermant un liquide tiède, absolument indifférent, c'est-à-dire non irritant, liquide que l'on injecte en retirant doucement et uniformément l'instrument, ce liquide injecté dans la partie prostatique ne s'écoule pas par l'orifice urinaire, à côté de la sonde (dont le calibre sera peu élevé — 16 à 18 Charrière), mais pénètre dans la vessie. Aussi longtemps que l'œil de la sonde se trouve situé derrière le compresseur, tout le liquide s'épanche dans la vessie en traversant l'urèthre postérieur. Quand on retire davantage l'instrument, il arrive un moment où il devient difficile d'injecter même une petite quantité de liquide. C'est qu'alors le bec de la sonde se trouve dans la région membraneuse; celle-ci dépassée, le liquide commence à refluer vers le méat. JAMIN (1883) qui déposait avec l'instillateur de Guyon de petites quantités de liquide dans l'urèthre antérieur et postérieur dit que 2 ou 3 gouttes d'un liquide indifférent, injectées dans le bulbe, ressortent immédiatement par le méat, tandis qu'il est possible d'en injecter 40 gouttes dans l'urèthre postérieur sans qu'une seule régurgite dans le canal antérieur. CASPER en 1887, pour prouver que de petites quantités de liquide pouvaient refluer de l'urèthre postérieur dans la vessie, a injecté quelques gouttes de sérum sanguin jaune dans le segment prostatique de l'urèthre et a fait ensuite uriner le patient en trois fois. Comme la liqueur colorée ne s'était pas écoulée par le méat, elle était restée dans l'urèthre postérieur; la première portion de l'urine devait en renfermer beaucoup, la seconde ne devait plus en montrer que des traces et la troisième en être à peu près dépourvue. L'examen des trois portions de l'urine à l'aide du perchlorure de fer (réaction du bleu de Berlin) permit d'en decouvrir dans chacune d'elles. La quantité en était même sensiblement égale dans la seconde et la troisième portion, ce qui prouve qu'une partie au moins de la solution colorée avait passé dans la vessie. Quand nous parlerons de la pathologie de l'uréthrite nous donnerons d'autres preuves du passage dans la vessie des liquides collectés dans l'urèthre postérieur.

Le muscle compresseur divise donc l'urèthre en deux parties essentiellement différentes l'une de l'autre : la partie antérieure et la partie postérieure. Cette distinction a la plus grande valeur au point de vue de la pathogénie, de la séméiologie et du traitement de l'uréthrite blennorrhagique de l'homme.

A. — URÉTHRITE AIGUË

Infection.

Nous avons dit que la blennorrhagie était un processus virulent provoqué par les gonocoques. *Nous n'admettons pour expliquer l'éclosion de l'uréthrite comme de tout accident blennorrhagique, qu'une seule condition étiologique, l'invasion des gonocoques par un vecteur quelconque.* L'uréthrite blennorrhagique ne peut se développer qu'à la suite de l'immigration des gonocoques dans le canal. La source principale de l'infection est le pus blennorrhagique provenant des organes sexuels, spécialement des organes sexuels de la femme et l'on peut dire que le coït pratiqué avec une femme malade est la cause habituelle de l'uréthrite chez l'homme.

Il n'est pas toujours possible de vérifier ce mode de contagion par des confrontations ; cette impossibilité relève ou de l'insuffisance forcée des examens ou du fait que chez la femme la blennorrhagie chronique est souvent latente et ne se révèle par aucun symptôme. L'expérience démontre que la même femme peut donner la blennorrhagie à quelques individus et ne pas la communiquer à d'autres ; il est avéré de même qu'un homme peut impunément avoir de longs rapports avec une femme et acquérir subitement le mal sans qu'aucune modification nouvelle ait apparu chez sa concubine. Ces faits impliquent uniquement cette conclusion : l'infection pour se produire ne nécessite pas seulement la présence du contage, mais encore certaines conditions favorables. Si celles-ci font défaut ou si certaines précautions ont été prises en vue de prévenir l'infection, la contagion peut ne pas se faire. Les femmes qui voient beaucoup d'hommes sont naturellement les plus exposées à prendre la maladie et sont, ipso facto, les plus dangereuses.

Fournier a publié (1886 une statistique de 387 cas de blennorrhagies chez l'homme. Voici, d'après cet auteur, comment se répartissaient les sources d'infection :

Prostituées (réglementées)	12
— (clandestines)	44
Maitresses, femmes de théâtre	138
Ouvrières	126
Servantes	41
Femmes mariées	26
	387

Nous voyons par ce tableau que ce sont les femmes qui se livrent à la prostitution sans se soumettre au contrôle de la réglementation qui donnent le plus de blennorrhagies. Les femmes mariées sont relativement rarement atteintes. Les prostituées sont, cela se comprend, souvent infectées, mais la réglementation et le traitement atténuent rapidement chez elles le danger de la contagion.

Le coït n'est pas seul en cause ; la blennorrhée se prend autrement, et notamment par des rapports sexuels anormaux. Le cas suivant a été rapporté par HORAND : Un étudiant en médecine, jusque-là parfaitement sain, n'ayant jamais contracté de blennorrhagie, se livre un jour dans une maison de tolérance au coït per os, en évitant tout autre rapprochement sexuel. Quelque temps après il ressent des chatouillements au méat, puis, se développe une uréthrite typique dont la sécrétion contenait de nombreux gonocoques. A l'examen de la fille incriminée HORAND n'ayant trouvé ni blennorrhagie génitale, ni blennorrhagie buccale, admit que les gonocoques avaient été déposés dans la bouche lors d'un coït buccal antérieur avec un individu infecté.

Des cas analogues ont été relatés par LANGLEBERT, CLERC, DIDAY.

La blennorrhagie peut se transmettre tout aussi bien par le coït per anum. JULLIEN (1886) raconte que deux amis, Oreste et Pylade, voulurent un jour rendre hommage à la même divinité. Mais Oreste, qui devait commencer la cérémonie, se savait impur et pour rien au monde n'eût voulu souiller le sanctuaire dont Pylade devait s'approcher après lui. Pour ne trahir ni son secret, ni son amitié, il fit son offrande à Vénus... Callipyge. Or, il arriva que Pylade, possesseur in petto du prétendu secret, et qui ne pouvait s'attendre à tant de délicatesse de la part de son ami, crut prudent de déserter le rite accoutumé et sacrifia sur l'autel même qu'Oreste venait de profaner. Il expia douloureusement cette défiance. Oreste était depuis longtemps consolé que Pylade versait encore d'abondantes larmes. Winslow (1886) rapporte une épidémie de blennorrhagies uréthrales dans un pensionnat de garçons. Le mal, s'était propagé par la pédérastie, et avait eu pour point de départ une blennorrhagie importée dans l'établissement.

On a beaucoup discuté sur la façon dont s'effectuait l'infection ; Wendt (1827) disait qu'elle se faisait immédiatement après l'éjaculation, l'urèthre exerçant alors une véritable aspiration. A l'appui de cette hypothèse, il citait l'expérience de quelques viciés qui s'étaient masturbés en plongeant la verge dans du lait tiède et qui, lors de la miction qui avait suivi cet acte, avaient émis quelques gouttes de lait avant que l'urine elle-même s'échappât de l'urèthre. D'autres auteurs admettaient la résorption du virus déposé sur le gland ou son absorption à l'état gazeux avant ou après l'éjaculation ; d'autres enfin croyaient que le virus agissait par simple irritation. Toutes ces théories n'ont plus raison d'être depuis que nous savons que l'infection pour se faire réclame l'importation du gonocoque dans le canal. Toujours est-il qu'il y a des circonstances qui favorisent l'infection et que d'autres l'empêchent ou la rendent difficile. Nous savons que la graine, pour germer, a besoin d'un terrain qui lui convienne ; il pourrait donc se faire que le microbe soit importé dans l'urèthre et que la réceptivité de celui-ci à son égard fasse défaut. C'est ainsi qu'une condition particulièrement favorable à la fixation et au développement des gonocoques, comme à la multiplication de tous les microbes pathogènes en général, est fournie par l'alcalinité légère du milieu où ils élisent domicile. La muqueuse uréthrale, étant donné la petite quantité d'urine que laisse chaque miction dans le canal, baigne dans un liquide acide. Cette faible quantité de liquide serait déjà suffisante pour nuire considérablement à la vitalité du sperme, très sensible aux acides. Aussi la muqueuse uréthrale possède-t-elle des glandes spéciales qui fonctionnent surtout au moment de l'érection et dont le produit de sécrétion est destiné à neutraliser cette acidité. Ce sont des glandes en grappes acineuses logées dans la charpente des corps caverneux de la verge. A chaque érection le stroma des corps caverneux et les glandes qu'ils renferment sont comprimés par le fait de l'engorgement vasculaire et de la réplétion des mailles du tissu spongieux. Cette pression fait sourdre de ces nombreuses glandules un liquide clair, filant, alcalin (et non acide, comme le prétendent Sinety et Henneguy, 1886) qui vient tapisser la muqueuse uréthrale et neutraliser les traces d'acidité qui peuvent y exister. Parfois cette sécrétion

se fait même jour au méat pour constituer ce qu'on a appelé « urorhoea ex libidine ». La réaction alcaline de ce liquide développe, en
alcalinisant le milieu, la réceptivité de la muqueuse à l'égard du
microbe; l'épithélium, ainsi imbibé se gonfle et perd de sa résistance, ce qui prédispose à la fixation et à la pénétration des gonocoques.

Toutes les circonstances qui font augmenter la production de ce
mucus alcalin, favorisent l'infection. Ce sont d'abord les coïts prolongés ou répétés et toutes les causes qui retardent le moment de l'éjaculation, telles que la fatigue physique et l'ivresse. De même les
excitations sexuelles de longue durée, les érections prolongées qui
s'accompagnent toujours d' « urorhoea ex libidine ». Peut-être la largeur du méat, l'éjaculation tardive ou absente agissent-elles dans le
même sens.

Comme conditions défavorables pour l'infection, il convient de
citer : un coït de courte durée, sans répétition, et l'émission d'urine
immédiatement après l'acte vénérien. La miction dans ces conditions
acidifie de nouveau et rapidement le milieu, débarrasse autant que
possible le canal des gonocoques qui ont pu déjà y être importés et
peut même tuer ces derniers.

Les stimulants tels que les mets épicés, les boissons, fortes, la
cantharide sont peut- être aussi des causes adjuvantes de la contagion. Tout cela amène en tous cas une exaltation des désirs vénériens,
des érections prolongées, engage à la répétition du coït et à sa prolongation artificielle et facilite de cette manière l'infection.

Il n'y a pas que les rapports sexuels, quels qu'ils soient, qui puissent
donner lieu à la contagion de la blennorrhagie. Nous avons déjà dit,
au chapitre de l'étiologie, que l'on arrivait à la reproduire expérimentalement par l'inoculation d'une culture pure de gonocoques ; la
contamination peut aussi se faire indirectement, bien que rarement,
par les vêtements, les instruments souillés de pus blennorrhagique et
porteurs par conséquent des germes spécifiques. Dans le public prédo-
mine encore la tendance curieuse de rapporter fréquemment la
maladie à de semblables circonstances et d'admettre plus volontiers
que l'infection s'est faite de la façon la plus improbable plutôt que
d'incriminer une maîtresse, une amie, voire une prostituée.

Symptomatologie.

La pénétration des gonocoques dans le méat urinaire et probablement aussi dans la partie antérieure de l'urèthre, détermine une
inflammation à cours typique que nous appelons blennorrhagie uréthrale aiguë. Quelle est l'étendue de la muqueuse que ce processus
inflammatoire intéresse ? Les vieux médecins ne croyaient pas que le
mal s'étendît bien loin. Swediaur (1798) entre autres, professait l'opinion que la blennorrhagie se limitait à la fosse naviculaire et que là
elle occupait les glandes de Morgagni. Toute chaudepisse qui avait
un siège plus profond, à la courbure de la verge, au veru montanum,
au col vésical, à la vessie était sensée dériver d'un mauvais traitement ou d'une cause interne.

Les observateurs ultérieurs firent la remarque que la maladie
pouvait s'étendre à une plus grande partie de la muqueuse et
Behrend (1848) le traducteur et le commentateur de Hunter distinguait déjà la blennorrhagie uréthrale du pénis et la blennorrhagie
uréthrale prostatique.

Desruelles (1836), allant plus loin, divisa, d'après leur siège, les
uréthrites en quatre catégories : 1° blennorrhagie de la partie antérieure ; 2° blennorrhagie de la partie mobile de la verge ; 3° blénnorrhagie du bulbe ; 4° blennorrhagie de la partie membraneuse. Cette
classification tout artificielle ne réunit guère de partisans ; puis peu
à peu s'affermit l'opinion, inexacte aussi, que la blennorrhagie
s'étendait, dans chaque cas, à l'urèthre entier depuis le méat urinaire jusqu'à la vessie. Cette manière de voir qu'acceptaient notamment Zeissl et Sigmund s'était assez généralement répandue. Quelques-
uns ne s'y rallièrent cependant pas. C'est ainsi que Langlebert (1864)
enseignait que la chaudepisse pouvait ne pas intéresser tout le
canal et qu'elle se limitait souvent et exclusivement à la partie spongieuse de l'urèthre. Thompson (1868), Tarnowsky (1872), Muller (1875)
étaient du même avis et admettaient que généralement le processus
blennorrhagique ne dépassait pas le bulbe. Mais ce furent surtout
Guyon (1883) et Jamin son élève qui démontrèrent de la façon la plus
nette que l'uréthrite aiguë se limitait d'ordinaire à le région spongieuse de l'urèthre et que la propagation du processus à la partie
postérieure constituait déjà une complication de mauvais augure,
sortant du cadre de la blennorrhagie typique. En France, cette
doctrine fut dans la suite soutenue par Aubert (1884), Eraud (1885),

Picard (1885) Bédoin (1886), Crivelli (1886), en Allemagne par Ultzmann. En Autriche, seul Furbringer (1886) ne la partage pas.

Nous sommes, nous aussi, partisan de cette doctrine dont nous exposerons plus tard le bien fondé. Nous avons pu nous convaincre en effet qu'*une blennorrhagie à cours typique s'étendait jusqu'au bulbe et non au delà. Il faut considérer la propagation de l'inflammation à l'urèthre postérieur comme une complication, une déviation de l'évolution habituelle de la maladie, une complication qui peut en amener une série d'autres très sérieuses, et qui modifie par conséquent considérablement le tableau morbide de l'affection première, en aggravant son pronostic.*

Nous désignons sous le nom d'*uréthrite aiguë antérieure* l'inflammation fréquente, à cours cyclique qui ne dépasse pas la limite du bulbe et se localise par conséquent à l'urèthre antérieur ; et sous celui d'*uréthrite aiguë postérieure* ou *totale*, l'ensemble des symptômes qui témoignent de la participation de l'urèthre postérieur au processus inflammatoire. Dans cette seconde forme, toute la muqueuse uréthrale se trouve intéressée par la maladie mais ce sont les symptômes de l'uréthrite postérieure qui prédominent et gouvernent la scène. Nous reviendrons sur la question de savoir avec quelle fréquence l'uréthrite antérieure se complique d'uréthrite postérieure. Il n'est pas douteux que l'uréthrite postérieure se présente très souvent, mais nous sommes pleinement autorisés à la considérer comme une complication, car, par le fait de son éclosion, le tableau morbide de l'uréthrite antérieure s'augmente de toute une série de symptômes très sérieux, absents jusque-là ; d'un autre côté l'uréthrite postérieure peut être le point de départ d'autres accidents qui en dépendent.

Nous allons dans les chapitres suivants traiter en détail de ces deux formes d'uréthrites.

Uréthrite antérieure aiguë.

L'uréthrite antérieure aiguë est l'inflammation blennorrhagique des régions mobile et bulbaire de la muqueuse uréthrale ; cette inflammation évolue d'une façon cyclique. Après une incubation de quelques jours et l'apparition de symptômes prodromiques insignifiants, le processus augmente graduellement en intensité et en étendue pour atteindre son summum à la fin de la seconde ou au commencement de la troisième semaine. A partir de là il décroit en intensité en·

même temps qu'il déserte d'avant en arrière, les parties de la muqueuse qu'il avait entreprises dans le même sens. La maladie typique évolue complètement en cinq ou six semaines.

Toute blennorrhagie est précédée d'*un stade d'incubation.*

Entre le moment où s'est faite la contagion et celui où se montrent les premières manifestations de la maladie, il s'écoule un laps de temps pendant lequel persistent les apparences d'une santé parfaite. C'est la période d'incubation. Elle s'explique par le fait que le virus a été déposé dans l'urèthre en si petite quantité, qu'il ne produit qu'un minimum inappréciable de phénomènes subjectifs ou objectifs. Aussitôt que les germes pathogènes, transplantés sur le terrain qui leur convient, se sont multipliés, l'organisme commence à réagir par des manifestations qui deviennent de plus en plus sensibles; c'est dire que l'incubation prend fin et que les premiers symptômes apparaissent. La durée de ce stade varie dans d'assez larges limites qu'il est souvent difficile de préciser d'après les renseignements incertains ou faux que fournissent la plupart des malades.

D'après une statistique de 479 cas, donnée par EISENMANN (1830), HACKER (1850), HÖLDER (1850) la durée de l'incubation aurait été de :

1 jour dans.	11	cas.
2 jours dans.	59	»
3 »	126	»
4 »	62	»
5 »	49	»
6 »	10	»
7 »	63	»
8 »	12	»
9 »	12	»
10 »	23	»
11 »	6	»
12 »	8	»
13 »	6	»
14 »	19	»
19 »	2	»
20 »	1	»
30 »	1	»
Indéterminée dans.	9	»
	479	cas.

Une statistique plus récente de LANZ (1893), plus importante que la précédente parce que dans tous les cas qu'elle comporte la recherche du gonocoque a été faite, fournit les données suivantes :

Incubation de	1 jour dans	. . . .	2	cas.
»	3 jours dans.	. . . .	15	»
»	4 »	. . . . .	4	»
»	5 »	. . . .	9	»
»	7 »	. . . . .	4	»
»	8 »	. . . . .	1	»
»	10 »	. . . . .	1	»
»	14 »	. . . . .	1	»
»	20 »	. . . .	2	»
			39	cas.

En ce qui concerne les blennorrhagies produites artificiellement par l'introduction dans l'urèthre de pus à gonocoques, WELANDER (1886) a trouvé que l'incubation était constamment de deux jours. A la suite de leurs inoculations de culture, BUMM (1885), AUFUSO (1891), WERTHEIM ont vu pareillement l'uréthrite s'établir après deux ou trois jours et nous-mêmes (GHON, SCHLAGENHAUFER, FINGER) avons fait les mêmes observations.

Le plus grand nombre des blennorrhagies commencent donc le troisième jour, plus des deux tiers se montrent en déans la première semaine qui suit l'infection. Une incubation de plus de quatorze jours constitue une extrême rareté.

En fait, la durée de cette période latente est généralement de trois à cinq jours. Elle est ordinairement plus courte quand il s'agit d'une première atteinte et tend au contraire à devenir un peu plus longue si les infections se succèdent; elle comporte rarement plus de six à sept jours.

Des incubations très courtes, de vingt-quatre heures et moins encore sont toujours suspectes, surtout quand il ne s'agit pas d'une première atteinte.

C'est qu'alors une blennorrhagie antérieure paraissant guérie a évolué d'une façon latente pendant un temps plus ou moins long et qu'un nouveau coït a provoqué une exacerbation considérée à tort comme le résultat d'une nouvelle infection. De même, il ne faut admettre qu'avec beaucoup de réserves la possibilité d'incubations très longues, telles que LANZ (1893) en a relaté dernièrement.

C'est que souvent alors, à la suite d'un coït plus ou moins éloigné, il s'est produit une blennorrhagie subaiguë que le patient peu soucieux de sa santé n'a pas remarquée. Puis un excès bachique ou une influence nuisible quelconque a permis au processus de développer toute son acuité et le malade a cru que son affection était récente. Il est certain d'ailleurs que la durée de l'incubation varie encore avec la sensibilité du patient et le soin qu'il prend de s'observer, que tel malade plus attentif et plus sensible aux désordres de sa santé perçoit plus tôt les premiers symptômes morbides que tel autre.

La période d'incubation permet d'établir une distinction entre la blennorrhagie et certaines inflammations catarrhales de l'urèthre. Celles-ci dérivent d'irritations mécaniques ou chimiques et succèdent immédiatement aux causes qui les font naître ; elles n'ont pas d'incubation. Si, par exemple, on introduit dans l'urèthre d'un individu parfaitement sain, une sonde, une bougie ou un liquide très astringent ou caustique, des phénomènes inflammatoires apparaissent aussitôt, accompagnés d'un écoulement uréthral purulent. Mais, outre que cette sécrétion ne contient pas de gonocoque, elle se caractérise encore par le fait qu'elle s'établit un petit nombre d'heures après la mise en jeu des causes qui la provoquent.

Une période plus ou moins longue fait suite à l'incubation et concourt, elle aussi, à donner à la blennorrhagie sa physionomie propre, c'est le *stade prodromique* (stadium prodomorum).

Les patients ressentent spontanément ou à l'occasion d'une miction des chatouillements, des picotements légers au méat urinaire ; celui-ci devient rouge et quand le malade n'a plus uriné depuis quelque temps les lèvres en sont agglutinées ou laissent perler entre elles une goutte d'un liquide visqueux incolore ou légèrement grisâtre.

Chez les individus sensibles il se produit, déjà à cette époque, quelques phénomènes généraux : de la dépression, de l'abattement, de l'inappétence, phénomènes qui sont le plus souvent de nature psychique et dérivent vraisemblablement du « pressentiment des choses qui vont se produire ».

Ces symptômes prodromiques s'aggravent d'ailleurs rapidement quand la maladie passe à la *période d'état* (stadium floritionis). La sécrétion muqueuse est plus abondante et devient rapidement laiteuse, puis crémeuse. A la fin de la première semaine ou au commencement de la seconde, elle forme un pus verdâtre, épais, en quantité assez considérable pour assurer un écoulement continuel en gouttes très denses, qui souillent les parties génitales et le linge du malade. Les phénomènes inflammatoires augmentent d'une façon parallèle.

Le méat et ses environs sont rouges, toute la région mobile de l'urèthre est gonflée, très sensible à la pression. Elle est le siège de douleurs lancinantes qui apparaissent souvent spontanément mais qui sont particulièrement violentes lors des érections et des pollutions nocturnes. Celles-ci se répètent fréquemment et tourmentent considérablement le malade.

A cause du gonflement de la muqueuse uréthrale le jet urinaire est très mince, divisé ; on observe même souvent le jet en arrosoir ; la miction est très douloureuse et s'accompagne d'un sentiment de cuisson plus ou moins intense le long du canal. Tous ces phénomènes augmentent jusqu'à la fin de la seconde semaine ou le commencement de la troisième. A ce moment le processus inflammatoire a atteint le bulbe. A tous ces symptômes s'ajoutent une sensation de chaleur, de pesanteur ressentie du côté du périnée, de légères élévations thermiques vespérales, des insomnies causées par des érections douloureuses et tout cela accable assez gravement le malade moralement et physiquement. Dans les cas typiques, l'uréthrite antérieure aiguë s'amende vers le milieu ou la fin du troisième septenaire.

Les phénomènes inflammatoires et subjectifs décroissent de jour en jour ; la sécrétion, si elle reste encore assez abondante, devient plus liquide, laiteuse, puis muqueuse ; elle se réduit bientôt à la goutte matinale de mucus grisâtre qui agglutine les lèvres du méat, puis cette goutte elle-même disparait. Le processus peut ainsi avoir complètement évolué en cinq ou six semaines.

Il se produit fréquemment dans le sens de l'aggravation des *déviations* de ce cours typique. Ce sont au moment de l'acmé (troisième semaine) la propagation de l'inflammation à l'urèthre postérieur et au dernier stade de la maladie, son passage à la chronicité.

La marche de l'uréthrite peut aussi s'écarter du type habituel dans le sens de l'atténuation. Ainsi, la blennorrhagie peut être écourtée quand les malades se trouvent soumis à un régime hygiénico-diététique sévère, comme c'est le cas pour les hospitalisés. Cela s'obtient même sans autre traitement que l'application des remèdes antiphlogistiques ; l'affection se limite à une partie de la région mobile de l'urèthre et guérit complètement en deux ou trois semaines.

Mais lors même d'une évolution normale, l'intensité de la maladie est très variable dans les différents cas. Tantôt la sécrétion est modérée, les phénomènes subjectifs insignifiants (mictions et érections peu douloureuses) tantôt au contraire la suppuration est considérablé, presque continuelle, voire sanguinolente, accompagnée de violentes douleurs pendant les mictions et les érections et de phénomènes généraux graves. En règle générale la première atteinte est la plus accablante ; les infections ultérieures ne s'en rapprochent que si elles se succèdent à très longs intervalles, de plusieurs années, par exemple. Il va de soi que la virulence de la sécrétion contaminante joue aussi un rôle.

Voilà, dessiné dans ses grandes lignes, le tableau morbide de l'uréthrite aiguë antérieure ; nous allons à présent nous occuper d'une façon un peu plus spéciale de chacun de ces symptômes.

Phénomènes inflammatoires. — A l'inspection des organes génitaux d'un malade atteint de blennorrhagie peu intense on ne constate qu'un peu de rougeur du méat et de ses parties avoisinantes. La muqueuse à ce niveau est quelque peu ectropionnée à cause du gonflement dont elle est le siège et l'on y voit des croûtes formées par le pus desséché. Dans les cas plus violents, la tuméfaction est plus considérable et ne se limite plus au voisinage de l'orifice uréthral mais intéresse tout le gland, comme dans une érection incomplète. L'ectropion des lèvres du méat est plus marqué, la muqueuse en est souvent excoriée et saigne facilement. Le prépuce est œdémateux et se rubéfie quelquefois ; ces altérations s'étendent plus ou moins loin sur la peau du pénis. Il n'est pas rare de voir ou de pouvoir sentir sur la verge des cordons cylindriques ou fusiformes qui atteignent souvent le volume du petit doigt ; ils sont douloureux à la palpation et l'on peut les suivre jusque sous la symphyse où la peau est quelquefois le siège de tuméfaction et de rougeur. Ces cordons qui partent du frein qui enveloppent ensuite le sillon balano-préputial pour se réunir sur le dos de la verge, sont des vaisseaux lymphatiques enflammés ; le processus qui leur donne naissance est la *lymphangite aiguë*. L'affection, quoique douloureuse, surtout au moment de l'érection, est cependant une complication relativement bénigne ; la résolution prompte est, en effet, ordinairement la règle.

L'urèthre dans tout son trajet est plus ou moins tuméfié, douloureux à la pression surtout au voisinage de la fosse naviculaire. Le long du canal il est fréquent de constater par la palpation de petites nodosités grosses comme des grains de millet, tantôt très nombreuses, tantôt rares ; ce sont des glandes de Littre gonflées. Dans les cas très aigus ces nodosités sont souvent disposées en série, en chapelet.

Dans beaucoup de cas, après avoir exprimé le pus de la portion antérieure de l'urèthre, après avoir bien nettoyé les lèvres du méat très gonflées, on parviendra par la piqûre de la face interne de ces lèvres à faire sourdre une petite quantité de pus à gonocoques à travers le petit orifice ainsi formé. La blennorrhagie dans ces cas a envahi les glandes muqueuses et les culs-de-sac situés dans l'épaisseur des lèvres du méat. DIDAY (1860) a, le premier, attiré l'attention sur cette *blennorrhée para-uréthrale*. JADASSOHN (1890) l'a étudiée tout dernièrement encore.

La même chose se présente chez les hypospades. Là, en effet, le pus ne s'échappe pas seulement de l'orifice uréthral mais encore de deux ou trois culs-de-sac que renferme l'épaisseur du gland et de deux autres infundibula qui siègent l'un à droite l'autre à gauche du méat.

De semblables culs-de-sac existent encore au sillon coronaire, à la marge du prépuce. J'ai démontré, le premier, anatomiquement que les glandes de Tyson ne sont pas des glandes mais des diverticules, des cryptes. Ces cryptes peuvent, ainsi que TOUTON (1889), PICK (1889), JODASSOHN l'ont relaté, devenir, eux aussi, le siège de l'inflammation gonorrhéique.

Il se forme alors de petites nodosités dures, enflammées qui s'abcèdent de temps à autre pour se reformer ensuite ; le pus de ces petits abcès contient des gonocoques. TOUTON (1889) a appelé cette affection « *uréthrite externe* » et a prouvé, le premier, la possibilité du développement des gonocoques entre les cellules épithéliales pavimenteuses ; BUMM croyait ces épithéliums à l'abri de l'invasion gonococcique. J'ai observé plusieurs fois au voisinage du raphé pénien des cordons inflammatoires pourvus souvent d'ouvertures fistuleuses nombreuses ; c'est ce que JADASSOHN a aussi décrit sous le nom d'uréthrite externe. J'ai même vu dans un cas l'un de ces cordons s'étendre jusqu'à l'angle péno-scrotal. Comme le pus se faisait jour par une série d'orifices punctiformes et que ce pus contenait des gonocoques, je pus, en injectant avec la seringue de Pravaz une solution faible de sublimé et d'acide phénique constater la communication de toutes ces fistulettes entre elles. Dès que ces trajets où ne pouvaient pénétrer que des stylets très fins furent incisés, la guérison s'obtint rapidement. J'ai observé le cas très curieux de l'infection blennorrhagique d'un cul-de-sac situé près du méat, sans que l'urèthre lui-même soit atteint.

Ecoulement. — De tous les symptômes c'est le plus constant ; on peut même dire qu'il existe parfois à l'exclusion des autres. La sécrétion blennorrhagique varie avec la phase de la maladie ; son abondance et sa purulence sont parallèles à l'intensité du processus et donnent donc assez exactement la mesure de cette intensité.

L'écoulement est muco-purulent. Sa quantité dépend non seulement de l'acuité de la maladie mais encore de son étendue ; faible au début, il augmente de jour en jour pour atteindre son maximum au moment de l'acmé inflammatoire ou un peu plus tard ; puis, à partir de là il diminue progressivement. La sécrétion, au moment du summum intensif du processus est très considérable ; si l'on observe alors un patient déshabillé pendant quelque temps, il n'est pas rare de voir s'écouler de l'urèthre, du pus goutte à goutte. En dehors des variations correspondant aux stades de la maladie, la quantité de la sécrétion est inégale aux différentes heures de la journée. La plupart des malades font en effet la remarque que leur écoulement est le plus considérable le matin, qu'il diminue régulièrement l'après-midi et le soir pour augmenter de nouveau le lendemain matin. Cela dépend en partie du laps de temps pendant lequel le pus s'accumule dans le canal ; il est évident que plus les mictions seront espacées, plus la sécrétion sera abondante. Le fait que les patients n'urinent pas la nuit ou n'urinent qu'une fois explique pourquoi la sécrétion matinale est la plus abondante. Il n'y a pas à le nier. Mais on ne peut se rendre complètement compte de cette façon de l'augmentation matinale de la sécrétion. Des observations nombreuses m'ont démontré que *toute uréthrite aiguë présente d'une façon régulière des rémissions diurnes, des exacerbations nocturnes.* Si l'on fait uriner le malade pendant la nuit à des intervalles de trois ou quatre heures, on trouve le lendemain matin une quantité de pus considérable et si le même patient reste cinq ou six heures sans uriner pendant le jour, la quantité de pus formée n'égale jamais celle qu'on observe le matin.

Les symptômes inflammatoires s'aggravent aussi pendant la nuit. Les patients, qui, comme ceux de l'hôpital, gardent constamment le lit, peuvent dormir de longues heures pendant le jour sans être incommodés par des érections. A peine sommeillent-ils pendant la nuit que celles-ci les réveillent immédiatement.

Du reste, les malades qui gardent constamment le lit n'offrent pas d'exacerbations et de rémissions notables parce qu'à notre avis l'exacerbation nocturne tient, mais non exclusivement, aux influences fâcheuses qui s'exercent pendant la journée.

L'écoulement uréthral permet déjà d'évaluer l'abondance de la sécrétion, mais l'examen de l'urine, si différente à chaque phase de la maladie, fournit à cet égard des renseignements plus précis.

Faisons immédiatement la remarque, importante pour le diagnostic, que dans une uréthrite aiguë antérieure le pus provient des régions mobile et bulbeuse du canal. Si ce pus est formé en grande quantité il s'écoule par le méat mais il ne peut pénétrer du bulbe dans la partie postérieure de l'urèthre en envahissant d'abord la portion membraneuse. Outre que celle-ci est nettement isolée de l'urèthre antérieur par les muscles qui en assurent l'occlusion permanente, le bulbe constitue la partie la plus déclive de l'urèthre ; la portion membraneuse est dirigée de bas en haut et le pus ne peut s'écouler dans ce sens. *Le pus collecté dans l'urèthre est expulsé par le premier jet d'urine, c'est pourquoi ce premier jet est trouble ; mais l'urine qui passe ensuite dans un urèthre débarrassé de sa sécrétion garde sa limpidité.* Si l'on soumet un malade atteint d'uréthrite aiguë antérieure à l'épreuve de Thompson (elle consiste à recueillir l'urine d'une miction dans deux verres), on constate par conséquent que seule la première de ces portions est trouble et que la seconde est au contraire bien claire.

On apprécie bien mieux la nature et l'abondance de cette sécrétion par l'examen de l'urine que par celui du pus qui se fait jour au méat uréthral. Au stade prodromique cette sécrétion est modérée, muqueuse, conglomérée sous la forme de filaments tantôt ténus, tantôt épais, nageant dans une urine claire.

Quand l'écoulement augmente, il devient purulent et laiteux. L'urine est alors plus ou moins trouble et dépose au fond du vase où on la recueille en deux couches superposées. L'inférieure est mince, dense, constituée par le pus grumeleux, gris blanchâtre, la couche supérieure est plus large, plus lâche, moins opaque ; elle est surtout composée par du mucus ; au-dessus de ces couches, l'urine est claire. Plus la sécrétion est purulente, plus l'épaisseur de la couche muqueuse diminue et plus celle de la couche purulente augmente ; il arrive un moment où cette dernière couche existe seule. Alors elle se forme très vite et apparait colorée en jaune vif et quelquefois en jaune vert.

Quand la sécrétion devient rare, muco-purulente puis muqueuse (stade terminal) les filaments muqueux ou purulents réapparaissent dans l'urine claire.

Aux diverses périodes de la blennorrhagie *l'examen microscopique du pus* fournit des données intéressantes sur les éléments morphologiques qu'il contient et sur la présence du gonocoque.

Au début de la maladie on trouve dans la sécrétion muqueuse du stade prodromique ou dans les filaments qui nagent dans l'urine, de grandes cellules polygonales d'épithélium plat et une petite quantité de corpuscules du pus (pl. III, fig. 5). Les gonocoques sont déjà assez nombreux; on les trouve généralement libres dans la sécrétion, mais aussi appliqués sur les cellules épithéliales ou situés à l'intérieur même des éléments purulents.

Le nombre des gonocoques et des corpuscules du pus augmente dans le stade muco-purulent. Beaucoup de ces corpuscules sont plus ou moins remplis de gonocoques; ceux-ci existent rarement en dehors des cellules; quand c'est le cas il est souvent facile de reconnaître qu'il s'agit là de groupes microbiens provenant de cellules complètement désagrégées. Les cellules d'épithélium plat sont rares, uninucléées, elle ont une forme ovale, polygonale ou cubique. On trouve aussi des cellules d'épithélium de transition dont quelques-unes sont recouvertes de gonocoques.

Au moment de l'acmé du processus (Pl. III, fig. 6), tous les éléments cellulaires autres que les cellules de pus diminuent dans la sécrétion, tandis que les dernières, très nombreuses, remplissent presque à elles seules le champ du microscope. La proportion des gonocoques paraît moindre qu'antérieurement bien qu'un grand nombre de cellules purulentes en renferment encore. Toutefois, je ne crois pas qu'à cette époque les gonocoques diminuent d'une façon abolue; je ne pense pas que leur multiplication s'arrête; mais, la production relativement plus rapide des cellules de pus donne l'illusion de cette diminution en dispersant davantage les microbes. PODRES (1885) admet qu'à l'époque du summum intensif de la blennorrhagie, une série de cas montrent la plupart des amas de gonocoques à l'intérieur même des cellules de pus et fort peu entre ces éléments, tandis que dans une autre catégorie de malades on observerait le fait inverse. Les premiers cas évolueraient d'une façon bénigne tandis que les seconds comporteraient de la gravité. Dans les nombreux examens que j'ai pratiqués je ne suis jamais parvenu à observer ce fait et à voir notamment se confirmer sa valeur pronostique.

Une fois l'acmé de la maladie dépassé et les phénomènes inflammatoires en voie de disparition, la sécrétion si elle est encore abondante, tend à devenir plus fluide. L'examen microscopique du pus fournit à peu près les mêmes données qu'au stade précédent : nombreux corpuscules du pus dont quelques-uns renferment encore des gonocoques; quelques groupes de gonocoques libres. Il est constant de voir à ce stade un grand nombre de cellules épithéliales, particulièrement de cellules épithéliales plates du type de transition; la surface de la plupart de ces éléments est recouverte de gonocoques. Cet aspect donne un caractère bien particulier à la sécrétion de cette phase de la blennorrhagie.

Au stade terminal (pl. III, fig. 7) les gonocoques et les cellules de pus décroissent en nombre; les éléments de l'épithélium de transition augmentent dans la sécrétion à l'inverse de ceux de l'épithélium plat; ce sont ces éléments qui constituent surtout l'écoulement séreux, pauvre en gonocoques et en corpuscules de pus, de ce stade terminal. Entre les cellules rondes d'épithélium de transition se trouve assez bien d'hyaline, ce qui a fait appeler ces cellules iodophiles en raison de la coloration facile que leur communiquent les plus faibles solutions d'iode (FURBRINGER).

La proportion des cellules de pus augmente dès qu'une influence nuisible amène une rechute de la maladie. Il est surprenant alors qu'au moment où l'exacerbation nouvelle atteint son maximum, les cellules de pus contiennent peu de gonocoques et que les cellules épithéliales réunies en grand nombre en soient complètement recouvertes.

Le microscope est donc à même de nous renseigner sur le stade du processus et autorise à ce point de vue des conclusions importantes. Avons-nous sous les yeux les signes objectifs suivants : un méat légèrement rouge, un écoulement muqueux modéré dans lequel nous découvrons au microscope de nombreuses cellules épithéliales plates, peu de gonocoques et d'éléments purulents, nous sommes en présence d'une infection récente ; tandis qu'il s'agit d'une maladie à son déclin, proche de la guérison, si avec cet ensemble symptomatique le microscope nous révèle l'existence dans la sécrétion d'abondantes cellules d'épithélium de transition, peu de cellules de pus, peu de gonocoques.

La présence d'abondantes cellules de pus et de nombreux gonocoques est le fait d'un processus grave, tandis que la faible proportion des microbes autorise à présumer sa bénignité. *Mais, on doit toujours pour conclure de la quantité relative des gonocoques à l'intensité de la maladie entreprendre une série de préparations le même jour.* En effet, les gonocoques ne sont pas répartis dans le pus d'une façon uniforme; dans une préparation on les verra nombreux et dans une autre (faite avec le même pus) on les trouvera rares ; de telle sorte que, si l'on se contentait de quelques examens, on arriverait facilement à conclure que la présence des gonocoques est intermittente et variable, alors que leur proportion dans le pus répond assez exactement à l'intensité du processus. Pour l'examen du pus, il faut de préférence l'exprimer des parties profondes de l'urèthre, en pressant le canal d'arrière en avant. Indépendamment du fait que l'on écarte de cette façon les microbes qui existent toujours à l'entrée du canal, microbes qui pourraient fausser le diagnostic, on obtient ainsi le pus des parties les plus fraîchement envahies par l'inflammation. Ce pus des parties profondes de l'urèthre renferme toujours plus de gonocoques que celui des parties antérieures.

Symptômes subjectifs. — Ceux-ci sont très variables. Le plus constant, le plus caractéristique de tous est la douleur ressentie au moment des mictions. Cette douleur est parallèle au degré de l'inflammation. Au début elle est faible, ce n'est plutôt qu'une « sensation de chaleur » se manifestant au moment du passage de l'urine dans l'urèthre ou peu de temps après ; mais cette impression devient bientôt réellement douloureuse. Quand la maladie est dans sa période d'état la douleur est si vive que les patients diffèrent le plus possible le moment de la miction ; ils ingèrent une très faible quantité de liquide pour uriner moins souvent. Les dénominations vulgaires de « chaudepisse » en français, de « burning » en anglais, trouvent là leur origine. Quand l'acmé inflammatoire est dépassé, la douleur diminue bientôt et disparaît même généralement longtemps avant que la suppuration commence à décroître. Il y a cependant à cela des exceptions et certains écoulements abondants, verdâtres, ne s'accompagnent que de faibles douleurs, tandis que dans d'autres cas, où la suppuration est minime, les symptômes subjectifs sont intenses.

Toute la portion mobile de l'urèthre est alors douloureuse mais particulièrement en certains points : le méat, la fosse naviculaire, plus rarement l'angle péno-scrotal. Enfin, chez beaucoup de malades les douleurs propres au stade aigu persistent longtemps après que l'ensemble des phénomènes inflammatoires se sont amendés.

En dehors des douleurs occasionnées par les mictions, il en est aussi de spontanées ; elles se rencontrent surtout dans la période d'augment de la maladie. Ce sont des élancements douloureux ressentis dans la portion mobile de la verge, qui naissent, ou bien tout à fait spontanément ou bien sous l'influence de la pression exercée sur le pénis, sous l'influence d'une mauvaise position ou de la station assise. Ces douleurs s'irradient quelquefois du côté des testicules, des plis inguinaux et peuvent empêcher tout mouvement.

Phénomènes d'excitation sexuelle. — Ils manquent rarement dans l'uréthrite aiguë et se manifestent déjà, au stade prodromique, par une exagération morbide des désirs sexuels, par des érections fréquentes et soutenues; par une plus grande facilité de l'impetus coendi, laquelle porte souvent le malade à se livrer à des excès vénériens.

L'accomplissement du coït s'accompagne généralement aussi de sensations voluptueuses exaltées. Cet état, plutôt agréable pour le sujet, ne persiste pas longtemps. Dès que les phénomènes inflammatoires entrent en scène, l'augmentation de l'irritabilité sexuelle devient la source des plus grands tourments. On observe alors, comme au stade prodromique, une grande tendance aux érections fréquentes et énergiques, mais la muqueuse uréthrale gonflée ne se prête qu'incomplètement à l'allongement et à la dilatation des corps caverneux en pleine tension, car elle a perdu de son élasticité. Aussi les malades se plaignent-ils d'éprouver, lors des érections, une sensation très douloureuse de tension et de tiraillement de l'urèthre.

Si on a l'occasion d'observer à cette époque un pénis en complète érection, on remarque que souvent le méat et son voisinage sont attirés, à cause de la rigidité de la muqueuse, vers l'intérieur du canal en formant une sorte d'entonnoir. Cette tension douloureuse s'accroît encore par les contractions cloniques des muscles ischio et bulbocaverneux. Celles-ci ont quelquefois pour effet de relever brusquement la verge vers l'abdomen, comme cela se voit chez les chevaux en rut.

C'est surtout au moment des éjaculations, des pollutions amenées par l'exaltation sexuelle, que les phénomènes douloureux sont les plus intenses. Par le fait de l'inflammation, les fortes érections et les éjaculations auxquelles elles aboutissent peuvent produire directement des déchirures de la muqueuse, des hémorrhagies et conséquemment la coloration sanguinolente du pus et du sperme; c'est là ce qu'on a appelé la « *chaudepisse russe* ».

L'irritabilité sexuelle est exagérée d'une façon permanente. Toutes les influences qui portent sur le sens érotique peuvent alors, même chez les natures froides, provoquer rapidement des érections pendant la journée. La chaleur du lit favorise surtout l'apparition de ces érections. A peine le malade se met-il au lit, à peine goûte-t-il le sommeil qu'il réclame, que la première érection le réveille en sursaut. La marche sur le plancher froid, l'application de compresses, etc. font bientôt cesser l'érection, mais celle-ci se reproduit dès que le malade rentre au lit et la nuit se passe ainsi, pleine de tourments.

Parfois les érections persistent très longtemps, durant des heures, voire une demi-journée. Le corps spongieux de l'urèthre peut dans ces conditions ne pas suivre dans son expansion le corps caverneux de la verge; il en résulte alors des déformations du membre. Dans les degrés faibles de cette transformation, le gland seul est intéressé; c'est ce que Ricord appelait le « gland arqué ». Dans les degrés intenses, tout le pénis prend une courbure arciforme, la concavité de l'arc regardant en bas. Il existe une forme de corde dite : « chorda venerea » qui, à l'inverse de celles qui résultent de l'infiltration inflammatoire des corps caverneux, est considérée comme de nature spasmodique. Beaucoup d'auteurs, Milton, Kœlliker, Hancock entre autres, la rapportent non pas à une diminution de l'élasticité de la muqueuse uréthrale, mais à une contraction des faisceaux musculaires longitudinaux lisses des tissus sous-muqueux de l'urèthre.

La corde uréthrale est un des symptômes les plus importuns de l'uréthrite aiguë. La douleur dont elle s'accompagne explique pourquoi certains malades cherchent à s'en débarrasser brusquement en plaçant la verge incurvée et à l'état d'érection sur un plan solide puis en essayant de la redresser par un coup de poing. Ce procédé de rupture de la corde est bien ancien; Abu Oseiba en rapporte déjà des cas en 940; la pratique en est le plus souvent néfaste au patient.

A la suite de ce violent traumatisme il se produit généralement une déchirure de l'urèthre accompagnée d'hémorrhagie abondante; l'inflammation des corps caverneux peut ensuite apparaître ; ou bien si la guérison survient, il n'est pas rare de voir se développer un rétrécissement cicatriciel de l'urèthre. Paul (1875) et Jullien (1886) ont relaté ces accidents. Voillemier perdit un malade par hémorrhagie. Un patient de Dufour, accablé de cette affection, eut à la suite d'un coït une violente hémorrhagie puis survinrent du gonflement de la verge, des ecchymoses du fourreau, enfin de la dysurie. En dépit d'un traitement antiphlogistique énergique, il vit alors se produire une gangrène du pénis, de la cystite et finalement la mort arriva au milieu de symptômes typhiques. L'autopsie révéla de la cystite ammoniacale avec ulcérations, de la pyélite, de la néphrite suppurée; la muqueuse uréthrale était déchirée en deux points situés à trois et à six centimètres de l'orifice vésical; la brèche inférieure conduisait dans une cavité gangréneuse. Des phénomènes analogues peuvent du reste se présenter sans que la corde reçoive de violentes insultes. C'est ainsi que Villeneuve (1873) en rapporte un cas compliqué de gangrène où s'établirent bientôt des phénomènes pyémiques, de la phlébite du plexus prostatique, des abcès métastatiques dans le foie et le poumon et où enfin la mort ne tarda pas à survenir.

Troubles des mictions et des éjaculations (*Dyspermatisme*). — La diminution considérable de l'élasticité de la muqueuse uréthrale et son gonflement provoquent des troubles dans l'émission des urines et du sperme. La tuméfaction de la muqueuse a pour effet une réduction de la lumière du canal, réduction d'autant plus grande que le malade, pour éviter la douleur, ne met pas en jeu la presse abdominale ; l'urine s'écoule alors en jet mince et sans force. Ce dernier, quand la sensibilité est très exagérée, est souvent interrompu par la contraction du compresseur de l'urèthre. Si les phénomènes inflammatoires sont très accusés, l'irritation amenée par les premières gouttes d'urine est elle-même si grande qu'il se produit aussitôt une contraction réflexe du compresseur, contraction qui persiste plus ou moins longtemps. Il peut se développer de la dysurie véritable quand cette crampe se renouvelle à chaque essai de miction. La perte de l'élasticité de la muqueuse enflammée s'ajoute à l'insuffisance de la force expulsive ; les dernières gouttes surtout sortent difficilement du canal rigide et gonflé ; aussi la rétention d'urine n'est-elle pas un accident rare de l'uréthrite aiguë.

L'éjaculation est, pour les mêmes raisons, considérablement entravée ; le sperme ne sort que lentement de l'urèthre, quelquefois goutte à goutte.

Troubles de l'état général. — La blennorrhagie la plus intense reste toujours une maladie locale. Cependant le stade aigu s'accompagne déjà de phénomènes généraux légers mais bien appréciables : frissons légers, fièvre le plus souvent modérée dépassant rarement 38°, abattement, inappétence, dépression affective. L'aspect du malade est souvent altéré, le teint jaunit, pâlit, les yeux se creusent, trahissent de la fatigue, et tout cela se présente même chez les individus bien portants ou robustes. Beaucoup de ces phénomènes sont dus à des influences psychiques, à l'insomnie que provoque l'irritabilité sexuelle, aux changements apportés à la façon de vivre et surtout à la privation d'alcool. Ces causes dépressives

n'expliquent pourtant pas complètement les symptômes généraux. Il
est peu probable qu'il s'agisse en l'espèce du passage des gonocoques
dans le sang et les humeurs, mais il est fort possible que les microbes
produisent dans l'urèthre des produits chimiques (ptomaïnes) qui
passent alors dans l'économie et agissent comme substances infectieuses.

Marche de la maladie. — Nous venons de dire quels étaient les
symptômes et l'évolution de l'uréthrite aiguë antérieure et nous avons
représenté le tableau clinique de la maladie typique. Mais cette évolution type n'est pas souvent observée ; on peut au contraire la considérer comme une exception.

Ainsi, nous avons dit qu'à une incubation de deux ou trois jours
succédait un stade prodromique de quarante-huit heures au plus ;
qu'ensuite, le processus blennorrahagique augmentait d'intensité
pendant quatorze jours environ de façon à atteindre son acmé dans
la troisième semaine ; qu'à partir de là il s'amendait et que la guérison s'établissait en deux ou trois semaines. Mais, en fait, la durée de
ces différentes phases est bien rarement celle que nous venons d'indiquer.

Le stade d'incubation peut être écourté ou prolongé quelque peu ;
en général il ne varie pas beaucoup d'un malade à l'autre.

Par contre, la période aiguë qui s'étend jusqu'au summum inflammatoire, se prolonge souvent considérablement sans que, du reste, la
maladie dépasse la limite du canal antérieur.

Cette prolongation peut porter sur la durée totale du stade aigu.
Le processus pour atteindre son maximum intensif a besoin, non pas,
comme dans les cas typiques, de deux semaines, mais de trois, voire
de quatre semaines ; tout comme si la propagation du mal à toute la
muqueuse réclamait plus de temps.

Ou bien, le summum inflammatoire est atteint à l'époque classique,
c'est-à-dire vers le milieu de la troisième semaine ou même plus tôt,
mais le processus au lieu de ne rester à ce summum que quelques
jours, y reste une semaine et plus.

Plus fréquentes encore sont les déviations du stade terminal, celui
qui précède la guérison. Dans ce stade la maladie doit régulièrement
décroître en intensité et en étendue, en l'espace de trois semaines
environ.

Dans beaucoup de cas le processus ne s'amende pas progressivement et d'une façon uniforme, mais par saccades. Il s'améliore puis

reste quelque temps stationnaire, l'amélioration se reproduit suivie d'un nouveau statu quo et ainsi de suite.

D'autres fois la marche de la blennorrhagie est interrompue par des *récidives*. Celles-ci se produisent brusquement, quand la maladie a déjà dépassé son acmé et qu'elle a fait un pas vers la guérison. Les phénomènes aigus, l'écoulement, les symptômes subjectifs reprennent avec une ardeur nouvelle qui n'atteint cependant pas le degré du premier acmé ; toutes ces manifestations cèdent une seconde fois, mais plusieurs récidives, de moins en moins importantes, peuvent ainsi se succéder pour aboutir finalement à la guérison. On observe même parfois ces récidives au stade terminal de la blennorrhagie.

Les causes de ces irrégularités dans le cours de la maladie doivent être cherchées dans le patient lui-même ou dans les influences qui pèsent sur lui. La prolongation de l'affection peut tenir à une tare constitutionnelle ; la scrofulose, la nutrition défectueuse, la syphilis entravent le cours de la gonorrhée ; sans cause externe on voit souvent chez ces malades des récidives se produire. Les *pollutions* agissent aussi dans ce sens. Le médecin se trouve alors pris dans un cercle vicieux dont il ne lui est pas toujours facile de sortir. Le processus aigu provoque des érections et des pollutions et celles-ci à leur tour exaltent le degré de l'inflammation et donnent lieu à une plus grande irritabilité sexuelle. Quand ces pollutions se répètent au stade aigu, elles augmentent l'acuité inflammatoire, et prolongent d'ordinaire les phénomènes aigus. Au stade terminal les pollutions amènent des rechutes.

Certaines influences nocives extérieures prolongent, elles aussi, la durée de l'écoulement. Telles sont : le coït, qui agit à la façon des pollutions, les excès bachiques, l'usage de mets condimentés, les mouvements forcés, fatigants, la marche, les promenades en voiture, la danse, etc.

Les *maladies intercurrentes* modifient encore la marche de la blennorrhagie ; l'écoulement tarit et la guérison semble même bien établie aussi longtemps que la fièvre persiste ; mais, dès que celle-ci tombe la sécrétion reparait. Les affections aiguës qui débilitent considérablement l'organisme favorisent la prolongation de l'uréthrite. Dans le typhus notamment on peut voir du côté de l'urèthre des phénomènes inflammatoires très aigus se produire, voire de la gangrène (Hölder) (1851). Les refroidissements, les stases sanguines et particulièrement le catarrhe intestinal aggravent l'affection uréthrale. Ajoutons enfin qu'un ictère intense donne souvent au pus blennorhagique une coloration jaune safran qui disparaît en même temps que l'ictère lui-même.

Formes. — Nous venons de voir combien l'intensité et la durée de l'uréthrite pouvaient varier d'un cas à l'autre ; il existe donc de nombreuses formes de blennorrhagies. Il convient de les ranger en trois grandes catégories pouvant du reste passer de l'une à l'autre.

I. *Forme subaiguë.* — Elle est rarement observée lors d'une première atteinte, mais les infections successives prennent souvent dès le début un cours torpide; subaigu. L'incubation et le stade prodromique durent davantage, l'intensité du stade inflammatoire est au contraire moindre, tandis que la douleur, l'irritation sexuelle, les phénomènes généraux manquent complètement ou presque complètement. Même lorsqu'elle augmente en quantité, la sécrétion reste longtemps séreuse, opaline, filante; l'écoulement n'est jamais que muco-purulent. Nous mettons en doute l'existence d'un catarrhe purement muqueux à la suite de l'infection blennorrhagique. On peut toujours découvrir en effet dans cette sécrétion des gonocoques assez abondants; au début on y voit aussi et pendant assez longtemps des cellules d'épithélium plat et d'épithélium de transition recouvertes elles-mêmes de gonocoques. Le nombre des corpuscules du pus reste toujours relativement faible. On pourrait admettre dans ces conditions ou bien que le virus est atténué ou que la réceptivité du terrain est plus faible ; les gonocoques pénétreraient moins profondément, la desquamation les éliminerait constamment et l'irritation du corps papillaire de la muqueuse serait moindre. Les manifestations morbides sont dans cette forme insidieuse très insignifiantes et le peu d'importance des phénomènes subjectifs fait que souvent ces phénomènes passent inaperçus aux yeux des malades; si quelque influence nocive vient provoquer une exacerbation ils croient volontiers à « *un échauffement* ».

Dans ce cas, il n'est pas rare que la maladie s'étende à la partie postérieure du canal et donne lieu de cette façon à une uréthrite postérieure subaiguë ou chronique ou à une prostatite.

2. *Forme aiguë.* — C'est la forme type que nous avons décrite et que l'on observe surtout lors d'une première infection.

3. *Forme suraiguë.* — Uréthrite phlegmoneuse. Tous les symptômes, objectifs et subjectifs, sont des plus violents. L'incubation et le stade prodromique sont de courte durée et les manifestations de la

période aiguë très intenses : tuméfaction considérable de toute la
verge, œdème du prépuce, lymphangite, abondante sécrétion purulente ; dans quelques cas rares le pus charrie des membranes crou-
pales ou bien ce pus mélangé de sang prend une teinte variant du
brun rougeâtre au noir. On observe en outre une grande irritabilité
sexuelle, la corde uréthrale, des pollutions, de violentes douleurs, un
désordre profond de l'état général. Le nombre des gonocoques trouvés
dans l'écoulement est souvent énorme.

Uréthrite postérieure aiguë, uréthrite totale.

En parlant de la marche de l'uréthrite antérieure aiguë nous avons
dit que les symptômes inflammatoires augmentent jusqu'à atteindre
un certain maximum à partir duquel ils diminuent en intensité pour
aboutir à la guérison complète. L'abondance de l'écoulement varie avec
ces différentes phases. Dans l'uréthrite antérieure l'urine est trouble,
mais si l'on fait l'épreuve des deux verres, on voit que la seconde portion est claire ; le trouble de la première correspond assez exactement
à la quantité de pus qui se fait jour au méat. Aussi longtemps que
l'écoulement est abondant, le trouble de l'urine est considérable, mais
celle-ci s'éclaircit au fur et à mesure que la quantité de pus qui arrive
au méat diminue. Il est aisé de comprendre pourquoi il en est ainsi.
Le pus formé dans la partie antérieure de l'urèthre ne peut polluer
que les premières portions d'urine. D'autre part, de par sa pesanteur, ce pus doit s'écouler vers les parties déclives de la verge, car
aucun obstacle musculaire ne s'y oppose ; il se produit au méat un
écoulement plus ou moins considérable correspondant à la production de la sécrétion.

Au cours de l'évolution de l'uréthrite (à la troisième semaine),
arrive un moment critique, celui du summum de la maladie. Ce summum persiste dans son intensité plus ou moins longtemps ; mais il
établit en tout cas une limite au delà de laquelle un changement doit
tôt ou tard se produire. Le changement dans le sens de l'amélioration, nous le connaissons : le processus s'apaise, l'uréthrite reste limitée à la partie antérieure et évolue en tant qu'uréthrite antérieure
aiguë typique.

Mais les choses peuvent s'aggraver ; la blennorrhagie, confinée jusque-là dans l'urèthre antérieur, peut franchir l'isthme membraneux,
envahir le canal postérieur et intéresser de cette façon toute la mu-

queuse uréthrale jusqu'au col de la vessie. Alors *la maladie devient beaucoup plus sérieuse ; la marche typique, normale vers la guérison peut bien encore se faire, mais elle se présente plus rarement ; par contre, les complications et les déviations du processus blennorrhagique sont plus fréquentes ; le pronostic s'assombrit, le traitement est plus difficile.*

L'inflammation s'installe d'ordinaire dans l'urèthre postérieur à un moment où l'uréthrite antérieure est déjà en voie de décroissance. L'apparition de l'uréthrite postérieure ne trouble pas l'évolution de l'uréthrite antérieure ; elle semble au contraire favoriser le décours rapide de cette dernière affection.

Le processus blennorrhagique envahit rapidement toute la muqueuse uréthrale postérieure ; les manifestations aiguës qui en dépendent atteignent un certain maximum intensif au delà duquel la guérison ne s'établit que lentement, après une période subaiguë généralement longue. Dans d'autres cas, les phénomènes aigus manquent complètement et la marche de l'uréthrite postérieure est dès le début subaiguë, lente.

Mais, en raison des relations anatomiques qui unissent la courte portion postérieure de l'urèthre aux organes du voisinage : la prostate, la vessie, les vésicules séminales, les épididymes, l'inflammation blennorrhagique envahit très facilement ces organes ; aussi l'uréthrite postérieure n'est-elle souvent que l'avant-coureur d'une cystite, d'une vésiculite ou d'une épididymite.

Quand ces dernières complications apparaissent on peut être certain qu'il existe aussi une uréthrite postérieure car celle-ci est la condition sine qua non de leur développement. La blennorrhagie peut envahir en une fois tous ces organes, c'est-à-dire que l'on peut voir se développer presque en même temps une uréthrite postérieure, une prostatite, une cystite, une épididymite ; ou bien, l'uréthrite postérieure précède d'un temps plus ou moins long, parfois très long, l'apparition des complications dont elle est la source. Une uréthrite postérieure qui se trouve déjà à son déclin peut récidiver à la suite de certaines influences et provoquer à la faveur de cette exacerbation ou d'une exacerbation ultérieure, l'éclosion de l'une ou l'autre des complications qui viennent d'être signalées.

Nous avons dit déjà que c'était au *moment où* l'uréthrite aiguë antérieure atteignait son apogée que l'*uréthrite postérieure se développait* de préférence. Celle-ci n'apparaîtra par conséquent pas avant le commencement de la troisième semaine après l'infection, à moins de circonstances particulières telles que l'exploration intempestive de l'urèthre à l'aide de la sonde ou le refoulement du pus blennorrhagique dans la partie postérieure du canal.

L'uréthrite postérieure peut naitre naturellement plus tard, à l'occasion d'une récidive ; elle ne s'installe pas toujours lors d'une première atteinte.

HEISLER (1891) dans une statistique de 50 cas aurait observé l'apparition de l'uréthrite postérieure :

Dans la 1re semaine après l'infection dans 20 p. 100 de ces cas.
  »   2e   »   »   34 p. 100   »
  »   3e   »   »   14 p. 100   »
  »   4e   »   »   20 p. 100   »

Nous n'avons jamais vu l'uréthrite postérieure s'installer d'aussi bonne heure chez les malades non traités; et ce sont les malades non soumis au traitement qu'il faut envisager ici, car les injections, surtout celles qui ne sont pas antiseptiques, peuvent déjà favoriser la propagation de l'inflammation.

RONA (1891) croit à tort que toute uréthrite qui a envahi le bulbe se propage aussi au canal postérieur. D'après cet auteur l'uréthrite antérieure n'intéresserait que l'urèthre mobile tandis que l'uréthrite postérieure comprendrait l'inflammation du bulbe et celle des régions membraneuse et prostatique.

L'entrée en scène de l'uréthrite postérieure reconnait des causes internes et des causes externes.

C'est dans la constitution et l'état général du malade qu'il faut rechercher *les causes internes.*

Chez les sujets affaiblis ou souffrant d'affections chroniques (tuberculose, scrofulose, syphilis) l'uréthrite postérieure se greffe facilement sur l'uréthrite antérieure (à la troisième semaine). Mais sans que ces cachexies soient en cause, l'urèthre de certains individus constitue pour le virus blennorrhagique un excellent terrain. Ce sont en général les personnes délicates, blondes, disposées aux catarrhes, qui paraissent pouvoir prendre le plus facilement une uréthrite aiguë postérieure.

Il est certain aussi que les patients qui ont souffert d'uréthrite postérieure une première fois la verront se reproduire dans les atteintes ultérieures.

Dans tous ces cas *l'uréthrite postérieure* succède d'ordinaire au premier maximum intensif de la maladie (donc à la troisième semaine) *et s'établit d'une façon insidieuse, sans symptôme subjectif bien notable.*

Les *causes externes* qui produisent une aggravation ou une récidive de l'uréthrite antérieure donnent aussi facilement lieu à l'uréthrite postérieure. Ce sont toutes ces influences dont nous avons déjà parlé : les excès in Venere et Baccho, les mets épicés, les boissons fortes, les pollutions, les mouvements exagérés, la fatigue physique, et nous ajouterons à tout cela : les injections précoces, les injections pratiquées maladroitement ou faites avec une solution forte ou non antiseptique, l'introduction d'instruments dans le canal au moment où l'uréthrite antérieure existe. *Le plus souvent alors l'uréthrite postérieure apparaît brusquement, et les symptômes subjectifs en sont bien marqués.*

Si au moment où s'exerce l'une des influences fâcheuses que nous avons signalées, l'*uréthrite antérieure* est réduite à de légers symptômes, elle *ne s'aggrave pas par le fait de l'extension du processus à l'urèthre postérieur.*

La fréquence avec laquelle l'uréthrite postérieure se greffe sur l'antérieure est jusqu'ici controversée.

Leprévost (1884) et Grand (1886) ont dit que l'uréthrite postérieure se rencontrait dans un sixième et les quatre cinquièmes des cas de blennorrhagie uréthrale. Pour Jadassohn (1886) cette proportion serait de 87,7 p. 100 pour les uréthrites datant de 4 à 6 semaines.

Letzel (1890) croit que les uréthrites de 7 à 10 semaines se compliqueraient d'uréthrite postérieure dans 92,5 p. 100 des cas. Roux admet la proportion de 62 p. 100 pour les uréthrites de 8 à 10 semaines et celle de 66 p. 100 pour les uréthrites vieilles de plus de 10 semaines. Pour Philipson (1891) la fréquence de l'uréthrite postérieure serait de 86,6 p. 100 des cas.

Ces données contradictoires dépendent du mode d'examen des malades. Il est certain que l'épreuve des deux verres (épreuve dont nous reparlerons) renseigne un nombre d'uréthrites postérieures inférieur à la vérité, tandis que l'épreuve plus exacte de l'irrigation (qui consiste à faire uriner le malade après lui avoir lavé tout l'urèthre antérieur à l'eau stérilisée et à l'aide d'une sonde introduite jusqu'au bulbe) décèle une plus grande proportion d'uréthrites postérieures. Mais l'irrigation elle-même est entachée de causes d'erreur et fausse aussi le diagnostic de l'uréthrite postérieure, si elle n'est pas employée avec précision. Il en est ainsi quand l'eau de lavage ne ramène pas toute la sécrétion du canal antérieur ou quand par mégarde le cathéter poussé au delà du bulbe refoule la sécrétion dans la région membraneuse. Cette sécrétion est alors emportée par le jet d'urine et on la considère à tort comme provenant de l'urèthre postérieur.

La fréquence de l'uréthrite postérieure relativement à celle de l'uréthrite antérieure varie encore considérablement avec le genre des malades que l'on a l'occasion d'observer. Ainsi, chez les hospitalisés, qui gardent le lit et qui sont soumis à une surveillance rigoureuse, l'uréthrite postérieure est relativement rare.

Cette complication est déjà plus fréquente chez les malades de la clientèle privée et plus fréquente encore chez les ouvriers qui fréquentent les policliniques. La statistique de ma pratique privée (en basant le diagnostic sur l'épreuve de l'irrigation) comporte 63 p. 100 d'uréthrite postérieure, celle de ma policlinique 82 p. 100. Un matériel mixte pourrait seul fournir des données statistiques précises.

L'uréthrite postérieure se développe insidieusement ou s'annonce par une série de phénomènes caractéristiques.

Dans le premier cas aucun symptôme ne révèle la propagation du processus à l'urèthre postérieur; la maladie semble suivre son évolution normale; elle diminue progressivement et la guérison s'établit à la longue. Rien n'éveille l'idée d'une complication si nous nous contentons d'une exploration incomplète du malade. Mais à l'examen de l'urine *nous sommes immédiatement frappés du contraste qui existe entre la sécrétion relativement faible du méat et le trouble très considérable de l'urine.* Ce fait nous indique déjà a priori qu'en dehors de la petite quantité de pus produite dans l'urèthre antérieur et qui fournit à l'écoulement, une autre cause amène le trouble de l'urine: le mélange à celle-ci d'une sécrétion qui n'arrive pas à se faire jour au méat.

Si l'on soumet le patient *à l'épreuve des deux verres,* autrement dit, si on le prie de répartir l'urine d'une miction en deux portions, recueillie chacune dans un verre, on constate que la *première portion est fort trouble et que la seconde l'est aussi, mais à un plus faible degré.*

Pourquoi cette seconde portion est-elle trouble? *Parce qu'évidemment l'urine collectée dans la vessie est elle-même trouble.* Le premier jet d'urine emporte en effet tout le pus qu'il rencontre dans l'urèthre; si l'urine contenue dans la vessie était claire elle le serait aussi dans le second verre où on la recueille.

Le pus de l'urèthre antérieur peut s'écouler librement à l'extérieur ; du côté de la vessie au contraire l'issue est fermée solidement par le compresseur uréthral ; il ne pourrait du reste s'échapper dans cette direction qu'en remontant la pente du canal. Et par où s'écoule le pus qui est formé dans l'urèthre postérieur ?

Le tonus musculaire des régions membraneuse et prostatique ferme en ces points si bien l'urèthre qu'il n'existe là à l'état normal qu'une lumière extrêmement petite. Ce tonus est exagéré par suite du processus inflammatoire ce qui rend impossible l'accumulation du pus en ces endroits. *Où se rend alors le pus que produit en grande quantité l'uréthrite aiguë postérieure ?*

Nous venons de dire que le pus formé dans la région membraneuse ne pouvait y séjourner. La contraction des muscles l'expulse ou du côté du bulbe ou du côté de la région prostatique.

La sécrétion de l'urèthre prostatique ne reste pas davantage là où elle se forme. Le sphincter membraneux ferme l'issue vers l'urèthre antérieur ; en arrière, par contre, la voie est libre, la vessie est ouverte et ne dispose d'aucune force capable d'en défendre l'entrée aux liquides ou aux substances solides qui se trouveraient déjà dans l'urèthre prostatique. *Le pus formé dans cette dernière portion se déverse donc dans la vessie et trouble l'urine qu'elle contient.* Mais cela n'arrive pas, si la vessie n'est que modérément remplie, car alors la région prostatique est en réalité bien fermée. Quand la réplétion du réservoir augmente, cette région prostatique devient la cavité cervicale de la vessie, nous l'avons dit au chapitre de l'anatomie. Dans ces conditions, une petite partie du pus reste au lieu même où il s'est formé, une autre s'écoule peu à peu dans la vessie, au fur et à mesure que celle-ci se distend, et vient se mélanger à l'urine, et la troubler.

La seconde portion d'urine est surtout trouble, quand il existe de grands intervalles entre les mictions, laps de temps pendant lesquels le pus est sécrété en plus grande abondance. Par contre le pus ne s'épanche pas dans la vessie et ne trouble par conséquent pas l'urine quand sa faible quantité peut trouver place dans l'urèthre postérieur. C'est ce qui se présente quand les mictions se suivent de près, d'autant plus qu'alors la vessie n'étant pas distendue, le sphincter prostatique interne reste fermé.

Le même sujet pourra donc émettre dans la même journée tantôt des urines claires et tantôt des urines troubles (secondes portions) suivant que les mictions seront plus ou moins fréquentes. *Ces changements*

*observés dans le trouble des secondes portions d'urine prises à
des moments différents constituent un des signes les plus caractéristiques de l'uréthrite aiguë postérieure, en même temps qu'elles
permettent un diagnostic différentiel certain d'avec la cystite.* Dans
cette dernière affection, en effet, le muco-pus se forme dans la vessie
elle-même, ce qui exclut la possibilité de constater une seconde portion d'urine claire. Toutefois, dans l'uréthrite postérieure très aiguë,
les secondes urines (deuxième portion d'une miction) sont toujours
troubles ; cela n'est le cas, nous le répétons, pour l'uréthrite subaiguë
que lorsque les mictions se succèdent à de longs intervalles.

L'uréthrite postérieure présente, comme l'antérieure, des exacerbations nocturnes. Indépendamment du fait que le malade reste un
grand nombre d'heures sans uriner, il se produit pendant la nuit une
augmentation de la suppuration. Aussi, certains malades qui pendant
le jour émettent des secondes urines claires, grâce à la rémission
diurne de l'inflammation et grâce aussi à la fréquence des mictions,
peuvent-ils présenter le matin un trouble considérable de la seconde
portion d'urine. *Un principe ressort de ces remarques, c'est qu'il
ne faut jamais exclure l'uréthrite aiguë postérieure que si la seconde portion de l'urine matinale se montre bien claire, en dépit
du long espace de temps pendant lequel le malade n'a plus
uriné.*

L'épreuve des deux verres, surtout quand on l'applique à l'urine
du matin, nous autorise donc à diagnostiquer une uréthrite postérieure aiguë même lorsqu'elle est insidieuse ou qu'elle évolue sans
symptômes bien frappants.

Toujours, dans ce dernier cas, *la première portion d'urine est plus
trouble que la seconde.* Le premier jet, en effet, en traversant l'urèthre,
entraîne tout le pus qui y est contenu, tandis que l'urine qui vient après
trouve la voie entièrement débarrassée de la sécrétion qui l'encom-
brait. La seconde portion n'est trouble que parce que la sécrétion de
l'uréthrite postérieure régurgite dans la vessie. Pour cette raison, le
trouble du second verre donne la mesure de l'inflammation de
l'urèthre postérieur.

A côté des blennorrhagies postérieures torpides, sans symptômes
propres, à peine appréciables à l'épreuve des deux verres, il en existe
d'autres qui surviennent brusquement et qui s'annoncent par une
explosion de symptômes nets, typiques.

Parmi ces derniers, le plus commun et le plus pénible est le *ténesme
vésical,* la *strangurie* dont l'intensité est parallèle au degré de l'in-

flammation. Dans les cas très aigus, les besoins d'uriner sont continuels, impérieux, douloureux et forcent le malade à évacuer la vessie
toutes les cinq à dix minutes. Comme la vessie n'a pas le temps de se
remplir l'urine n'est jamais éliminée qu'en petite quantité. La miction
accomplie la strangurie ne cesse pas ; elle se renouvelle constamment,
que la vessie soit remplie ou vide. Cette sensation pénible est donc
tout à fait indépendante de l'état de vacuité ou de réplétion vésicale
et ne doit être mise aucunement sur le compte de l'irritation qu'exer-
cerait par exemple l'urine sur certains points du tractus. Nous l'avons
dit (au chapitre de la *Physiologie*), normalement le besoin d'uriner
naît de l'irritation exercée par l'urine sur la muqueuse uréthrale prostatique ; l'introduction d'une bougie, d'une sonde dans la région prostatique a le même effet et l'inflammation doit agir dans le même
sens ; les terminaisons nerveuses de la muqueuse malade sont irritées
par le fait de l'hypérémie et de l'exsudation dont cette muqueuse est
le siège.

*Les besoins continuels d'uriner ont donc leur point de départ
dans l'état d'irritation de la région prostatique enflammée ; et l'état
de réplétion ou de vacuité de la vessie ne joue ici aucun rôle.* Toutes
les influences qui augmentent l'inflammation développent aussi ces
besoins ; il en est ainsi des mouvements exagérés, particulièrement des promenades en voiture et de l'équitation ; le repos les
atténue au contraire.

La strangurie est plus caractéristique à la période subaiguë qu'à la
période aiguë. Quand la vessie se remplit lentement, elle peut le
faire complètement sans que survienne le besoin de l'évacuer. Mais,
dès que ce besoin apparaît, il devient si rapidement impérieux que
le malade est forcé d'y satisfaire immédiatement sous peine d'uriner
involontairement. Le besoin normal de la miction résulte de l'irritation des premières gouttes d'urine sur le segment postérieur de
l'urèthre prostatique. Il est modéré au début et n'augmente qu'avec
la quantité de liquide qui pénètre dans l'urèthre postérieur et la pression à laquelle ce liquide est soumis. Si la muqueuse uréthrale postérieure est modérément enflammée, l'irritation due à la phlegmasie
elle-même ne provoque pas le besoin d'uriner. Mais, dès que les premières gouttes d'urine arrivent au contact de cette muqueuse malade,
brusquement le besoin apparaît et son intensité dépend de celle du
processus morbide lui-même.

Les uréthrites postérieures très aiguës s'accompagnent d'ordinaire
d'*hématurie*. Dans les cas légers d'hématurie, il n'y a que les der-

nières gouttes d'urine qui soient teintées de sang. L'hémorrhagie es
le fait de la contraction du sphincter uréthral s'exerçant sur la muqueuse tuméfiée et parfois érodée de la région prostatique ; *le sang
ne provient donc pas de la vessie, mais de l'urèthre postérieur*. C'est
là un fait qu'Horovitz (1885) démontra. Cet auteur introduisit dans la
vessie d'un malade présentant de l'hématurie à la fin de chaque miction, une sonde molle qu'il y laissa à demeure. Après quelque temps,
la vessie ayant été lavée, l'urine s'écoula de la sonde, parfaitement
claire, sans trace de sang ; l'hémorrhagie n'avait donc pas son siège
dans la vessie. Quand l'hématurie est intense le sang, comme le pus
auquel il se mélange, se rend dans la vessie dont il teinte le contenu.
Le malade émet alors une urine sanguinolente, qu'elle soit ou non
répartie en deux portions ; les dernières gouttes sont formées de
sang pur. A ce stade aigu de l'uréthrite postérieure, il existe toujours, on le comprend, une violente strangurie.

Le parenchyme de la prostate s'entreprend aussi quand l'uréthrite
postérieure est très aiguë. Nous aurons l'occasion de traiter avec plus
de détails de cette complication au chapitre de la prostatite.

Les opinions que nous avons développées au sujet de la pathogénie
et de la sypmtomatologie de l'uréthrite postérieure sont assez généralement admises. Tous les auteurs ne s'y rallient cependant pas.

Furbringer (1890) notamment ne croit pas que la sécrétion de
l'urèthre postérieur puisse s'écouler dans la vessie. Il admet donc que
dans tous les cas où l'on observe un trouble de la seconde portion de
l'urine, la strangurie, l'hématurie terminale, il y a cystite.

L'opinion de V. Zeissl (1888) sur ce point diffère encore de la précédente, elle est du reste peu compréhensible. Cet auteur n'admet pas
que le pus puisse régurgiter de l'urèthre prostatique dans la vessie;
d'après lui, dans toute uréthrite prostatique la seconde portion de
l'urine serait claire ; le trouble de cette seconde portion impliquerait
toujours une cystite. Mais il ajoute que dans l'uréthrite prostatique,
sans participation de la vessie, on observerait la strangurie et l'hématurie terminale. Logiquement il devrait alors y avoir des cas (ce
serait, si l'on veut, l'uréthrite prostatique de V. Zeissl) où malgré la
strangurie et l'hématurie terminale, la seconde portion de l'urine
serait claire. Et cela, personne ne l'a observé, pas même M. V. Zeissl
lui-même.

Il faut s'entendre : on observe souvent dans la blennorrhagie un
trouble de la seconde portion de l'urine, qu'il y ait ou qu'il n'y ait
pas strangurie. La question est alors de savoir, si, comme Furbringer

l'admet, il y a cystite dans tous ces cas, ou si l'uréthrite postérieure peut, à elle seule, produire cet ensemble de symptômes. Beaucoup d'arguments viennent à l'appui de cette dernière manière de voir. ZEISSL en tout cas est seul à prétendre qu'il est possible d'observer de la strangurie alors que la dernière portion d'urine est claire. Ni FURBRINGER ni moi ne lui donnerons raison sur ce point.

Symptômes subjectifs. — En dehors de la strangurie qui n'existe pas toujours et qui est parfois remplacée par un besoin plus impérieux que d'habitude d'accomplir la miction, il existe d'autres phénomènes subjectifs. Les malades se plaignent souvent d'une sensation de brûlure, de démangeaisons, ou de douleurs légères, lancinantes dans les parties profondes de l'urèthre et dans le voisinage de l'anus, douleurs qui tendent généralement à augmenter après les mictions et les défécations.

Phénomènes d'irritation sexuelle. — Ceux-ci varient avec le degré d'acuité du processus lui-même et sont analogues à ceux que l'on observe dans l'uréthrite aiguë antérieure.

Il est vrai que le priapisme, les érections douloureuses manquent souvent; mais si les érections se font sans douleurs, les pollutions sont assez fréquentes, et l'éjaculation s'accompagne de sensations douloureuses, lancinantes, ressenties dans le périnée. *Ces pollutions*, surtout dans l'uréthrite postérieure subaiguë peuvent se renouveler plusieurs fois en une semaine et reconnaissent comme causes l'état d'irritation du veru montanum. *Elles sont si caractéristiques que lorsqu'un patient arrivé à la troisième ou à la quatrième semaine de son uréthrite commence à se plaindre de pollutions fréquentes, il faut songer immédiatement à l'uréthrite postérieure et examiner le malade à ce point de vue.*

Sécrétion. — L'écoulement symptomatique de l'uréthrite postérieure est analogue à celui de l'uréthrite antérieure ; il est muco-purulent. La quantité de pus relativement à celle du mucus augmente avec l'acuité du processus. L'urine que l'on recueille en deux verres forme dans ceux-ci un sédiment de deux couches, l'une, l'inférieure, formée de pus, l'autre, la supérieure, de mucus ; l'épaisseur respective de ces couches est variable.

Dans les corpuscules de pus que contient la deuxième portion d'urine on peut faire apparaître à l'aide du bleu de méthylène alcalinisé des amas caractéristiques de gonocoques, en nombre plus ou moins

considérable. On les trouve surtout quand la sécrétion est muco-
purulente.

Par contre, dans certaines formes plus rares d'uréthrite postérieure,
on ne découvre de gonocoques ni dans le sédiment de la deuxième portion d'urine, ni dans le muco-pus obtenu après irrigation de l'urèthre
antérieur. Dans ces cas, la région postérieure n'est que faiblement
atteinte ; tandis que l'écoulement du méat est abondant et purulent,
les secondes urines ne montrent qu'un léger trouble ou quelques filaments. JADASSOHN (1892) croit qu'il s'agit, en l'espèce, d'uréthrites postérieures développées sous l'influence de toxines sécrétées par les
gonocoques et apportées en ces points par la circulation.

Pour la recherche du gonocoque (dans le cas d'uréthrite postérieure)
le mieux est de filtrer la seconde portion de l'urine fraîchement émise
et d'examiner, comme nous l'avons déjà dit, le sédiment retenu sur le
filtre. Il ne faut pas négliger de recourir à la méthode de GRAM si
l'on veut établir solidement le diagnostic. Le fait que dans une uréthrite postérieure aiguë, le muco-pus de la seconde portion d'urine
ne contient que des éléments purulents dont quelques-uns renferment
des gonocoques prouve que cette sécrétion provient bien en réalité de
l'urèthre postérieur. Si, en effet, tout ce sédiment provenait de la
vessie, il s'agirait d'une cystite purulente qui cadrerait mal avec
l'acidité des urines, acidité que l'on peut toujours constater au cours
de l'uréthrite postérieure.

L'uréthrite postérieure s'accompagne souvent d'un phénomène
morbide particulier, d'une *albuminurie* parfois assez notable ; on la
constate en soumettant les urines filtrées à l'épreuve de KOCH ou à
l'épreuve de l'acide nitrique. La quantité d'albumine ne paraît pas
dépendre de la proportion du pus dans les urines ; mais *l'albuminurie est étroitement liée à la strangurie ;* elle augmente, diminue ou
disparaît avec elle pour reparaître si la strangurie elle-même se renouvelle. La pathogénie de ce symptôme n'est pas jusqu'ici complètement élucidée. Il n'est pas impossible qu'il s'agisse en l'espèce d'un
trouble réflexe vaso-moteur, rentrant dans les phénomènes du même
ordre qu'entraîne d'ordinaire l'inflammation aiguë de l'urèthre postérieur. ULTZMANN (1880) explique l'apparition de ce symptôme par la
théorie de RUNEBERG, suivant laquelle l'albumine passe dans les reins
normaux, des glomérules dans les canalicules urinaires, quand la
pression artérielle diminue dans les glomérules ou quand la pression à laquelle est soumise la sécrétion urinaire augmente dans les
canalicules urinaires.

Cette dernière condition est réalisée s'il y a stase dans l'appareil excréteur de l'urine. L'inflammation aiguë de l'urèthre postérieur et les envies fréquentes d'uriner qui en résultent s'accompagnent de contractions musculaires réflexes, notamment du spasme des sphincters. A la contraction de la musculature de la prostate prennent aussi part les couches musculaires du trigone de LIEUTAUD. Ces muscles, qui affectent avec les premiers des rapports anatomiques intimes, entourent l'orifice des uretères et les ferment quand ils entrent en contraction tonique. De l'occlusion des uretères résulte bientôt une stase urinaire et une albuminurie qui cesse et qui reparaît en même temps que le ténesme sphinctériel lui-même. L'albuminurie peut aussi reconnaître pour cause l'administration des narcotiques ; elle disparaît dès que l'on en suspend l'usage et vice versa. Nous avons pu faire très souvent cette observation à laquelle FURBRINGER (1890) n'ajoute cependant pas foi ; nous considérons la présence d'une grande quantité d'albumine dans les urines comme un signe d'irritation, d'inflammation intense.

Aussi cette albuminurie nous engage-t-elle toujours à ne pas entreprendre de traitement local, préjudiciable en ce cas. Tout récemment BALZER et SOUPLET (1892) ont encore étudié l'albuminurie apparaissant dans le cours de la blennorrhagie. Parmi les 424 malades qu'ils eurent à examiner 99 présentaient une albuminurie intense, plus forte que ne le comportait la purulence des urines. De ces 99 cas, 62 étaient compliqués d'épididymite, 11 d'épididymite et de cystite, 5 de cystite, il y avait enfin 21 blennorrhagies simples. Chez les 78 premiers malades (blennorrhagies compliquées), il y avait sans aucun doute uréthrite postérieure. Malheureusement les auteurs ne disent pas si les 21 blennorrhagies non compliquées intéressaient l'urèthre antérieur ou, à la fois, l'urèthre antérieur et postérieur.

Ces cas appartiennent évidemment à l'albuminurie. Je voudrais toutefois mettre en garde contre le diagnostic de pyélite et de néphrite posé par ces auteurs, attendu qu'ils ne sont pas parvenus à découvrir dans les urines des éléments du rein ou des bassinets (cellules, cylindres).

Phénomènes généraux. — Ils se rapprochent de ceux que l'on observe dans l'uréthrite antérieure, mais sont habituellement plus intenses. Les plus graves dérivent du ténesme dont s'accompagnent les formes aiguës. Cette strangurie, même lorsqu'elle est continuelle, présente des exacerbations. La douleur arrache souvent alors des cris

FINGER. — Blennorrhagie. 6

aux patients; on peut les voir le front couvert de sueur froide. Le dépérissement est parfois notable, le visage pâlit, les yeux se creusent, tout cela donne l'impression d'une affection grave. La fièvre manque rarement, l'appétit est souvent aboli; on observe généralement une tendance opiniâtre à la constipation.

Dans les cas subaigus l'état général est moins affecté.

Formes. — D'après l'acuité du processus nous reconnaisons, ici encore, trois degrés à la maladie.

1. *Forme subaiguë.* — Forme surtout catarrhale. La sécrétion qui est presqu'exclusivement muqueuse, pauvre par conséquent en cellules purulentes, est d'ordinaire assez rare. La seconde portion de l'urine matinale est trouble, celle que l'on recueille le jour est généralement claire. Les phénomènes subjectifs se bornent à des besoins d'uriner un peu plus impérieux que de coutume, peut-être aussi plus fréquents.

2. *Forme aiguë.* — La sécrétion est purulente et plus abondante; aussi la seconde portion de l'urine est-elle presque toujours trouble; elle peut être claire l'une ou l'autre fois dans le courant de l'après-midi, quand la rémission habituelle du processus coïncide avec une plus grande fréquence des mictions.

Les symptômes subjectifs sont plus marqués que dans la forme précédente, les mictions sont notamment plus fréquentes et plus impérieuses.

3. *Forme suraiguë.* — La sécrétion est nettement purulente, abondante; la deuxième portion des urines est toujours très trouble, le ténesme très violent. Après la miction on observe souvent une petite hémorrhagie. Les phénomènes subjectifs sont considérables, l'état général mérite réellement la compassion.

Marche. — Nous avons dit que l'uréthrite postérieure aiguë atteignait rapidement son acmé et qu'à partir de ce moment la maladie évoluait lentement vers la guérison.

Quand l'inflammation est à son plus haut degré il faut craindre que le processus dépasse les limites de l'urèthre postérieur et qu'il envahisse les organes voisins, la prostate, la vessie, les épididymes, les vésicules séminales.

Le cours torpide des différents stades de l'affection peut encore être troublé par les influences nocives que nous avons énumérées en parlant de l'uréthrite antérieure, ces influences amenant une exacerbation de l'uréthrite, une récidive, qui, à son tour, peut être le point de départ de complications nouvelles.

Les pollutions répétées, provoquées d'ailleurs par la maladie elle-même, prolongent ou augmentent les phénomènes inflammatoires ou les font réapparaître.

La prolongation du stade aigu, les récidives nombreuses, éternisent la maladie, en rendent la guérison plus difficile à obtenir et en amènent souvent la chronicité.

Diagnostic.

En présence d'un écoulement uréthral muqueux, muco-puru-lent ou franchement purulent, nous avons à répondre à deux questions : 1° cet écoulement est-il de nature blennorrhagique? 2° A quelles parties de la muqueuse uréthrale s'étend le processus par rapport au compresseur de l'urèthre ?

On éclaircit immédiatement le premier point en faisant l'examen microscopique de la sécrétion et toute la question revient à savoir si, dans le pus ou dans le muco-pus, il y a ou non des gonocoques. En raison même de l'importance de cette question, des suites fâcheuses que peut entraîner sa solution erronée, un examen scrupuleux s'impose. Bien souvent, il ne suffit pas de faire une recherche mais il faut en entreprendre plusieurs pour arriver au but.

Il est certain que la présence indubitable du gonocoque démontre immédiatement la nature blennorrhagique du mal. Dans la sécrétion purulente ou muco-purulente d'une uréthrite aiguë virulente le nombre des gonocoques est toujours considérable. Par conséquent, si nous ne trouvons pas les microbes spécifiques dans plusieurs prépara-tions (deux ou quatre) soigneusement examinées, nous pouvons exclure la blennorrhagie.

Il en est autrement quand nous avons sous les yeux la sécrétion muqueuse des stades initial et terminal. Les gonocoques sont alors, et surtout dans le stade terminal, peu nombreux. Si dans ces conditions plusieurs préparations ne révèlent pas la présence de gonocoques il faut encore se garder d'exclure la blennorrhagie, et attendre avant de poser le diagnostic, le témoignage d'autres examens entrepris quelques jours plus tard. Il est nécessaire que l'urèthre n'ait pas reçu de traitement local, spécialement d'injection antiseptique, au moins douze heures avant l'examen. Il faut aussi, cela s'entend, prendre en considération la marche de la maladie. S'agit-il, par exemple, de l'écoulement muqueux, éphémère, qui marque le début de l'affection? Le passage rapide de la sécrétion muqueuse à la purulence éclaire aussitôt le diagnostic, car alors la recherche du gonocoque n'offre plus de difficulté. Si l'on est en présence du stade terminal, le malade renseigne un écoulement purulent antérieur et alors la maladie, ou bien s'éteint d'elle-même ce qui rend inutile la recherche de sa nature, ou bien marche à une récidive s'accompagnant de sécrétion purulente dans laquelle le gonocoque se retrouve presque toujours aisément.

Mais, dans tous les cas où nous posons le diagnostic de blennorrhagie, nous ne devons plus avoir aucun doute sur la nature des micro-organismes découverts.

Pour pouvoir les considérer comme *gonocoques*, ils doivent réunir une série de caractères, de propriétés. L'absence de l'une ou l'autre de ces dernières ébranle le diagnostic. Ces propriétés se rapportent : 1° à *la forme*. Nous avons déjà décrit le gonocoque; nous nous répéterons en disant que leur forme rappelle celle d'un haricot ou d'une fève de café et nous ferons ressortir encore qu'en tant que diplocoques on les trouve toujours réunis deux à deux, leurs faces planes ou légèrement concaves situées en regard l'une de l'autre ; 2° *au groupement*. La manière dont ils se divisent fait que les gonocoques, ne se répartissent jamais en chaine, si courte soit-elle, mais bien en amas, en petits tas. A l'intérieur de ces amas on trouve souvent çà et là deux paires microbiennes qui se réunissent sous forme de sarcine. Le nombre des coccus isolés (non celui des paires de coccus) est toujours divisible par deux et souvent aussi par quatre ; 3° aux *propriétés de coloration*. Prenant facilement les couleurs d'aniline, les gonocoques, à l'inverse de la plupart des autres microcoques, perdent facilement aussi cette coloration. Traités par l'alcool, au sortir du bain de Gramm, ils se décolorent tandis que les autres coques, restent le plus souvent colorés. Pour se convaincre de ceci, on colore une préparation avec du violet de gentiane dissout dans l'eau d'aniline, on la fait ensuite passer durant une minute dans le bain iodo-ioduré, on lave à l'eau, on décolore par l'alcool et l'on recolore enfin avec une solution aqueuse de fuchsine. Les gonocoques apparaissent alors en rouge et les autres microbes en bleu foncé; 4° à la *situation*. Les constellations de gonocoques, ainsi caractérisées, doivent se trouver dans le protoplasme des cellules de pus. On recon-

naît qu'il en est ainsi quand les contours de la cellule et ceux de
l'amas microbien se confondent exactement ou quand les colonies de
gonocoques ne dépassent jamais la limite du protoplasme. Le nombre
des gonocoques qu'on trouve dans une cellule varie entre un ou deux
couples microbiens jusqu'à la réplétion complète de tout le corps
cellulaire, lequel paraît alors distendu. La présence de noyaux de
corpuscules de pus privés de contours cellulaires au milieu d'un amas
de gonocoques (amas dont les couples sont répartis d'une façon
plus dense au centre qu'à la périphérie), est aussi caractéristique.
Ces amas de gonocoques proviennent de la dissociation des cellules
de pus ; 5° *au nombre des gonocoques.* Quand le pus est réellement blennorrhagique, il contient toujours un grand nombre
d'amas gonococciques, qui siègent presque tous dans les cellules.
L'existence de diplocoques tout à fait clairsemés, siégeant même dans
la cellule n'est pas probante ; 6° enfin, dans les cas douteux, il faut
recourir aux cultures, d'après les méthodes que nous avons déjà
exposées.

Récemment, LUSTGARTEN et MANNABERG (1887) se basant sur la présence de diplocoques dans l'urèthre normal et sur le fait que ces diplocoques pouvaient se voir à l'intérieur des cellules, ont contesté la
valeur diagnostique des gonocoques. Nous aurons l'occasion de
revenir sur la signification des gonocoques quand nous parlerons du
diagnostic de l'uréthrite chronique; mais, nous devons dès à présent
relever le dire de ces auteurs. Depuis neuf ans, nous avons eu l'occasion de rechercher dans les nombreux cas d'uréthrites aiguës et
chroniques que nous avons eues à traiter, les microorganismes du
pus. *Il est hors de doute qu'il existe dans le pus blennorrhagique à
côté des gonocoques d'autres microbes, mais jamais ces derniers
ne font hésiter le moins du monde notre diagnostic.* Le nombre des
microorganismes autres que les gonocoques est très faible, notamment celui des microcoques; bien que parfois on les trouve à l'intérieur des cellules, le plus souvent cependant ils sont extracellulaires
et leur forme, leur groupement différent tant de ce que l'on observe
pour les gonocoques qu'il n'est vraiment pas nécessaire, pour établir
un diagnostic différentiel certain de recourir à l'épreuve de la décoloration. A cette épreuve n'ont pas été soumis du reste les microcoques de LUSTGARTEN et MANNABERG.

D'ailleurs, jamais ces microcoques ne paraissent être autre chose
que des hôtes accidentels de l'urèthre et ils ne semblent pas pouvoir
se multiplier dans le pus. Les conditions vitales qu'ils trouvent dans

l'urèthre normal diffèrent en effet de celles qu'ils trouvent dans l'urèthre blennorrhagique ; et l'on ne peut admettre sans preuve suffisante que les micro-organismes de l'urèthre normal puissent continuer à croître sur la muqueuse blennorrhagique.

Quant aux diplocoques en particulier, STEINSCHNEIDER et GALEWSKY (1889) ont trouvé dans l'urèthre normal et dans la sécrétion blennorrhagique quatre formes microbiennes qui se différenciaient considérablement des gonocoques, d'abord parce qu'ils restaient colorés par la méthode de GRAMM et qu'ensuite on pouvait les cultiver aisément.

PETIT et WASSERMANN (1891) ont pu trouver dans l'urèthre normal cinq espèces de coccus, six espèces de bacilles, deux sarcines et deux moisissures. Aucun de ces microorganismes ne s'est montré pathogène.

Ils ont cherché vainement les pseudo-gonocoques de LUSTGARTEN et MANNABERG.

La démonstration de la nature blennorrhagique d'un écoulement uréthral doit être faite parce que l'on connaît *un grand nombre d'états inflammatoires de l'urèthre qui proviennent d'autres causes et qui ont avec l'infection blennorrhagique des similitudes d'aspects.*

C'est ainsi que les irritations *mécaniques ou chimiques* qui s'exercent sur l'urèthre y développent de la suppuration qui rappelle le tableau symptomatique de la blennorrhée. Mais deux caractères permettent de distinguer ces inflammations de la vraie chaudepisse. Aux premières, manque en effet le stade d'incubation, la réaction inflammatoire succède immédiatement à la mise en jeu des moyens irritants, cette réaction atteint vite son summum pour décroître aussitôt, encore d'une façon rapide ; ces uréthrites par irritation s'éteignent spontanément. Elles n'existent qu'à l'endroit de la muqueuse sur laquelle l'irritation a porté et n'ont, à l'inverse de la blennorrhagie, aucune tendance à remonter le tractus génito-urinaire, à montrer des exacerbations ou à devenir chroniques.

De ces faits se convainc aisément tout praticien qui à l'occasion d'injecter une solution astringente concentrée dans l'urèthre.

Si, en effet, pour une uréthrite chronique, on lance dans le canal une solution argentique de 2 à 10 p. 100, on voit s'établir immédiatement la réaction accompagnée de douleur cuisante. Trois ou quatre heures après l'injection, il s'écoule de l'urèthre un pus épais, crémeux, comparable à celui de l'uréthrite aiguë, l'urine est tout à fait trouble ; cependant, dans les vingt-quatre heures, ces manifestations réactionnelles qui s'amendent promptement se sont entièrement dissipées. On fera la même observation quand on injectera un caustique dans l'urèthre sain.

Les partisans de la théorie aviruliste contestent aussi la différence qu'établissent l'incubation et la marche de l'affection entre la blennorrhagie virulente et les catarrhes de cause traumatique ou chimique ; et ils opposent toujours aux faits mille fois confirmés, la seule et unique expérience entreprise par SWEDIAUR. Cet auteur s'injecta dans l'urèthre une solution d'ammoniaque et eut à la suite de cette manœuvre une uréthrite. Celle-ci, sans aucune incubation, progressa en trois poussées d'avant en arrière pour atteindre finalement le col de la vessie et persista pendant sept semaines. Outre que dans cette expérience l'absence d'incubation affirme la différence qui existe entre les uréthrites virulente et avirulente, il serait bon de corroborer ces faits, se rapportant à un siècle d'ici et observés, Dieu sait dans quelles conditions, par de nouveaux essais, entrepris cette fois avec toutes les garanties voulues. Mieux vaudrait encore ne pas renouveler l'expérience et lui réserver le sort de celle de HUNTER que personne ne songe plus à considérer que comme une curiosité historique.

En dehors des agents chimiques ou traumatiques, d'autres irritants peuvent encore produire du catarrhe uréthral, mais celui-ci est le plus souvent de nature muqueuse.

Ainsi, à la suite de coïts pratiqués avec des femmes à la période des règles ou avec des femmes leucorrhéiques, on voit souvent naitre un catarrhe insignifiant, muqueux ou muco-purulent qui guérit spontanément et rapidement.

D'ordinaire l'examen microscopique décèle alors dans la sécrétion de nombreux microbes, diplocoques et bacilles, parmi lesquels une sorte de bactérie (Planche IV, fig. 10) qui pourrait bien être la cause efficiente de l'affection, car sa présence paraît constante dans la plupart des examens entrepris dans ces circonstances ; cette hypothèse se justifie aussi par l'existence de ces microbes dans les cellules de pus, et par la prédominance de cette espèce relativement aux autres micro-organismes.

Quoique la suppuration soit assez abondante dans ces cas, on n'y a jamais trouvé de gonocoques en dépit d'examens très soignés, répétés de nombreuses fois.

Des inflammations purulentes de l'urèthre, évoluant d'une façon bénigne, paraissent d'ailleurs pouvoir se développer sous l'influence de microorganismes pathogènes autres que les gonocoques. Ainsi, AUBERT (1884) a observé trois cas d'uréthrites dans la sécrétion desquelles il a retrouvé la même espèce de coccus. Un de ces cas était même compliqué d'épididymite et de cystite. BOCKHARDT a de même rapporté (1886) quinze cas — dont dix chez des gens mariés — d'infection uréthrale par les sécrétions vaginales, de catarrhe muco-purulent léger et où deux fois il s'était produit de l'uréthrite postérieure et de l'épididymite. Comme agents de ces infections, BOCKHARDT a trouvé de très petits coccus analogues aux gonocoques ; il a pu en obtenir des cultures pures et les a inoculés deux fois avec succès. Dans deux autres cas, il s'agissait clairement de streptocoques.

Des uréthrites légères, à sécrétion muco-purulente peu abondante, ne se traduisant que par l'agglutination des lèvres du méat ou par la présence de filaments légers dans l'urine, peuvent encore se montrer à titre *de manifestations locales de la syphilis;* plusieurs fois nous avons eu l'occasion de l'observer. LÉE, VIDAL, HAMMOND ont parlé de cette affection, et TARNOWSKI (1872) en a fait une description détaillée. Elle consiste dans la formation sur la muqueuse uréthrale d'efflorescences érythémateuses ou papuleuses qui sont, ou bien des manifestations locales d'un ensemble symptomatique appartenant à une syphilis secondaire généralisée, ou bien apparaissent isolément à titre de récidives de la syphilis. Ces ulcérations érythémateuses ou papuleuses pourront difficilement être confondues avec la blennorrhagie à cause de la faible sécrétion catarrhale dont elles s'accompagnent ordinairement ; et même, lorsque, ce qui est rare, la sécrétion devient purulente, l'erreur est difficile. En effet, l'examen de cette sécrétion, la coexistence de symptômes syphilitiques ou de leurs reliquats, l'anamnèse, l'efficacité du traitement antisyphilitique affermiront le diagnostic d'uréthrite spécifique et non celui de l'uréthrite blennorrhagique.

Les ressemblances qui existent entre un chancre mou ou un chancre dur du méat et la blennorrhagie sont si éloignées et les différences si manifestes qu'il suffit amplement d'avoir signalé ces deux affections pour rendre toute confusion impossible.

Le diagnostic de la blennorrhagie une fois posé, *il importe d'en connaître l'étendue.* L'uréthrite est-elle antérieure ou à la fois antérieure et postérieure? L'épreuve des deux verres nous renseigne à cet égard chaque fois qu'il s'agit d'un cas aigu. Si le premier verre contient une urine trouble et le second une urine claire, il existe une uréthrite antérieure simple ; mais si le second est également trouble, l'uréthrite est à la fois antérieure et postérieure. Cependant il se peut que, lors de l'existence concomitante d'une uréthrite postérieure, la seconde portion d'urine paraisse claire ; il est bon dans dans ce cas de faire plusieurs fois l'épreuve. L'urine du matin fournit des résultats particulièrement décisifs parce qu'alors, au fait que le patient n'a plus uriné depuis longtemps coïncide l'exacerbation matinale. Je prie donc les malades de m'apporter les urines du matin répartie en deux portions et, en outre, je les engage à ne pas uriner pendant quelques heures avant la visite. Je ne puis trop recommander ce modus faciendi.

Lors de la visite je fais de nouveau uriner en deux fois. Quand on procède de la sorte depuis le début de la maladie on est toujours renseigné d'une façon précise sur l'étendue des parties atteintes.

Quand la seconde portion d'urine est claire, ainsi que cela se présente dans les cas subaigus, ou bien à la fin de l'uréthrite aiguë postérieure et parfois pendant toute la durée de celle-ci, il faut alors recourir à la méthode que SMITH (1880), AUBERT, ERAUD-DUCASTEL et plus récemment GOLDENBERG (1888) et JADASSHON (1889), ont préconisée. Le malade n'ayant plus uriné depuis plusieurs heures, on introduit jusqu'au bulbe une sonde molle à l'aide de laquelle on fait une injection rétrograde d'eau boriquée tiède dans l'urèthre, au moyen d'un irrigateur ou d'une seringue ordinaire. Si l'urine émise après ce lavage est bien claire, il n'existe qu'une uréthrite antérieure ; si au contraire, elle contient des flocons ou des filaments, si elle ne présente même qu'un trouble muqueux léger, on est en présence d'une uréthrite postérieure.

J'ai déjà signalé les erreurs qui pouvaient entacher ce moyen de diagnostic.

La grande ressemblance qui existe entre l'uréthrite postérieure et la cystite n'aura pas échappé au lecteur, pas plus qu'elle n'échappe d'ailleurs aux cliniciens.

Nous avons déjà parlé des signes qui permettent de distinguer ces deux affections, mais nous reviendrons encore sur ce diagnostic différentiel à propos de la cystite. (Voir aussi les tableaux synoptiques à la fin du livre.)

Pronostic.

La blennorrhagie simple, non compliquée, qu'elle intéresse l'urèthre antérieur, ou bien l'urèthre antérieur et l'urèthre postérieur, est, dans la grande majorité des cas, une affection bénigne. Quoad vitam le pronostic est donc bon ; quoad durationem il n'en est pas toujours de même. Aussi la célèbre phrase de RICORD est-elle toujours vraie : « On sait quand une chaudepisse commence, Dieu sait quand elle finit ».

Les causes qui mènent à la chronocité de l'affection sont si nombreuses, et souvent si indépendantes et du médecin et du malade, qu'il convient à ce sujet d'être d'une extrême réserve. Les uréthrites qui s'installent brusquement, après une incubation courte comportent, en raison même de leur marche rapide et typique, un pronostic plus favorable que les formes subaiguës. Dans celles-ci, l'incubation se prolonge, l'inflammation n'est jamais bien grande, elle demande plus de temps pour atteindre un certain maximum à partir duquel le processus ne s'amende que lentement. Le pronostic en ce qui concerne la durée est plus favorable pour une première atteinte que pour des infections répétées parce que précisément ces dernières prennent facilement une marche torpide, subaiguë.

Il ne faut pas oublier non plus que la blennorrhagie s'aggrave quand elle se prolonge, et qu'elle donne facilement lieu aussi à des complications proches ou éloignées. Quelques-unes d'entre elles peuvent aller jusqu'à menacer la vie du malade. Ainsi que beaucoup d'observations le rapportent (notamment celles de POST (1887) et de PARK (1888), il peut se produire de la phlébite du plexus prostatique, des phlegmons et des abcès prostatiques et périprostatiques, de la péritonite, à la suite de l'inflammation des vésicules séminales, de la rostate, de l'épididyme. Ces accidents au même titre que la cystite et la pyélo-néphrite, peuvent avoir une issue fatale et il en est de même des complications éloignées telles que le rhumatisme blennorrhagique, l'endo et la péricardite. Le pronostic de l'uréthrite dépend donc des complications qui viennent en troubler le cours, nous reviendrons d'ailleurs sur ce point quand nous nous occuperons des complications.

Mais une uréthrite simple, non compliquée peut déjà par le fait de l'intensité des phénomènes inflammatoires dont elle s'accompagne menacer la vie du malade.

Nous avons déjà, en parlant de la « corde uréthrale », rapporté des cas où la terminaison avait été funeste.

Quand bien même la chaudepisse n'est pas cordée, les phénomènes inflammatoires, s'ils sont très intenses, peuvent avoir, par euxmêmes ou sous l'influence d'irritations extérieures, particulièrement sous l'influence d'un mauvais régime, les conséquences les plus graves.

GERVAIS (1866) a signalé trois cas où à la suite de coït pratiqué au stade aigu de la blennorrhagie, il s'était produit des hémorrhagies uréthrales menaçantes. La même observation a été faite par PAUL (1875) au stade final de la maladie, après des excès. A l'endroit déchiré il se forma dans la suite un retrécissement considérable.

DE AMICIS (1890) a rapporté également un cas où, après un coït pratiqué malgré l'uréthrite aiguë, les phénomènes inflammatoires augmentèrent au point d'amener une gangrène de la peau du pénis.

A défaut de toute insulte extérieure, la blennorrhagie peut, bien que rarement, devenir sérieuse. Le cas suivant a été publié par JESZENSKY (1882) : un paysan de vingt-trois ans, est admis à l'hôpital Saint-Roch à Pest, pour une uréthrite de cinq jours. A son entrée, tout le pénis est gonflé, froid, la peau qui le recouvre est brune verdâtre. Le gland est tuméfié et recouvert en partie par le prépuce œdématié. Un pus abondant sort de l'urèthre. On fait des scarifications du pénis. Par toutes ces incisions, s'écoule un pus verdâtre de mauvaise nature, les petites plaies elles-mêmes prennent un aspect glauque. Il s'était développé une gangrène de la peau de la verge et du prépuce. Après l'élimination de l'escharre il se forma une cicatrice étendue.

Nous voyons que le pronostic de l'uréthrite aiguë dépend d'abord de l'acuité du processus ; une inflammation intense amenant facilement de graves complications. Mais il découle encore de la conduite du malade ; aussi le médecin doit-il se montrer réservé, même dans les cas simples, et attirer l'attention du sujet sur les conséquences possibles d'une imprudence.

Anatomie pathologique.

Ainsi que l'étiologie, la nature et le siège de la blennorrhagie furent longtemps méconnus. Cela tenait surtout à ce que l'occasion de faire des autopsies se présentait rarement.

Les descriptions les plus anciennes de la gonorrhée (de γονη, semence, rejeton et ῥεω, je coule) démontrent que les anciens assimilaient le pus blennorrhagique au sperme et considéraient la maladie comme une sécrétion morbide, exagérée de sperme. Cette opinion n'était pas, il est vrai, admise par tous, et nous nous rappelons, par ce qui a été dit dans l'introduction historique, que bientôt l'on reconnut avoir affaire à un écoulement de pus, produit par un processus inflammatoire.

Mais alors on crut que la maladie était beaucoup plus grave et plus profonde qu'elle ne l'était en réalité, et l'on parla d'ulcères et d'abcès de l'urèthre.

Quant à la nature même de l'écoulement, les idées changèrent bien souvent jusqu'au milieu du xviiie sciècle.

Sydenham (1680) voyait dans la chaudepisse une inflammation des corps spongieux de la verge, corps spongieux dont les éléments passaient successivement à la suppuration. Le pus était alors déposé dans l'urèthre et lentement exprimé au dehors.

Zeller (1700), Warren (1710), Littre (1711), Astruc (1754) localisaient la blennorrhagie dans les glandes de Cowper, la prostate et les vésicules séminales et la rapportaient à la suppuration et à l'ulcération de ces glandes. Il est facile de comprendre comment on en arrivait là. On ne faisait que généraliser les observations faites dans certaines autopsies où il s'agissait d'uréthrites anciennes, négligées, accompagnées de rétrécissements et d'altérations multiples tenant à ces rétrécissements.

Ceux qui du reste eurent l'occasion exceptionnelle d'étudier sur la table de dissection des uréthrites aiguës, changèrent bientôt d'avis.

Laurentius Terraneus (1703), qui put faire l'autopsie de sept sujets ayant souffert de gonorrhée aiguë dit que chez quelques-uns d'entre eux: « Urethra omnino inflammatione livescebat, glandulaeque disgregatæ immodicum extumebant. » Et il concluait de ses observations anatomiques que la blennorrhagie était une inflammation de toute la muqueuse uréthrale et que le pus se formait à la surface de cette muqueuse. C'est ce que Cockburne (1717) admit bientôt après. Cependant on croyait encore et surtout aux lésions ulcéreuses graves de l'urèthre. Morgagni réagit contre ces idées ; en 1745, il commençait dans les termes suivants l'exposé de ses observations : « Etsi pauci forte sint anatomici a quibus tot fuerint, quot a me, urethræ viriles dissecatæ, et diligenter perlustratæ ; tamen aut rarius quam vulgo existimant, luculentiora in eo canali vitia occurrunt quæ contagiosam gonorrhæam comitentur, aut nescio quo casu factum est, ut cum magnus hominum hac infectorum sit numerus, illa ego vitia tam luculenta vix unquam aut ne vix quidem conspexerim. » Morgagni, dans la description qu'il consacra à plusieurs cas autopsiés de blennorrhagie, dit avoir constaté une légère rougeur et une plus grande humidité de la muqueuse uréthrale ; à part cela, ajoutait-il, l'urèthre, la prostate, les vésicules séminales se présentaient dans toute leur intégrité ou ne montraient tout au moins aucune ulcération grave.

Ainsi que Virchow le déclara cent ans plus tard, Morgagni trouva que les corpuscules du pus blennorrhagique étaient plus gros que ceux d'autres pus ; aussi ne considéra-t-il pas encore cette sécrétion blennorrhagique comme du vrai pus et préféra-t-il l'appeler, ainsi que Rondelet : « Matière puriforme ».

En 1753, Hunter eut l'occasion de faire l'autopsie de deux criminels, atteints de blennorrhagie et qui venaient d'être exécutés. Dans les deux cas il ne trouva aucune ulcération de l'urèthre, mais la muqueuse, surtout au niveau du gland, était très rouge. Hunter put encore faire plus tard plusieurs autopsies de ce genre et il constata que toujours la muqueuse uréthrale était plus rouge que normalement ; il y avait du pus dans les plis de la muqueuse mais il n'existait aucune trace d'ulcération.

Stoll (1777) a fait des observations analogues dans un cas d'uréthrite aiguë, examiné post mortem. Depuis le méat urinaire jusqu'à deux travers de doigt en arrière, la muqueuse uréthrale était gonflée ; il en était de même au bulbe ; au niveau des lacunes de Morgagni il existait une quantité de petits points et de taches blanchâtres.

Gendrin (cité dans Gibert, 1836) rapporte le cas suivant :

Un hussard, robuste et bien constitué, est atteint, à la suite d'une blennorrhagie négligée datant de dix jours, de rétention d'urine et de fièvre. Le cathétérisme donne issue à une urine putride. A l'autopsie on trouve du gonflement des parois vésicales avec quelques ulcérations. Le péritoine périvésical est enflammé. La muqueuse uréthrale est dans toute son étendue, livide, tuméfiée ; au niveau du bulbe, une ulcération large comme une pièce de 50 centimes occupe tout le pourtour du canal. Deux autres ulcérations du diamètre de deux lignes, existent l'une dans la partie moyenne de la région mobile, l'autre au voisinage de la prostate.

Lisfranc (1815) a fait de nombreuses autopsies d'individus porteurs de blennorrhagie ayant succombé à une affection intercurrente. Il dit avoir observé assez fréquemment des ulcérations de la muqueuse uréthrale. D'après ses recherches, le processus, localisé au début à la fosse naviculaire, atteindrait le bulbe au douzième jour de la maladie et intéresserait la région membraneuse au vingtième jour.

Boyer (1836) n'a trouvé que de la rougeur inflammatoire de l'urèthre mobile.

Dans un cas autopsié publié par Guérin (1854) la verge était gonflée, œdémateuse, le prépuce tuméfié recouvrait le gland, il était possible d'exprimer de l'urèthre un pus épais, abondant. A l'ouverture du canal, la muqueuse du canal était modérément rouge, Les follicules de Morgagni élargis contenaient du pus. A la coupe, beaucoup de ces follicules apparaissaient dilatés et pénétraient dans la profondeur des parois uréthrales jusqu'à 1 centimètre. Le tissu du bulbe était hypérémié, les mailles du corps spongieux, les plus proches de la muqueuse, contenaient des coagula, tels qu'on en trouve parfois dans les veines. Les trabécules étaient ramollis, souples.

Cullerier (1861) n'a eu qu'une seule fois, en l'espace de vingt ans, l'occasion de faire l'autopsie d'un blennorrhagien. Dans ce cas, il trouva deux taches vivement injectées dans la fosse naviculaire et dans la région membraneuse. De l'une à l'autre couraient des stries rougeâtres.

Friedberg (1865) a pu aussi faire l'examen post mortem d'un sujet de seize ans qui avait souffert de chaudepisse depuis quatre semaines et qui avait succombé à la suite d'une blessure reçue à la tête. Dans l'urèthre il y avait du pus jaune verdâtre, assez épais. Au niveau de la fosse naviculaire la muqueuse était un peu tuméfiée et d'une coloration rouge sombre. Une injection beaucoup plus forte se montrait dans l'urèthre membraneux et se retrouvait sur une étendue de deux travers de doigt dans la région prostatique. La paroi inférieure du canal membraneux proéminait fortement et rétrécissait considérablement la lumière de l'urèthre en ce point. Cette élevure provenait d'une extravasation sanguine qui s'était faite sans aucun doute dans l'enveloppe conjonctive qui entoure la muqueuse en cette région ; le coagulum sanguin se trouvait non seulement entre la muqueuse ét cette couche conjonctive, mais encore entre cette dernière et le feuillet de fibres musculaires circulaires, plus périphérique. La paroi inférieure du canal était encore occupée par une ulcération étendue dont les bords mous, déchiquetés par places, faisaient saillie. La base de l'ulcération était constituée en partie par du tissu nécrotique, en partie par du tissu de granulation. A la périphérie, cette base n'occupait que la surface de la muqueuse, tandis qu'au centre les couches profondes en étaient aussi le siège. Au-dessus et à gauche de l'ulcération, il y avait quelques glandes de LITTRE très tuméfiées. La glande de COWPER du côté droit avait le volume d'un gros pois et contenait un liquide jaunâtre, filant, épais ; l'orifice, compris dans l'ulcération, était obstrué par un coagulum très ferme ; la paroi interne de la glande était fortement injectée.

VOILLEMIER (1868) a pu, dans le cours de treize années, faire neuf autopsies d'individus ayant eu la blennorrhagie ; il en a fait des descriptions détaillées. La plus intéressante de ses observations est la cinquième ; elle se rapporte à une uréthrite de neuf jours survenue chez un jeune homme de vingt-quatre ans mort à la suite d'un accident. La muqueuse urétrhale paraissait quelque peu contractée ; elle était dans une étendue de 7 centimètres et à partir du méat, tuméfiée et rouge ; les orifices des lacunes de Morgagni apparaissaient nettement en sorte que tout l'urèthre avait un aspect finement ponctué. Sur la ligne médiane, à 4 centimètres du méat, une de ces lacunes était déprimée, les parties avoisinantes avaient perdu leur couche épithéliale et formaient une ulcération superficielle longue de 3 millimètres, large de 2 millimètres. En exprimant la muqueuse en masse on faisait sourdre de toutes les glandes de MORGAGNI du pus jaune verdâtre.

Enfin MURCHINSON (1875), a décrit le cas d'un individu ayant souffert de cystite et de néphrite blennorrhagiques. A l'autopsie toute la muqueuse uréthrale était gonflée et rouge.

Nous compléterons à présent ces descriptions anatomo-pathologiques de l'uréthrite aiguë par les données de l'endoscopie. (Les méthodes et les applications de l'endoscopie seront exposées au chapitre du traitement.)

D'après DESORMEAUX (1865), dans la blennorrhagie aiguë la muqueuse urèthrale serait très rouge et tuméfiée, sa surface inégale serait recouverte d'érosions. Après une semaine l'affection aurait envahi l'urèthre jusqu'à la partie moyenne de la région mobile. Plus tard, le segment antérieur reprendrait son aspect normal, tandis que les parties plus profondes s'entreprendraient.

Pour Grunfeld aussi (1877) la muqueuse uréthrale atteinte d'inflammation aiguë se tuméfie et prend une coloration rouge sombre ou rouge bleuâtre. La surface reste généralement unie, les pertes de substances sont rares. La muqueuse saigne facilement, au moindre contact.

Pour résumer toutes ces recherches, nous dirons :

L'uréthrite est une inflammation de la muqueuse uréthrale et du tissu sous-muqueux ; tous les caractères propres à l'inflammation d'une muqueuse s'y retrouvent : rougeur, gonflement, sécrétion catarrhale muqueuse, muco-purulente ou purulente. L'aspect de la muqueuse varie avec l'intensité de l'inflammation elle-même; la tuméfaction et la congestion sont plus ou moins marquées. Les glandes et les follicules s'entreprennent d'ordinaire de très bonne heure, ces organes gonflent, leurs orifices s'entr'ouvrent en formant un entonnoir. Le corps de la glande prend également part au processus et contribue à la production de l'écoulement. Le conduit excréteur s'obstrue alors facilement par un bouchon muqueux ou par une gouttelette de pus ; la rétention de la sécrétion glandulaire amène la formation de petits kystes tels que Guérin en a observés autour des orifices glandulaires et folliculaires, la muqueuse perd souvent son épithélium, les petites pertes de substance qui en résultent peuvent, quand l'inflammation augmente, donner lieu à de véritables ulcères blennorrhagiques.

La rupture de l'un ou l'autre de ces kystes de rétention peut occasionner des ulcérations plus profondes.

La participation précoce des glandes à l'inflammation rend compte de la ténacité de la blennorrhagie. Le fait que le processus persiste dans un cul-de-sac glandulaire, alors qu'il s'est déjà éteint à la surface de la muqueuse, est une cause de récidive; il est possible, en effet, que sous l'influence de l'hyperémie amenée par une irritation locale ou générale (le coït et les excès de boissons) et de l'augmentation de la sécrétion qui en résulte, le virus soit de nouveau reporté à la surface.

Le corps caverneux peut aussi s'enflammer ; la charpente conjonctive se gonfle, s'œdématie; les mailles du tissu érectile hyperémié renferment çà et là des coagula, fibrineux à leur périphérie.

Rokitansky, dit en parlant de la blennorrhagie aiguë : L'inflammation catarrhale blennorrhagique de la muqueuse uréthrale a une grande tendance à devenir chronique. Elle s'étend ou bien à toute la muqueuse uniformément ou se limite tôt ou tard à un ou plusieurs points du canal. On peut trouver de ces foyers locaux partout dans l'urèthre, mais ils existent surtout au voisinage du bulbe et dans la fosse naviculaire. On les reconnaît à la coloration rouge sombre et à la tuméfaction de la muqueuse, parfois aussi au gonflement considérable des glandes muqueuses (notamment dans la fosse naviculaire) enfin à la suppuration qui se fait à leur niveau. Le corps spongieux de l'urèthre présente, aux endroits susdits, tantôt dans ses couches les plus internes, tantôt dans toute son épaisseur, un certain gonflement d'où résulte une réduction du volume des mailles de ce tissu. Celles-ci renferment par conséquent moins de sang. On observe en palpant ces points un bourrelet résistant.

Nous voici renseignés sur les altérations macroscopiques de la blennorrhagie ; les connaissances sur les altérations plus délicates, microscopiques, relatives notamment au siège et à la répartition des gonocoques nous font par contre presque totalement défaut.

L'opinion de Jullien (1886) suivant laquelle le processus blennorrhagique se déroulerait surtout dans le réseau lymphatique et sa division des muqueuses en deux catégories, la première comprenant des muqueuses réceptives à l'égard de la blennorrhagie (celles qui posséderaient un épithélium plat, un réseau lymphatique superficiel et qui n'auraient pas de papille), la seconde comprenant des muqueuses réfractaires à la même affection (ce seraient les muqueuses pourvues d'un épithélium cylindrique et d'un réseau vasculaire sanguin superficiel) ne sont rien moins que démontrées.

Bumm (1886) et Gersheim (1888) admettent que les gonocoques n'immigrent que dans les muqueuses pourvues d'un épithélium cylindrique, les épithéliums plats opposant à l'invasion gonococcique un obstacle absolu. D'après ces auteurs, seules, les muqueuses de la première catégorie pourraient devenir le siège de la blennorrhagie. Cependant, Touton (1889), se basant sur la constatation des gonocoques entre les cellules épithéliales (dans la folliculite préputiale blennorrhagique notamment) a contredit les assertions précédentes. Pour lui l'invasion des gonocoques ne dépendrait que de la largeur des espaces plasmatiques intercellulaires. Les données de Touton ont du reste été confirmées depuis par Jadassohn (1890) et Fabry (1891). Dinkler a constaté aussi la pénétration des gonocoques (1887) dans l'épithélium plat de la cornée.

Quant au cas de Bockhart (1883) (voir p. 17), d'ailleurs peu net au point de vue étiologique, nous savons que les descriptions histologiques données par l'auteur ont été l'objet d'attaques. C'est ainsi que l'observation des gonocoques à l'intérieur des noyaux de cellules migratrices est, étant donné ce qui se voit dans le pus blennorrhagique, tout à fait contestable ; d'un autre côté, la figuration des coupes de vaisseaux lymphatiques bondés de gonocoques ressemble tant à celle des cellules d'Ehrlich (Mastzellen) qu'il est permis de croire à une confusion ; Bockhart ne parle pas de la présence de cellules d'Ehrlich et celles-ci font rarement défaut dans les inflammations spécifiques. Force nous est donc de n'accepter qu'avec réserve l'interprétation de ce cas telle qu'elle a été donnée.

Nous connaissons, en somme, peu de chose des altérations microscopiques qu'occasionne la blennorrhagie uréthrale. Il convient cependant de parler des recherches de Bumm sur la blennorrhagie conjonctivale des nouveau-nés.

D'après cet auteur, les choses se passeraient de la façon suivante dans l'inflammation blennorrhagique : véhiculés par la sécrétion infectante, un certain nombre de gonocoques arriveraient au contact de la muqueuse, en pénétreraient les couches cellulaires jusqu'au corps papillaire.

Un grand nombre de corpuscules blancs du sang sortiraient alors du réseau sanguin capillaire superficiel, traverseraient les couches conjonctives supérieures pour arriver, après s'être chargés de gonocoques, à la surface de l'épithélium de la muqueuse.

La continuité des couches épithéliales se trouve déjà compromise par la végétation des microbes, mais la suppuration et les hémorrhagies capillaires sous-épithéliales, en éliminant des parcelles du revêtement superficiel de la muqueuse, y forment facilement des brèches.

Le développement des gonocoques d'après Bumm, ne se ferait que dans les couches superficielles du tissu sous-épithélial où ils seraient disposés en colonies rondes ou allongées, entre les faisceaux fibreux. A ce moment, les phénomènes inflammatoires augmentent encore en intensité, l'infiltration cellulaire de plus en plus dense finit par traverser l'épaisseur du corps papillaire. C'est alors que la blennorrhagie passerait à sa période d'état (suppuration) et que le plus grand nombre des gonocoques seraient éliminés. Tôt au tard commencerait alors, aux dépens de l'épithélium primitif une régénération cellulaire qui assignerait bientôt une fin à la propagation des gonocoques dans le tissu ; de son côté, l'émigration des leucocytes, la suppuration s'efforcerait d'entraîner les microbes au dehors. Selon Bumm les pro-

longements du nouvel épithélium s'enfonceraient des couches inférieures dans l'épaisseur du tissu conjonctif sous-jacent et s'uniraient
entre eux. Grâce à la suppuration les gonocoques n'existeraient
bientôt plus dans le corps papillaire; on ne les trouverait plus que
dans les couches superficielles du revêtement épithélial. Si ce nouvel
épithélium ne résistait pas à une exsudation de leucocytes amenée par
une irritation quelconque, la continuité de cette barrière serait
détruite, le corps papillaire serait exposé à une nouvelle invasion
de microbes, en un mot, une récidive se produirait. A la fin du
stade purulent et pendant toute la phase muco-purulente, le développement des gonocoques se fait donc à la surface de l'épithélium ou
dans la sécrétion.

Toutefois cet exposé, présenté par BUMM, a besoin d'être modifié.
Basé sur la théorie de METSCHNIKOFF, il attribue aux leucocytes un rôle
de phagocytes : il admet par conséquent que les gonocoques incor-
porés dans les couches profondes de l'épithélium et dans le tissu conjonctif sous-jacent aux cellules de pus (par un pouvoir spécialement
dévolu à celles-ci), seraient ensuite reportés par elles à la surface.
Mais la théorie de METSCHNIKOFF rencontre de plus en plus d'opposition.

C'est BUMM (1889) lui-même qui a insisté sur la réplétion des
cellules de pus par les gonocoques, sur le groupement régulier et
la multiplication de ceux-ci dans le corps cellulaire, sur l'éclatement
de cellules bondées de microbes. Ce sont autant de constatations qui
permettent de conclure à la pénétration des gonocoques dans les
cellules et à la destruction de ces dernières, en d'autres termes, à un
phénomène où les gonocoques joueraient le rôle actif et les cellules
le rôle passif. D'un autre côté, ORCEL (1887) a démontré que l'incor-
poration des gonocoques dans les cellules se faisait seulement à la
surface libre. Dans une blennorrhagie aiguë, il racla la muqueuse
à l'aide d'une curette après avoir fait uriner le malade et après
irrigation de l'urèthre; à la suite de cette opération, il trouva toujours les gonocoques libres dans la sécrétion.

NEISSER accepta cette manière de voir.

A l'encontre des idées de BUMM, qui prétendait que les gonocoques
traversaient très rapidement l'épithélium pour pulluler dans les
couches superficielles du tissu conjonctif, une nouvelle théorie fut
mise en avant dans ces derniers temps, théorie suivant laquelle les
gonocoques resteraient longtemps confinés dans les couches les plus
superficielles de l'épithélium. Cette opinion s'appuie sur de nom-

breuses recherches entreprises entre autres par Touton (1889), Jadassohn (1890), Fabry (1891), sur la para-uréthrite gonorrhéique, par Rosinsky sur les aphtes de même nature et enfin par Touton (1893) sur la bartholinite blennorrhagique.

Dans tous ces cas (nous avons pu nous-même aussi nous en convaincre par l'étude que nous fîmes de plusieurs blennorrhagies para-uréthrales), les gonocoques se multiplient exclusivement à la surface des cellules épithéliales plates qu'ils tapissent en quelque sorte. A la coupe on les voit disposés en paires de diplocoques placées les unes à côté des autres, et aussi les unes derrière les autres, pénétrant uniquement entre les cellules les plus superficielles. Ce n'est que dans quelques espaces intercellulaires qu'on les trouve réunis en petits amas. C'est dans l'épithélium de la muqueuse buccale que les gonocoques pénétreraient le plus profondément d'après Rosinski (1891). On ne les a jamais trouvés dans le tissu conjonctif. Mais il ne faut pas oublier non plus que les tissus qui ont servi à ces observations diffèrent considérablement de l'urèthre, au point de vue de leur structure anatomique. La muqueuse buccale notamment possède un épithélium pavimenteux stratifié, tandis que celui de l'urèthre ne consiste qu'en une couche de cellules cylindriques et une ou deux assises de cellules de transition.

En ce qui concerne l'invasion des gonocoques dans les tissus, l'opinion de Bumm (1886) diffère en somme considérablement de celle des auteurs précédents. D'un autre côté, les recherches anatomiques de Frisch (1892) sur la blennorrhagie rectale ne cadrent pas bien avec les données acquises sur la blennorrhagie parauréthrale. Bumm avait constaté que dans la conjonctivite blennorrhagique les gonocoques traversaient très rapidement l'épithélium pour se multiplier dans les couches superficielles du tissu conjonctif. Frisch, dans ses cas de blennorrhagie rectale, trouva les gonocoques dans les glandes et dans le tissu périglandulaire ; les microbes avaient donc traversé toute la muqueuse jusqu'à la musculaire. Wertheim (1892) enfin, à la suite d'inoculation de culture dans le péritoine, trouva déjà après vingt-quatre heures les gonocoques dans le tissu conjonctif, engagés jusque dans les muscles où ils se développaient en grand nombre.

Ajoutons que la conjonctive et le rectum se rapprochent beaucoup plus de l'urèthre au point de vue de leur structure anatomique que la muqueuse buccale ou les canaux para-uréthraux. Puisque nous sommes réduits à conclure par analogie, il nous paraît plus probable que les gonocoques pénètrent et se répartissent dans la muqueuse uréthrale comme ils le font dans les muqueuses conjonctivale ou rectale. Il manquait jusqu'ici de données anatomiques sur l'uréthrite blennorrhagique. Nous avons commencé dernièrement cette étude à l'institut du professeur WEICHSELBAUM. Ces recherches n'étant pas terminées, nous n'en publierons les résultats que plus tard. Nous nous bornerons à dire ici que dans deux cas où nous avons eu l'occasion d'observer l'urèthre 38 et 48 heures après l'infection, de nombreux leucocytes avaient déjà envahi l'épithélium et le tissu conjonctif sous-épithélial. Les gonocoques se trouvaient disposés en petits amas à la surface des cellules épithéliales cylindriques, mais souvent aussi, et cela n'est pas sans importance au point de vue thérapeutique, on les voyait situés très profondément dans les lacunes et les canaux excréteurs des glandes de LITTRE. A cette phase précoce de la maladie, nous n'avons pas pu constater le passage des gonocoques dans le tissu conjonctif à travers l'épithélium.

Les expériences que nous allons mentionner démontrent cependant que les gonocoques traversent très rapidement l'épithélium pour atteindre ensuite le tissu conjonctif. (Nous croyons qu'il s'agit là d'un phénomène purement individuel ; c'est-à-dire que dans une série de cas cette pénétration des gonocoques est très prompte et que dans d'autres elle se fait tardivement ou même ne se produit pas.)

Ainsi que PELIZARRI (1890) l'a démontré, les abcès péri-uréthraux peuvent être mis sur le compte des gonocoques. Il n'est pas rare d'observer cette complication dès la seconde semaine de la maladie ; dans les trois cas de PELLIZARI notamment, les abcès se sont montrés du huitième au dixième jour après l'infection.

Récemment CRIPPA (1893) a rapporté deux cas de notre policlinique, très intéressants au point de vue qui nous occupe. Il s'agissait de deux malades qui arrivèrent à l'hôpital, une semaine après l'infection, présentant les phénomènes de blennorrhagie aiguë et un œdème du prépuce qui avait été circoncis ; cet œdème siégeait au niveau du frein et de la fosse naviculaire. Nous ponctionnâmes en ce point après lavage antiseptique rigoureux. Le liquide qui s'échappa de cette piqûre contenait, à n'en pas douter, des gonocoques, les uns libres, les autres à l'intérieur de quelques rares leucocytes. Dans l'un des cas le diagnostic des gonocoques fut confirmé par la culture. Il avait donc suffi d'une semaine à partir de l'infection pour que les gonocoques pénétrassent profondément dans le tissu conjonctif sous-épithélial.

Dans notre cas, les gonocoques ont été trouvés à l'intérieur des leucocytes. Touton (1889), Fabry (1891), Frisch (1892), ont pu voir de même dans des coupes de tissus (blennorrhagies para-uréthrale et rectale) des cellules de pus chargées de gonocoques. Ces faits prouvent que les leucocytes et les gonocoques peuvent se réunir déjà dans les tissus, à l'encontre des opinions d'Orcel et de Neisser que nous avons rapportées plus haut.

Traitement.

Il n'est peut-être pas en médecine de chapitre mieux fourni que celui que nous abordons ; il n'est guère, en effet, d'affection qui ait suscité autant que la blennorrhagie des interventions aussi multiples que contradictoires, à laquelle on ait opposé simultanément ou successivement un aussi grand nombre de remèdes et de moyens curatifs.

Malgré tout, peut-être aussi à cause de la multiplicité de toutes ces soi-disantes ressources, le traitement de la chaudepisse est un des plus ingrats que puisse offrir la pratique médicale.

Ce sont d'abord des raisons d'ordre extérieur, des raisons sociales telles que la malheureuse nécessité du secret qui contrarient souvent à un haut point le traitement et en compromettent le résultat. Puis, c'est la lutte que le médecin doit engager avec le malade pour imposer au sens sexuel, le plus impérieux de tous, les réserves néces-saires pour arriver à la guérison de la maladie ; enfin, c'est souvent dans le traitement lui-même qu'il faut rechercher les causes d'insuccès : un grand nombre de complications, d'uréthrites postérieures lui sont imputables et il en sera de même aussi longtemps que la routine continuera à dominer le traitement. Aussi longtemps que le médecin assimilera à la blennorrhagie toute goutte de pus qui se fait jour au méat, aussi longtemps que la vue de cette goutte lui fera prescrire, d'une façon réflexe en quelque sorte, les injections si prônées, la guérison restera le fait du hasard, elle se fera en dépit du médecin et non par lui.

Chez nous, la chose est poussée si loin que beaucoup de ma-lades dès qu'ils s'aperçoivent du moindre écoulement courent à la pharmacie la plus proche demander une solution de zinc

pour injections, persuadés que le praticien ne leur ordonnera rien
d'autre.

Un traitement précis et rationnel, basé sur les indications for-
melles d'un diagnostic certain, approprié à la localisation du mal
et à l'intensité des symptômes peut seul conduire sûrement au but.

Nous nous sommes occupés du diagnostic. Je ne fais qu'insister
encore sur la nécessité pour tout médecin instruit d'entreprendre
avant tout la recherche des gonocoques. *La recherche du gonocoque*
dans un écoulement uréthral est pour nous ce qu'est pour le méde-
cin s'occupant des maladies internes, la démonstration du bacille
tuberculeux dans les crachats.

La chaudepisse dûment diagnostiquée, nous devons en connaître
l'*étendue :* avons-nous affaire à une uréthrite antérieure simple ou
l'uréthrite est-elle à la fois antérieure et postérieure ? J'ai déjà dit
comment on pouvait se renseigner exactement sur ce point. On prie
le patient d'apporter l'urine du matin répartie en deux flacons
et l'on examine de la même façon l'urine du jour. Eventuellement
on pourra faire l'examen de l'urine du matin après l'irrigation
rétrograde de la partie antérieure du canal, au moyen d'une sonde
de Nélaton introduite jusqu'au bulbe. La question de savoir s'il
y a uréthrite antérieure ou uréthrite totale est très importante, car
le traitement diffère essentiellement dans l'un ou l'autre cas. Il
ressort suffisamment des considérations anatomiques exposées que
la contraction tonique du compresseur uréthral rend impossible la
pénétration des liquides de l'urèthre antérieur dans l'urèthre postérieur. *La méthode ordinaire des injections au moyen de la seringue*
ne porte donc que dans l'urèthre antérieur les liquides médicamen-
teux ; ces injections ne sont d'aucune utilité pour la guérison de
l'uréthrite postérieure.

Par contre, la présence concomitante d'une uréthrite postérieure
contre-indique absolument ce mode de traitement.

Il est établi, en effet, que lorsqu'une blennorrhagie se complique
d'une cystite, d'une épididymite ou d'une prostatite, toute injection
dans l'urèthre, voire d'un liquide faiblement astringent, aggrave la
complication. Tous les médecins qui préconisent la méthode par
injections pour tous les écoulements de l'urèthre indistinctement,
doivent se rappeler les cas de leur pratique où, après une seule injection, l'un ou l'autre accident se produisit, le plus souvent une épididymite ; Milton (1876) attire spécialement l'attention sur ce fait. Quand
alors une de ces complications se présente, le médecin est obligé de

se retrancher derrière la mauvaise fabrication des seringues, la maladresse du patient à se faire des injections, l'imprudence du pharmacien qui force le taux de la solution tandis que le malade met sur le compte du médecin, et souvent à bon droit, toute aggravation survenue dans son état. L'uréthrite postérieure s'accentue par des injections intempestives et devient alors le point de départ de la complication.

Indépendamment de l'étendue et de la localisation du mal, il faut encore tenir compte de son intensité, de son acuité. Ce point est important car en cas d'uréthrite totale, il faut combattre deux processus d'acuité différente et l'on sait que les topiques qui apaisent l'inflammation quand elle est modérée, ne font que l'activer quand elle est déjà intense.

Avant de parler du traitement proprement dit, nous répondrons en peu de mots à la question de savoir si et comment il est possible d'éviter l'infection blennorrhagique, puis nous donnerons les règles hygiénico-diététiques qu'il convient de faire observer dès que la maladie est déclarée. Enfin nous passerons en revue les médicaments et les différentes méthodes de traitement avec leurs indications.

Prophylaxie. — La statistique que nous avons reproduite au chapitre de l'infection nous montre déjà dans quelles circonstances les chances de contagion sont les plus grandes. Les conditions sociales dans lesquelles nous vivons rendent le coït extra-conjugal nécessaire pour un grand nombre de jeunes gens; il faut donc se demander s'il est un moyen d'échapper au mal quand on y est exposé. Il faut d'abord, autant que possible, éviter tout ce qui peut favoriser l'infection : on fera bien dans les cas suspects de consommer rapidement le coït, de s'abstenir d'excitations prolongées et de répétitions. Mais la contagion n'est pas absolument écartée par ces mesures de prudence, et l'implantation du virus est toujours possible.

Aussi, de toute antiquité, a-t-on pensé à employer un moyen capable de détruire, de tuer le virus éventuellement déposé sur le gland ou introduit dans l'urèthre. Ces moyens préventifs étaient, les uns parfaitement rationnels, les autres tout à fait singuliers. — Une précaution des plus anciennes et bien rationnelle a été recommandée par Jean de Gaddesden, Fallope, Palmarius et Harrisson; elle consiste à uriner de suite après le coït et à se laver le gland avec l'urine. Gui-

Lelmo de Saliceto, Lanfrancus, Almenar ont prôné les lavages de vin et de vinaigre, Torella croyait que le mieux était de faire sucer le virus par d'autres hommes. — Magnardus recommandait aux riches l'eau de fleurs d'oranger, aux pauvres de l'eau qui avait servi à la trempe du fer. Brassavolus et Boerhave se contentaient de lavages à l'eau froide. Hieronymus Montuus conseillait d'ouvrir une grenouille ou une poule fraîchement tuées et de les placer sur le pénis. Ettmuller recommandait les lavages de térébenthine dans du vin. Cataneus, Falk, Préval, Hunter, Spangenberg vantaient le sublimé et l'onguent gris, Warren, Peyrithe, Oesterlen faisaient des lavages et des injections alcalines, et plus récemment Hausmann (1886) préconisait comme moyen prophylactique la solution de nitrate d'argent à 2 p. 100. Comme plus certains et plus conformes au but que ces remèdes chi‐ miques dont l'action est bien incertaine, il faut citer les moyens pré‐ ventifs mécaniques. C'est ainsi que l'Anglais Condom a fait préparer des gaines, avec des cæcums d'agneaux, enduites de son et d'huile d'amande, et glissées sur le pénis au moment du coït ; elles avaient pour but d'empêcher l'infection. Le pauvre Condom qui vivait, paraît-il, au temps de Charles II d'Angleterre, retira très peu d'honneur de son invention, il fut si généralement honni et raillé qu'il fut contraint de changer de nom. Mais ce nom s'est transmis avec l'invention à la postérité reconnaissante et aujourd'hui encore ces engins sont cou‐ ramment en usage sous le nom de condoms.

Quand elles sont imperméables et qu'elles ne se déchirent pas pen‐ dant le coït, elles offrent, en fait, une garantie plus certaine que tous les moyens prophylactiques chimiques. Malheureusement ces enve‐ loppes elles-mêmes peuvent transmettre la maladie et l'on connaît des cas d'infection imputables à des condoms qui avaient déjà servi et qui, mal nettoyés, avaient été revendus par des prostituées ou des camelots.

Hygiène, diète. — Dès que la blennorrhagie est éclose le médecin a deux indications à remplir : éloigner toutes les causes nocives, éviter toutes les circonstances capables d'influencer défavorablement la maladie, puis, mettre en œuvre tous les moyens qui peuvent guérir et soulager. La première indication sera remplie par certaines *pres‐ criptions hygiénico-diététiques* qui sont de la plus haute importance. Dans beaucoup de cas, l'observance stricte de ces règles, spécialement lors d'une première uréthrite antérieure, suffit à elle seule pour assurer une marche rapide et favorable de la maladie. L'uréthrite antérieure est, en effet, une maladie à cours typique et l'abstention de tout ce qui est en état de troubler cette évolution suffit à elle seule pour amener la terminaison heureuse, comme on peut s'en convaincre surtout chez les hospitalisés. Otis (1871) partage cette manière de voir. Malheureusement, il n'est pas beaucoup de patients, surtout dans les classes élevées, qui soient en état de suivre ces prescriptions dans toute leur rigueur. C'est ainsi que le repos au lit ne peut presque jamais être obtenu. En tous cas tout mouvement violent est à proscrire : course, gymnastique, danse, marches longues et fatigantes. De même les mouvements passifs quelque peu violents : l'équitation, les courses en omnibus. Le tramway et le chemin de fer, avec leurs

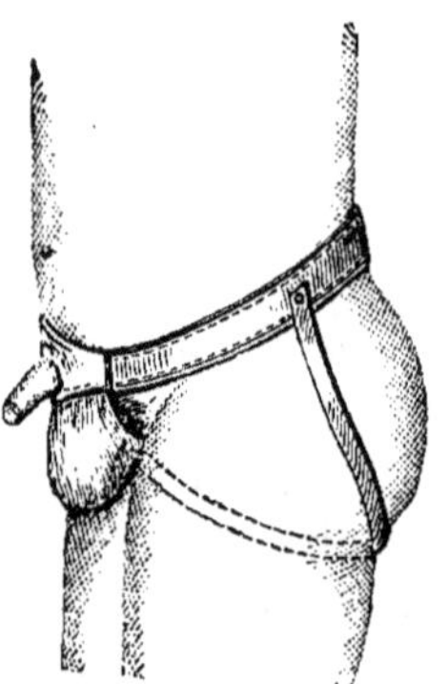

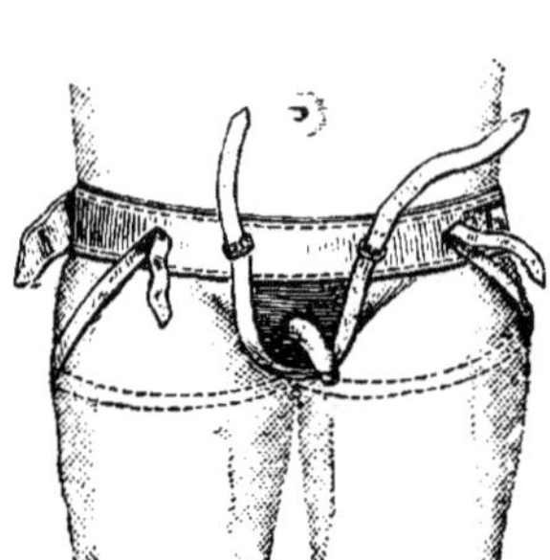

Fig. 4.   Fig. 5.

cahotements moindres, sont moins nuisibles. Il faut faire porter un bon suspensoir. Celui-ci doit relever le pénis et le scrotum, et les fixer sans les comprimer ; ainsi on évitera les secousses et les chocs qui augmentent l'inflammation. Le nombre des suspensoirs préconisés dans ce but est très grand. Recommandables sont tous ceux qui exercent une traction et une pression uniformes, qui relèvent les parties génitales en les attirant vers la ceinture et les maintiennent au bas-ventre par une traction vers le périnée (fig. 4).

Aussi tout bon suspensoir doit-il posséder une ceinture et des sous-cuisses comme c'est le cas pour les suspensoirs de Kohn, de Neisser (fig. 5), d'Ihle (fig. 6), d'Unna (fig. 7).

Plus récemment Stern (1888) a fourni un suspensoir muni d'épaulières au lieu d'une ceinture. Les mauvais suspensoirs sont ceux qui, à l'instar des simples suspensoirs d'équitation, relèvent simplement les parties génitales au gré des malades ; les bourses sont d'ordinaire trop fortement relevées et le bandage exerce une pression permanente sur la portion périnéale de l'urèthre. Cette pression, quand l'urèthre est enflammé, peut conduire à la stagnation des sécrétions.

Il est clair que le coït doit être proscrit, mais cela ne paraît pas toujours aussi évident au malade. Il faut éviter toutes les excitations sexuelles provoquées par des pensées, des gravures ou des livres lubriques; il en est de même de la société parfois troublante et excitante de certaines femmes. Mais l'abstinence, l'irritabilité sexuelle augmentée par la blennorrhagie entretiennent chez les malades et bien malgré eux un état d'excitation continuelle. Celle-ci se trahit par des érections et des pollutions très nombreuses qui influencent défavorablement le cours de la maladie. On les combattra par

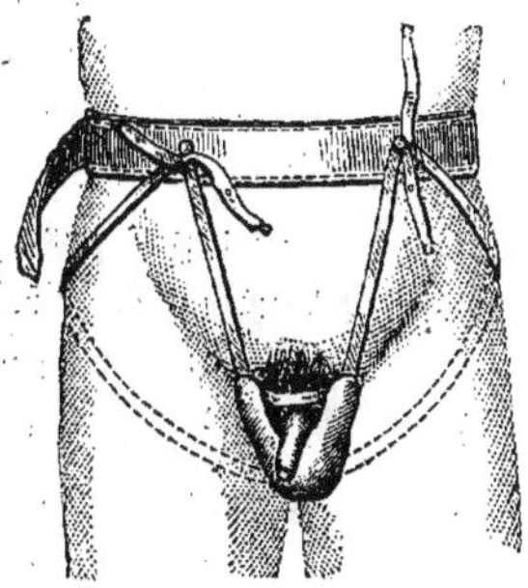

Fig. 6.

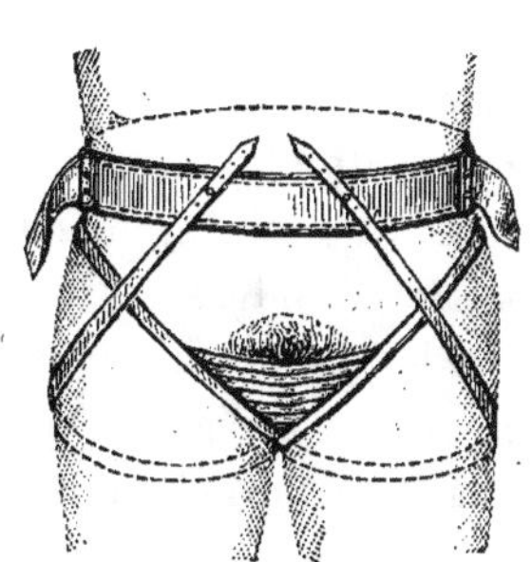

Fig. 7.

l'usage de matelas durs, frais; par la régularisation des selles, par l'emploi des antiphrodisiaques. Le camphre, le lupulin, les bromures de potassium et de sodium se montrent efficaces. On a recommandé le camphre à l'extérieur saupoudré sur un peu de coton placé dans le suspensoir. Mieux vaut le prescrire à l'intérieur.

> ℞ Camphor rasæ. . . . . gr. 0,2
> Mixt. gummos. . . . . gr. 100
> S. Toutes les deux heures une cuillerée à soupe.

Le lupulin et les préparations de brome sont données à l'intérieur. Nous prescrivons d'ordinaire :

<table>
<tr><td>℞ Lupulini pur . . . . . 1,0</td><td>℞ Lupulini pur. . . . gr. 1,0</td></tr>
<tr><td>Sacchar. albi . . . . . 2,0</td><td>Morphini muriatic . 0,05</td></tr>
<tr><td>Mf. pulv. Div. in dos. . X</td><td>Sacchar. albi. . . . 2,0</td></tr>
<tr><td>S. Trois p. par jour.</td><td>Mf. pulv. D. in dos . X</td></tr>
<tr><td></td><td>S. Trois par jour.</td></tr>
</table>

    ℞ Lupulini.   1,0
       Camphor.   0,1
       Ext. Lupuli q. s. ut f. pil. X
                    S. Six par jour.

Les préparations de brome sont données seules à raison de 1 à 2 grammes, matin et soir. Voici les prescriptions dont nous avons le plus à nous louer.

℞ Natrii bromati. gr.   10-15,0
   Camphor rasæ . .)
   Lupulini pur . . .) aâ 0,5-1,5
   Mf. pulv. D. in dos.   X
      Da ad chartam ceratam.
   S. Matin et soir 1 poudre.

℞ Camph. monobromat. gr. 4
   Div. in dos. X
   Da ad capsul. amylac.
S. Trois ou quatre capsules par jour.

L'antipyrine a été recommandée à la dose de 1 à 2 grammes.

On portera toute son attention sur la nourriture et l'on tâchera d'écarter tout ce qui rend la digestion laborieuse : pâtisseries, riz, fromages, tout ce qui amène la constipation, tout ce qui irrite ou excite les organes génitaux ou augmente l'inflammation.

Les mets fortement épicés avec du poivre, du paprika, du curry, les asperges, les aliments salés ou acides, doivent être proscrits.

Un régime trop substantiel doit de même être condamné.

Gare aux boissons surtout : Vénus et Bacchus sont proches parents, ne l'oublions pas. Avant tout, les boissons qui dégagent de l'acide carbonique doivent être proscrites : le champagne, les bières mousseuses, les sodas, certaines eaux (SELTERS, PREBLAUER, GIESSHUBLER). La même interdiction frappe les vins capiteux italiens, espagnols, anglais. Le mieux serait de proscrire toute espèce d'alcool ; mais on fait ce qui est possible. Pour beaucoup de malades ces conseils restent lettre morte parce qu'ils veulent garder le secret de leur maladie ; d'ailleurs nous avons toujours fait la remarque qu'après une période de tempérance longue et absolue, de faibles quantités d'alcool sont fort nuisibles, tandis que le préjudice est moindre si le malade habitue en quelque sorte sa blennorrhée à un faible quantum d'alcool, qu'il ne doit pas dépasser. Aussi, nous conseillons à nos malades de faire usage tous les jours et dès le début de la maladie d'une même quantité d'un vin rouge, léger, un peu aigre, et nous les engageons à ne jamais augmenter la dose.

Beaucoup de malades demandent s'ils peuvent fumer. BUMSTEAD (1883) croit que non.

La vérité est que les personnes non habituées au tabac sont excitées sexuellement par son usage. Ce préjudice n'existant pas pour les fumeurs, nous croyons ne pas devoir le proscrire.

Il faut aussi attirer l'attention sur le danger d'infection de la conjonctive oculaire. La plus grande prudence, la propreté la plus scrupuleuse doivent être conseillées. Le mieux est de faire mettre un peu de coton dans le sac prépucial. Ce tampon fréquemment renouvelé absorbe les sécrétions et empêche la souillure des linges et des vêtements ; ou bien encore, le malade porte, autour du pénis et attaché au suspensoir, un petit sac garni de coton. Toujours, après chaque manipulation des organes génitaux, le nettoyage des mains est de rigueur.

Voilà, dans leurs grandes lignes, les règles hygiéniques et diététiques ; le médecin les appliquera à chaque cas particulier. Chaque fois par exemple que l'irritabilité sexuelle ne sera pas exagérée, la médication calmante ne sera pas de mise. Chez les individus faibles il faut instituer un traitement roborrant ; chez eux il serait absolument contre-indiqué de supprimer les aliments substantiels et de les remplacer par une nourriture plus légère.

APERÇU DES REMÈDES

Le nombre des remèdes dirigés contre la blennorrhagie est considérable. Ils ont varié avant tout avec les idées qui ont régné quant à la nature de la maladie. La plus ancienne, la première croyance voyait dans la blennorrhagie l'élimination en grande abondance d'un sperme vicié, elle voulait que la gonorrhée fût une perte séminale.

Conformément à cette manière de voir, on prescrivit les médicaments que l'on croyait capables de diminuer la sécrétion du sperme : comme les semences et feuilles de rue, la noix de pin, les semences d'anèthe, le lactuca, les semences de chanvre, le plantago, l'origanum, etc. L'hypothèse qu'il s'agissait dans la blennorrhagie d'un processus inflammatoire et que l'écoulement résultait d'une plaie de l'urèthre et de la vessie conduisit au traitement local aussi bien du reste qu'à des médications bizarres. En injections on employa d'abord des moyens émollients et rafraîchissants, du lait, du petit lait, de l'eau d'orge. du miel et de l'eau vinaigrée.

Dans l'introduction historique nous avons déjà donné les recettes de JEAN ARDEN. Les moyens les plus fantaisistes furent employés. C'est ainsi que nous trouvons dans Hercules Saxonia (1597) : « Sciendum autem est, quod habui a quibusdam Venetis ; dicunt, se a gonorrhea statim curatos usu Veneris cum muliere Æthiope. Hæc quoque scio antiqua gonorrhæ plures fuisse liberatos, qui cum uxore, Virgine rem habuere, sec tunc mulier inficitur. »

Dans le manuscrit de Richard remontant au xiii⁰ siècle et trouvé par Littré, on lit : « Et nota, quod in magno dolore et tumore prodest, si in muliere diu, quando in coitu, moretur ; vulvo enim sugendo, mollificando et quasi purgando dolorem minuit et saniem attra-hit. »

Quand, dans la seconde moitié du xvi⁰ siècle, on commença à croire à la nature syphilitique de la blennorrhagie le traitement spéci-fique lui fut appliqué. Les malades prirent du mercure, du gayac, de la salsepareille à fortes doses et furent soumis à une forte pur-gation drastique.

Le revirement qui se produisit dans les idées sur l'étiologie de la gonorrhée, au commencement du siècle, suscita encore un nouveau traitement : la blennorrhagie reconnue une affection locale fut traitée localement. Les médicaments qui furent employés le furent, les uns empiriquement. les autres d'une façon rationnelle, comme les astrin-gents (à titre de remèdes antiphlogistiques).

Après la découverte du gonocoque, après la démonstration de sa spécificité, on eût pu s'attendre à ce que ces données nouvelles sur l'étiologie de la maladie permissent à la thérapeutique d'accomplir de grands progrès. On eût pu croire, notamment, que le traitement antiparasitaire allait faire table rase de l'ancienne méthode antiphlo-gistique. Cela n'a pas été le cas.

Il est vrai que quelques auteurs ont entrepris de faire des cultures pures du gonocoque et d'expérimenter différents médicaments sur ces microbes cultivés. Jusqu'à présent ces laborieuses recherches n'ont pas eu de résultat pratique. Quant à ces travaux d'ailleurs (nous avons déjà parlé de ceux de Kreis et de Oppenheimer), nous ne sommes pas certains que les auteurs ont expérimenté constamment et réellement avec le gonocoque ; et puis, l'invasion du gonocoque sur notre terrain de culture est si fâcheuse, si prompte à produire des troubles, que nous ne pouvons absolument pas déduire que chaque dose et chaque médicament qui arrête le développement d'une culture pure aura sur le développement des gonocoques dans l'excellent milieu nutritif que constitue la muqueuse uréthrale, le même effet ou un effet ana-logue. Aussi longtemps que nous ne posséderons pas un milieu artifi-

ciel qui fournisse aux gonocoques les mêmes conditions vitales favorables que la muqueuse uréthrale, nous n'arriverons à aucune solution
dans cette importante question. Mais, si la découverte du gonocoque
n'a pas fait jusqu'ici progresser la thérapeutique antiblennorrhagique,
on ne peut pas dire non plus qu'elle ait été stérile en résultats. Les
gonocoques nous donnent sur deux points de repère thérapeutiques
importants des indications certaines : sur le diagnostic et la virulence
des sécrétions, sur la durée du traitement.

FRIEDHEIM (1889) et NEISSER (1889) ont bien conseillé le *nitrate d'argent* comme remède antibactérien par excellence ; efforçons-nous
cependant de n'accepter leur assertion que sous réserves.

Si, en effet, NEISSER pose comme condition d'un traitement rationnel
que le moyen topique doit : 1° tuer les gonocoques ; 2° ne pas léser
la muqueuse ; 3° ne pas augmenter l'inflammation, il faut bien
avouer que le nitrate d'argent ne répond pas dans toute la mesure à
ces désidérata. En ce qui concerne le premier point, la destruction
des gonocoques, IEROSCH (1889) admet que le nitrate d'argent tue les
germes en 2 à 3 minutes, en solution de 1 p. 1000 ; toutefois, cela n'est
vrai que pour les cultures. Comme le sublimé, le nitrate d'argent
est décomposé par les sérums du pus et du sang, il perd donc forcément dans l'urèthre beaucoup de son action. IEROSCH croit que la
solution de nitrate d'argent, par suite du mélange au sérum, n'est parasiticide qu'au taux de 2 p. 100 et après cinq minutes d'action. Au reste,
les divers germes devraient se comporter différemment en présence
du nitrate d'argent. Ainsi les soi-disants gonocoques d'OPPENHEIMER
(1884) seraient influencés par la solution argentique à 2 p. 100. En ce
qui concerne les deuxième et troisième points, le nitrate d'argent
s'il ne produit aucune lésion de la muqueuse, est en tous cas un puissant irritant, alors même qu'il est employé aux doses faibles de 1 p. 1000
à 1 p. 2000, solutions qui ne sont plus toujours antiseptiques (quand
notamment il y a mélange du sérum du pus au nitrate). Pour cette
raison, nous ne sommes pas partisan de son emploi dans les blennorrhagies récentes ; beaucoup d'auteurs pensent comme nous, du reste.

Mieux approprié aux stades aigus de la maladie est le sulfo-ichtyolate d'ammoniun, conseillé récemment par KOSTER (1890) et surtout
par JADASSOHN (1892).

Quant à l'efficacité de tous ces topiques, nous sommes encore réduits
à l'empirisme et la démonstration de la nature parasitaire de l'uréthrite
n'a eu jusqu'ici que le mérite d'avoir introduit dans le traitement de
la chaudepisse, à côté des antiphlogistiques, quelques antiseptiques.

Welander et Furbringer (1890) se sont aussi prononcés dans ce sens.

Nous possédons de nombreux remèdes appropriés à la nature locale de la blennorrhagie ; les uns sont administrés à l'intérieur, les autres sont appliqués directement.

Les premiers ou *remèdes internes* appartiennent à la catégorie des balsamiques, des huiles éthérées ou des alcaloïdes ; d'autres enfin sont des médicaments minéraux ou alcalins.

Parmi ces remèdes internes les huiles éthérées et les balsamiques prennent le premier rang.

Tout d'abord : *le baume de copahu* extrait de diverses légumineuses de l'espèce Copaifera, spécialement du Copaifera officinalis et guyanensis, est un liquide épais, jaune clair ou brun, limpide, visqueux, assez semblable à une huile concentrée, d'une odeur particulièrement résineuse, d'un goût repoussant. Il a été administré d'abord pour des maladies internes par Markgraf et Pison (1648) ; il a été introduit dans le traitement des maladies vénériennes par Daniel Turner (1729) et par J. Thorn (1827) et a bientôt conquis les faveurs médicales. On donnait et on donne encore le baume de copahu pur et simple à raison de 15 à 20 gouttes sur un morceau de sucre ; malheureusement, administré de cette façon, il garde son goût désagréable. Aussi-a-t-on cherché à obvier à cet inconvénient. *La potion de Chopart* est encore usitée aujourd'hui en France.

La voici :

```
℞ Balsam. copaïv. . . . . . . . . . . . . .
  Spirit. vini rectif. . . . . . . . . . .  ⎫
  Syrupi tolutani . . . . . . . . . . . .  ⎬ āā 60 gr.
  Aq. menthæ. . . . . . . . . . . . . . .  ⎭
  Aq. naphæ . . . . . . . . . . . . . . .
  Spirit. nitric. . . . . . . . . . . . . .   8 —
```

S. 3-6 cuillerées à soupe par jour.

Ricord a modifié et simplifié cette potion de la façon suivante :

```
℞ Balsam. copaïv. . . . . . . . . . . . .  ⎫
  Syrupi diacodii . . . . . . . . . . . .  ⎬ āā 30 gr.
  Syr. tolutani . . . . . . . . . . . . .  ⎭
  Aq. naphæ . . . . . . . . . . . . . . .  ⎫ āā 60 —
  Aq. menthæ. . . . . . . . . . . . . . .  ⎭
  Gummi arabic . . . . . . . . . . . . . .  Q. s. ut f. emulsio.
```

S. 3-9 cuillerées à soupe par jour.

Voici d'autres mixtures analogues, plus souvent employées :

℞ Balsam. copaïv . .　30 gr.　　℞ Copaïv. balsam. .　12 gr.
　Spirit. nitric. . . .　7,5　　　Vitelli ovi tria, tere
　Tct. opii spl. . . . .　1,5　　　　c. aque fontis. .　150 —
℞ S. 2-4 f. par jour XX gouttes.　　Aq. cinnamom . .　30 —
　　　　　　　　　　　　　　　Syrupi cinnamom.　15 —
　　　　　　　　　　　　　S. Toutes les trois heures cuillerée
　　　　　　　　　　　　　　　　à soupe.

Le mauvais goût de ces potions conduisit LAGNEAU et WELPEAU à administrer le copahu sous forme de lavement :

℞ Bals. copaïv . . . . 15 gr.
　Vitelli. 1
　Ext. opii aq. . . . . 0,06 cent.
　Decoct. semin. lini. . . . . 200 gr.
　　　　　S. Pour un lavement.

WEHNER prescrivit même le baume en suppositoire :

℞ Bals. copaïv . . . . 150 gr.
　Pulv. opii . . . . 0,25 cent.
　Butyr. cacao . . . . ⎫
　Spermazeti. . . . . ⎬ āā 45 gr.
　Ceræ alb. . . . . 3 —
　　　　　F. supposit. n° XII.
　　　S. Matin et soir un suppositoire.

Toutes ces formes d'administration sont délaissées depuis que FAVROT et MOTHE ont mis en usage les capsules gélatineuses. Celles-ci, remplies de 5 à 10 gouttes de baume de copahu, peuvent être introduites dans l'estomac sans que la saveur désagréable en soit perçue. Sous cette forme le baume est encore prescrit aujourd'hui ; on fait prendre de 3 à 6 capsules par jour. RICORD (1849) et ROQUETTE (1854) ont montré que le copahu agissait réellement localement, qu'il passait dans l'urine et que celle-ci, imprégnée des différents produits de transformation du baume, modifiait favorablement l'uréthrite :

Deux patients, présentant des fistules uréthrales, furent traités pour une uréthrite par le baume de copahu intérieurement. La partie du canal située en amont de la fistule et qui était constamment lavée par l'urine, guérit ; la portion située en aval de la fistule resta enflammée jusqu'au moment où l'on y injecta de l'urine du malade. RICORD fit alors prendre du copahu à un malade de son service ne souffrant pas de gonorrhée et fit injecter l'urine de ce patient dans l'urèthre de quelques blennorrhagiens. Ici encore l'action de l'urine se montra efficace. WEICKART le premier a recherché sous quelles formes passait le baume de copahu dans les urines. Il démontra que c'était l'acide résineux du copahu, l'acide copahivique, qui se combinait avec les alcalis du sang pour former le copahivate de soude et de potassium. L'huile éthérée se retrouve aussi dans l'urine ; c'est elle qui lui donne l'odeur de violette, caractéristique. Si on ajoute à l'urine qui renferme des copahivates dissous un acide minéral, de l'acide nitrique par exemple, on obtient alors un précipité blanc, floconneux, très semblable à celui de l'albumine. Ce précipité a conduit maints observateurs, BAUCHET entre autres, à croire réellement à une albuminurie et à faire la déduction inexacte que le baume de copahu pouvait occasionner une néphrite ; TARNOWSKY le pensa aussi (1872). Ce précipité est de l'acide copahivique libéré de sa combinaison avec la soude par l'acide minéral ; il se redissout dans un excès d'acide.

ROCCO DA LUCA et AMATO (1884) ont étudié l'action de l'acide copahivique et de l'huile de copahu sur le processus blennorrhagique et sont arrivés à la conclusion que, ni l'une, ni l'autre substance isolée, ne possède l'action qui appartient à leur combinaison, c'est-à-dire au baume. Ils ont démontré, de même que QUINCKE (1883), que lorsqu'on administre de l'huile de copahu pure, celle-ci passait dans les urines à l'état de sel facilement décomposable. En ajoutant un acide minéral à une telle urine l'acide devient libre et donne à l'urine une coloration rouge, ce qui lui a valu le nom de rouge de copahu (QUINCKE).

Malheureusement, quelques contre-effets fâcheux sont inhérents à l'emploi du baume de copahu et le rendent souvent difficile, parfois même impossible à supporter. C'est ainsi que le copahu se digère difficilement et qu'il produit quand on en prolonge l'usage des indigestions. Celles-ci peuvent dégénérer et produire un véritable catarrhe gastro-intestinal. Moins graves, mais très alarmants pour le malade, sont les phénomènes qui se produisent du côté des téguments et qui se manifestent chez beaucoup d'entre eux dès la première prise du médicament. Ce sont ces exanthèmes qui appartiennent à la catégorie des angio-névroses et qui apparaissent tantôt sous forme d'érythème ou de roséole, d'érythème papuleux, tantôt bien que plus rarement, sous la forme d'un urticaire ou d'un purpura. Le plus souvent ces exanthèmes polymorphes consistent en de petites taches circonscrites, parfois confluentes, dont la couleur varie du violet

sombre au rouge; leurs dimensions changent vite; elles disparaissent
sans aucun symptôme subjectif. Dans beaucoup de cas c'est seulement la première dose qui est suivie d'érythème, puis celui-ci rétrocède malgré l'usage du médicament ; parfois cependant il augmente.
Quand il s'agit d'un urticaire, les troubles gastriques et les démangeaisons manquent rarement; aussitôt que l'on cesse l'administration du balsamique toutes ces manifestations cutanées disparaissent
d'ordinaire très vite.

Le *cubèbe*, le fruit du Piper methysticum, ressemble aux graines
de poivre par les dimensions et la forme, et consiste en petites baies caudées brunâtres ; fraîchement pulvérisées elles ont été recommandées, comme antiblennorrhagiques par CRAWFORD (1818), qui apprit à
les connaître dans les Indes où il était médecin de l'armée anglaise
et où le médicament était un remède populaire.

Par son action, le cubèbe vient après le copahu ; il est entré un
moment en défaveur parce qu'on l'a employé à doses démesurées.
C'est ainsi que PÜCHE donnait, dès le début de la blennorrhée, le premier jour même, 10 grammes de poudre de cubèbe ; il augmentait
tous les jours de 10 grammes jusqu'au tarissement de l'écoulement.
La poudre de cubèbe est prescrite à raison de 1 à 3 grammes, deux à
trois fois par jour, dans une hostie ou bi en sous forme d'extrait éthéré;
la cubébine, en doses dix fois moindres.

Les combinaisons de la poudre de cubèbe, notamment avec le baume
de copahu, sont assez en usage. C'est ainsi que BÉHREND prescrivait :

℞ Pulv. cubeb. . . . 30 gr.	℞ Pulv. cubeb . . . }	ââ 15 gr.
Alun 7,5	Bals. copaïv. . . }	
Roob Sambuci. . . q. s. f.	Gummi arabici. . .	7,5
Electuar. S. 2-4 cuillerées à café	Aq. cinnamom. . .	120 gr.
par jour.	Syr. cort. aur . . .	30 —

S. Trois fois par jour une cuillerée.
(COOPER).

VELPEAU (1826), FENOGLIO (1846), CAUDMONT (1861) étaient surtout
partisans de la combinaison du copahu et du cubèbe à laquelle ils
attribuaient une action plus efficace qu'à l'un des médicaments
pris séparément. SIGMUND était aussi un ami de cette association et
ordonnait volontiers :

℞ Pulv. cubeb. . . . . } ââ 3 gr.
Bals. copaïv. . . . . }
Extr. gent. . . . . Q. s. f. pil. nº XXX.

S. 6 à 8 pilules par jour.

Si le cubèbe est capable de produire à la longue une gastrite ou un urticaire, son influence sur les voies digestives et sur la peau est en tout cas, bien moins fâcheuse que celle du copahu.

Le *santal*, oleum ligni santal, obtenu par distillation du Syrium myrtifolium, fut conseillé par HENDERSON (1865), PANAS (1865) comme antiblennorrhagique énergique.

C'est en France que l'usage en a d'abord été conseillé, notamment par NIRGON (1875) et PATHAULT (1875); en Allemagne on l'a employé un peu plus tard; cependant, depuis que POSNER (1886), MEYER (1886), LETZEL (1886), ROSEMBERG (1887), LINHARDT (1887) l'ont expérimenté, il est fort souvent prescrit.

Il a d'ailleurs une efficacité au moins égale à celle du copahu, et il n'en partage pas les inconvénients fâcheux. La gastrite se montre rarement; on a vu dans quelques cas, peu nombreux, se produire des phénomènes congestifs du côté du rein, ce qui engage à quelque prudence. On l'ordonne à raison de $0^{gr},2$ à $0^{gr},5$ en capsules gélatineuses (trois capsules par jour) ou bien de la façon suivante :

> ℞ Olei santal ostindici. . . . .   15 gr.
> Olei menthae piperit. . . . . gutt   VIII
>
> S. 3-4 fois par jour 15 à 10 gouttes. (POSNER.)

Parmi autres balsamiques, les *baumes du Pérou et de tolu* furent aussi donnés; ils ne sont pas restés longtemps en faveur; ils ne valent pas les précédents.

VIDAL (1877) employait *le baume de gurjun* découvert par WILLIAM O'SHAUGHENESSY, et conseillé aussi par HENDERSON (1865) comme « wood-oil ».

> ℞ Bals. gurjun . . . . ⎫ àà 4 gr.
> Pul. g. arab. . . . . ⎭
> Syrupi simpl. . . . .   12 —
> Infus. anisi stellat. . . . .   40 —
>
> S. Pour un jour.

Le *matico*, extrait du Piper angustifolium, fort vanté par FAVRAT (1861) est prescrit tantôt seul, tantôt allié au baume de copahu. En dehors de l'administration interne, la poudre de feuilles a été employée en infusion pour injection. SCARENZIO (1864), SIGMUND, JULLIEN (1886) lui dénient toute efficacité.

L'huile de térébenthine, très active, malheureusement très difficile à digérer, a été ordonnée dès 1798 par Swediaur. Le plus souvent on l'associe au cubèbe :

    ℞ Terebinth. venetæ . . . .   5 gr.
        Pulv. Cubeb. Q. s. f. pil. pouder.   0, 15 ctg.

           S. 6-9 pil. par jour.

Les *préparations de goudron* et leurs dérivés eurent aussi à certains moments la faveur des médecins. Riemslagh (1862) conseillait l'usage de l'eau de goudron à l'intérieur; Zeissl les inhalations avec l'huile éthérée de sapin (1874), Brémond (1874) les bains de vapeurs térébenthinées, Barton (1886) la *créosote*.

Dupouy (1876) prônait le *kawa-kawa*, les racines du Piper methysticum. Cet auteur faisait macérer 5 grammes de racines finement coupées dans 100 grammes d'eau, puis il filtrait et faisait boire le liquide gris, aromatique qu'il obtenait par cette opération.

Blackerby (1881) prescrivait :

    ℞ Ext. fluid. kawa-kawa . . . . 100 gr.
        Spirit. Aether. nitros . . . . 35 —
        Syrupi simplic. . . . . 70 —

         S. Trois cuillerées à soupe par jour.

Schutt (1883) donnait à l'intérieur :

    ℞ Ext. fluid. kawa-kawa . . . . 15 gr.
        Ext. Rhus. arom. . . . . 8 —
        Bals. copaïv . . . . 15 —
        Tinct. cubeb. . . . . 60 —

         S. Quatre cuillerées à thé par jour.

Sanné (1886) ordonnait l'extrait de kawa-kawa à raison de 4 à 8 pilules par jour de $0^{gr},1$ chacune.

Citons encore : le vin de colchique opiacé (Ficinus, 1848), la teinture de colchique (Eisenmann, 1859), la digitale (Bérenger-Feraud, 1867), l'Hydrastis canadensis (Mac Can, 1852), l'Arbutus unedo (Venot, 1853), le Gelsemium sempervirens (Douglas, 1857), les baies de myrtilles (Meissner, 1858), l'*Asclepias incarnata* (Hauser, 1859), la teinture d'aloès (Gamberini, 1860), le Hachich (Lamarre, 1874), l'Amaranthus spinosa (Deb, 1851), la Jamaïca Dogwood (Bentley, 1881), le Piscidia erythrima, la teinture de Sierra salvia (Gordon, 1880), les fleurs du Schimus molle (Bertherand, 1888). Finalement, furent encore conseillés le *Salmiak*, intérieurement et à fortes doses, par

Schuttel, 1848 ; le *bromure de potassium*, 4 à 6 grammes par jour, par Martin Damourette (1874), Bligh (1875) ; le *chlorate de potassium* 3 grammes par jour, Zeitlin (1880) ; le *salicylate de soude*, 6 grammes pro die par Awssitidjiski (1886), le *sulfite de calcium*, 0^{gr},12 à 0^{gr},25 par jour, par Wilsow (1888), l'*antipyrine*, 2 à 3 grammes pro die, par Blanc (1888); Dreyfuss (1890), Sahli (1890), Girard (1890), Lane (1890), et Hicks (1890), se montrèrent partisans du salol (jusque 8 grammes par jour) seul ou associé à l'antipyrine.

MOYENS EXTERNES

Instruments. — Les applications externes, les injections, ont été employées depuis les temps reculés, mais ces moyens ne constituaient pas exclusivement le traitement, ils n'étaient qu'un adjuvant des traitements interne et général, considérés comme plus importants. Les seringues utilisées étaient assez semblables aux nôtres. C'est ainsi que Blegny (1683), construisit une seringue qui ne différait guère de celles qui sont en usage aujourd'hui. Hahneman employait pour les injections un petit siphon, Weikard des seringues ayant une extrémité plane, perforée au centre ; la petite plaque terminale était appliquée sur le méat urinaire. Swediaur (1798), décrivit en détails une bonne seringue semblable à celle de Sigmund. A côté des seringues ordinaires, il existait des appareils dont le but était de limiter l'action du liquide à une région déterminée de l'urèthre ou de le faire pénétrer avec certitude jusque dans les parties profondes du canal. Citons, comme appartenant à cette catégorie, la *seringue de* Langlebert

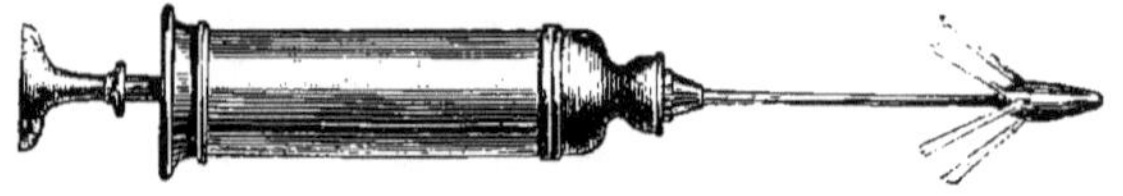

Fig. 8.

(1854), à jet recurrent (fig. 8). Au corps d une seringue ordinaire est adaptée une canule en platine ou en os, de 5 à 6 centimètres de ong dont l'extrémité libre est olivaire.

Immédiatement en arrière de l'olive, la lumière de la canule s'ouvre dans quatre petits canaux qui courent de dedans en dehors et d'arrière en avant. Le liquide injecté par la seringue reflue toujours vers le méat et il ne dépasse jamais en arrière l'endroit où s'olive a été introduite. L'appareil assez compliqué de Bron (1858), offre aussi l'avantage de ne faire agir le liquide qu'en un point

seulement de l'urèthre. Il consiste en un cathéter à trois canaux dont
les orifices se trouvent distants les uns des autres de 2,5 centimètres.
Le premier et le dernier de ces orifices sont recouverts d'une bague
de caoutchouc qui se gonfle par la pression du liquide injecté. L'orifice moyen est libre et sert à l'injection tandis que
les bourrelets en caoutchouc isolent une portion de
l'urèthre en avant et en arrière.

Si ce n'est pas DIDAY qui constata le premier que
les injections faites avec la seringue ordinaire ne pénétraient pas plus loin que le bulbe, ce fut lui du moins
qui songea le premier au remède, en inaugurant la
méthode de l'irrigation complète de l'urèthre.

DIDAY introduisait, la vessie étant modérément remplie, une fine sonde élastique dans l'urèthre jusqu'à
ce que l'urine commence à s'en écouler ; puis, il la
retirait jusqu'à ce que cet écoulement cesse ; l'œil de la
sonde se trouvait alors en avant du col vésical, c'est-à-
dire dans la partie prostatique de l'urèthre. Il adaptait
ensuite à l'extrémité externe de la sonde une seringue
chargée du liquide médicamenteux, liquide qu'il injectait en même temps qu'il retirait lentement la
sonde.

Aussi longtemps que l'œil de la sonde se trouve en
arrière du compresseur de l'urèthre, le liquide injecté s'é-
coule de la partie postérieure du canal dans la vessie ; dès
que l'extrémité du cathéter a franchi le sphincter membraneux, la solution médicamenteuse ressort par le méat,
en nettoyant ainsi tout l'urèthre antérieur. La seringue
uréthrale de GUYON (1867) permet aussi de faire agir
une solution sur un point déterminé de l'urèthre. C'est
une seringue un peu plus grande que celle de PRAVAZ
(fig. 9) ; la tige du piston glisse circulairement dans un

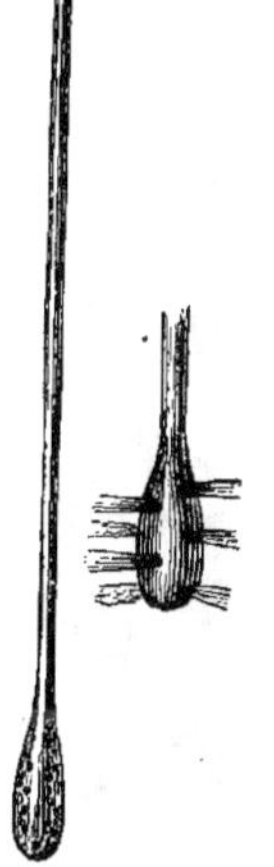

Fig. 9.

pas de vis. Chaque demi-tour fait sortir une goutte de la sonde.

L'extrémité conique de la seringue s'ajuste, à l'aide d'un nouveau pas de vis, à un explorateur à boule perforé d'un fin canal
central ; celui-ci au niveau de l'olive, s'abouche dans de fins pertuis.
Avec cet instrument, le liquide actif est déposé goutte à goutte
dans l'urèthre. DURHAM (1870) indiqua pour l'emploi des injections
une seringue-clysopompe ; PRINCE (1876), pour limiter aussi l'action
du médicament, dota la thérapeutique d'une seringue spéciale et

d'une sonde qui, comme celle de LANGLEBERT, se terminait par une olive derrière laquelle se trouvaient des ouvertures latérales.

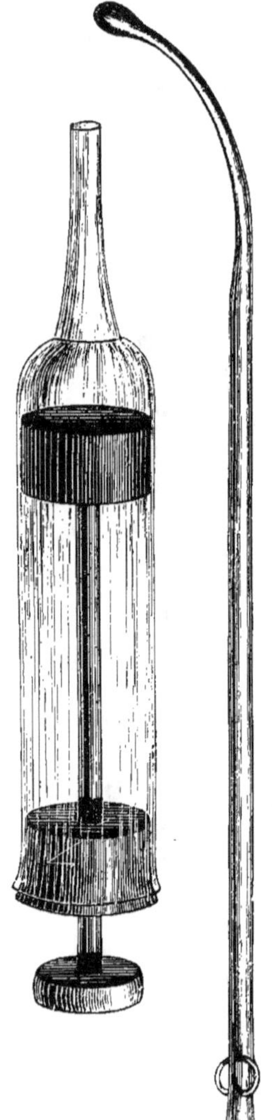

MILTON (1876), croyait aussi que les injections faites avec la seringue ordinaire ne pénétraient jamais dans la partie postérieure de l'urèthre ; cet auteur disait en parlant des rétrécissements survenus à la suite des injections : « But I think I have evidence enough in my possession to prove that injections, as ordinarily employed, never really reach the part were most of these strictures begin, that is to say the bulb of the urethra and its immediate vicinity. »

En maints endroits, cet auteur insiste sur ce fait que jamais il n'a réussi, même en employant la force, à faire pénétrer des solutions dans la vessie par de simples injections dans l'urèthre. Pour atteindre ce but, il a fait construire sa « Long urethral syringe » (fig. 10). C'est une sonde que l'on introduit jusqu'aux régions bulbaire, membraneuse ou prostatique ; à son extrémité externe est ajustée une seringue de 80 à 100 centimètres cubes. Pour injecter un liquide dans l'urèthre sous une pression voulue, régulière, BURCHARDT (1879) et VAJDA (1880), ont indiqué un appareil compliqué, peu en usage.

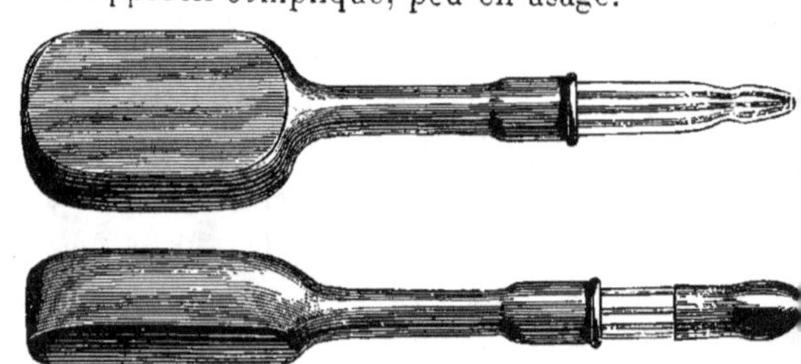

Fig. 10.

Fig. 11.

La seringue de BALMANNO SQUIRE (1882) est précise, simple et commode pour les injections uréthrales. C'est (fig. 11) une petite seringue en caoutchouc, de forme aplatie. Deux plaques métalliques, appliquées sur les faces latérales de l'instrument et de la même grandeur

que celles-ci, permettent d'exprimer complètement ces sortes de poi-
res, très maniables.

ULTZMANN (1883) a fourni pour les irrigations et les instillations dans
l'urèthre postérieur, deux instruments. Le premier (fig. 12) (*sonde
pour irrigation*) est une sonde en argent, de courbure moyenne, du

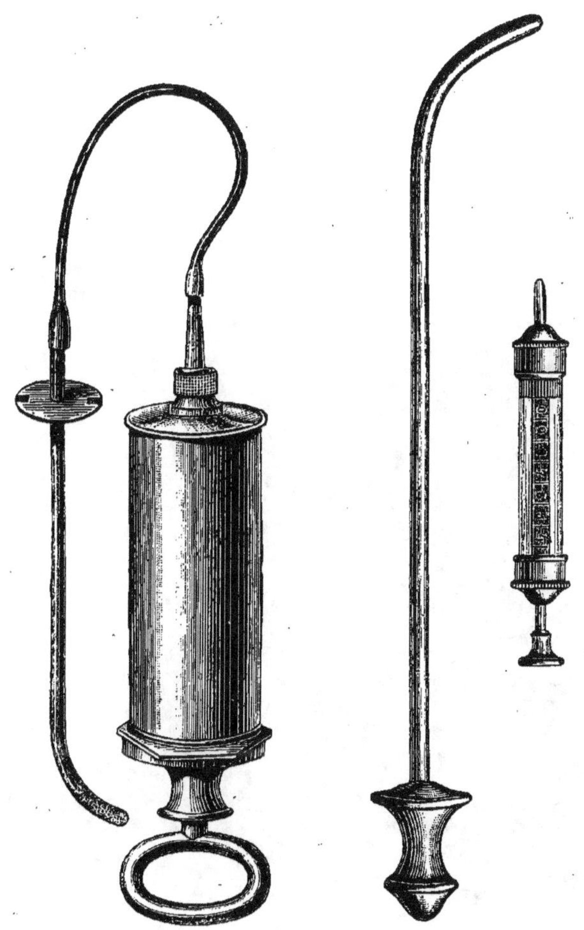

Fig. 12.   Fig. 13.

calibre 14 ou 16 de la filière Charrière, dont l'extrémité vésicale est
lisse, arrondie et montre, ou bien une série d'ouvertures, ou bien
quatre fentes latérales, en croix, ayant 1 centimètre de long et 2 millimètres de large. L'extrémité externe porte un disque en caoutchouc
durci sur lequel une petite encoche indique la direction du bec de
l'instrument. Un tube de caoutchouc mou, d'environ 20 centimètres de

long, relie la sonde à une seringue chirurgicale. Le patient est placé dans le décubitus dorsal et la sonde est introduite dans la verge jusqu'à ce que celle-ci fasse avec la paroi abdominale un angle de 120°. Le bec de la sonde se trouve alors dans la partie postérieure de la région prostatique.

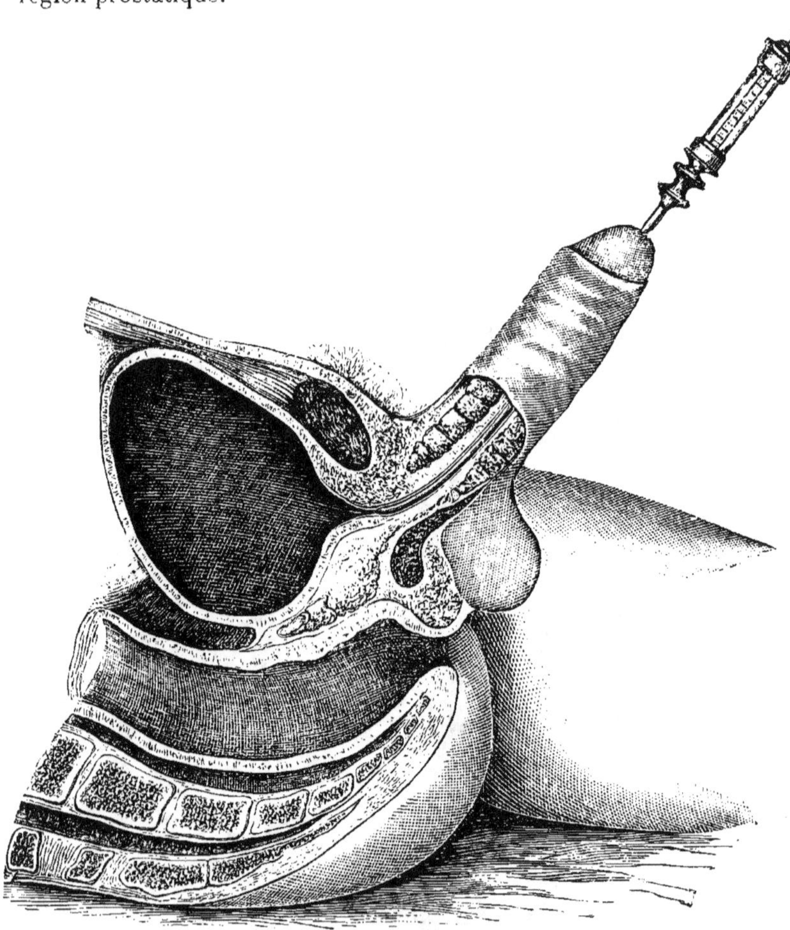

Fig. 14.

Le liquide injecté par le cathéter doit traverser l'urèthre prostatique et pénétrer dans la vessie ; il ne reflue pas à côté de la sonde. D'ailleurs, lorsqu'on détache la seringue, le liquide ne doit pas s'écouler par la sonde ; cela indiquerait que le bec de l'instrument se trouve dans la vessie. L'*injecteur uréthral* de ULTZMANN consiste aussi en une sonde d'argent (fig. 13) de courbure moyenne, longue de

16 centimètres, du calibre 14 ou 16 Charrière. A son extrémité externe
se trouve un ajutage en caoutchouc durci auquel on adapte une
seringue de PRAVAZ. On sait que le bec de la sonde se trouve dans la
région prostatique quand cette sonde fait avec l'horizontale un angle
de 135° (fig. 14). AUBERT (1884), BOURGEOIS (1885), ERAUD (1886) recom-
mandent de faire les injections de l'urèthre d'une façon rétrograde ;
à cet effet ils introduisent
jusqu'au bulbe une fine
sonde élastique par la-
quelle ils injectent le
liquide.

Pour faire l'injection,
sous une pression tantôt
faible, tantôt forte mais
toujours uniforme, PE-
TERSEN (1886) et ICH (1886)
ont inventé les instru-
ments qui portent leurs
noms. PETERSEN conseille,
au lieu de la seringue,
l'emploi d'un tube de
caoutchouc muni d'une
olive à une extrémité, d'un
tube de verre courbé à
l'autre. Ce tube plonge
dans un vase et le liquide
s'en écoule par le jeu du
siphon ; la pression est
réglée par l'élévation ou
l'abaissement du vase.

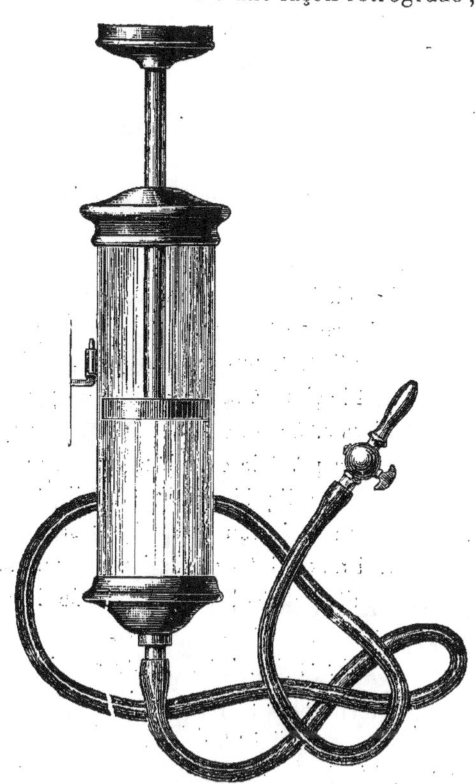

Fig. 15.

Mon appareil (fig. 15),
consiste en une seringue du contenu de 80 à 100 centimètres cubes
qui s'attache au mur à la hauteur moyenne du patient. L'extrémité
inférieure de la seringue porte un tube de caoutchouc très résistant,
d'un mètre de long environ, à l'extrémité duquel se trouve fixé un
ajutage pyriforme, destiné au méat urinaire. Cet ajutage est armé d'un
robinet. L'extrémité supérieure porte, tout simplement déposé comme
sur une boite, un couvercle troué pour le passage de la tige du piston,
tige qui elle-même porte un petit plateau. Le contenu de la seringue,
quand celle-ci est assez grande, peut servir à de nombreuses injections.

L'appareil a un double usage. Il sert d'abord comme simple irrigateur ; on enlève alors le piston et le couvercle. Si l'on veut augmenter la pression du liquide, on laisse le piston et le couvercle sur la seringue et l'on dépose des poids sur le plateau du piston. Je commence ordinairement par un demi-kilogramme et j'arrive successivement à 3 et 5 kilogrammes.

Pour un diamètre du piston de 4 centimètres et un poids de 3 à 5 kilogrammes, la pression de la colonne liquide sur chaque centimètre carré de muqueuse uréthrale est de 240 à 400 grammes et elle est toujours uniforme aussi longtemps que l'appareil fonctionne bien.

Il faut graisser convenablement le piston et entretenir très proprement l'instrument. Il se dérange alors très rarement.

LOHNSTEIN (1888), SCHUTZ (1888), LANZ (1889) et BURKHART (1889), ont encore imaginé des appareils pour l'irrigation de l'urèthre antérieur et de l'urèthre postérieur.

L'*appareil de* LOHNSTEIN-ZUELZER consiste en une sorte de cloche recouvrant le gland à la façon d'un chapeau, traversée par deux tubes concentriques. Le tube interne est en rapport avec l'irrigateur, le tube externe possède certaines ouvertures en forme de fentes, pour l'écoulement du liquide. Le but de l'instrument est de nettoyer l'urèthre avec une solution de chlorure sodique à 6 p. 1 000 et de le préparer ainsi aux solutions médicamenteuses. L'*instrument de* SCHUTZE est construit d'après les principes de la sonde utérine de FRITSCH-BOZEMANN.

Celui de LANZ (fig. 16) consiste aussi en deux tubes concentriques, dont l'interne plus court que l'externe. Le tube externe est un mince cathéter métallique dont les parois sont réduites à de simples fils métalliques par les fentes longues et larges qui courent jusque près de l'extrémité vésicale de la sonde. Le tube interne est relié à l'irrigateur ; le liquide qu'on y lance se réfléchit sur la paroi interne du bec de la sonde extérieure et lave d'une façon rétrograde la muqueuse qui vient faire hernie à travers les fentes.

Enfin, l'injecteur de BURKHART (fig. 17) est un cathéter mince qui porte à l'extrémité une sorte de coiffe ; la partie de la sonde qui est recouverte de cette coiffe est perforée un grand nombre de fois. Le liquide injecté sort par ces orifices, se réfléchit à la face interne de l'olive et vient ensuite laver d'arrière en avant la muqueuse uréthrale.

Quant aux seringues dont se servent habituellement les malades, nous pouvons n'en dire que quelques mots. Elles doivent avoir (fig. 18) une contenance de 6 centimètres cubes au moins, de 10 centimètres cubes au plus, aspirer convenablement les liquides; leur piston doit glisser à frottement dur. Il faut rejeter les seringues en verre,

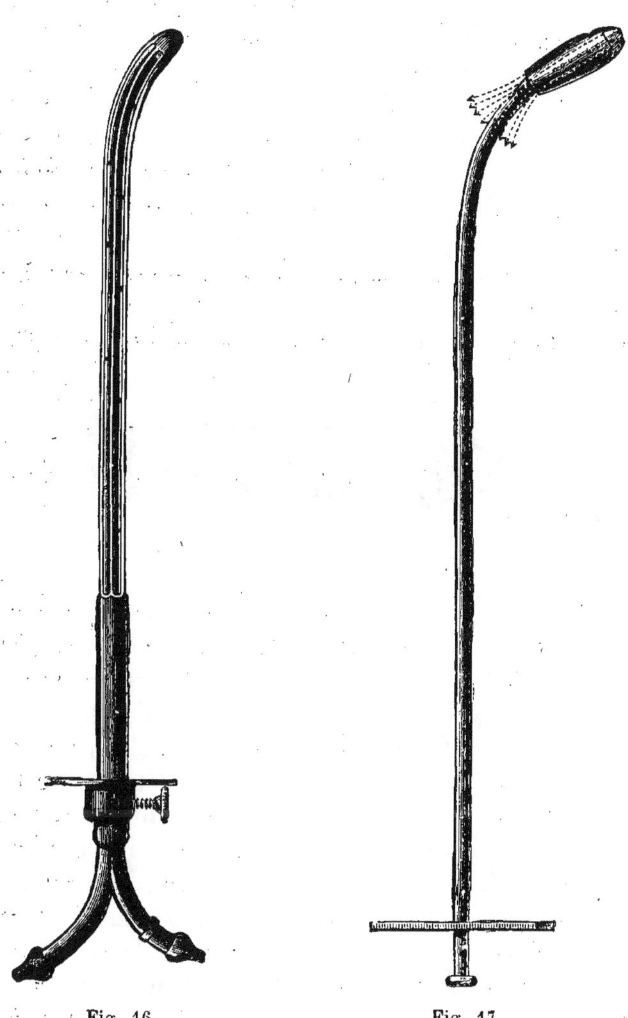

Fig. 16.   Fig. 17.

mal calibrées, celles qui ont des pistons en liège, et donner la préférence aux instruments en caoutchouc durci ou en étain. L'extrémité de la seringue doit être conique. Cette extrémité convient aussi bien aux méats larges qu'aux méats étroits; elle pénètre seulement un peu plus profondément dans les uns que dans les autres. Il faut éviter les dispositions en forme de poire ou de bec parce qu'elles ferment incomplètement le méat et qu'elles s'enfoncent profondément dans l'urèthre. La seringue doit en outre être bien huilée ; il faut veiller au glissement facile du piston pour éviter les saccades.

MÉDICAMENTS. — Le nombre des médicaments employés en injection est si grand que TARNOWSKY pouvait dire avec raison qu'il n'y avait pas de liquide que l'on n'eût pas tenté d'introduire dans l'urèthre. Les premières injections consistaient le plus souvent en substances émollientes, mucilagineuses, surtout végétales. Puis on arriva aux sels métalliques et aux autres matières anorganiques. — Nous croyons pouvoir nous dispenser de passer en revue toutes ces substances; nous nous en tiendrons aux moyens préconisés aujourd'hui, ou encore en usage aujourd'hui.

Certes, de tous ces topiques, aucun ne fut aussi souvent employé,

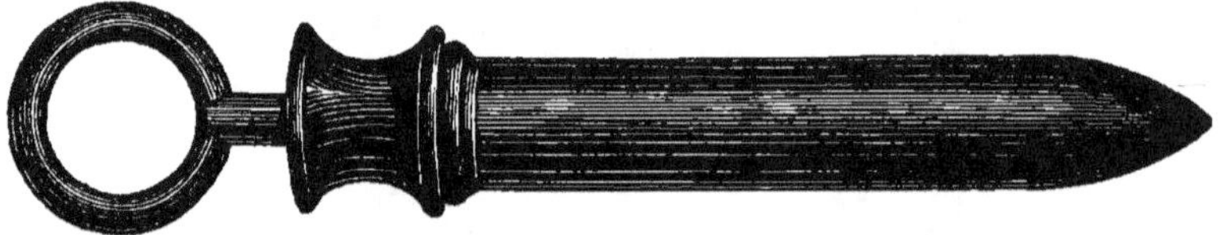

Fig. 18.

aussi souvent prôné et délaissé, appliqué de façons aussi diverses et dans des buts aussi différents que le plus puissant d'entre eux, le *nitrate d'argent*. Proposé en Amérique par JOHNSTON et BARKLET contre la blennorrhagie, il fut employé pour la première fois en Europe par CARMICHAEL (1818) et SERRE. Bientôt il ne fut pas seulement utilisé pour traiter méthodiquement la blennorrhagie, mais aussi pour la juguler, pour servir au soi-disant traitement abortif.

Nous reviendrons sur ce dernier point; pour le moment nous dirons que, suivant que l'on a en vue le traitement abortif ou le traitement méthodique, les doses varient entre $1^{gr},0$ sur 30 eau et $0^{gr},10$ sur 200 grammes eau. Nous avons déjà rapporté l'opinion professée par NEISSER (1889) et FRIEDHEIM (1889) à l'égard du nitrate d'argent.

Un médicament usité déjà anciennement et conseillé de nouveau à cause de son action antiseptique est le : *sublimé*. Recommandé déjà par MUSITANUS, MALON, GARDANE, il fut surtout le remède favori de HUNTER qui l'employait à la dose de $0^{gr},15$ sur 250 d'eau. GIRTANNER, WALLACE en étaient aussi partisans. Tombé dans l'oubli pendant un certain temps, il reconquit les faveurs médicales avec MULLER VON BERNECKS (1846) ; mais c'est depuis FANTINI (1861), BRUCK (1876) et surtout depuis les connaissances nouvelles en microbiologie qu'il fut mis à contribution. Comme on apprit que les solutions de sublimé de 1 sur 3 ou 4000 étaient encore antiseptiques, c'est à ces deux doses faibles que l'on eut recours.

Mais bientôt des voix autorisées, celles de BARDUZZI (1884), KEYES (1884), AUSPITZ (1879) entre autres, s'élevèrent contre ce traitement en raison des violents phénomènes d'irritation qu'il provoquait. Les nouveaux partisans du sublimé, tels que CHAMERON (1884), VANDER POEL (1886) se contentent des solutions de 1 sur 20000. BREWER (1887) dans l'uréthrite aiguë récente faisait des irrigations rétrogrades avec des solutions chaudes de sublimé de 1 sur 60000 à 1 sur 20000.

Les *préparations de zinc*, le sulfate et l'acétate, mises en avant, d'abord par B. BELL, LISFRANC, BLANCARD, LANGE, ensuite par HENRY, sont restées de bonnes acquisitions thérapeutiques et sont encore employées aujourd'hui et avec succès en solutions de 0,20 à 1 p. 100. FRIEDHEIM (1889) leur dénie cependant toute action antiseptique. SCHWIMMER (1890) dit avoir obtenu de bons résultats du sozoyodolate de zinc en solution de 1 à 2 p. 100.

Le *permanganate de potassium* préconisé par RICH en 1864 aux doses colossales de $0^{gr},42$ pour 35 d'eau, puis oublié, célébra sa renaissance quand BRESGEN (1867) le recommanda de nouveau; il est souvent ordonné aujourd'hui à raison de 0,02 à 1 p. 100, solutions qui sont encore antiseptiques d'après FRIEDHEIM (1889). REVERDIN (1892) et JANET (1892) ont fait dans ces derniers temps d'abondantes irrigations de l'urèthre avec des solutions de 1 p. 1000 ou 2000 de permanganate, irrigations répétées plusieurs fois par jour.

L'*acétate de plomb* appliqué déjà par BERTRAND (1790) fut prescrit volontiers par RICORD qui l'associait au *sulfate de zinc;* cette recette, dite injection de RICORD, compte encore aujourd'hui des partisans. La voici :

℞ Sulfat. zinci.	1 gr.
Plumb. acetici	2 —
Aq. rosarum	200 —
Tinct. catechu . . . . ⎫	
Laudani . . . . ⎭	4 —

S. Pour inject. agiter la bouteille.

SIGMUND injectait très volontiers l'acétate de plomb à raison de 2 p. 100.

Le *chlorure de zinc* était le remède de GAUDRIOT (1840), HANCKE

(1841), Lloyd (1850), Debeney (1851) et Bumstead (1867). Ce dernier faisait dissoudre 10 grammes de chlorure de zinc dans 15 grammes d'eau. Il faisait injecter trois fois par jour 8 à 10 gouttes de ce mélange pour une cuillerée d'eau.

Parmi les *alcalins*, citons la potasse caustique (Fordyce, 1758) Warren (1771) et les *solutions d'ammoniaque* (Peyrilhe, 1786).

Le *sous-nitrate de bismuth* (Caby, 1854) est souvent prescrit à raison de 2,0 p. 100. (On doit agiter la bouteille.)

Dans ces derniers temps beaucoup d'auteurs, notamment Eraud (1886) se sont récriés contre l'emploi de ce médicament insoluble dans l'eau, qui précipite dans l'urèthre, bouche les lacunes de Morgagni et peut former des calculs uréthraux.

Le *chloroforme* (Venot, 1850) a été employé en injection spécialement par Parona (1870) (1 p. 100) ou 200. Mais il irrite fortement, de même que l'*hydrate de chloral* que prescrivaient Pirovano (1874), Lecchini (1874) en solutions de 1 p. 100, Pasqua (1880) en solution de 2 p. 100.

Le *sulfate de cadmium* a été injecté en solution de 1 p. 1000 ou 1 p. 2000 par Gazeau (1874).

Iudd (1839), Barudel (1858) ont préconisé le *perchlorure de fer* en solution de 1 p. 100 ; Castellar, le *bicarbonate de soude* (1 p. 100) (1886) ; Cambillar (1881) le bromure de potassium (5 p. 150). Sée (1873) le silicate de soude en solution de 1 à 3 p. 100. Citons encore comme remèdes nouveaux se montrant efficaces, le salicylate de mercure (1 : 270) et le chloro-borate de soude (5-7 p. 100).

Ricord, Lange (1852), Deneffe (1860), Hill (1870) se sont servi du *tanin* seul ou du tanin dissout dans du vin rouge ou enfin d'un glycérolé de tanin ; Masurel (1878) et Paquet (1878) donnaient la préférence à la teinture d'iode. Le dernier faisait injecter un mélange de 5 grammes de teinture d'iode et de 20 grammes d'eau de laurier-cerise.

Zeller prescrivait (1875) :

```
℞  Tct. catechu. . . . . . . . . . . . . . . . . .  30 à 50 gr.
   Glycerini. . . . . . . . . . . . . . . . . . . .  30  —
   Tinct. iodi . . . . . . . . . . . . . . . . . .  1 à 2  —
   Aq. rosarum. . . . . . . . . . . . . . . . . .  200  —
```

L'action locale du *baume de copahu* conduisit Oates (1845), Engelhart (1851) et d'autres à l'injecter directement dans l'urèthre, dans différentes mixtures. *L'eau distillée de copahu* en injection visait le même but (LANGLEBERT, 1857).

Citons encore d'autres moyens : l'*huile d'eucalyptus* (BEDOIN, 1873) ; l'*iodoforme* en suspension dans une mixture gommeuse ou sous forme de bougies recommandées par JAMES (1880), MANDL (1882), CAMPANA (1883). Le dernier prescrivait :

℞ Iodoforme. . . . . 20 gr.
  Ac. carbolic 0,1
  Glycerini. . . . . 80 gr.
  Aq. destill. . . . . 20 —

S. Pour injections.

HABERKORN (1874), DELORME (1885), LEDETSCH (1887) injectaient la *quinine* :

℞ Sulfat. chinin. . . . . 1 gr.
  Ac. sulfur. . . . . Q. s. ad. solut.
  Aq. destill. . . . . 75 gr.
  Glycerini . . . . 25 —

RADEMAKER (1888) vantait la *pyridine* (1/300) et LOVE (1888), l'*eau oxygénée* 3 p. 100.

La *résorcine*, introduite dans la thérapeutique par CAMPANA (1882), a été employée par MUNICH (1883), LETZEL (1885) en solutions de 2 à 4 p. 100. Enfin GOLL (1887) s'est servi du *sulfate de thalline* en solutions de 1 à 3 p. 100, BLACKERBY (1881) de l'*extrait fluide du Yerba Reuma* 35,0/175 eau, SCHUTT (1883) du chlorhydrate d'hydrastine :

℞ Hydrast. muriat. . . . . 0^{gr},6
  Iodoformi pulv. 0,2
  Glycerini. . . . . 4 gr.
  Infus. sassafras. . . . . 60 —

Quatre injections par jour.

Mais il n'y a pas que des liquides qui aient été introduits dans l'urèthre ; des médicaments solides pulvérulents, tantôt inertes, tantôt astringents, tels que le *sous-nitrate de bismuth*, l'*oxyde de zinc*, l'*iodoforme* ont été employés en substance et MALLES (1886), CATTANEO (1880) ont proposé des appareils pour les insuffler dans l'urèthre. Cette méthode, qui a l'inconvénient d'irriter fortement et de former des concrétions, a été bientôt abandonnée ; elle a été reprise dernièrement par WÆCHTER (1887) et ZEISSLER (1889).

Ajoutons encore que ASTRUC, RICORD, MALGAIGNE, DESRUELLE, TAN-

CHON n'employaient pas seulement les astringents en injections ; il imbibait de ces solutions des mèches de charpie qu'ils portaient dans le canal avec une sonde et qu'ils laissaient en place pendant plusieurs heures.

L'*antrophore*, recommandé dans ces derniers temps par NACHTI-GALL (1888), LOHNSTEIN (1888), ISTAMANOFF (1888), BENARD (1888), est basé sur le même principe. Ce sont de fins fils métalliques, enroulés en spirale ; une des extrémités de ce faisceau de fils est lisse, l'autre porte une sorte de bague qui doit empêcher que l'instrument ne pénètre trop avant dans le canal. Les fils en spirale, enduits de gomme laque, s'entourent dans un bain de gélatine médicamenteuse d'une couche qui, solide à la température ordinaire, se liquéfie dans l'urèthre. Les gélatines médicamenteuses sont à base de thalline, 3 à 5 p. 100, de sulfate de zinc, 2 à 3 p. 100, de nitrate d'argent, d'iodoforme, etc.

Comme on a l'habitude fâcheuse de traiter l'uréthrite assez aveuglé-ment, sans prendre en considération ni l'étendue ni l'intensité du mal, on a préconisé l'antrophore comme une panacée pour tous les stades des uréthrites aiguë et chronique ; rien d'étonnant dès lors que son efficacité soit restée bien en deçà de sa réputation. Employé convenablement il peut agir favorablement, sans aucun doute.

Basés sur le même principe que l'antrophore les *tabuli élastici* de LANG (1892) sont des sortes de drains de caoutchouc recouverts d'une gaine médicamenteuse.

EXPOSÉ DES MÉTHODES

Dès qu'il s'agit de l'emploi d'un remède, il serait désirable que l'on s'expliquât toujours son mode d'action ; c'est ce qu'il n'est pas tou-jours possible de faire. La suppuration est simplement un phéno-mène de défense de la part de l'organisme. Dès que les gonocoques ont immigré dans l'urèthre, ils y trouvent un terrain qui leur con-vient, ils s'y implantent et s'y multiplient rapidement. Dès ce moment aussi l'organisme réagit et livre aux gonocoques une lutte qui ne cesse que lorsque le dernier d'entre eux est détruit ou expulsé. L'inflammation et la suppuration sont donc salutaires, ce sont là des phénomènes nécessaires à la guérison spontanée de la maladie pour autant qu'ils restent en deçà de certaines limites, pour autant qu'on ne les contrarie pas ou qu'aucune influence fâcheuse du dehors ne vienne augmenter cette inflammation ou en troubler le cours.

Ainsi qu'il est facile de s'en convaincre, notamment par l'observation des hospitalisés, la maladie évolue souvent d'elle-même et complètement en un certain laps de temps [Otis (1871), Auspitz (1870), Lang (1893]. Une uréthrite antérieure typique peut guérir spontanément en cinq à six semaines.

La guérison spontanée de la blennorrhagie, bien démontrée par les observations de nombreux auteurs, est trop souvent oubliée. Cette marche cyclique n'est cependant pas spéciale à la blennorrhagie, d'autres affections parasitaires se comportent de même, la pneumonie, l'érysipèle, etc. Méconnaître ce fait c'est s'exposer selon moi à des erreurs au point de vue du traitement, car la force médicatrice de la nature est souvent beaucoup plus parasiticide que nos meilleurs antiseptiques. Quand on n'en tient pas compte, on s'efforce de lui substituer des moyens externes qui, souvent inutiles, peuvent devenir nuisibles.

Aussi, existe-t-il une méthode thérapeutique, qui se contente d'abandonner à elle-même la lutte engagée entre les gonocoques et les tissus (*traitement expectatif*) sans l'influencer par une intervention quelconque, en ne faisant qu'éviter toutes choses qui, nuisibles ou non utiles, sont capables de produire une irritation, une exacerbation de l'inflammation. Dans ce cas, la tâche du médecin est restreinte ; il cherche à assurer à la maladie une marche cyclique, à la faire évoluer spontanément vers la guérison, sans essayer de l'écourter. Pour l'écourter il faut alors agir sur le gonocoque, c'est-à-dire combattre la cause même de l'inflammation.

On peut agir sur le microbe de deux façons : on peut le tuer directement, on peut indirectement en empêcher la multiplication en modifiant défavorablement, à son point de vue, le terrain dans lequel il s'est implanté.

Si nous connaissons une série de remèdes, qui, convenablement employés, sont à même de produire une diminution du nombre des gonocoques, d'amener finalement leur disparition complète dans la sécrétion et d'abréger la maladie, nous ne savons pas toujours exactement comment ils agissent.

Nous croyons cependant que les balsamiques ont une action réellement parasiticide, qu'ils influencent moins le terrain lui-même que les gonocoques directement, et je pense ainsi parce que l'urine imprégnée de balsamiques, conservée in vitro et à l'air, reste très longtemps acide et stérile ; elle constitue donc, au moins pour les micro-organismes qui pourvoient à la décomposition de l'urine, un mauvais terrain.

Les injections astringentes ont une action antiseptique pour la plupart; peut-être ont-elles même une double action : destruction des gonocoques et modification du terrain : mais, cette influence ne s'exerce que là où les coccus et le terrain sont accessibles au topique. Or cette action des astringents est superficielle; c'est pourquoi les gonocoques, qui pénètrent rapidement dans la profondeur des tissus, ne sont atteints que successivement, au fur et à mesure que la suppuration les amène au jour et c'est aussi pour cette raison que le processus ne s'amende que lentement.

Puisque nous voici à l'exposé des méthodes de traitement, il nous paraît juste d'établir une distinction essentielle entre l'uréthrite antérieur et l'uréthrite postérieur, distinction importante au point de vue de la marche, du diagnostic et du traitement de ces affections.

Traitement de l'uréthrite antérieure. — Nous avons parlé plus haut de la *méthode expectative*. Celle-là, avons-nous dit, s'attache à ne pas troubler la marche typique de la maladie, à ne pas l'abréger, mais à la surveiller, convaincus que sont ses partisans que toute uréthrite à cours régulier doit évoluer spontanément vers la guérison.

Ce traitement consiste à éviter toutes les influences nuisibles; on veille par conséquent à l'observance la plus scrupuleuse des règles hygiéniques et diététiques que nous avons déjà exposées, toute intervention externe étant écartée. Cette méthode émane surtout des partisans de la théorie aviruliste.

On ne peut nier que l'observance rigoureuse de ces règles hygiénico-diététiques, dans lesquelles le repos au lit doit rentrer, puisse souvent à elle seule conduire à la guérison. On observe souvent à l'hôpital chez les malades soumis à un régime sévère et à un traitement interne quelconque administré solatii causa, la guérison définitive et en quelques semaines d'une uréthrite aiguë. Mais l'espace de temps dans lequel la blennorrhagie guérit dans ces conditions est généralement assez long et varie avec la qualité du terrain et le développement des gonocoques. Si l'urèthre est déjà modifié par une atteinte blennorrhagique antérieure, la guérison spontanée par le traitement expectatif est encore plus difficile à obtenir. Disons finalement que chez la plupart des malades il n'est pas possible de faire adopter dans toute leur rigueur les prescriptions hygiénico-diététiques, rigueur qui seule peut conduire au but; dans ces conditions la méthode ne se recommande pas.

A côté de la méthode expectative, vient se placer la *méthode anti-*

phlogistique; elle repose aussi sur l'opinion suivant laquelle la blennorrhagie serait une simple maladie inflammatoire. Les diurétiques,
les sangsues et les saignées sont employés conjointement avec les
applications externes d'eau froide. Si nous ne pouvons nous déclarer
partisan des premiers moyens, il n'en est pas moins vrai que l'application locale d'eau froide ou d'eau chaude (Milton (1876) donnait la
préférence à l'eau chaude) est très efficace, non pour guérir la blennorrhagie, mais pour la tenir en deçà de certaines limites, pour en
empêcher les exacerbations. Il en est de même de l'application d'une
vessie de glace préconisée par Suane (1872), de l'appareil réfrigérant
de Bumstead et Otis (1883) (à courant d'eau froide).

A côté de ces moyens externes, l'application locale de l'eau froide
sous forme d'injections fut conseillée par Picard (1885); O'Reilly
(1871), Curtis (1884), Gordon (1884), Blackwell (1883), faisaient de
préférence des irrigations et des injections d'eau chaude.

Enfin, le *traitement médicamenteux* qui est surtout local, cherche
à abréger la lutte engagée entre les gonocoques et la muqueuse; il
agit directement sur les gonocoques et soutient en quelque sorte la
muqueuse en lui donnant plus de résistance. Nous avons déjà dit que
l'on s'opposait au développement des gonocoques de deux façons,
directement et indirectement, en les détruisant ou bien en modifiant
leur substratum nutritif.

Le traitement médicamenteux idéal serait celui qui tarirait l'écoulement blennorrhagiqne dès son apparition, celui qui, détruisant en
une fois tous les gonocoques, supprimerait du même coup la cause
même de la maladie.

Ce *traitement abortif* a été souvent tenté, et déjà anciennement.
Musitanus (1701) injectait dans l'urèthre deux drachmes de calomel
sur huit onces d'eau de plantago, et Fordyce (1758), Warren (1771)
se servaient dans ce but de fortes solutions de potasse caustique.
Simmons (1786) conseillait de cautériser tout l'urèthre à la pierre
infernale, Ratier (1827) seulement la fosse naviculaire. Parmi les
ardents défenseurs de cette méthode, employée surtout en France,
notamment par Ricord se trouvait Debeney (1843). Toujours pour les
essais de traitement abortif on avait recours aux solutions de nitrate
d'argent. C'est ainsi que Carmichael prescrivait ce médicament à la
dose de 0,7 gr. pour 30 eau, Ricord à la dose de 0,5 à 1,0 gr. pour
30 eau, Debenay à la dose de 0,6 à 1,5 gr. pour 30 eau. Quand on
entreprenait le traitement abortif, le patient devait garder le lit;
avant l'injection de l'une des solutions précédentes dans l'urèthre, on

priait le malade d'uriner; pendant l'injection on comprimait la racine de la verge pour limiter la cautérisation à la partie antérieure du canal. Quand la solution avait agi pendant 1 à 2 minutes sur la muqueuse, ce qui s'accompagnait de violentes douleurs, on la laissait s'échapper puis on injectait une solution de chlorure de sodium à 1 p. 100. Le malade était nourri légèrement, on lui appliquait des compresses froides autour de la verge et l'on veillait à la liberté du ventre. Les premières mictions après l'injection étaient très douloureuses. Le lendemain se montrait une sécrétion profuse, purulo-sanguinolente qui diminuait progressivement jusqu'au troisième jour, moment où elle n'existait pour ainsi dire plus, puis on injectait de nouveau. Tarnowsky estime que 40 à 50 p. 100 des cas d'uréthrites traitées de cette façon guérissent en déans les quinze jours, mais nous savons aussi que les phénomènes inflammatoires augmentent après l'injection et que certains symptômes inquiétants tels que de violentes douleurs, la corde uréthrale, la dysurie rendent souvent impossible la continuation de la cure abortive. Breton (1834), Venot (1845) ont observé fréquemment à la suite du traitement abortif l'entrée en scène de complications encore plus désagréables : abcès péri-uréthraux, inflammation des ganglions, épididymite et Simon (1883), qui a appliqué la méthode en Allemagne, a vu se produire dans 4 p. 100 des cas traités de la sorte, des prostatites et des cystites. Langlebert (1864) pour limiter l'action du nitrate d'argent à une partie de la muqueuse uréthrale se servait de sa seringue à jet récurrent. Outre la solution argentique, le chlorure de zinc (0,05/24,0 eau (Lloyd 1850), le chloroforme 1/30 eau (Venot, 1850), l'eau de chaux 1/4 et l'alun 6 — 10/150 (Kuchenmeister 1880) furent aussi utilisés pour le traitement abortif.

Sans succès éclatant non plus, on essaya dans le même but le copahu et le cubèbe, à fortes doses.

Cette méthode qui est incertaine et, nous venons de le voir, non sans dangers est aujourd'hui presque abandonnée. Les nouvelles recherches, spécialement celles de Bumm sur la pénétration rapide des gonocoques dans la profondeur de l'épithélium (parties supérieures du corps papillaire) sont, comme Tommasoli l'a fait ressortir, peu faites pour entreprendre de nouveaux essais dans ce sens. Nous pourrions nous promettre un succès du remède qui détruirait les couches épithéliales complètement et pénétrerait jusqu'au corps papillaire. Mais ce remède, si nous le possédions, provoquerait un dommage que ne compenserait certainement pas la destructions des gonocoques.

Dans les derniers temps, plusieurs auteurs, Neisser entre autres

(1889), ont proposé comme traitement abortif les injections de nitrate d'argent à un 1 p. 3000 ou 1 p. 1000, faites le plus tôt possible. NEISSER croit que ces injections atténuent réellement le cours de la maladie, diminuent les phénomènes aigus et conduisent certainement à la guérison. Nous dirons ailleurs pourquoi nous ne sommes pas partisan du traitement local dès le premier stade, dès le stade aigu ; nous avons employé en suivant les conseils de NEISSER sa méthode le plus tôt possible ; malheureusement, jusqu'ici nous n'avons trouvé aucun cas où nous ayons pu continué ces injections. De violentes douleurs (lors des injections, lors des mictions), un œdème du gland, du prépuce, une sécrétion sanguinolente nous forcèrent toujours après quelques nouveaux essais à les interrompre.

Dernièrement JADASSOHN (1892) a du reste avoué, après avoir longuement expérimenté à la clinique de NEISSER le nitrate d'argent, que cet agent produisait des effets irritants tels qu'on se voyait souvent forcé d'interrompre le traitement.

Récemment ont été proposées deux autres méthodes de traitement abortif.

Tout d'abord la méthode de JANET [1] (1892) qui conseille, comme l'avait fait déjà REVERDIN (1892), d'irriguer l'urèthre entier avec une solution de permanganate à 1 p. 2000, à l'aide d'un irrigateur et d'une canule spéciale à bout conique (REVERDIN se servait d'une sonde) et cela dès que l'on constate l'apparition d'une blennorrhagie. La seconde irrigation de l'urèthre antérieur est faite à la dose de 1 p. 1500 cinq heures après la première, puis une troisième à 1 p. 1000 de nouveau cinq heures après. Les irrigations ultérieures sont faites toutes les douze heures à la dose de 1 p. 2000, pendant quatre à six jours. A la suite de ce traitement il paraît que les gonocoques disparaîtraient très vite et que l'écoulement lui-même tarirait bientôt.

Le procédé est peu pratique ; il ne nous paraît pas d'une efficacité certaine d'après le petit nombre d'essais que nous avons entrepris jusqu'ici, essais auxquels nous n'avons pas renoncé absolument du reste. Des accidents désagréables ont pu en effet être enregistrés au cours du traitement : augmentation de l'inflammation, œdème du gland et du prépuce, irritation du côté de l'urèthre postérieur.

La deuxième méthode, celle de KÖSTER (1890) et plus particulièrement

---

[1] Consulter à ce sujet les intéressants articles de Janet dans : les *Annales des Maladies des organes génito-urinaires* (avril et juin 1892), la *Semaine médicale* du 14 janvier 1893, et les *Annales de Dermatologie et de Syphiligraphie* du mois d'octobre 1893.

celle de JADASSOHN (1892) qui l'a éprouvée sur un grand nombre de malades, consiste en injections de sulfo-ichtyolate d'ammonium (1 à 5 p. 100). Elle n'est, pas plus que l'autre, une méthode abortive. On obtient bien généralement (quoique de temps à autre on observe des insuccès) une diminution rapide et notable des gonocoques, un tarissement de la sécrétion, mais ce n'est pas là une cure vraiment abortive en ce sens qu'elle détruirait immédiatement tous les gonocoques.

Quelques-uns de ces derniers continuent à occuper leur retranchement ; ils se multiplient rapidement dès que l'on cesse les injections. Le traitement semble d'abord porter les fruits qu'on en attend, puis l'on se voit forcé de recourir à d'autres topiques pour mener la maladie à bonne fin.

L'inefficacité de toutes ces méthodes abortives vient à l'appui de l'opinion que nous formulions plus haut (au chapitre de l'*Anatomie*) en disant que les gonocoques pénétraient rapidement dans la profondeur de la muqueuse.

Si au cinquième ou au septième jour après l'infection, les gonocoques n'étaient encore que dans les couches superficielles de l'épithélium (il ne faut pas oublier que l'urèthre ne possède que trois assises cellulaires, assises qui par le fait de l'inflammation sont encore relàchées, par conséquent plus pénétrables), si cela était, une ou plusieurs injections de nitrate d'argent devraient exterminer complètement le parasite. Mais la réapparition constante du gonocoque constatée dès que l'on cesse une série, parfois très longue, d'injections, prouve que les gonocoques sont déjà à cette époque dans leur retraite où ne parviennent pas à les atteindre les antiseptiques.

Le seul traitement que nous employons à l'heure présente est le *traitement local, méthodique, symptomatique* et *curatif*. C'est du reste celui que l'on applique le plus souvent aujourd'hui. Il est encore trop empirique malheureusement. On en obtiendra davantage dès que les bases sur lesquelles il repose deviendront plus scientifiques. Mais avant tout il faut combattre la façon dont ce traitement est généralement compris. *C'est seulement en tenant compte de tous les symptômes, en démêlant bien le tableau morbide que l'on a sous les yeux et en conformant le traitement à chaque cas particulier que l'on arrivera à de vrais succès.* Dans chaque cas par conséquent il faut considérer le stade de la maladie, son étendue, son intensité ; quant aux moyens externes dirigés contre la chaudepisse, il convient que ce soit tel ou tel symptôme prédominant qui réclame une intervention spéciale ; nous établirons donc un traitement causal et symptomatique selon les indications. Comment doit être compris le traitement causal? il faut le poursuivre aussi longtemps que le mal persiste. Puisque les astringents et les balsamiques constituent les ressources de notre thérapeutique, ces remèdes sont-ils toujours indiqués, et le sont-ils à chaque période de la gonorrhée?

Il faut répondre négativement à cette question. Une série de lois régissent l'emploi de cette méthode.

I. *Le traitement causal, topique, avec les balsamiques et les astringents n'est indiqué que lorsque la blennorrhagie n'est pas compliquée;* nous connaissons une série de complications de la maladie, d'altérations telles que la cavernite, la copwerite, la prostatite, l'épididymite, la cystite, qui résultent de la propagation de l'inflammation de la muqueuse malade aux organes voisins. *Dès que l'une de ces complications se développe, on doit interrompre le traitement local de l'uréthrite.*

Au moment où apparaît la complication, l'uréthrite tend du reste à présenter une rémission qui rend son traitement superflu ; on réduira tout au moins celui-ci au minimum. *Mais, et cela est très important, au cas où l'uréthrite ne s'amende pas, toute intervention de notre part qui tend à l'améliorer au moment où la complication existe, tend aussi à produire du côté de cette dernière une aggravation.*

II. *Le traitement local n'est pas indiqué* au début de la maladie. *Il n'est applicable que lorsque l'inflammation a dépassé son acmé.*

Nous avons parlé plus haut de l'action qu'exerçaient sur la muqueuse uréthrale les balsamiques et les astringents et nous avons dit que sous leur influence, le nombre des gonocoques aussi bien que la quantité de la sécrétion elle-même diminuaient. Il semblerait donc que, dès le début de l'affection, on doive administrer les balsamiques à l'intérieur et faire entreprendre des injections astringentes. On devrait s'attendre à ce que ces moyens modèrent tout au moins l'inflammation. Que ce soit le cas lorsqu'on commence à faire des injections au stade muqueux, initial, c'est possible. Mais comme ce premier stade dure peu de temps et que le plus souvent le patient ne s'en aperçoit pas, on a très rarement l'occasion de l'observer. *Si l'on est en présence de la période purulente et si l'inflammation n'est pas très intense, on peut prescrire avec prudence le traitement interne; on ne passe aux injections que lorsque le processus inflammatoire a dépassé son acmé.* Je me trouve, je le sais, en contradiction sur ce point avec maints éminents confrères spécialistes, qui font, eux, injecter dès le début. Et cependant, d'après notre expérience personnelle, portant sur de nombreux cas, nous ne pouvons trop recommander l'observance de ce principe, au moins en ce qui concerne les malades qui vont et viennent. Après bien des essais dirigés dans ce sens, nous ne croyons pas que les injections précoces soient utiles aux malades, en écourtant la durée de la blennorrhagie ; nous pensons au contraire que ce système porte souvent à bon nombre d'entre eux un réel préjudice, en leur amenant des complications (œdème, augmentation de l'inflammation, propagation du processus à l'urèthre postérieur). ZöGE-MANTEUFFEL (1892) rapporte à ce propos que sur trente et un malades, soumis au traitement local d'emblée, vingt-cinq d'entre eux furent atteints de complications, alors que sur vingt-quatre cas, non traités localement, vingt et un évoluèrent sans accidents.

Nous avons comparé les résultats que donne le traitement par les injections entreprises dès le début à ceux que donne le traitement par les injections entreprises seulement après le décours du stade aigu, et nous sommes arrivé à cette persuasion que les blennorrhagies traitées de la première manière évoluent d'une façon plus bénigne, mais durent plus longtemps (écoulement prolongé avec gonocoques rares) que celles où les injections sont faites tardivement.

C'est depuis que s'est inaugurée l'ère de la bactériologie que les injections précoces sont entrées en faveur, mais nous ne croyons pas, répétons-le, que ce soit là un bien. C'est dans le but d'atteindre, d'attaquer l'ennemi, le microbe reconnu, que l'on a exagéré l'action de tous les antiseptiques que l'on s'efforce de trouver ; mais on néglige trop souvent un point essentiel selon nous, la force médicatrice de la nature. L'inflammation et la suppuration sont des phénomènes de défense très puissants de la part de l'organisme ; nous serions cependant pleinement autorisés à les combattre si nous étions en état de leur substituer quelque chose de meilleur. L'action de toutes les injections est en partie astringente, en partie antiseptique (l'ichtyol dont l'effet astringent est très minime et qui est, par conséquent, presque exclusivement antiseptique, serait seul à excepter). De ces deux effets, l'effet antiseptique est très imparfait, et cela pour deux raisons : d'abord parce que les antiseptiques arrivent dans l'urèthre au contact de substances albuminoïdes qu'ils coagulent ; une partie du topique est donc perdue ; ensuite, parce que les antiseptiques n'atteignent pas tous les gonocoques. Bon nombre d'entre eux occupent en effet des lieux retranchés où les topiques n'ont pas accès (glandes, tissu conjonctif). Quiconque peut se convaincre qu'après trois à quatre semaines d'injections antiseptiques (nitrate d'argent, sublimé, ichtyol), il subsiste encore dans l'écoulement quelques gonocoques tenaces et qu'il suffit d'interrompre le traitement pour voir réapparaître ces micro-organismes en grand nombre.

Les astringents ont une action plus effective que les antiseptiques. Mais il faut se demander si l'on a raison de s'opposer aussi directement à la « vis medicatrix naturæ » en lui enlevant ses armes : les corpuscules et le sérum du pus !

Ce n'est pas tout.

Nous savons par les recherches de Bumm sur la blennorrhée oculaire (rien ne nous autorise à penser qu'il en soit autrement dans l'urèthre) que les gonocoques pénètrent très rapidement dans la muqueuse malade jusque dans le corps papillaire, qu'ils s'y multiplient et que ce n'est que progressivement que la suppuration les ramène à la surface où ils continuent à se développer durant la dernière période du stade purulent et pendant tout le stade muco-purulent.

Le moment le plus opportun pour faire agir les parasiticides et les astringents serait donc celui où la sécrétion commence à tarir et celui où elle devient muco-purulente.

Si l'on considère la marche d'une blennorrhagie non traitée — *et nous croyons qu'il est nécessaire, pour apprécier exactement un processus morbide, d'en connaître l'évolution naturelle et spontanée* — on est surpris du changement qui apparaît bientôt et du passage rapide de la phase aiguë de la maladie à la phase subaiguë. Tous les malades font cette remarque et en font part au médecin. Cette modification serait due, d'après Bumm, à l'élimination rapide des gonocoques et à la cessation de l'irritation qu'ils exerçaient sur le tissu conjonctif sous-épithélial.

Un fait qui plaide en faveur de cette manière de voir est l'apparition dans l'écoulement à cette époque d'un grand nombre de plaques épithéliales recouvertes de gonocoques, constatation que l'on ne peut pas faire aux stades précédents de la blennorrhagie.

Des raisons surtout d'ordre empirique mais aussi d'ordre scientifique nous font donc rester fidèle au principe de n'employer le traitement local, particulièrement les injections, que lorsque la blennorrhagie a dépassé son acmé.

Oltramare (1887), Raud (1887), Osborne (1887), Blanc (1887), Bryson et Bryant (1888), Ducastel (1888), Lesser (1889), Seidel (1889), Fürbringer (1890) et un grand nombre d'autres auteurs se sont ralliés à cette manière de voir dont NEISSER (1889) et ses élèves sont surtout les détracteurs.

III. *L'activité du moyen local doit être inversement proportionnelle à l'acuité inflammatoire.*

Plus l'inflammation est forte, plus le remède local doit être léger, et plus elle est faible, plus souvent et plus énergiquement pouvons-nous intervenir. D'après cela, nous ferons précéder les injections d'un traitement balsamique, puis nous commencerons à injecter de faibles solutions de médicaments peu astringents ; nous ne ferons ces injections au début que rarement et nous passerons successivement à des moyens plus énergiques, en concentrant davantage les solutions et en augmentant le nombre des injections. Il ne faut pas oublier qu'un remède astringent approprié à l'intensité inflammatoire atténue celle-ci, qu'un moyen violent l'exalte au contraire.

Quand l'action astringente est trop forte, la sécrétion augmente ; il se produit alors facilement des brèches épithéliales à travers lesquelles une nouvelle invasion de gonocoques se fait facilement.

Nous avons déjà parlé de l'emploi des balsamiques. Quant aux injections dont nous parlerons encore dans l'exposé du traitement systématique, nous ferons valoir ici quelques remarques générales. Les injections dans l'uréthrite antérieure aiguë sont faites par le patient lui-même avec la seringue ordinaire ou avec notre appareil.

Dès à présent, nous insisterons sur la nécessité de prendre, quand on fait des injections, les plus grands soins de propreté.

De cette façon les germes qui pourraient éventuellement pénétrer dans les seringues ne seront pas importés dans l'urèthre avec le liquide. *Les solutions employées doivent être aseptiques.* Il faut donc éviter avant tout les injections à principes végétaux. PALLIARD (1886) rapporte le cas d'un passementier de dix-neuf ans qui, atteint de chaudepisse récente, s'était injecté une infusion de différentes herbes. Trois jours après la première injection, il fut atteint d'épididymite et de cystite. L'urine était trouble et contenait de nombreuses bactéries vraisemblablement importées dans le tractus avec l'injection.

Il faut dire et montrer d'une façon précise comment les injections doivent être faites.

Toute la muqueuse malade doit être mise en contact avec le médicament ; celui-ci doit donc pénétrer jusqu'au bulbe. Cela n'est possible que lorsque le patient adapte exactement l'extrémité conique de la seringue ou la poire de notre appareil dans le méat urinaire de telle sorte que le liquide ne puisse refluer vers le dehors.

La force avec laquelle on lance l'injection doit être faible et uniforme ; des injections violentes, forcées, rapides produisent facilement des contractions réflexes du bulbo et de l'ischio-caverneux, qui projettent souvent le liquide injecté sous forme d'éjaculation.

La quantité de liquide doit être telle qu'elle amène une légère tension de la muqueuse, un effacement des plis et la pénétration du médicament dans les follicules.

Cette quantité varie avec le dégré de l'inflammation ; on peut dire qu'elle doit être poussée au point que la tension de la muqueuse commence à devenir incommodante ou douloureuse. Au début, quand, par suite de l'inflammation aiguë, la muqueuse fortement gonflée ne possède qu'une élasticité très modérée, une petite quantité de liquide produit déjà cet effet ; le processus gagne-t-il en âge, on peut injecter davantage.

Notre appareil répond, nous le croyons, à ces desiderata ; au stade aigu, le malade s'en sert comme d'un irrigateur (sans le piston par conséquent) ; la poire est exactement adaptée au méat urinaire et la solution s'écoule sous une faible pression jusqu'à ce que la tension commence à devenir douloureuse ; à ce moment il faut fermer le robinet. Si la maladie est plus ancienne, on laisse pénétrer une plus grande quantité de liquide sous la pression progressivement croissante du poids que l'on dépose sur le plateau du piston, et cela jusqu'à ce que la même impression soit ressentie.

La solution injectée doit être laissée quelque temps dans l'urèthre pour l'influencer suffisamment ; il faut que cette solution arrive au contact de la muqueuse uréthrale débarrassée de sa sécrétion. On invite toujours le patient à uriner et à se faire une ou plusieurs injections d'eau tiède avant d'injecter la solution médicamenteuse.

Le nombre des injections est au début d'une par jour, le soir de préférence, puis le patient en fait 2, 3 et finalement 4. Les injections plus fréquentes irritent trop.

Prenons à présent le cas d'une uréthrite antérieure aiguë typique et voyons, comment, dans ce cas particulier, le traitement doit être compris.

Si nous avons à traiter un malade atteint d'uréthrite antérieure aiguë, dans la seconde semaine environ après le coït infectant — des cas plus récents, encore au stade muqueux, sont, comme nous l'avons dit, très rares — notre premier soin est de recommander l'observance aussi stricte que possible des règles hygiénico-diététiques. Une question qui nous est souvent faite par les malades et à laquelle nous avons à répondre de suite est celle de savoir la quantité de boisson qu'il faut ingérer ?

On voit défendre à cet égard deux opinions extrêmes avec une apparence de raison. Tantôt l'on recommande de boire peu, parce qu'ainsi l'urèthre est irrité moins souvent ; tantôt, au contraire, on recommande de boire beaucoup parce que la dilution des urines rend la miction moins pénible.

Dans l'un et l'autre cas on oublie qu'une seule miction d'urine très concentrée irrite autant l'urèthre que de fréquentes mictions d'urine très diluée. On s'en tiendra donc à une juste moyenne. Pour le reste, on se guidera d'après les symptômes ; on combattra l'excitabilité sexuelle par les moyens connus, les phénomènes inflammatoires aigus par les compresses froides appliquées matin et soir, pendant une heure ou deux.

Si les phénomènes aigus sont très marqués, le traitement topique est contre-indiqué. Mais nous possédons quelques remèdes capables d'atténuer les douleurs des mictions. Dans ce but, on prescrit :

℞ Decoct. semin. lini. 500 gr. Syrupi diacodii. . 10 — S. Toutes les deux heures cuillerée à soupe.	℞ Hb. herniar. . . ⎫ āā 30 gr. Folior. uv. ursi. ⎭ S. Ssf. de thé.

On fait prendre du dernier 2 ou 3 tasses par jour. FOURNIER recommande la poudre suivante :

℞ Natrii bicarb. . . . .   5 gr.
Sacchar. alb. . . . . '. . .   30 —
Succi citri. . . . . gutt.   II

S. Pour un jour.

qu'il fait dissoudre dans environ un litre d'eau à prendre à froid en un jour.

Parfois à ce stade, si les phénomènes inflammatoires sont peu marqués, on peut essayer d'intervenir localement ; ainsi, on peut faire prendre quelques capsules de santal ou de baume de copahu tous les jours, mais il faut en faire suspendre l'usage dès que les phénomènes d'irritation augmentent.

Jusqu'à la fin du second septenaire ou le commencement du troisième, l'inflammation progresse. On veille à ce que le régime observé jusque-là (repos, hygiène, diète) soit suivi plus rigoureusement encore.

Le traitement antiphlogistique n'est utile que lorsqu'il est employé avec persévérance ; quand on l'applique passagèrement comme c'est le cas pour les bains froids, il nuit, parce qu'à l'amélioration momentanée succède une réaction plus forte.

L'excitabilité sexuelle, les érections, les insomnies, réclament un traitement spécial. On ne craint pas de procurer du repos aux malades, au prix de fortes doses d'antiphrodisiaques : bromure de potassium, camphre, lupulin, chloral, injections de morphine. On veille à une nourriture non excitante, végétale, et aussi à la liberté du ventre. Si les phénomènes inflammatoires sont très violents, comme cela arrive parfois à cette période de la maladie, on met en œuvre tout l'arsenal antiphlogistique. L'œdème, la lymphangite, la corde uréthrale, indiquent non seulement le séjour au lit et la diète, mais encore l'application continuée de compresses froides ou d'une vessie de glace, les frictions d'onguent gris pour la lymphangite, les narcotiques. Outre les injections de morphine, on prescrit avec avantage les suppositoires :

```
℞ Extr. belladonn. . . . . . . . . . . . . . . .   15 cent.
   Ou morphii muriatici  . . . . . . . . . . .   15 —
   Butyr. cacao . . . . . . . . . . . . . . . ⎫  Q. s. ut f. suppo-
   Ungt ciner. . . . . . . . . . . . . . . . . ⎭     sit. n° X.
```

S. 2-3 suppositoires par jour.

Ainsi que la corde uréthrale, la dysurie est particulièrement justiciable de l'emploi des narcotiques. Jamais, à moins que cela ne soit absolument nécessaire, on ne recourt à l'usage du cathéter.

Les bains chauds prolongés, précédés de l'administration des narcotiques, amènent des mictions faciles et relativement indolores ; dans d'autres cas on arrive au même résultat en plongeant le pénis dans l'eau froide.

Si à cette époque (2ᵉ ou 3ᵉ septenaire), les phénomènes inflammatoires ne sont pas très violents, et si le santal est bien supporté, on le continue. Nous avons dit plus haut que nous ne conseillions pas les injections aussi longtemps que la maladie n'avait pas dépassé sa période d'augment ; cependant dans ces derniers temps nous avons dérogé à ce principe en faveur du sulfo-ichtyolate d'ammonium, conseillé par JADASSOHN (1892) ; quand le cas n'est pas trop aigu, nous injectons dès le début des solutions de cette substance très faiblement astringente qui produit rarement des phénomènes d'irritation intense ; sous son influence, le nombre des gonocoques et l'écoulement lui-même diminuent rapidement ; toutefois, on n'obtient pas par ce moyen un raccourcissement de la maladie ; seule la phase aiguë est abrégée. Le processus passe rapidement à la période subaiguë, mais celle-ci se prolonge d'autant plus longtemps.

La décroissance, la rémission des symptômes est, dans le cas où aucun traitement n'a encore été institué, le signal de l'administration des balsamiques. On passe aux injections quand le stadium decrementi est bien caractérisé. Le pus, encore abondant, tend à perdre sa teinte verdâtre, il devient plus fluide et comme laiteux. Les douleurs lors des mictions aussi bien que celles qui sont occasionnées par les érections sont faibles ou diminuent rapidement, l'excitabilité sexuelle se relâche. Il ne faut pas oublier *que c'est précisément à cette époque que peut se développer l'uréthrite postérieure. Le médecin chaque fois qu'il ordonne une injection se renseigne par conséquent sur l'état de l'urèthre postérieur.* Nous avons déjà passé en revue les remèdes préconisés pour les injections ; tous n'ont pas la même valeur. Les solutions (médicament et titre) doivent toujours augmenter en force. Nous pouvons conseiller comme exemple de gradation convenable, les solutions suivantes : le *sulfo-ichtyolate d'ammonium* à la dose de 1 à 3 p. 100, le *sulfate de thalline* (1,5-2,0 p. 100), le *permanganate de potasse* (0,02-0,04 p. 100), l'*acétate de zinc* (0,2-0,6 p. 100), le *phéno-sulfate de zinc* (0,4-1 p. 100), le *sulfate de zinc, l'acide phénique et l'alun,* de chacun (0,2 p. 100), le *nitrate d'argent* (0,05-0,15 p. 100). Ces solutions sont indiquées aussi long-temps que l'on décèle dans la sécrétion ou dans les filaments des gonocoques et des corpuscules de pus. Si ces derniers éléments font défaut, si surtout l'on ne trouve plus de gonocoques pendant un temps assez long, on se trouve en présence de la période finale de la maladie, exempte de gonocoques, et l'on ordonne : le *sulfate de cuivre* (0,05-0,1 p. 100), le *sulfate de cuivre et alun* (0,05 à 0,5 : 100 eau), et surtout le *sous-nitrate de bismuth* (2, à 4,0 p. 100).

Il faut approprier la concentration et la force du médicament à chaque cas particulier. *Jamais une injection de l'activité voulue ne doit produire dans l'urèthre plus qu'une légère sensation de brûlure.* Une injection ressentie un jour assez vivement, le sera à peine quelques jours après ou ne le sera même plus. Dans ce dernier cas on peut considérer son action comme illusoire. *D'où il convient d'augmenter après quelques jours la concentration des injections dans les limites indiquées et de changer aussi de solutions.*

Une question très importante est *celle de savoir quand une uré-*

*thrite aiguë doit être considérée comme guérie, quand il est per-
mis de cesser le traitement, quand enfin le malade peut reprendre
sa manière de vivre habituelle.*

Malheureusement, en pratique, les malades et les médecins pèchent
aussi bien dans le sens d'un traitement trop court, insuffisant, que
dans le sens d'un traitement trop long.

Beaucoup de malades se font des injections jusqu'à ce que l'écoulement, c'est-à-dire la suppuration très apparente, cesse. Cette conduite
leur est d'ailleurs conseillée par un grand nombre de praticiens.

Il est évident que la plus grande partie du pus formé dans l'urèthre.
s'écoule par le méat. *Mais si cette quantité de pus est faible, elle
reste adhérente à la muqueuse sous forme de couche mince et ne
s'en détache qu'entraînée par le premier jet d'urine.* C'est le cas
notamment pour la sécrétion assez visqueuse du stade terminal ;
mélangée à un mucus épais, elle adhère fortement à la muqueuse.
L'uréthrite progresse d'avant en arrière ; le processus est au bulbe à
la troisième semaine. La guérison se fait aussi d'avant en arrière ;
dans la cinquième semaine, la partie mobile de l'urèthre est redevenue normale tandis que la maladie occupe encore le bulbe. C'est à
cette époque que le traitement est souvent interrompu. *Aussi l'uréthrite chronique antérieure se localise-t-elle de préféreuce dans le
bulbe.*

On n'est autorisé à cesser le traitement que par l'examen des urines.

La petite quantité de pus que secrète encore l'urèthre à la fin de
la blennorrhagie se retrouve dans l'urine sous forme de filaments : les
éléments purulents sont en effet conglomérés par le mucus uréthral
alcalin que coagule l'urine acide.

*Aussi longtemps qu'il existe des filaments dans l'urine, il ne
faut pas considérer la maladie comme terminée et sans autre
issue ultérieure possible.*

Les médecins et les malades commettent aussi la faute de traiter
trop longtemps la chaudepisse. Il persiste toujours à la suite de
celle-ci un certain état d'irritation qui se traduit par une sécrétion
muqueuse exagérée, claire, filante, qui rappelle le liquide de l'uréthrorrhée.

Le matin, surtout quand il y a eu des érections pendant la dernière partie de la nuit, ce mucus est assez abondant, agglutine les
lèvres de l'orifice, ou perle par la pression au méat urinaire sous
forme de goutte bien claire. Beaucoup de malades prennent cet état
d'hypersécrétion, résultant de l'irritabilité encore exagérée, pour la

blennorrhagie. Abandonne-t-on cette sécrétion muqueuse à elle-même, pourvu que l'on évite les excitations on la voit diminuer bientôt. Mais, dans la pensée qu'il s'agit encore d'un reste d'uré-thrite, les injections sont souvent reprises et, à la suite de cette nouvelle irritation la sécrétion augmente. Il arrive souvent alors que le médecin et son client, impatients et las au même point, aient recours à une injection plus forte qui provoque de nouveau la des-quamation et la prolifération épithéliales ; les produits de ces der-nières mélangés au mucus lui donnent une coloration grise et même blanchâtre qui engage à son tour à entreprendre des injections et de cette façon le malade tombe dans un cercle vicieux ; la sécrétion s'éternise et si, l'immigration microbienne vient encore s'ajouter, à titre d'infection secondaire, à toutes ces causes d'irritation, il se déve-loppe une de ces formes d'uréthrite chronique qui n'est pas la moins rebelle au traitement.

Ce n'est donc pas la sécrétion, l'écoulement, mais, uniquement l'examen des filaments qui nous renseigne sur la durée qu'il faut assigner au traitement et sur le moment opportun où il convient de l'interrompre. Nous devons nous guider spécialement sur deux points de repère : *les corpuscules du pus et les gonocoques. Aussi longtemps qu'un filament, même isolé, contient des gonocoques, il faut continuer le traitement.* Il en est de même quand, après plu-sieurs examens négatifs, les filaments renferment encore d'abon-dantes cellules de pus.

Il arrive en effet, que si l'on examine des filaments purulents à plu-sieurs reprises, on finisse par y découvrir des gonocoques.

La présence d'une grande quantité de cellules de pus dans un filament indique toujours qu'il existe en un point un foyer inflam-matoire dont on peut rapporter la cause avec beaucoup de vraisem-blance aux gonocoques. *Si non seulement les gonocoques mais aussi les cellules purulentes font défaut dans les filaments ou bien, si ces corpuscules du pus sont, relativement aux cellules épithé-liales, en petit nombre, on peut alors cesser le traitement ;* dans ces conditions, l'inflammation a déjà évolué, il ne persiste qu'une abondante desquamation du jeune épithélium, desquamation qui par les injections ne ferait qu'augmenter. Il est bon de ne pas faire abandonner subitement les injections aux malades mais successive-ment et progressivement ; le malade ne fait plus d'injection que tous les deux jours, puis tous les trois jours et ainsi de suite.

La cure d'injections finie, le malade doit encore être tenu en observation pendant dix ou quatorze jours, en suivant encore le régime. Si au bout de ce temps, l'urine est restée bien claire, on permet le retour progressif au modus vivendi habituel. Mais on insiste surtout sur la modération et la progression quand il s'agit de permettre le coït.

Nous avons pour principe de ne pas abandonner nos malades avant de nous être assuré qu'une forte irritation, le coït par exemple, n'est pas en état de ramener l'inflammation.

Plus souvent que des chaudepisses récentes nous avons à traiter des uréthrites subaiguës, antérieures, datant de plusieurs mois. La cause de la prolongation de la maladie est alors un manque de traitement, ou bien un traitement mal compris, trop précoce, intempestif, et plus souvent encore un traitement interrompu. *Dans ce cas il faut toujours chercher la présence des gonocoques dans la sécrétion et remonter aux causes qui ont pu retarder la guérison.* On tâchera de démêler d'abord ces dernières. Quand la persistance de la maladie est due à un mauvais régime il faut insister sur l'hygiène, sur la diète ; si le malade n'a été soumis à aucun traitement, celui-ci bien conduit a vite raison de la blennorrhagie.

Le pronostic est le plus défavorable pour les blennorrhagies qui ont été contrariées par un mauvais traitement ou par un traitement précoce ou mal compris. Nous nous trouvons très bien dans ces cas de l'expectation, et nous laissons en quelque sorte la maladie s'épuiser d'elle-même. En l'absence de toute intervention locale, l'écoulement reparaît généralement (gonocoques plus nombreux). L'inflammation atteint un certain maximum, puis elle décroît bientôt; cela se passe en dix ou quinze jours pendant lesquels le malade est traité d'une façon purement symptomatique ; on pourra bien parfois (inflammation modérée) administrer des balsamiques, mais on s'abstiendra en tous cas d'injection. Quand l'écoulement commence à diminuer, nous ordonnons alors des injections, et nous en obtenons de bons résultats.

La blennorrhagie des sujets cachectiques, mal nourris ou atteints d'autres maladies, réclame une attention spéciale. Quand elle évolue d'une façon très aiguë le traitement n'est pas institué conformément aux principes que nous venons d'exposer, les malades sont en plus soumis à une médication tonique, on les nourrit fortement, on leur administre avec avantage le fer et particulièrement le fer et l'arsenic sous la forme des eaux de Roncegno et de Levico.

Très souvent l'uréthrite prend d'emblée, chez ces sujets, une allure torpide, sans aucun phénomène d'excitation ; la réaction inflammatoire est faible, la sécrétion toujours fluide et laiteuse. *Une telle marche de l'affection indique dès le début outre la médication tonique et l'application rigoureuse des règles hygié- nico-diététiques que nous avons exposées, une grande prudence dans le traitement par injections.* Il faut toujours s'attendre alors (et l'on en prévient le patient) à une irrégularité du cours de la ma- ladie ; on porte notamment toute son attention du côté de l'uréthrite postérieure qui dans ces cas se développe souvent insidieusement. C'est là le point de départ d'autres complications ; on y veillera pour pouvoir interrompre les injections dès que l'uréthrite postérieure se développera.

Traitement de l'uréthrite postérieure aiguë. — L'uréthrite posté- rieure aiguë est, ainsi que nous l'avons déjà dit, une complication de la blennorrhagie antérieure ; elle se développe de préférence au moment où le processus inflammatoire atteint son summum, c'est-à-dire dans le troisième septenaire ; ou bien plus tard, à l'occasion d'une rechute.

Dès que l'uréthrite postérieure se montre et jusqu'au moment ou elle a dépassé sa période aiguë, il faut interrompre le traitement local de l'uréthrite antérieure. Si l'uréthrite postérieure naît au mo- ment du summum inflammatoire, il est vrai que le traitement local selon nous, n'aurait pas encore été institué ; mais, si elle se développe plus tard, à l'occasion d'une exacerbation ultérieure du processus, il est possible que le malade se soit déjà fait des injections. *Il faut donc chaque fois que nous prescrivons une injection à un malade, nous enquérir de l'état de l'urèthre postérieur et suspendre tout traitement local, dès qu'un symptôme d'uréthrite postérieure se manifeste. Il convient alors de soigner d'abord l'uréthrite posté- rieure. Celle-ci peut à son tour donner lieu, par voie de propagation à d'autres complications. C'est aux dernières qu'il faut encore porter remède en premier lieu (à une cystite ou à une prostatite), et ne songer à l'uréthrite postérieure puis à l'uréthrite antérieure que plus tard.*

Les prescriptions hygiénico-diététiques et les remèdes sont les mêmes pour l'uréthrite postérieure que pour l'antérieure.

Mais nous tenons spécialement à mettre en garde contre l'usage si répandu de donner, quand il existe une uréthrite postérieure, des eaux minérales alcalines : Giesshubler, Preblauer, Vichy, etc. Ces boissons diminuent l'acidité de l'urine, ce qui paraît d'autant moins indiqué que cette acidité est déjà atténuée par la diète (privation de mets épicés, salés, usage modéré de viande) et par le repos. En outre, le pus et le sang (au cas où il y a hématurie) qui sont alcalins régurgitent de l'urèthre postérieur dans la vessie. Quand ces liquides s'écoulent en abondance dans la vessie et que nous ordonnons au surplus des remèdes alcalinisants, l'acidité de l'urine est très affaiblie Il peut en résulter l'alcalinité et la fermentation ammoniacale des urines, fermentation qui donne à son tour facilement lieu à la pullulation dans la vessie, des germes qui viennent de l'urèthre postérieur, conséquemment à une cystite. *Quand il existe déjà une uréthrite postérieure, le meilleur moyen de prévenir la propagation du processus à la vessie, c'est-à-dire l'éclosion d'une cystite, consiste à maintenir un certain degré d'acidité des urines.*

Les indications thérapeutiques générales sont aussi les mêmes que pour l'uréthrite antérieure : on traitera la phase aiguë d'une façon purement symptomatique ; quand l'inflammation se sera amendée on passera à des moyens topiques légers puis à de plus forts ; c'est dire qu'on recourra d'abord aux balsamiques puis aux injections.

Le traitement symptomatique du stade aigu ressemble à celui de l'uréthrite antérieure aiguë. Deux phénomènes réclament surtout notre intervention ; ce sont : l'hématurie et les troubles de la miction.

L'hématurie est toujours un signe d'inflammation violente ; elle s'accompagne toujours d'une strangurie intense dont elle dépend du reste le plus souvent. Dans beaucoup de cas, en effet, il suffit de remédier à cette strangurie pour voir disparaître l'hématurie.

Le traitement de la strangurie nécessite la mise en œuvre de tout l'arsenal antiphlogistique ; à côté du repos, de la diète, des soins qui assurent la liberté du ventre, les bains tièdes prolongés rendent souvent de bons services. Mais c'est aux narcotiques que nous sommes redevables des meilleurs résultats.

Les injections de morphine, les suppositoires à la belladone amènent toujours une diminution dans la fréquence des besoins d'uriner et par là même l'inflammation s'apaise ; les décoctés mucilagineux avec ou sans narcotique, l'infusé de semence de lin, d'herniaire, de feuilles d'uva ursi, sont aussi d'une efficacité réelle à cette période de l'uréthrite postérieure aiguë.

Quand l'hémorrhagie qui accompagne les dernières gouttes de la miction ne cesse pas avec la strangurie, il faut employer les moyens hémostatiques, spécialement le fer et l'ergotine. Nous prescrivons :

℞ Ferri sesquichl. sol.   2 gr.
  Aq. destil. . . . .   200 —
  Syrupi cinnam. . .   20 —
    S. Toutes les deux heures
    1 cuillerée à soupe.

℞ Ext. sec. cornuti.   1 gr.
  Sacch. albi. . . .   2 —
  Mf pulv. div. in dos.   X
  S. Une p. toutes les trois heures.

℞ Ergotini . . . . .   1 gr.
  Laudani . . . . .   0^{gr},1
  Sacch. albi. . . .   2 gr.
  Mf pulv. d. in dos.   X
S. Toutes les trois heures 1 poudre.

℞ Ext. hemostat. . . .⎫ ââ 0^{gr},5
  Elæo sacch. cinnam.⎭
  Mf pulv. d. in dos.   X
  S. Toutes les deux heures 1 poudre.

Les granules d'ergotine de BONJEAN ou les injections sous-cutanées d'ergotine seront aussi donnés avec avantage.

La *dysurie* n'est pas rare non plus dans l'uréthrite aiguë postérieure ; comme elle reconnaît comme cause un spasme, on y remédie surtout par la morphine et la belladone. On évite l'application du cathéter qu'on ne réserve que pour les cas extrêmes ; on fait alors usage d'une fine sonde élastique introduite dans la narcose ou bien après l'administration de morphine (injection sous-cutanée ou suppositoire).

Quand les phénomènes d'irritation diminuent et qu'il n'y a pas d'albuminurie (ce dont il faut toujours s'assurer), tout en continuant un traitement calmant (deux suppositoires à la belladone par jour ou une décoction de semences de lin avec sirop Diacode), on peut passer prudemment au traitement local et donner quelques (4 à 6) capsules de santal ou de baume de copahu. Toutefois ces remèdes internes sont suspendus dès que l'irritation reparaît (quand notamment les mictions deviennent plus fréquentes).

L'efficacité des balsamiques est probablement due à ce qu'ils agissent comme antiseptique en augmentant l'acidité des urines. Nous avons fait ressortir précédemment l'avantage de cette influence.

Le salicylate de soude est plus actif encore que les balsamiques et, selon nous moins irritant. Nous le prescrivons volontiers à la dose de 3 à 5 grammes par jour et nous en obtenons de bons résultats. L'acide salicylique aux mêmes doses, l'acide camphorique (1^{gr},5 à 3 grammes par jour) semblent avoir aussi une bonne action. Quand le salicylate n'est pas supporté on peut le remplacer par le salol (3 à 5 grammes par jour).

Quand les phénomènes d'irritation se sont amendés depuis plusieurs jours et qu'il n'y a plus de strangurie notable ni d'albuminurie, quand le trouble des deux portions de l'urine est moins considérable, alors on passe à la médication externe et l'on applique les astringents.

Nous avons dit que les solutions injectées avec la seringue ordinaire n'atteignaient pas la partie postérieure de l'urèthre ; d'où cette méthode ne convient pas au traitement de l'uréthrite postérieure.

Quelques auteurs conseillent, pour faire pénétrer le liquide médicamenteux jusque dans l'urèthre postérieur, d'employer la seringue uréthrale ordinaire, de fermer le méat l'injection faite et de comprimer ensuite le canal d'avant en arrière.

Cette manœuvre peut bien réussir dans quelques cas, le patient remarque alors que la partie mobile de la verge tendue par l'injection revient en quelque sorte sur elle-même ; en outre, quand le méat, cesse d'être comprimé, il n'en sort que peu de liquide.

D'autres fois cependant, l'injection est expulsée immédiatement par la contraction réflexe, spasmodique des muscles bulbo et ischiocaverneux.

La méthode est donc incertaine, et dans le cas où elle réussit, toujours irritante. *Nous y renonçons pour cette raison et nous croyons avec* ULTZMAN, AUBERT, ERAUD *que l'uréthrite postérieure doit toujours être traitée par le médecin lui-même.*

Il ne faut pas oublier que lorsque l'uréthrite postérieure aiguë est apte à être traitée par les injections, il existe encore une uréthrite antérieure qui, plus ancienne et par conséquent moins aiguë que l'uréthrite postérieure, est justiciable aussi de la cure par injections.

Il s'ensuit que dans tous ces cas, l'urèthre entier, depuis le méat externe jusqu'au col vésical, doit être soumis à l'action des astringents.

Nous ne pouvons admettre qu'en dépit d'une uréthrite postérieure manifeste, le patient entreprenne lui-même les injections avec la seringue ordinaire. Par ce moyen l'uréthrite antérieure peut guérir, l'uréthrite postérieure abandonnée à son évolution spontanée, si elle ne s'aggrave pas, aboutit tout au moins à la chronicité. Aussi le traitement généralisé de la blennorrhagie par la seringue uréthrale ordinaire n'est-il que trop souvent la cause d'uréthrite chronique. Pour les injections postérieures nous conseillons surtout la méthode de DIDAY ; la sonde pour irrigation de ULTZMAN donne aussi de bons résultats.

Pour rendre la pénétration de la solution dans la vessie complètement inoffensive, il est bon de n'entreprendre les injections que si la vessie est modérément remplie ; il n'est pas nécessaire de débarrasser celle-ci du liquide que l'on y a injecté ; les solutions que l'on injecte sont tièdes, on emploie au plus 80 à 100 centimètres cubes dont un peu moins de la moitié pour la partie postérieure et le restant pour la partie antérieure. L'urèthre doit avant l'introduction des instruments être bien nettoyé ; le patient doit donc uriner avant l'opération, mais il ne vide pas sa vessie. Chez les individus sensibles, on applique avant la première injection un suppositoire à la morphine pour éviter toute contraction réflexe et intempestive du compresseur.

Les injections sont faites au début tous les trois jours et plus tard tous les deux jours.

Les solutions employées sont les suivantes :

℞ Amm. sulfoichthyolic. 10 gr.
    Aq. destillat. . . . . 500 —

℞ Alum. crudi. . .)
    Acidi carbolic. . { àâ 1 gr.
    Zinci sulphuric .)
    Aq. destillat. . . . 500 —

℞ Kalii hypermanganici. . . . . 20 à 50 ctgr.
    Aq. destillat. . . . . 500 —

℞ Argenti nitrici. . . . . 0,20 à 1 gr.
    Aq. destillat . . . . 500 —

De différents côtés on a préconisé, pour combattre l'uréthrite postérieure, de faire des injections astringentes dans la vessie vide, à l'aide d'une sonde, puis de faire évacuer le liquide injecté par le malade lui-même à travers l'urèthre, le cathéter étant retiré. Je ne considère pas cette méthode comme très avantageuse. Il est bon, en effet, d'éviter de faire agir les astringents sur les parois vésicales et c'est pour cela que nous conseillons l'irrigation de l'urèthre, la vessie étant modérément remplie. Du reste, il existe toujours dans les vessies soi-disant vides une quantité d'urine suffisante pour décomposer en tout ou en partie les liquides médicamenteux que l'on y injecte. L'action de ces liquides décomposés sur la muqueuse uréthrale malade est par conséquent très faible. Nous croyons que la méthode d'irrigation de l'urèthre postérieur, sous forte pression et sans sonde, comme cela a été conseillé plusieurs fois et dernièrement encore par TELEKI (1891) et RONA (1892), ne répond pas davantage au but que l'on se propose d'atteindre. A côté de résultats heureux, ceux qui ont essayé la méthode ont enregistré aussi des insuccès. (L'injection ne réussissait pas ou bien il se produisait des phénomènes d'irritation.) *Les irri-gations à l'aide de la sonde, constituent la méthode d'injection la moins dangereuse.*

Quand les symptômes subjectifs se sont apaisés et que les symptômes objectifs sont réduits à un trouble léger muqueux des deux portions de l'urine, on peut se servir avec avantage des solutions prescrites dans le traitement de l'uréthrite antérieure, notamment des solutions de nitrate d'argent à 0,10 ou 0,20 p. 100, solutions que l'on injecte avec l'injecteur uréthral de ULTZMANN introduit jusque dans l'urèthre prostatique. On retire l'instrument en même temps que l'on injecte pour répartir le liquide sur tout l'urèthre.

On peut encore faire usage dans ces cas de l'anthrophore et l'on en obtient de bons effets.

L'uréthrite postérieure guérit d'ordinaire plus rapidement que l'antérieure. On observe, après un traitement assez court, que la deuxième portion de l'urine du matin, surtout si l'on fait une irrigation préalable de la partie antérieure, est complètement claire. L'uréthrite postérieure est donc guérie alors que l'uréthrite antérieure persiste. Les irrigations postérieures deviennent dès lors superflues, mais le traitement de l'uréthrite antérieure doit être continué pendant assez longtemps encore.

Etiologie.

Ce n'est que lorsque l'uréthrite aiguë fut bien connue et après que l'on eut appliqué, au milieu du xvie siècle, la méthode de dilatation aux rétrécissements de l'urèthre que l'on commença à démêler la marche et les caractères du processus qui conduisait à ces altérations. Cependant, à cette époque encore, l'uréthrite chronique était définie diversement. Girtanner (1788) caractérisait ainsi son opinion sur la blennorrhagie chronique : « Stillicidium muci puriformis vel limpidi ex urethra vix inflammata, sine stranguria, erectiones non dolorificæ, ab ulcere urethræ, aut a coarctatione præternaturali urethræ. » Pour Kuhn (1785), l'uréthrite chronique était un suintement qui persistait après l'atteinte aiguë et qui résultait d'une certaine faiblesse de la partie de l'urèthre qui avait souffert. Eisenmann (1830) appelait chronique toute chaudepisse qui durait plus de vingt et un jours.

Au chapitre précédent, nous avons dit que l'uréthrite aiguë aboutissait à un stade muco-purulent puis à un stade purement muqueux, qui précédait d'ordinaire la guérison. Cette période terminale peut traîner en longueur, s'éterniser en quelque sorte et nous *considérons déjà comme uréthrite chronique cet ensemble symptomatique qui résulte de la prolongation du dernier stade de l'uréthrite aiguë.*

De cette façon on donne à l'étiologie de la blennorrhagie chronique le sens le plus large. Toute uréthrite chronique peut être aussi bien le reliquum d'une blennorrhagie aiguë que d'une blennorrhagie subaiguë et se développer après une uréthrite antérieure comme après une uréthrite postérieure.

Quand les stades muco-purulent ou muqueux de la blennorrhagie se prolongent, la maladie tend aussi à se localiser. L'inflammation diffuse propre à l'uréthrite aiguë n'occupe plus à la longue qu'une certaine étendue de la muqueuse, et le reste du canal guérit. Les dispositions anatomiques, la richesse plus ou moins grande en follicules et en glandes commandent cette localisation.

D'après les recherches anatomiques que nous avons entreprises à l'institut du professeur Wechselbaum, voici quelques données statistiques sur la répartition des foyers locaux de l'uréthrite chronique :

La région mobile était le siège de ces foyers dans	15 cas.
La région mobile et le bulbe.	1 —
Le bulbe seul.	1 —
Les régions mobile et prostatique	1 —
Le bulbe, les régions mobile et prostatique	5 —
Les régions membraneuse et prostatique	1 —
Le bulbe, les régions mobile, membraneuse et prostatique.	1 —
La région prostatique seule	6 —
	31 cas.

Comme on le voit le processus se limite le plus souvent à une seule région (22 cas) de l'urèthre.

D'après ce tableau c'est la région mobile qui est le plus fréquemment le siège de l'uréthrite chronique (24 cas), puis viennent la région prostatique (14 cas), le bulbe (8 cas), la région membraneuse (2 cas).

Nous définirons donc la blennorrhée chronique en disant que c'est la prolongation du stade terminal, muco-purulent de l'uréthrite aiguë, limitée à un point circonscrit du canal. Ces foyers occupent de préférence le bulbe, les régions mobile et prostatique, tandis que les autres parties de l'urèthre sont revenues à leur état normal.

Parmi les causes qui mènent à la chronicité de l'affection, nous signalerons : la négligence apportée dans le traitement de la blennorrhagie aiguë ; l'insuffisance du traitement, la multiplicité des récidives ; les infections successives ou subintrantes.

En parlant du traitement de l'uréthrite aiguë, nous avons déjà fait ressortir les conséquences néfastes d'un traitement insuffisant. On pose généralement trop tôt le diagnostic de la guérison d'une uréthrite, souvent d'après le seul fait de la disparition de l'écoulement, alors que cette guérison est loin d'être complète et que le processus limité au bulbe produit encore du pus, mais en quantité insuffisante pour que ce dernier se fasse jour au méat ; on voit alors se développer l'uréthrite chronique du bulbe.

En outre, très souvent la localisation de la maladie aiguë est mal déterminée, parfois même, elle ne l'est pas du tout ; enfin, le traitement à l'aide de la seringue uréthrale ordinaire est trop généralisé.

Si, par exemple, il existe en même temps qu'une uréthrite antérieure, une légère uréthrite postérieure, celle-ci négligée devient chronique, compliquée ou non d'uréthrite bulbaire.

Au traitement insuffisant, trop court ou non adapté au siège du mal, toutes fautes commises par les malades se soignant eux-mêmes, mais aussi, trop fréquemment encore, par les médecins, s'ajoutent d'autres influences nocives. Le patient souvent de son propre chef, se croyant guéri, reprend trop tôt sa manière de vivre habituelle, et les récidives se répètent.

Plus les rechutes sont fréquentes, plus la réaction inflammatoire est faible et de courte durée ; le mal s'enracine davantage, les modifications de la muqueuse deviennent plus importantes et plus profondes.

La même chose se produit quand les infections se suivent de près. A chaque atteinte nouvelle, la maladie tend à montrer moins d'acuité, à évoluer d'une façon plus torpide, plus subaiguë, mais elle est aussi plus tenace et par sa longue durée elle est déjà presque vouée à la chronicité, d'autant plus que la bénignité des symptômes ne convainc pas le malade de la nécessité d'entreprendre un traitement en règle et de suivre les recommandations hygiéniques et diététiques dans toute leur rigueur.

A ces questions touche de près celle de la *possibilité des infections blennorrhagiques répétées.*

Naguère encore ce point ne soulevait aucun doute et l'on rapportait de nombreux cas d'infections blennorrhagiques successives, survenant à courts intervalles.

Aujourd'hui, il faut par contre se montrer très sceptique à l'égard de ces cas. La ténacité avec laquelle les gonocoques persistent dans l'urèthre et la promptitude avec laquelle les médecins et les malades déclarent si souvent la blennorrhagie guérie justifient cette réserve.

Disons d'abord que la *chaudepisse, même lorsqu'elle a été bien guérie, ne confère aucune espèce d'immunité.* Très souvent nous avons vu des malades qui un, deux ou trois mois après une blennorrhagie complètement évoluée, étaient de nouveau infectés.

En outre, l'existence d'une uréthrite chronique, qu'elle soit ou qu'elle ne soit pas à gonocoques, n'exclut en aucune façon la possibilité d'une nouvelle infection.

Nous connaissons aussi à ce propos de nombreux exemples. Nous avons, en collaboration avec GUON, entrepris quelques expériences pour vérifier le fait. Pour étudier l'effet particulièrement curatif que produit l'éclosion d'une uréthrite aiguë quand elle se greffe sur une uréthrite chronique, nous avons, avec l'acquiescement des intéressés, inoculé quatre fois des cultures pures de gonocoques dans des urèthres atteints de blennorrhagie chronique et vecteurs ou non de gonocoques. Après quarante-huit heures d'incubation, il se produisit, dans ces quatre cas une blennorrhagie aiguë, à marche typique, avec d'abondants gonocoques dont la nature fut démontrée par les cultures. L'expérience fut du reste toujours salutaire aux malades.

Il est d'observation que les nouvelles infections ne se manifestent que deux ou trois jours après le coït, tandis que les récidives apparaissent immédiatement après la mise en jeu des causes qui les font naitre. *La période d'incubation qui existe toujours lors d'une nouvelle infection, et qui manque d'une façon constante quand il s'agit d'une récidive, est donc pour le diagnostic de l'une ou de l'autre le signe distinctif le plus important.*

En dehors des influences extérieures, il existe une série de causes inhérentes à l'organisme qui favorisent le développement de la blennorrhagie chronique.

Nous avons dit que les blennorrhagies torpides, subaiguës devenaient facilement chroniques. C'est précisément ce qui s'observe chez les individus cachectiques, débilités, scrofuleux ou phtisiques, chez lesquels l'affection montre la plus grande tendance à s'éterniser.

SCHLEUSS, GENZMER, THEDENAT et OTIS croient que l'étroitesse du méat joue aussi un rôle.

Nous devons enfin indiquer comme facteur étiologique le plus important de la blennorrhée chronique, le gonocoque, sa fixation, son implantation en un point déterminé de l'urèthre. Nous y reviendrons du reste au chapitre de la *Symptomatologie* et de l'*Anatomie*. Nous dirons, cependant dès maintenant que les gonocoques tendent après un long séjour sur la muqueuse uréthrale à perdre de leur virulence. Du moins beaucoup d'auteurs, NOGGERATH (1872), MILTON (1876), SCHWARTZ (1886) entre autres, ont dit que les femmes infectées par les gonorrhées chroniques de leurs maris souffraient presque toujours de blennorrhagie chronique et très rarement de blennorrhagie aiguë.

Symptômes.

On définit souvent la blennorrhée chronique comme un état particulier de l'urèthre caractérisé, tantôt par un suintement muqueux, tantôt par l'écoulement d'une goutte de pus plus ou moins jaunâtre ou même simplement par l'agglutination des lèvres du méat. Tout symptôme subjectif a disparu, mais sous l'influence de certaines irritations ce processus chronique subit très facilement des poussées aiguës.

Ainsi présenté le tableau morbide est incomplet ; il ne répond qu'à une forme particulière d'uréthrite chronique. Le mal comprend d'ailleurs tant de variétés qu'il est impossible de les réunir en un schéma ; les signes objectifs aussi bien que la marche et la terminaison mériteraient que l'on fasse de chaque cas un exposé spécial.

Les symptômes et la marche de l'uréthrite chronique ne varient pas seulement avec la localisation, le siège du processus inflammatoire circonscrit, c'est-à-dire de l'hyperplasie conjonctive chronique, mais encore suivant la profondeur à laquelle ce processus se déroule. Tantôt c'est la muqueuse, tantôt c'est le tissu conjonctif sous-épithélial ou les autres tissus sous-jacents qui se trouvent intéressés par la maladie.

A tous ces points de vue nous pouvons distinguer plusieurs formes qui elles-mêmes pourront être divisées en deux catégories.

Nous avons dit que l'un des caractères de la blennorrhée chronique est de se localiser en un point circonscrit de l'urèthre. Mais si nous n'admettions comme blennorrhée chronique que tous ces cas où le processus est réellement confiné en un point assez déterminé, nous devrions en distinguer une série d'autres qui, par leur marche torpide et l'absence de symptômes inflammatoires rentrent cependant dans cette catégorie. Ce sont les cas où, indépendamment des foyers d'infiltration chronique limités, il existe des phénomènes congestifs dans toute une région de l'urèthre. Ce sont ces cas qui précisément marquent l'acheminement des formes aiguës aux formes chroniques vraies, circonscrites.

La différence qui existe entre ces deux formes que j'appellerai *blennorrhée chronique récente* et *blennorrhée chronique invétérée* est donnée par la nature et la quantité de la sécrétion.

En effet, si l'on examine l'urine des malades atteints d'uréthrite chronique, surtout l'urine du matin, on y trouve les filaments carac-

téristiques de l'affection. Nous reparlerons avec détails de ces filaments. Immédiatement une distinction importante s'impose : *Dans
certains cas, les filaments nagent dans une urine trouble, ailleurs,
dans une urine claire.*

Ainsi que nous le verrons plus loin, dans la blennorrhée chronique nous avons affaire à une multiplication rapide des cellules du
tissu conjonctif, à une hyperplasie conjonctive chronique (Ziegler),
tandis que dans la blennorrhagie aiguë les lésions vasculaires et
l'émigration de corpuscules blancs du sang, multinucléés constituent
les phénomènes microscopiques essentiels. Cette hyperplasie conjonctive chronique traverse deux phases, la première dans laquelle
le gonflement et l'épaississement de la muqueuse et de la sous-
muqueuse résultent de l'accumulation des cellules multinucléées
de tissu conjonctif; dans le second ces cellules se transforment de
plus en plus en fibrilles conjonctives.

Le premier stade qui répond à l'hyperplasie chronique récente du
tissu conjonctif sous-épithélial et aussi du tissu conjonctif périglandulaire est, en règle générale, compliqué du catarrhe de la muqueuse
qui avoisine les foyers morbides. La sécrétion dans ces cas chroniques récents comprend par conséquent deux sortes d'éléments :
1° des filaments, constitués par le produit de la desquamation catarrhale de l'épithélium et par les cellules purulentes multinucléées
qui s'échappent des vaisseaux dilatés et relâchés, ces deux sortes de
cellules, cellules de pus et cellules de l'épithélium étant englobées
dans un mucus finement granulé; 2° du mucus résultant du catarrhe
diffus de la muqueuse, du catarrhe des glandes et de la dégénérescence muqueuse de l'épithélium. *Des filaments nageant dans une
urine muqueuse, trouble, sont l'indice d'une uréthrite chronique
récente, encore diffuse.* Plus le processus est ancien, plus l'inflammation catarrhale de la muqueuse qui avoisine les foyers locaux diminue.

C'est l'hypérémie de la muqueuse qui produit la sécrétion
muqueuse ; les manifestations locales dues aux foyers circonscrits
ressortent davantage quand elle n'existe plus. La sécrétion constituée
alors de cellules épithéliales et de cellules de pus, conglomérées par
la mucine finement ponctuée apparaît dans les urines claires sous
forme de filaments.

*Des filaments nageant dans une urine claire, spécialement dans
l'urine claire du matin, dénotent une blennorrhée chronique
ancienne, invétérée.*

Quand une uréthrite chronique ancienne est contrariée par l'une ou l'autre influence défavorable, il n'est pas rare que les symptômes redeviennent ceux de l'uréthrite chronique récente, pour s'atténuer après un temps plus ou moins long ; de même, le tableau symptomatique de l'uréthrite chronique récente devient avec le temps celui de la forme invétérée.

D'après le siège du processus, son étendue en surface, suivant aussi qu'il reste purement muqueux et superficiel ou qu'il dépasse les limites de la muqueuse pour intéresser les tissus sous-muqueux (corps caverneux, prostate), nous distinguons donc plusieurs formes d'uréthrites chroniques.

1. Uréthrite antérieure chronique. — Quand elle reste localisée à la portion mobile, elle constitue ce que l'on dénomme généralement la goutte militaire. Le matin, quand le patient explore son pénis, il voit une goutte perler à l'orifice de l'urèthre. Cette goutte est dans les cas récents jaune ou laiteuse, dans les cas plus anciens grisâtre ; elle contient souvent de petits grumeaux blancs. L'urine du matin qui est émise sans douleurs ou qui provoque tout au plus une légère cuisson ou simplement un chatouillement au méat, est claire ou trouble, mais elle contient toujours des filaments. *Si l'on fait uriner le malade dans deux verres, la première urine émise est claire ou trouble, mais contient toujours des filaments, la seconde portion est toujours claire.* Pendant le jour, l'orifice uréthral est agglutiné par du mucus : la première portion de l'urine contient encore des filaments, mais en moindre quantité que le matin. Quand le processus est encore récent et que la muqueuse est hyperémiée, le muco-pus s'écoule de l'urèthre, il forme la goutte du matin ; pendant le jour cela se présente moins souvent, à cause du court intervalle des mictions ; le mucus bouche en quelque sorte le méat. Dans les cas récents comme dans les cas anciens, la sécrétion de la partie malade de la muqueuse est emportée avec la première urine, l'urine n'est donc jamais trouble dans sa seconde portion. Plus le processus est chronique, plus les exacerbations qu'il présente sont nettes et reconnaissables.

Nous avons signalé comment un symptôme caractéristique de l'uréthrite chronique de la partie mobile l'écoulement muqueux au muco-purulent, modéré, qui arrive encore à se faire jour au méat.

Mais quand le pus est formé en petite quantité dans le bulbe, il reste dans cette dernière portion ; il se dépose surtout dans le cul-de-sac bulbaire et ne se décèle dans la première urine que sous forme de filaments, sans par conséquent qu'il se produise d'écoulement.

Si l'uréthrite chronique est encore récente, si la congestion et la production de mucus s'étendent à une plus grande partie de la portion mobile, alors la sécrétion arrive jusqu'au méat et en agglutine les lèvres. Mais que le processus soit plus ancien, le bouchon muqueux manque, la maladie n'est plus appréciable que par les filaments et bien souvent alors le malade et le médecin négligent l'examen des urines. Comme tout symptôme fait défaut, le patient se croit naturellement bien rétabli; s'il se présente de légères exacerbations ou des sensations anormales pendant la miction il les rapporte toujours à l'usage de la « bière jeune » qu'il a bue la veille; les récidives plus intenses sont considérées et traitées comme de nouvelles infections.

Aussi longtemps que le processus reste confiné dans la muqueuse, voilà les symptômes que l'on observe; bien que légers, ils peuvent persister des années. Nous avons constaté en faisant des autopsies que ces uréthrites chroniques, siégeant uniquement dans la muqueuse, pouvaient finalement guérir, le foyer d'infiltration se transformant en une cicatrice superficielle.

Un nouveau symptôme, d'une grande importance, se développe progressivement quand l'hyperplasie conjonctive chronique gagne en quelque endroit le tissu sous-muqueux ou le corps caverneux et quand cet infiltrat se transforme ensuite en tissu conjonctif rétracté. Il se forme alors un *rétrécissement, une stricture.* Les rétrécissements de l'urèthre (ceux qui naturellement ne sont pas dus à un spasme) dépendent d'un épaississement, d'une infiltration ou d'une transformation cicatricielle de la muqueuse.

Ceux qui résultent d'un *épaississement* de la muqueuse (rétrécissements mous), et qui répondent au premier stade de l'hyperplasie conjonctive ne réduiront jamais le canal, dans les régions mobile et bulbeuse de l'urèthre, à l'étroitesse du méat. Ces rétrécissements ne sont donc pas justiciables de l'emploi des bougies ordinaires mais bien de celles de fort calibre ou des uréthromètres. Pour cette raison, Otis les appelle « rétrécissements larges ». Par contre, les rétrécissements formés par des tissus qui se rétractent (second stade de l'hyperplasie chronique) ont une tendance à augmenter toujours. Ils siègent de préférence dans le bulbe ou dans son voisinage.

Sur 320 cas de rétrécissements Thompson a relevé les localisations suivantes:

I. A l'orifice uréthral et jusqu'à 2 pouces et demi dans la partie mobile : 54 cas, soit 17 fois p. 100.

Finger. — Blennorrhagie.   11

II. Au milieu de la région spongieuse depuis 2 pouces et demi jusque 5 pouces et demi de l'orifice : 51 cas, soit 16 fois p. 100.

III. Au niveau de la courbure sous-pubienne (bulbe et commencement de la région membraneuse. 216 cas : soit 67 fois p. 100.

Les retrécissements se développent toujours très lentement. Thompson donne dans la statistique suivante, l'époque de l'apparition de cet accident, dans 164 cas :

Dans 10 cas pendant la blennorrhagie aiguë.
— 71 cas après un an.
— 41 — trois ou quatre ans.
— 22 — sept ou huit ans.
— 20 — vingt à vingt-cinq ans après le décours de la maladie.

L'étiologie, la pathologie et le traitement du rétrécissement rentrent dans le domaine de la chirurgie ; nous renvoyons donc le lecteur aux ouvrages spéciaux qui s'occupent de cette question.

2. Uréthrite postérieure chronique. — Dans beaucoup de cas, elle évolue, comme la précédente, d'une façon latente. Les filaments qui se produisent dans les cas anciens restent dans l'urèthre prostatique, jusqu'à ce que le premier jet d'urine les emporte. L'uréthrite chronique présente une diversité de symptômes qui permettent souvent de préciser son siège. Dans les cas récents, à côté des filaments, il y a production d'une certaine quantité de mucus. Cette sécrétion muqueuse est parfois très abondante, notamment pendant la nuit; elle s'écoule alors dans la vessie, surtout quand celle-ci est assez distendue, et trouble ainsi la seconde portion de l'urine émise en deux fois.

Quand il existe un trouble dans les deux portions de l'urine du matin (alors même que ce trouble est peu marqué et qu'il donne l'impression que les urines sont recueillies dans un verre terni) quand il y a en même temps des filaments dans la première portion, on est en droit d'admettre une uréthrite postérieure.

La muqueuse de l'urèthre prostatique est riche en glandes qui viennent s'ouvrir aux deux côtés du veru montanum. Le plus souvent le processus inflammatoire s'engage dans le canal excréteur de ces glandes; ce canal s'oblitère par une sorte de bouchon formé de mucus, de pus, de débris épithéliaux, bouchon, qui se retrouvent souvent dans les urines.

A l'inverse des filaments qui sont déposés à la surface de la muqueuse, ces bouchons assez bien fixés ne sont pas entraînés par

le premier jet d'urine. Mais, quand le muscle compresseur ferme
la vessie et expulse les dernières gouttes d'urine de l'urèthre postérieur on les trouve avec ces dernières, c'est-à-dire dans le second
verre.

*Le trouble légèrement muqueux de la deuxième portion d'urine
ou bien l'existence dans cette seconde urine (qu'elle soit trouble ou
claire) de filaments en forme de crochet ou de virgule, parle de
même en faveur de l'uréthrite prostatique chronique.* Quand la
maladie est limitée à la muqueuse, elle tend le plus souvent à
ne présenter aucun symptôme subjectif.

Le tableau morbide est tout autre et devient beaucoup plus sérieux
quand l'inflammation, gagnant en profondeur, dépasse la muqueuse.
Elle émigre alors dans la prostate, un organe extrêmement compliqué, très riche en nerfs et en glandes. (La prostate rentre dans
les organes génitaux par ses rapports anatomiques ; l'histoire de
son développement la rapproche de l'utérus, chez la femme ; de par
sa musculature elle appartient en propre au système uro-poiétique.)
*La propagation de l'inflammation chronique, d'abord au veru
montanum, aux glandes de la prostate puis au parenchyme prostatique provoque une forme grave d'uréthrite chronique.*

Des phénomènes d'irritation de différentes sortes apparaissent :
troubles du côté de l'excrétion urinaire et des fonctions sexuelles,
troubles du système nerveux.

Comme *troubles de l'excrétion urinaire*, on observe des besoins
d'uriner un peu plus impérieux, un peu plus fréquents que d'habitude.
Les malades croient que leur vessie a diminué de capacité.

Dans d'autres cas, le besoin d'uriner se présente à l'occasion de
l'exercice d'une autre fonction, lors de la défécation ou du coït par
exemple.

Après chaque défécation, quand surtout le bol fécal a exercé une
pression assez forte sur la prostate, ces besoins sont assez violents,
mais le malade ne peut les assouvir puisque la vessie, peu d'ins-
tants auparavant, a été vidée. Ces besoins qui se présentent à l'état
de vacuité vésicale, persistent jusqu'au moment où une certaine
quantité d'urine peut être éliminée. D'autres fois les patients doivent
uriner plusieurs fois, à de courts intervalles.

L'exploration per anum, la pression exercée au-dessus de la prostate ou sur cet organe lui-même peuvent faire naître ces sensations
anormales qui, sans être réellement douloureuses, tourmentent
cependant considérablement les malades. Elles peuvent se développer

aussi spontanément ou à la suite du coït et des pollutions. Elles ne cessent qu'après une ou deux mictions.

En même temps se produisent presque toujours *des phénomènes d'irritation sexuelle*. Les patients se plaignent souvent de ne plus avoir de sensation voluptueuse pendant le coït ; ou bien, ils éprouvent une douleur lancinante plus ou moins violente dans les parties profondes de l'urèthre ou du côté du rectum, au moment de l'éjaculation. Très fréquemment on observe chez eux une forme d'impotence que l'on désigne sous le nom de *faiblesse irritable*. Les érections sont fréquentes mais l'hyperexcitabilité génésique amène des éjaculations hâtives qui se font ante portas ou immédiatement après le commencement du coït. L'érection cesse aussitôt et il faut beaucoup de temps avant qu'elle se reproduise. Ces malades deviennent, on le comprend, impropres à la vie conjugale.

Ils sont affligés de pollutions qui se répètent plusieurs fois en une semaine et même plusieurs fois en une nuit.

Ces phénomènes d'irritation sexuelle font bientôt place d'ailleurs à des phénomènes paralytiques. Les érections deviennent de plus en plus rares et plus faibles, le coït jusqu'au moment de l'éjaculation dure un temps incroyable. Ces phénomènes, qui se terminent par le relâchement et l'anesthésie sexuelles, amènent finalement une impotence complète qui se produirait, d'après FURBRINGER (1880) dans 51 p. 100 des cas de blennorrhée chronique.

Un autre accident a le don d'inquiéter beaucoup ces malades : ils souffrent, disent-ils, d'écoulement séminal. Si l'on s'enquiert plus exactement de ce qui se passe on apprend qu'à chaque défécation, surtout quand cet acte est laborieux, il sort de l'urèthre un liquide trouble, épais, muqueux, que les intéressés prennent généralement pour du sperme. La pression exercée sur la prostate en introduisant le doigt dans le rectum fait sourdre du canal la même sécrétion. A l'examen microscopique on voit immédiatement qu'elle est constituée non pas de sperme mais du produit des glandes prostatiques atteintes de catarrhe ; c'est du liquide *prostatorrhéique*.

D'autres malades souffrent réellement *de spermatorrhée* qui cependant reste ordinairement latente. Il arrive assez souvent que l'on découvre dans l'urine de sujets atteints d'urèthrite chronique des spermatozoïdes isolés. Parfois on en trouve dans le liquide prostatorrhéique ; mais alors ils sont toujours en petit nombre. Dans d'autres cas, il se fait, à l'occasion des défécations et des mictions, une évacuation abondante de sperme. (Spermatorrhée *des mictions et des défé-*

cations). FURBRINGER (1886) croit qu'il s'agit en l'espèce de l'évacuation des vésicules séminales sous l'influence de là pression abdominale tandis que les conduits éjaculateurs sont relâchés, paralysés, par le fait de la maladie. Nous avons très souvent observé, lors d'uréthrites chroniques, l'évacuation, à la suite d'efforts de défécation, de spermatozoïdes sans mouvement; dans ces cas, il existe ordinairement de l'impotence. D'après FURBRINGER (1885), les spermatozoïdes seraient toujours inertes dans les vésicules séminales et ce serait au contact du suc prostatique normal que s'éveillerait leur motilité.

Ce fait expliquerait pourquoi les spermatozoïdes sont inertes dans le liquide spermatorrhéique. FURBRINGER a publié des observations analogues. Mais la prostatorrhée doit être envisagée sérieusement pour un autre motif. La sécrétion prostatique normale est acide. Par son mélange au pus alcalin elle peut devenir neutre et même alcaline (BURKHART, 1889). La sécrétion prostatique ainsi modifiée peut-elle encore modifier dans le sens que nous venons de dire les spermatozoïdes? On voit déjà comment une simple uréthrite postérieure peut devenir non seulement la cause d'une *impotentia cœundi* mais encore celle d'une *impotentia generandi*.

A la maladie du veru montanum, organe si richement pourvu en nerfs, est liée une série de phénomènes nerveux : irritabilité, épuisement outré, phénomènes que l'on désigne sous le nom de *neurasthénie sexuelle*.

Les troubles fonctionnels sexuels dont nous avons parlé plus haut rentrent déjà dans le cadre de cette neurasthénie. A côté de ceux-là se présentent une série d'autres troubles nerveux qui sont, les uns localisés, les autres de nature spinale; d'autres enfin dérivent du nervosisme et de la neurasthénie générale. *Aux symptômes nerveux locaux* appartiennent d'abord l'hyperesthésie, la paresthésie et la paralgésie de l'urèthre. Les malades éprouvent un sentiment de chaleur, de cuisson dans l'urèthre lors des mictions, impressions qu'ils rapportent à un processus inflammatoire du canal; d'autres fois il se produit des élancements douloureux dans la région pénoscrotale. Beaucoup de ces patients accusent surtout un sentiment de douleur sourde, comme si leur pénis, au niveau du sillon balanique, était fortement étreint.

Il n'est pas rare que l'hyperesthésie de l'urèthre soit telle qu'elle produise la contraction réflexe du compresseur. L'urine est alors évacuée par saccades, en jet fin, ce qui porte le malade et aussi le médecin à croire à un rétrécissement. L'introduction d'une sonde provoque des contractions spasmodiques des muscles uréthraux, surtout du compresseur. Les sensations douloureuses tendent à s'irradier dans le domaine des nerfs du plexus sexuel, le long du cordon spermatique, dans le testitule ; tantôt ce n'est qu'un sentiment de pesanteur, tantôt ce sont des douleurs lancinantes ; ces impressions rayonnent aussi vers le périnée et l'orifice anal. Celui-ci est souvent le siège d'hyperesthésie et de contractions réflexes qui sont souvent si violentes qu'elles rendent impossible le toucher rectal. Dans d'autres cas, il existe un prurit anal insupportable, tantôt continuel, tantôt se présentant sous forme d'accès. Le grattage, produit bientôt un eczéma de ces parties. Très souvent apparaissent des *éruptions herpétiques* du gland, du prépuce, de la peau de la verge. Ces manifestations cutanées arrivent spontanément ou se présentent après des irritations sexuelles : coït ou pollution. L'état général reste, en dépit de tous ces désordres, longtemps satisfaisant. L'aspect des malades est même parfois excellent, et cependant leur situation est réellement pitoyable. L'impotence et les pollutions dépriment gravement le moral, les différentes sensations ramènent l'obsession « des graves souffrances que les médecins ignorent, eux » ; l'humeur est sombre, hypochondriaque. Le tableau devient plus alarmant encore quand les symtômes nerveux s'exagèrent, quand il s'en présente d'autres, dus à *l'irritation spinale :* pesanteur et douleurs dans la région sacrée, sensations de fourmillement, de chaud et de froid le long de la colonne vertébrale, névralgies et paralgésies rayonnées surtout du côté du plexus lombo-sacré. Mais les phénomènes neurasthéniques peuvent aller plus loin encore ; alors la digestion commence à s'entreprendre, il se produit du catarrhe gastro-intestinal qui n'est du reste que la conséquence de l'atonie générale. Ces accidents retentissent sur la nutrition, aussi, l'état du malade s'aggrave-t-il considérablement ; les phénomènes nerveux augmentent toujours. Il se produit de la céphalalgie, des arrêts de l'intelligence, une dépression profonde, des palpitations de cœur ; les troubles du système vaso-moteur amènent de brusques changements de coloration, surtout au visage. La digestion est de plus en plus en souffrance ; les symptômes locaux du ressort des organes uro-poiétiques et sexuels augmentent encore d'intensité ; il n'est pas étonnant dès lors que plusieurs de ces patients terminent volontairement leur existence.

Sécrétion. — Nous avons parlé précédemment des diverses formes d'uréthrite chronique où la sécrétion restait inflammatoire. Cette

sécrétion se présente tantôt sous forme de goutte, tantôt sous forme
de filaments qu'on retrouve dans les urines. Ce dernier cas se présente
quand le pus est formé en petite quantité ou quand il provient des
parties profondes du canal.

Quand la sécrétion de l'uréthrite chronique produit encore une
goutte qui vient perler au méat urinaire, son aspect microscopique
est semblable à celui du pus du stade terminal de l'uréthrite aiguë.
Nous y trouvons donc des cellules de pus multinucléées, isolées ou
réunies en petit groupe et des cellules épithéliales de diverses formes
(cellules rondes, polygonales, fusiformes, caudées, pourvues d'un
grand noyau). On rencontre souvent à côté de ces éléments de grandes
cellules uninucléées d'épithélium plat et d'épithélium cylindrique.

Plus fréquemment que sous forme de goutte, les éléments cellulaires
dont il vient d'être question se trouvent agglutinés par une mucine
finement ponctuée et apparaissent dans les urines sous forme de filaments (pl. III, fig. 8). Ces filaments étaient déjà connus de ANGERIUS
FERRERIUS (1553), GMELIN (1700), ASTRUC (1754). Ce dernier les prenait
pour un écoulement de lymphe. Nous pouvons macroscopiquement
en distinguer deux formes.

Les uns sont minces, muqueux, transparents, souvent très longs
et ramifiés, constitués surtout de mucus, tandis qu'ils renferment
peu de cellules ; les autres sont plus courts, plus durs, fragmentés et
opaques, blanchâtres, ce qui est dû à ce que les éléments cellulaires
l'emportent sur le mucus. La proportion de cellules épithéliales relativement aux cellules de pus varie beaucoup. Dans la première catégorie de filaments (filaments muqueux), les cellules épithéliales sont
généralement plus nombreuses que les corpuscules de pus ; dans la
seconde, ce sont les cellules de pus qui prédominent. Des filaments
muqueux contenant beaucoup de cellules épithéliales comportent un
pronostic plus favorable que les filaments fragmentés, renfermant
beaucoup de pus.

La forme des filaments, très variable aussi, ne permet aucune déduction quant au siège ou quant à l'intensité du processus. Produits au
niveau de la partie malade de la muqueuse à laquelle ils adhèrent,
ils sont détachés par le jet urinaire, et souvent aussi divisés.

A côté des filaments de ces différentes formes il s'en trouve aussi
de courts, en forme de virgule ou de point ; ils sont généralement très
denses. Ils proviennent des conduits excréteurs des différentes glandes
et follicules, et, quand ils sont très nombreux ils sont l'indice d'un
processus grave.

Ainsi que nous l'avons dit, les filaments en virgules de la seconde portion d'urine proviennent des glandes prostatiques et révèlent l'existence d'une uréthrite prostatique chronique. Le plus souvent alors leur structure est caractéristique. Ils sont constitués de deux couches de cellules cylindriques superposées. La couche superficielle est composée de grandes cellules dont les prolongements s'enfoncent dans une sorte de mosaïque de petites cellules rondes (FURBRINGER, 1883).

Bien différent est l'aspect microscopique du liquide *prostator-rhéique*.

Ce liquide, qui ne contient pas de spermatozoïdes ou qui n'en con-

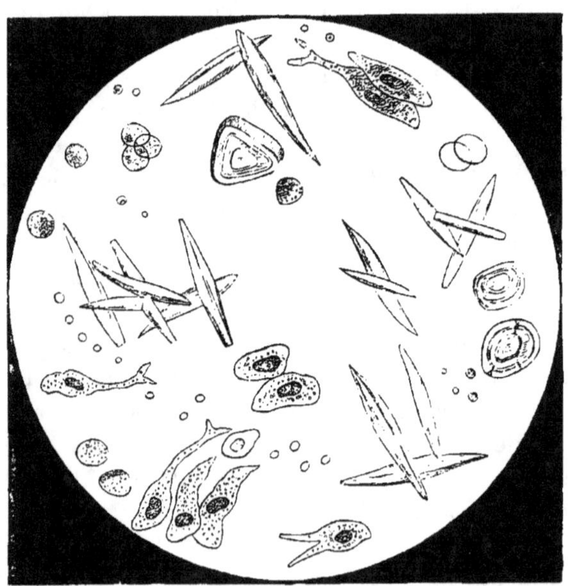

Fig. 19.

tient qu'un petit nombre, renferme (fig. 19) d'abondantes cellules épithéliales cylindriques ou polygonales, des cellules épithéliales cylindriques en deux couches provenant des conduits glandulaires, des corpuscules amyloïdes, des grains de leucine et certains éléments caractéristiques : les cristaux spermatiques de *Böttcher*.

Ce sont des cristaux en aiguilles ou en prisme d'un sel phospha-tique dont la base découverte par SCHREINER (1878) est propre à la liqueur prostatique et lui communique, de même qu'au sperme auquel il se mélange, une odeur caractéristique. Pour voir ces cristaux, il faut examiner la sécrétion prostatorrhéique à l'état pure, et surtout éviter le mélange avec l'urine. On ajoute à une goutte de cette sécrétion une goutte de solution à 1 p. 100 de phosphate ammoniqué et on laisse se dessécher le mélange sous le couvre-objet ; il se forme alors de très beaux cristaux. Mais, à côté des éléments dont nous venons de parler, la sécrétion prostatorrhéique peut aussi renfermer des globules blancs, parfois en si grand nombre qu'ils donnent à ce liquide une couleur jaunâtre.

Il faut toujours rechercher les gonocoques dans la sécrétion de l'uréthrite chronique. — Les microbes de la gonorrhée se rencontrent dans les écoulements aigus d'une façon si constante, et en si grand nombre, que leur absence permet d'exclure absolument la blennorrhagie. Leur proportion n'est plus la même dans la blennorrhée chronique. On ne peut en trouver qu'un petit nombre et très souvent ils font défaut.

Goll (1891), qui a recherché les gonocoques dans la sécrétion de nombreuses uréthrites, est arrivé aux résultats suivants :

ANCIENNETÉ de la MALADIE	NOMBRE DE CAS	EXAMENS POSITIFS	EXAMENS NÉGATIFS	P. 100
4-5 semaines	85	40	45	47
6 —	54	21	33	38
7 —	35	11	24	31
2 mois	75	15	60	20
3 —	76	13	63	17
4 —	62	13	49	21
5 —	43	8	35	14
6 —	55	8	47	14
7-9 —	108	21	87	19
Un an	83	12	71	14
Un an 1/2	76	7	69	9
Deux ans	135	7	128	5
Trois ans	80	2	78	2,5
Quatre ans	37	0	37	0
Cinq ans	20	0	20	0
Six ans	22	0	22	0

Les gonocoques existent donc d'une façon tout à fait inconstante dans l'uréthrite chronique. On peut faire de nombreux examens de la goutte ou des filaments sans les trouver, puis, l'une ou l'autre fois, ils apparaissent en plus ou moins grand nombre.

Les gonocoques se multiplient rapidement dès qu'une poussée aiguë se produit; ce fait est caractéristique pour le gonocoque. Il se présente des cas où, malgré de nombreux examens, on ne découvre pas, dans la sécrétion de l'uréthrite chronique, des gonocoques suffisamment caractérisés tandis qu'on y trouve beaucoup d'autres espèces microbiennes, bacilles, coques, diplocoques. Qu'il se présente alors une recrudescence de la maladie, immédiatement les gonocoques se montrent dans l'écoulement purulent et les cellules de pus en renferment parfois un grand nombre.

Mais en même temps, et comme si elles eussent été anéanties, les autres espèces bactériennes ont disparu. Ce fait est d'observation constante. Comme ces saprophytes de l'urèthre ne se montrent jamais dans la blennorrhagie aiguë ou ne se montrent qu'à l'état isolé, on peut se demander si ces microorganismes (qui se confondent en partie avec les formes microbiennes trouvées dans l'urèthre normal par LUSTGARTEN et MANNABERG, 1887) peuvent se développer dans un urèthre blennorrhagique, enflammé ? Cette question non résolue jusqu'ici doit l'être dans un sens négatif pour les motifs que nous venons d'exposer, d'autant plus que dans les écoulements produits artificiellement par une irritation chimique ou mécanique, le pus est toujours privé de microorganismes.

Pour se convaincre de la présence des gonocoques dans la sécrétion d'une uréthrite chronique, il suffit donc de rallumer l'inflammation en provoquant artificiellement une rechute, une récidive. Fréquemment d'ailleurs le malade la provoque lui-même; d'autres fois, le médecin doit au contraire la faire naître. Il suffit alors de faire agir sur la muqueuse uréthrale, à l'aide de l'injecteur de ULTZMAN, quelques gouttes d'une solution de 1/2 ou 1 p. 100 de nitrate d'argent pour faire apparaître un écoulement qui contient souvent d'abondants gonocoques. — NEISSER (1883), pour éviter la confusion possible avec d'autres micro-organismes, irrigue à plusieurs reprises l'urèthre avec une solution de sublimé à 1 pour 20 000. Il se développe une irritation qui assure la suppuration et la desquamation des couches cellulaires superficielles. Avec celles-ci sont éliminés les microbes accidentels qui y sont attachés tandis que les gonocoques, qui se multiplient plus profondément, passent dans le pus les jours suivants en plus grande quantité. Enfin, pour différencier le gonocoque des autres diplocoques qui lui ressemblent, on ne négligera pas l'épreuve de la décoloration par la méthode de GRAMM. Dans les cas douteux on pourra recourir aux cultures.

Il existe néanmoins des cas où, malgré de fréquents examens, repris à plusieurs semaines d'intervalle, où, en dépit d'une ou de plusieurs exacerbations artificielles on n'arrive à aucun résultat positif dans la recherche des gonocoques. Le pus et les filaments ou bien ne renferment aucun microbe, ou bien renferment des microbes autres que le gonocoque. Nous pouvons conclure dans ces cas que les gonocoques sont détruits ou éliminés et que les altérations produites par eux continuent à évoluer.

Nous savons qu'à côté des gonocoques il existe dans les cas chroniques d'autres microbes, mais ce fait n'est pas constant.

Il existe un grand nombre de blennorrhées où l'examen répété des filaments ne révèle ni gonocoques ni autres microorganismes. — Par contre, il est des cas où l'on trouve, déjà au stade terminal de l'uréthrite aiguë, diverses espèces microbiennes à côté des gonocoques; cela se présente à fortiori dans la gonorrhée chronique.

Les microbes que l'on trouve à titre d'infection mixte ou secondaire dans la blennorrhée chronique sont principalement des bactéries, plus rarement des microcoques. Parmi les premières il s'en trouve de formes diverses : de courtes et épaisses, de longues et grêles; il y en a de légèrement incurvées, en forme de virgule; ces bactéries se présentent en courtes chaînes ou en groupes, le plus souvent libres entre les cellules mais aussi à leur intérieur. Quant aux coccus on en trouve parfois de très petits réunis en courtes chaînes et en séries de chaînes; il s'en trouve de plus gros, des diplocoques assez semblables comme dimensions aux gonocoques; enfin, il en existe de volumineux, bien arrondis, réunis en chaîne courte, ou en zooglée (pl. IV, fig. 9), Petit et Wassermann (1891) et surtout Janet (1892) ont étudié ces microorganismes. Janet, au point de vue des gonocoques et des infections bactériennes qui s'y ajoutent, considère trois phases à la blennorrhagie 1re phase : gonocoques seuls; 2e phase : gonocoques et infection bactérienne; 3e phase : infection bactérienne seule. Ces diverses bactéries arrivent dans l'urèthre ordinairement à la suite du coït ; elles trouvent dans la muqueuse enflammée un terrain qui leur convient. C'est sous leur influence que la maladie peut se prolonger ou qu'une pseudogonorrhée souvent très tenace s'installe après la guérison d'une blennorrhagie vraie.

Dans le liquide de la prostatorrhée, malgré de nombreux examens dirigés dans ce sens, nous n'avons jamais pu trouver le gonocoque ou quelque autre microorganisme.

A ces questions, s'en rattache une autre très importante, celle de la contagiosité de la blennorrhagie chronique.

POUVOIR INFECTANT DE LA BLENNORRHAGIE CHRONIQUE. — De tout temps, ce point a été l'objet de controverses. Pour KUHN (1785), dès que la sécrétion avait perdu sa purulence, elle n'était plus le vecteur de la contagion. HUNTER (1786) ne croyait pas infectieuse la blennorrhagie chronique. Il en était de même de BELL (1794), SALLABA (1794), GIRTANNER (1803), BANNES (1840). Par contre, ROSSEN (1851), SIMON, (1855) GEIGEL (1867) disaient l'on ne devait pas trop se fier aux uréthrites chroniques, voire même aux plus invétérées. GOSSELIN (1875) considérait le danger d'infection comme incertain. MILTON (1876), ZEISSL, SIGMUND croyaient encore virulentes les vieilles uréthrites chroniques. FAUCONIER (1877) a combattu cette manière de voir. C'est alors que NEISSER, mettant la question sur le terrain scientifique, *déclara que la contagiosité de la blennorrhagie chronique était inconstante* et qu'elle dépendait de la présence des gonocoques au sein des sécrétions.

Et, comme la sécrétion de la blennorrhée chronique est très faible, et qu'il lui faut un certain temps, une fois expulsée, pour qu'elle se reproduise, il s'ensuit qu'un seul coït, pratiqué avec un individu affecté de goutte militaire n'est pas forcément suivi d'infection ; mais il s'ensuit aussi que la femme qui a de nombreux rapports avec un homme atteint de blennorrhée chronique est très exposée à être contagionnée.

Cette question, de l'avis de NEISSER, ne peut pas être prise en bloc, ne peut pas être généralisée ; on ne peut y répondre dans chaque cas particulier que par des examens soigneux et répétés. Nous adoptons complètement cette manière de voir et nous ne permettons le mariage à tout individu atteint d'uréthrite chronique que lorsque la goutte du matin ou les filaments, examinés tous les jours, pendant deux à quatre semaines, ne renferment que des éléments épithéliaux (et non des cellules de pus) et seulement lorsque l'écoulement provoqué artificiellement par une irrigation de l'urèthre avec du nitrate d'argent ou du sublimé est absolument dépourvu de gonocoques. Il faut, en outre, qu'il n'y ait ni rétrécissement ni prostatorrhée qui indiquent la continuation du traitement.

Ces conditions : absence de gonocoques, absence de corpuscules de pus, absence de complications péri-uréthrales, sont du reste admises par un grand nombre d'auteurs : BREWER (1891), GOLDEMBER (1892), JANET (1892), LETZEL et beaucoup d'autres. Nous insistons tout particulièrement encore sur l'absence des corpuscules de pus. Aussi longtemps, en effet, que les filaments ou la goutte en renferme, l'inflammation n'est pas éteinte. Il est vrai que celle-ci peut, ainsi que nous l'avons dit, continuer alors que l'agent étiologique qui l'a fait naître a disparu, *mais cela ne doit pas être souvent le cas.* La recherche du gonocoque est dans l'espèce chose très délicate, et si la démonstration des gonocoques est décisive, par contre le résultat négatif de l'examen ne prouve pas d'une façon absolue l'absence de ces parasites dans l'urèthre. Les données microscopiques sont, à ce propos, très singulières. Il n'est pas rare de voir après plusieurs recherches laborieuses et vaines les gonocoques apparaître subitement. *Ainsi donc on n'est autorisé à permettre le mariage qu'après de nombreux examens bactériologique et histologique des sécrétions; aussi longtemps qu'il s'y trouve des cellules de pus nous le déconseillons.*

Ainsi que beaucoup de praticiens, nous pensons que dans certains cas, assez nombreux, on peut encore trouver des gonocoques dans la sécrétion de l'urèthre postérieur, alors qu'ils font défaut dans l'écoulement de l'urèthre antérieur. Il importe donc d'examiner séparément le muco-pus des deux segments de l'urèthre. La méthode de l'irrigation permet de faire la distinction des filaments qui proviennent de l'une ou de l'autre partie du canal. A cet effet on introduit dans l'urèthre antérieur une sonde molle jusqu'au bulbe et l'on fait une irrigation rétrograde (on se sert d'un irrigateur ou d'une seringue), puis, le malade urine. Tous les filaments que contient l'eau de lavage proviennent de l'urèthre antérieur, ceux de l'urèthre postérieur nagent dans l'urine.

Localisation. — Nous avons exposé plus haut les symptômes des différentes formes d'uréthrite chronique; nous savons que la différence essentielle qui existe entre les cas récents et les cas anciens est donnée par l'examen des urines, troubles dans les premiers cas, claires dans les seconds.

Mais les uréthrites chroniques ne se différencient pas seulement d'après leur siège, leur développement en surface mais aussi d'après leur développement en profondeur; certaines blennorrhagies restent toujours superficielles, purement muqueuses, certaines autres intéressent aussi le tissu sous-muqueux, le corps caverneux et la prostate.

Pour tous les cas, il importe donc de savoir, au point de vue thérapeutique, si le processus occupe l'urèthre antérieur, l'urèthre postérieur ou les deux à la fois; s'il est purement muqueux ou bien s'il s'accompagne d'altération des tissus sous-muqueux (pour l'urèthre antérieur : la péri-uréthrite ou la cavernite circonscrite chronique; pour l'urèthre postérieur : la colliculite séminale ou la prostatite glandulaire chronique). L'école de Guyon (Janet entre autres, 1892) admet cette classification des uréthrites chroniques et le principe sur lequel elle repose.

La considération des symptômes et l'examen des urines peuvent déjà nous renseigner sur la localisation du mal, mais seulement d'une façon approximative. Ainsi l'écoulement uréthral ou l'agglutination des lèvres du méat implique l'uréthrite chronique antérieure; le trouble muqueux de la seconde partie de l'urine du matin, les filaments en forme de crochet existant dans cette seconde portion, la prostathorrée ou les douleurs neurasthéniques plaident en faveur de l'uréthrite prostatique. Mais il se peut qu'une uréthrite postérieure légère produise une très faible quantité de muco-pus qui ne tombe pas dans la vessie; il se peut que les glandes prostatiques restent intactes et qu'il n'y ait pas de filaments en virgule dans la seconde portion d'urine : le processus est superficiel; il n'y a pas de maladie du veru montanum, ni aucun phénomène neurasthénique. Si nous nous en rapportions à ces caractères négatifs, nous exclurions l'uréthrite postérieure, nous ne traiterions pas cette dernière et n'obtiendrions aucune guérison de la blennorrhée chronique, le mal s'aggraverait dans la partie postérieure et amènerait finalement des phénomènes graves qu'un traitement institué à temps eût pu empêcher. Il faut donc préciser de bonne heure le siège de la maladie. Dans ce but, Leroy d'Etiolles introduisait dans l'urèthre une bougie qui portait, dissimulée à son extrémité, une petite éponge. Quand on était arrivé au bulbe, on faisait sortir cette petite éponge de sa gaine et en retirant l'instrument on nettoyait tout l'urèthre antérieur. Alors, on introduisait une bougie boutonnée ordinaire dans la partie postérieure. Le mucus et le pus s'attachaient à l'extrémité de l'explorateur et ces produits ne pouvaient provenir que de la partie postérieure du canal. Zeissl, dans le même but, employait la méthode suivante : Il injectait au patient qui n'avait plus uriné depuis plusieurs heures de l'eau pure dans le canal antérieur afin d'expulser les filaments qui s'y trouvaient. Quand l'eau de lavage ressortait claire de l'urèthre, il faisait uriner le malade. Si alors l'urine contenait encore des filaments, ceux-ci provenaient de la partie postérieure du canal. La méthode préconisée par Aubert, Eraud, Du Castel, Goldenberg (1889) et Jaddassohn et qui consiste à introduire une sonde en caoutchouc jusqu'au bulbe, à irriguer ensuite rétrogradement l'urèthre antérieure et à faire enfin uriner le malade, atteint mieux le but que l'injection avec la seringue (Zeissl).

Les filaments de la partie antérieure sont entraînés par l'irrigation et se trouvent dans l'eau qui en provient. L'urine qui est évacuée après, est, quand il s'agit d'une uréthrite exclusivement antérieure, absolument claire, tandis qu'elle contient encore des filaments ou présente tout au moins un trouble s'il existe en même temps une uréthrite postérieure. Quand l'uréthrite postérieure existe seule, les filaments ne se trouvent pas dans l'eau de lavage mais dans l'urine émise après l'irrigation de l'urèthre antérieur. Pour les nombreux cas d'uréthrite chronique où précisément l'épreuve des deux verres est négative à cause de la trop faible quantité de sécrétion, cette épreuve est la plus recommandable.

KROMAYER (1892) a conseillé dernièrement une méthode très pratique pour arriver au diagnostic de l'uréthrite postérieure. Quand le malade n'a plus uriné depuis plusieurs heures, il injecte dans l'urèthre, à l'aide d'une seringue, une solution de bleu de méthylène. Cette injection pénètre jusqu'au bulbe ; on ne la laisse s'échapper qu'après une ou deux minutes. Les filaments de l'urèthre antérieur apparaissent en bleu et ceux qui proviennent de l'urèthre postérieur sont nettement reconnaissables par leur couleur blanche.

GUYON (1883), JAMIN (1883), GUYARD (1884) emploient leur explorateur, sorte de bougie boutonnée avec laquelle ils enlèvent d'abord tout le pus de la partie antérieure par des mouvements de rotation et par des introductions répétées de l'instrument; celui-ci est ensuite manœuvré dans l'urèthre postérieur. Si, ce dernier temps de l'opération exécuté, la bougie ramène encore du mucus ou du pus, le processus siège également dans la partie postérieure du canal.

Les explorateurs à boule permettent d'apprécier la sensibilité exagérée de certains points de l'urèthre. A côté de la douleur que l'opération provoque toujours et qui tend à s'accroître quelque peu dans la région membraneuse, il n'est pas rare que le patient accuse une douleur mordante, cuisante en certains points fixes. Si l'on renouvelle cet examen plusieurs fois et si le malade localise la douleur toujours au même endroit, on ne se trompe guère en considérant celui-ci comme le siège de la maladie. Le passage de la bougie dans l'urèthre prostatique enflammé provoque généralement un besoin d'uriner très douloureux; quand on retire l'instrument on voit souvent s'échapper un flot de liquide prostatorrhéique. On apprécie très bien par l'exploration à l'aide de la bougie à boule l'épaississement du veru montanum. Dans le cas d'hyperesthésie du canal chez les neurasthéniques, l'opération est très douloureuse, la bougie est à chaque instant arrêtée par des spasmes de l'urèthre ; le passage de la région membraneuse est rendu, par la crampe du compresseur sinon impossible, du moins très difficile ; ce spasme ne cède qu'après quelques minutes et l'on ne retire l'instrument que difficilement; l'urèthre aussitôt après se referme convulsivement.

L'examen à l'aide de la bougie, s'il ne nous révèle comme les autres méthodes dont nous venons de parler que le siège de la maladie (et cela non pas d'une façon absolument certaine) et non l'aspect ni la forme des parties malades a cependant un avantage sur les autres méthodes. Si l'exploration est faite avec un explorateur du calibre le plus fort qu'admette le méat, elle nous donne au moins la certitude qu'il n'existe pas d'altération bien profonde de l'urèthre.

Les foyers chroniques d'hyperplasie conjonctive diminuent, là où ils existent, l'élasticité, la dilatabilité de la muqueuse. Plus ils sont étendus en surface mais surtout en profondeur, plus ils sont engagés loin dans la voie de la transformation en tissu conjonctif fibrillaire. Quand il existe des infiltrats encore récents, des infiltrats du premier stade, la diminution de la dilatabilité n'est pas bien grande. Si l'expansibilité de la muqueuse uréthrale était partout la même, la perte de cette propriété serait appréciée immédiatement à l'aide de toute bougie qui franchit le méat externe. Mais nous savons que cela n'est pas le cas; le méat est la partie plus rigide, la moins dilatable de l'urèthre.

On ne peut affirmer que la portion spongieuse ne souffre pas ou n'a pas souffert d'infiltrats chroniques (que ceux-ci soient au début ou déjà en voie de transformation conjonctive ou même atteinte de rétraction) que lorsque le bulbe se laisse dilater jusqu'à 40-45, et la partie mobile jusqu'à 30 ou 35 Charrière. Il se pourrait donc que des infiltrats qui diminuent l'élasticité de la muqueuse de l'urèthre en certains points ne soient pas reconnus par un explorateur qui a pu franchir le méat. Tarnowsky avait déjà fait cette remarque en 1872. Ces infiltrats se resserrent avec le temps et ils deviennent à la longue aussi étroits que le méat : ils sont dès lors mieux appréciables. Otis a dénommé ces strictures des *rétrécissements larges* et il pense qu'il n'existe guère d'uréthrite chronique qui n'en soit pas accompagnée. Mais ce ne sont pas là de vraies strictures dues à la rétraction du tissu conjonctif; ce sont plutôt des épaississements de la muqueuse infiltrée, épaississements qu'il est d'ailleurs possible de diagnostiquer.

Pour se renseigner à cet égard, OTIS et WEIR ont conseillé l'emploi de l'uréthromètre qui porte leur nom. Il est prudent de réserver cet instrument à certains cas seulement.

Quand on l'introduit fermé dans l'urèthre normal, on peut, dans le bulbe, élargir l'olive ou le fuseau avec facilité jusqu'aux numéros 40 ou 45 (Charrière).

Dans la portion mobile la dilatation peut être poussée jusque 30 ou 35. Mais cette dilatation n'est pas possible là où des infiltrats ont diminué la faculté expansive de la muqueuse. On examine tout l'urèthre antérieur en commençant par le bulbe. *La diminution de la dilatabilité du canal en certains points nous renseigne sur le siège et le degré plus ou moins intense du rétrécissement, sur l'épaisseur de l'infiltrat ; la résistance plus ou moins forte opposée aux essais de dilatation nous renseigne enfin sur l'âge de l'infiltrat, sur sa transformation plus ou moins avancée en tissu conjonctif.*

Si, comme cela arrive quelquefois, la dilatabilité de l'urèthre, malgré le siège évident de l'affection dans la partie antérieure, n'est pas diminuée à l'exploration uréthrométrique, alors il peut s'agir seulement de foyers récents et très superficiels, exclusivement muqueux.

On se sert de l'uréthromètre de deux manières. On peut d'abord ouvrir l'instrument dans le bulbe, sans employer la violence, jusqu'au numéro qui est supporté sans douleur, puis on le retire lentement et dès qu'il se trouve retenu on ferme le fuseau jusqu'à ce qu'il puisse avancer ; ou bien on ferme en chaque point l'instrument complètement, tout au moins jusque 24, puis on le retire en avant ; on ouvre et l'on referme l'extrémité plusieurs fois jusqu'au degré voulu. La première méthode peut produire facilement des rétrécissements artificiels parce que le fuseau ouvert peut entrainer la muqueuse et la déchirer ; la dernière pour cette raison doit lui être préférée.

Cependant toutes ces méthodes d'exploration uréthrale, si elles nous renseignent sur le siège du processus chronique, ne nous en donnent aucune image. Nous n'obtenons cela qu'à l'aide de l'*endoscope*, souvent indispensable pour le diagnostic précis de l'uréthrite chronique.

L'idée d'examiner la muqueuse uréthrale à l'aide d'appareils qui seraient semblables en principe au speculum vaginal date du commencement de ce siècle, de l'époque précisément où l'emploi du

spéculum vaginal venait d'être inauguré par Ricord. La difficulté
était de donner à ce spéculum uréthral un calibre suffisamment
large, afin que les rayons lumineux puissent arriver à la muqueuse
placée à l'une des extrémités du tube. Tous les instruments introduits
dans l'urèthre étaient au contraire des tubes si étroits, qu'il fallut
penser à la concentration des rayons lumineux, de source naturelle ou

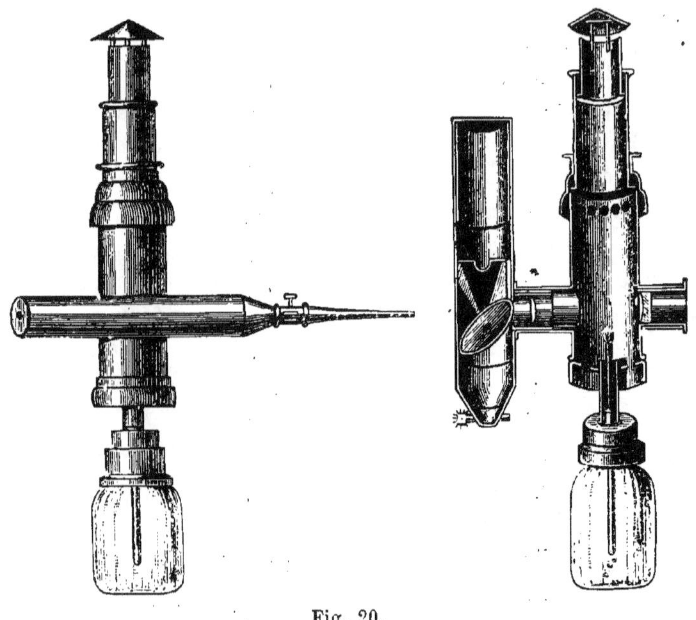

Fig. 20.

artificielle, directs ou réfléchis, dans le tube de l'endoscope. Segalas
(1826) fut le premier qui conçut cette idée, mais la pleine application
en revient à Désormaux (1865). La pathologie de l'uréthrite chronique fut d'ailleurs très élucidée par les travaux de cet auteur.

L'instrument de Désormaux (fig. 20) consistait en un tube uréthral
en entonnoir à l'extrémité duquel était fixé un appareil d'éclairage.
Celui-ci se composait d'un réflecteur perforé placé obliquement dans
un tube, réflecteur qui recevait sa lumière d'une lampe placée latéralement. L'œil de l'observateur regardait à travers l'ouverture centrale du miroir. Outre la complication de l'appareil, son maniement
difficile ne permettait pas l'application des remèdes externes; l'instrument convenait peut-être mieux à l'étude. Une série d'auteurs se
contentèrent de modifier la source lumineuse de l'endoscope de Desor-
maux, d'autres en firent des modifications plus importantes. Hacken

entre autres (1862) sépara complètement l'appareil d'éclairage, le
réflecteur et le tube endoscopique (1862). Grunfeld (1874) crut qu'il
suffisait pour l'éclairage d'une lampe à gaz ou à pétrole, pour
réflecteur d'un de ces miroirs employés en laryngoscopie (miroirs à
manche ou à lanière s'appliquant au front) et se servit d'une série de
tubes endoscopiques (fig. 21), longs ou courts, ouverts à l'extrémité

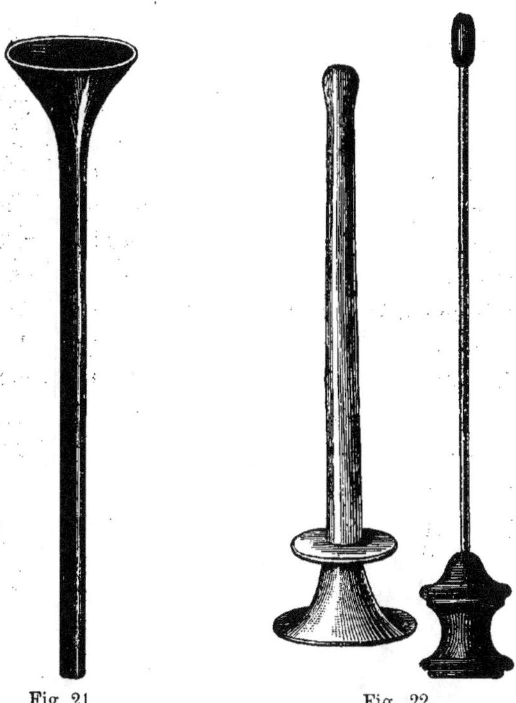

Fig. 21.   Fig. 22.

ou fenêtrés latéralement (la fenêtre étant ouverte ou fermée par un
verre plan), destinés aux différents segments de l'urèthre et à la vessie.
Une modification pratique du tube endoscopique est celle qui a été
introduite par Steurer (1876). Les tubes de Grunfeld (du calibre 10 à 24
Charrière) se terminent à l'extrémité oculaire, comme l'endoscope, en
un large entonnoir noirci à l'intérieur. L'échancrure du bord de cet
entonnoir donne un point de repère pour l'introduction de l'instrument. La dilatation du méat par l'entonnoir est toujours douloureuse. Aussi Steurer emploie des tubes plus courts (fig. 22) qui permettent un meilleur éclairage ; il ajoute là où l'entonnoir se continue
dans le tube endoscopique un petit disque plan. De cette façon la
fixation et l'introduction de l'instrument sont facilitées : en outre

le disque permet la compression du pénis, l'examen des parties profondes n'est pas douloureux et peut se faire à l'aide de tubes courts. AUSPITZ (1879), pour voir de plus grandes surfaces de l'urèthre, a conseillé un endoscope à deux valves, muni d'un conducteur. On doit introduire l'instrument fermé, puis on l'ouvre (fig. 23). Cet

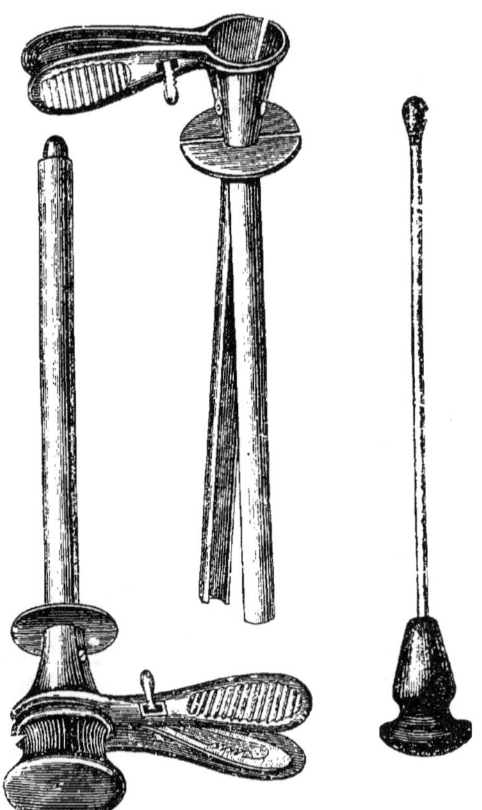

Fig. 23.

instrument, qui rappelle le bec de canard de GUSCO, ne dilate pas le méat. SCHUTZ (1886) emploie au lieu des conducteurs ordinaires arrondis et ne dépassant que peu le tube endoscopique, une bougie boutonnée qui est introduite dans l'urèthre et sur laquelle on glisse alors l'endoscope. POSNER (1887) conseille, au lieu de tubes noircis à l'intérieur, des endoscopes qui, semblables au spéculum de FERGUSSON, sont étamés intérieurement. ANTAL (1887) pour découvrir de plus grandes surfaces de la partie mobile, a fourni son aéro-uréthroscope,

un tube endoscopique assez court, qui au moyen d'une sorte de chappe,
est assujetti solidement sur le gland. Il est fermé à l'extrémité par une
petite glace. A l'aide d'une soufflerie adaptée latéralement au tube,
l'air insufflé dans l'urèthre en sépare les parois, dilate l'urèthre et
permet l'inspection d'une plus grande partie de la muqueuse, toujours
anémiée malheureusement par la pression de l'air.

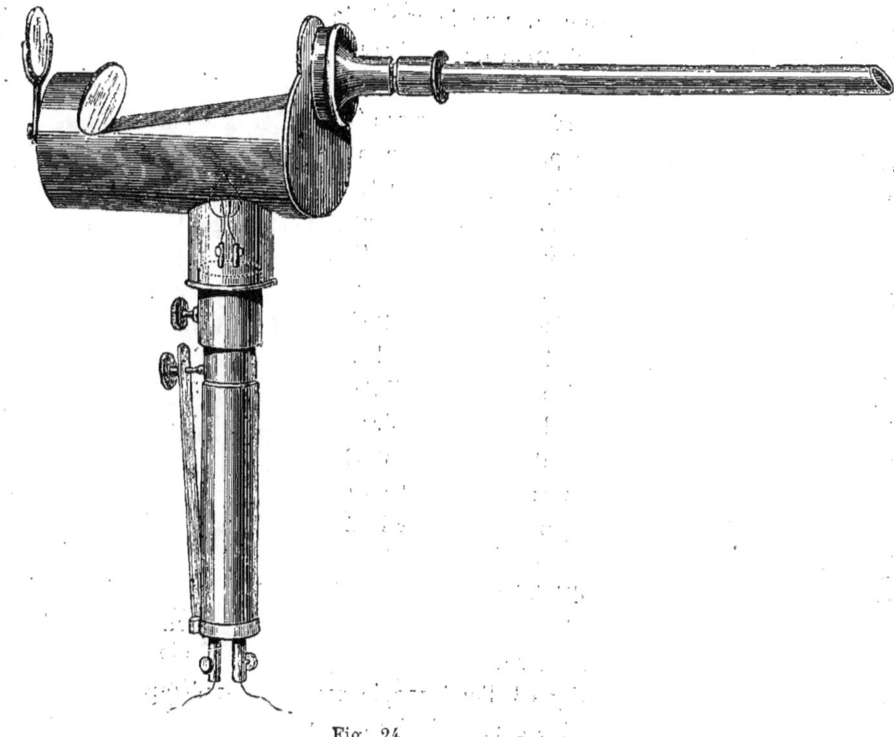

Fig. 24.

L'emploi de l'éclairage électrique a conduit à la construction de
nouveaux appareils. A cette catégorie appartient d'abord l'instrument
de NITZE-LEITER (1879), quelque peu modifié par OBERLANDER (1887).
Il consiste aussi en un tube endoscopique; la source lumineuse
n'existe pas en dehors de l'instrument et pour l'éclairage la lumière
réfléchie n'est pas utilisée non plus. La source lumineuse, qui
est un fil de platine chauffé à blanc, se trouve à l'extrémité viscérale du tube. Mais pour empêcher que le fil de platine ne communique sa chaleur à l'instrument et à la muqueuse, une mince colonne
de liquide circule autour du fil. Comme cet appareil est très cher, il
n'est pas fort en usage; en outre l'attention du médecin doit être

constamment dirigée du côté des batteries et de la conduite d'eau. La source lumineuse à l'intérieur du tube est souvent trop forte, éblouissante, ce qui est toujours un désavantage quand on porte le regard d'un endroit sombre dans un endroit très éclairé. On est sujet alors à la réflexion et à l'interférence des rayons lumineux, phénomènes qui gênent la vision. Dans le *diaphotoscope* de Schutz (1887) la source lumineuse, une lampe à incandescence, et le réflecteur sont placés directement devant l'œil.

Enfin, à citer comme l'innovation la plus importante, la plus pratique, l'*électro-endoscope* de Leiter (1887). Cet instrument est de nouveau basé sur le principe de l'endoscope de Désormaux. Il consiste en un tube endoscopique assez court, copié sur celui de Steurer ; à l'extrémité oculaire en entonnoir l'appareil d'éclairage, très maniable, se trouve fixé. Cet appareil d'éclairage (fig. 24), relié à la batterie par deux fils, se compose d'une petite lampe à incandescence Mignon et d'un miroir concave placé derrière cette lampe. Le miroir envoie parallèlement les rayons lumineux dans l'entonnoir et par l'intermédiaire de ce dernier dans l'endoscope. L'œil de l'observateur regarde par-dessus le bord du miroir dans l'entonnoir : les tampons, pinceaux et autres instruments sont introduits par la même voie, La batterie est mise en activité par une vis ; en relevant ou en abaissant les éléments dans le bain liquide, on peut faire varier l'intensité de la source lumineuse du rouge au blanc.

L'entonnoir d'éclairage de Lang (1892) est aussi une modification très heureuse. L'électroscope de Casper (1891) ressemble beaucoup à l'instrument de Leiter.

Pour la technique de l'endoscopie, comme nous n'employons aujourd'hui que des tubes courts, droits et ouverts comme ceux de Steurer, tous les autres se montrant peu pratiques, nous dirons avant tout que l'introduction de tubes droits dans l'urèthre est liée à une certaine difficulté pour les commençants. Il faut introduire l'instrument bien huilé en suivant la paroi supérieure du canal jusqu'au bulbe ; on ne doit pas l'engager trop fort dans celui-ci ; sous une pression faible, uniforme, exercée sur l'extrémité viscérale de l'instrument, en abaissant son extrémité oculaire, on pénètre dans l'isthme ; l'instrument est poussé jusqu'au col vésical, c'est-à-dire jusqu'à ce qu'il s'écoule un peu d'urine entre le conducteur et le tube, la vessie étant très modérément remplie. En le retirant un peu, l'instrument se trouve alors juste au niveau du sphincter prostatique interne. L'examen de l'urèthre est toujours fait d'arrière en avant ; le conducteur enlevé, on nettoie le

champ de l'endoscope à l'aide de tampons et l'on dispose seulement
alors la source lumineuse et le miroir.

Quant à la position que doit prendre le malade, le mieux est de le
faire coucher sur une table (fig. 25) à la hauteur des yeux de l'observateur. Quand on examine le col vésical et l'urèthre prostatique, l'extrémité oculaire de l'instrument est très abaissée. Il est bon que les

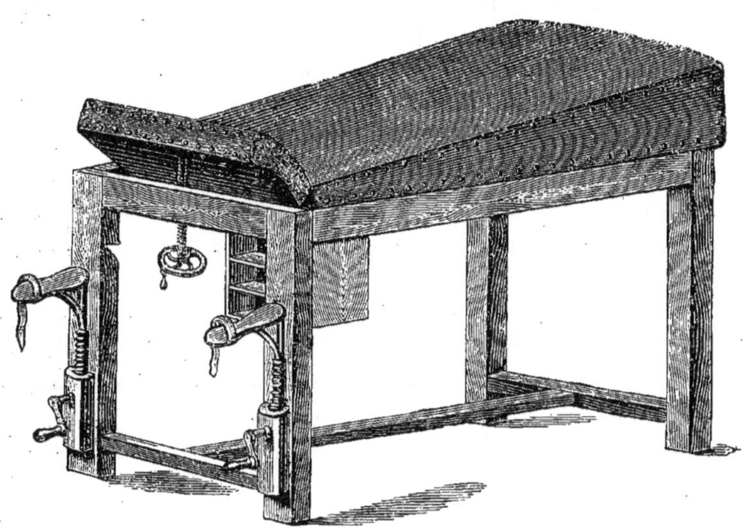

Fig. 25.

bourses soient relevées. Dans ce but on relève l'un des bords de la table
au moyen d'une vis. De petites cases placées à la portée de l'opérateur
contiennent des tampons, des porte-caustiques, etc., rendent tout assis-
tant superflu. Le patient est couché horizontalement, la tête relevée
par rapport au siège, les jambes légèrement fléchies doivent être bien
soutenues. Les meilleurs porte-tampons sont des baguettes de bois,
qu'il est facile de se procurer chez nous dans les fabriques d'allu-
mettes. Autour de l'extrémité de ces baguettes on enroule un peu de
coton; elles ne servent qu'une fois. Très pratiques sont aussi les
porte-tampons en fils de fer solides, bien limés et légèrement cannelés
à l'extrémité viscérale; après chaque opération le coton dont on garnit
cette extrémité est brûlée à la flamme du gaz ou de l'alcool, ce
qui constitue la meilleure stérilisation du fil lui-même.

Parlons d'abord de l'*examen de l'urèthre normal*. Dans la partie
postérieure de l'urèthre prostatique la muqueuse à partir du bord de
l'endoscope forme un court entonnoir. La couleur de la muqueuse

est rouge sombre, sa surface est unie ou elle est parcourue par de petites stries longitudinales qui toutes convergent vers le sommet de l'entonnoir, désigné sous le nom de « figure centrale ».

Quand on retire l'endoscope, l'urèthre se referme derrière lui, en sorte que l'entonnoir reste toujours le même ; mais la muqueuse devient plus pâle. Si l'on retire davantage le tube, tandis que l'entonnoir garde sa régularité au-dessus et sur les côtés, au-dessous et souvent au-dessous et à gauche, on voit proéminer une surface inégale, ronde, qui s'engage de plus en plus dans la lumière de l'endoscope au point de la remplir bientôt presque complètement. On a alors sous les yeux le veru montanum, qui est assez uniformément rouge carmin et qui comprend à peu près les 3/4 du champ de l'endoscope ; à gauche et à droite se trouvent deux sillons sombres. Au-dessus du veru montanum la muqueuse ne forme plus un entonnoir mais un croissant rouge pâle.

Dans les cas favorables, surtout quand on fait entrer complètement le veru montanum dans la lumière de l'endoscope (en relevant l'extrémité oculaire), on voit, au sommet du veru montanum, l'ouverture de l'utricule comparable à une piqûre d'aiguille.

Quand on a dépassé le sommet du veru montanum, on peut voir quelque temps encore la trace de cet organe sous forme d'un gros pli occupant la paroi inférieure de l'urèthre. La figure centrale représente toujours un petit croissant, dont la convexité regarde en haut, dont la concavité regarde en bas et légèrement sur le côté. Ensuite, il arrive un moment où la muqueuse toujours plus pâle forme de nouveau un entonnoir absolument uniforme, avec une figure centrale punctiforme ; la muqueuse est en ce point unie ou légèrement plissée à partir du centre de la figure. On est là dans la région membraneuse. Aussi longtemps qu'on y reste, dans cette région, l'aspect du petit entonnoir rouge pâle ne change guère. Dès qu'on la quitte, l'exploration présente, surtout pour les débutants, un temps très délicat. Au moment où l'on sort de l'isthme uréthral, l'extrémité viscérale de l'endoscope arrive dans la sphère d'activité des muscles bulbo et ischio-caverneux, qui poussent brusquement cette extrémité vers le haut. Pour prévenir ce choc qui peut, si l'on n'y prend garde, expulser l'instrument, il faut, ou bien élever l'extrémité oculaire et continuer à retirer l'endoscope dans la même direction (comme on le ferait pour retirer un cathéter, en décrivant un angle droit avec l'abdomen), ou bien maintenir l'extrémité viscérale de l'instrument sous la symphyse, en appuyant sur l'extrémité ocu-

laire. La contraction des bulbo et ischio-caverneux est d'ailleurs visible
à l'endoscope. L'entonnoir que la muqueuse formait auparavant a
disparu : sous l'action des muscles qui existent aux deux côtés de
l'urèthre, il se forme deux bourrelets latéraux, limitant au milieu du
champ, une fente verticale.

Cette image persiste dans toute la région bulbeuse ; la largeur des
bourrelets ne diminue que plus avant. La coloration de la muqueuse
en cet endroit est variable ; elle peut être très pâle à cause de la
contraction des muscles ; normalement elle est rosée.

En sortant du bulbe on arrive dans la portion mobile, l'entonnoir
reparaît et la muqueuse est d'un rouge très pâle. Cet entonnoir est
d'autant plus long que la verge est plus tendue. Il n'est pas rare de
trouver en ces points des plis radiés. Dans un examen soigneux il
arrive qu'on distingue, sur l'une ou l'autre paroi, les lacunes de
MORGAGNI sous forme de points foncés entourés d'une mince zone
rouge plus sombre.

Passons maintenant à l'*examen de l'urèthre dans la blennorrhagie chronique;* l'endoscope nous renseigne non seulement le siège
des altérations, mais aussi leur nature.

Un coup d'œil jeté en chaque point malade nous montre les modifications qui ont affecté l'épaisseur de la muqueuse et sa surface.
L'image endoscopique reste dans les cas pathologiques semblable
dans les grandes lignes à l'image normale ; elle présente cependant quelques modifications intéressantes.

Là où la muqueuse forme à partir du bord de l'endoscope un
entonnoir à figure centrale punctiforme, cet entonnoir est réduit dans
toutes les dimensions par l'épaississement uniforme de la muqueuse,
il est donc plus étroit et plus court. Si le gonflement de la muqueuse
est très considérable, celle-ci fait même saillie à l'intérieur du tube ;
dès que le boursouflement disparaît l'entonnoir se montre de nouveau très petit, étroit, affaissé. Si l'épaississement est rigide et uniforme
rigide, l'entonnoir est plus long, plus profond. Des infiltrats irréguliers, unilatéraux, en plaque, rendent l'entonnoir asymétrique ;
le gonflement rend les plis plus évidents et la figure centrale n'est
plus punctiforme ; elle devient ovale ou tout à fait irrégulière. Là
où, comme dans le bulbe, il n'y a pas d'entonnoir, mais où la
muqueuse s'offre sous forme de bourrelets, ceux-ci tendent à proéminer davantage dans le tube si l'infiltration est encore molle,
« succulente » ; quand au contraire l'épaississement est rigide, les
bourrelets sont moins saillants ; souvent même ils ne se produisent

pas du tout, la muqueuse forme coulisse et délimite une fente centrale.

En ce qui concerne les altérations de la surface, elles consistent d'abord en modifications de coloration. Les diverses nuances du rouge au rouge sombre et au rouge bleu peuvent s'étendre à de grands segments de l'urèthre, d'une manière diffuse, ou se rencontrer par plaques.

A côté des changements de la coloration, la muqueuse des parties malades est tantôt humide et luisante, tantôt et plus fréquemment, elle est mate. Dans beaucoup de cas, on voit que cet aspect est dû à des pertes épithéliales, ce qui prête à la muqueuse une apparence finement ponctuée.

La surface est dans d'autres cas veloutée, dépolie ; ou bien elle est trouble, comme boursouflée et chagrinée ; elle est alors recouverte d'une quantité de petites granulations rouge foncé qui sont, tantôt uniformément de la grosseur d'un grain de sable, tantôt tout à fait inégales et irrégulières, pointues, coniques ou rondes ; plus ou moins serrés, ces grains donnent à la muqueuse l'aspect d'une mûre, d'une plaie bourgeonnante. Ces altérations, connues sous le nom de granulation, peuvent intéresser de grandes surfaces ou ne se montrer que par plaques. Comme affection plus circonscrite, il faut signaler la tuméfaction des glandes de MORGAGNI, les parties qui avoisinent leur conduit excréteur s'érodent et se colorent vivement en rouge ; ailleurs, il existe des ulcérations superficielles irrégulières, des plaques d'épithélium épaissi et modifié.

Enfin, à côté des granulations dont nous venons de parler et qui peuvent atteindre de grandes dimensions à cause de l'hypertrophie fongueuse et du ramollissement dont elles sont le siège, on trouve de vraies granulations trachomateuses, gélatineuses, des granulations semblables à du frai de grenouilles ; elles apparaissent à travers la muqueuse délicate (GSCHIRHAKL, 1878, GRUNDFELD, 1880).

Il est pas rare de voir, surtout dans le bulbe ou au commencement de la région spongieuse des cicatrices, les unes unies et minces, les autres fermes et rétractées, disposées en réseau autour des glandes de MORGAGNI.

L'uréthrite chronique nous offre donc un tableau d'une grande variété, d'autant plus que toutes ces altérations peuvent exister les unes à côté des autres dans le même urèthre. Cependant certaines d'entre elles ont des points d'élection.

Si nous examinons l'urèthre d'arrière en avant, nous trouvons au voisinage du col vésical l'entonnoir dont il a été question plus haut, tantôt très petit, tantôt très large et profond (quand l'infiltration est dense) ; la muqueuse est rouge livide dans la profondeur, ses plis radiairement dirigés vers la figure centrale sont plus prononcés et çà et là, on découvre, le plus souvent isolée, une grande érosion qui saigne dès qu'on la touche. Dans la partie antérieure du segment prostatique, dans les cas d'uréthrite chronique prostatique, le veru montanum est manifestement gonflé, la muqueuse y est livide, présente un ramollissement velouté et la pression exercée en ce point à l'aide d'un tampon fait naître une forte douleur. Le reste de la muqueuse tranche généralement par sa pâleur sur le rouge sombre du veru montanum. Nous n'avons jamais pu trouver de granulation dans l'urèthre prostatique ; DÉSORMAUX (1865) dit en avoir observé.

Dans la région membraneuse on ne constate généralement que de l'épaississement, de la rougeur, mais pas d'érosion. On voit souvent des granulations dans l'urèthre antérieur ; mais leur siège de prédilection est le bulbe où on les trouve sur grande étendue et où elles acquièrent un grand développement. La partie mobile offre une grande variété de lésions : granulations, plaques d'épithélium épaissi et modifié, à côté de modifications plus simples : gonflement, rougeur, érosions.

De ce que dans les différents segments de l'urèthre les lésions les plus diverses ont été constatées, il ne s'ensuit pas qu'il faille diviser les uréthrites chroniques en simples, granuleuses, trachomateuses ainsi qu'on a tenté de le faire. Toutes les altérations que nous constatons dans l'uréthrite chronique répondent aux diverses phases d'un seul et même processus, phases qui évoluent parallèlement, se succèdent ou se transforment les unes dans les autres. En certains points d'élection le processus se déroule avec toute son intensité, en d'autres il affecte une allure plus modérée ou se complique d'altérations secondaires.

OBERLANDER (1887) a étudié (à l'aide de l'endoscope de NITZE-LEITER modifié par lui) les lésions de l'uréthrite chronique. Ces recherches très minutieuses, très détaillées élargissent et corrigent en maints points les données antérieures. Elles pèchent malheureusement par la façon dont elles sont présentées, notamment par la nomenclature nouvelle, très longue et le plus souvent inutile des différentes formes d'uréthrites chroniques. Ce ne sont pas là des formes distinctes, mais bien les phases de la même maladie qui se succèdent.

Les quatre types d'uréthrite glandulaire d'OBERLANDER ne répondent pas aux faits anatomiques observés. Ni NEELSEN, ni moi, nous n'avons jamais pu voir la maladie limitée aux glandes et au tissu périglandulaire. Les modifications du ressort de l'hyperplasie conjonctive chronique se présentent toujours en foyers, mais à l'intérieur de ces foyers les altérations peuvent être diffuses. Elles siègent dans les tissus sous-épithéliaux et sous-muqueux et là peuvent se développer aussi autour des glandes.

D'ailleurs, il faut reconnaitre qu'OBERLANDER a étudié et dépeint d'une manière excellente les altérations régressives propres au second stade de la transformation en tissu conjonctif fibrillaire et la marche de l'hyperplasie conjonctive chronique en tissu conjonctif rétracté. Là ses dires s'accordent complètement avec nos recherches.

Maintenant que nous avons appris à connaitre les diverses méthodes qui nous mènent à un diagnostic précis, nous résumerons dans ses grandes lignes la marche qui nous parait le plus convenable de suivre dans l'examen du malade.

Quand il nous arrive un malade atteint d'uréthrite chronique, notre premier soin doit être d'établir l'anamnèse (durée de l'affection, nombre des blennorrhagies antérieures) ; puis nous devons nous informer si, antérieurement, il ne s'est pas produit quelque complication (cystite, épididymite, prostatite) et si, à un moment donné, il n'y a pas eu de la prostatorrhée, de la spermatorrhée, de la faiblesse sexuelle ou même de l'impotence. C'est seulement alors qu'il faut examiner le patient. S'il y a de l'écoulement, on porte immédiatement la goutte sur un porte-objet, on la laisse se dessécher puis on colore. L'examen porte spécialement sur la présence des leucocytes et des gonocoques. On invite ensuite le malade à uriner dans deux verres. Le trouble de la première portion de l'urine (qui peut renfermer aussi des filaments) implique une uréthrite récente. Si la seconde portion est légèrement trouble ou si elle est claire tout en contenant les filaments en virgule de FURBRINGER, il existe sùrement une uréthrite postérieure.

Si enfin, les premières urines sont troubles ou si elles contiennent des filaments alors que les secondes urines sont parfaitement claires, le diagnostic précis du siège de l'affection ne peut être posé d'emblée. On prie le malade de revenir le lendemain et on l'engage à ne pas uriner pendant quelques heures avant de se présenter à la visite. On fait alors l'épreuve de l'irrigation. Les filaments qui se trouvent dans l'eau de lavage et ceux qui existent éventuellement dans l'urine sont examinés au microscope.

Quand les filaments n'existent que dans l'eau de lavage, et que l'urine après l'irrigation de l'urèthre antérieur en est par conséquent tout à fait dépourvue, quand au surplus l'histoire anamnestique du malade permet d'écarter une prostatite, il ne s'agit que d'une uréthrite antérieure.

L'uréthromètre révèle la nature, superficielle ou profonde, de l'uréthrite.

Quand les filaments existent, non seulement dans l'eau de lavage, mais aussi dans l'urine émise après l'irrigation, on est en présence d'une uréthrite postérieure. On sait si le processus est purement muqueux ou s'il intéresse la prostate, par les données anamnestiques, par le fait qu'il y a prostatorrhée ou qu'il n'y en a pas, par l'existence de la spermatorrhée, de l'impotence.

Au cas où la prostate est malade, la bougie à boule permet d'apprécier la tuméfaction du veru montanum. L'examen de la sécrétion prostatique (extraite par la bougie à boule ou en exprimant la prostate par le toucher rectal, immédiatement après une miction) au point de vue du pus qu'elle peut contenir, éclaire encore le diagnostic en révélant eventuellement un catarrhe des glandes de la prostate.

Ces méthodes d'exploration clinique, faciles à appliquer, suffisent amplement pour assurer le diagnostic et permettent d'entreprendre le traitement en connaissance de cause. Nous verrons au chapitre intitulé : *Du Diagnostic*, dans quel cas il faut recourir encore à d'autres méthodes et notamment à l'endoscopie.

Anatomie pathologique.

La nature et le siège de l'uréthrite aiguë furent longtemps méconnus; il en fut de même pour l'uréthrite chronique. C'est ainsi que SWEDIAUR (1798) considérait la prostate comme le siège de cette affection et voyait dans la secrétion un écoulement contre nature du mucus de cette glande. GIRTANNER (1803) rapportait la blennorrhagie chronique à une faiblesse des glandes muqueuses.

Plus tard, certains auteurs tels que BAUMES (1840) localisèrent de nouveau le mal dans la prostate et parlèrent d'altération circonscrite chronique, mais la nature même de ces altérations restait inconnue.

DERSUELLES (1854) eut l'occasion de faire l'autopsie d'un vieillard, mort à la suite d'une pleurésie, qui avait souffert pendant vingt ans d'uréthrite chronique. Il trouva, surtout dans la région membraneuse, une quantité de granulations blanches, jaunâtres; toute la muqueuse uréthrale était du reste tendue, pâle, mince. En 1850, Leroy, un élève de Civiale, avait en autopsiant un rétréci trouvé de nombreuses granulations grisâtres, en amont du point rétréci, dans l'urèthre prostatique. On n'attribuait guère d'importance à ces données anatomiques.

Désormaux (1865) a décrit d'après ses examens endoscopiques les lésions de l'uréthrite chronique ; il attirait spécialement l'attention sur les « granulations » qu'il rapportait au virus granuleux de Thiry (1840). Désormaux voyait dans ces granulations la caractéristique non seulement de l'uréthrite chronique, mais aussi de la blennorrhagie aiguë. A côté des granulations rouges, semblables à des caroncules, il en décrivait d'autres grises, semblables au trachome.

Bientôt après la communication de Désormaux, Cullerier publia (1866) le protocole de deux autopsies de sujets atteints d'uréthrite· Dans le premier cas, celui d'un jeune homme mort du typhus, qui avait, parait-il, souffert de la blennorrhagie pendant trente-deux jours, il trouva une coloration rouge sombre, violacée de toute la partie antérieure de l'urèthre. La muqueuse était épaissie et inégale. Sur la paroi inférieure de l'urèthre, dans la partie prostatique il trouva une vingtaine de petites granulations rouges, qui étaient entourées d'une zone de capillaires dilatés et qui ressemblaient aux granulations de la conjonctive oculaire. Il vit les mêmes lésions dans un cas d'uréthrite datant de deux mois.

Fauconier (1877), un élève de Guyon, fit le premier, avec beaucoup de soin, une autopsie dont il publia le résultat. Il s'agissait d'un homme de trente-deux ans, François Mendoza, qui, admis le 15 janvier 1877 dans le service de Guyon, présentait une vieille uréthrite chronique de sept ans et une syphilis récente. Au cours du traitement, dirigé surtout contre la syphilis, il avait succombé à un érysipèle de la face. La section fournit les données suivantes (pl. V, fig. 12) : au col vésical, près du veru montanum, la muqueuse était blanchâtre, anémiée, comme cicatricielle. Le veru montanum était gonflé, épaissi. La pression exercée sur les conduits éjaculateurs faisait sourdre du suc prostatique mélangé de pus. Dans la région membraneuse la muqueuse paraissait pâle, lisse, cicatricielle, parcourue de vaisseaux.

La muqueuse bulbaire était nettement limitée en arrière ; en avant sur une étendue de 6 centimètres environ, elle était inégale, mate, érodée en plusieurs points, très vascularisée et recouverte de petites granulations blanchâtres, très serrées dans le cul-de-sac du bulbe, La région spongieuse de l'urèthre semblait être normale jusqu'à la partie tout à fait antérieure. Là, sur une étendue de 5 centimètres environ, la muqueuse était encore fortement injectée. Pas trace de rétrécissement ou d'épaississement fibreux. L'examen microscopique des granulations montrait une infiltration de petites cellules.

Vinrent plus tard les recherches intéressantes de VAJDA (1882). Cet auteur put constater dans deux cas d'uréthrite chronique ancienne (dans l'un desquels il y avait eu rétrécissement et périuréthrite) les lésions suivantes : 1° épaississement de l'épithélium qui n'était plus constitué de cellules cylindriques, mais de cellules plates; 2° les masses épithéliales nouvellement formées étaient particulièrement épaisses au sommet de papilles hypertrophiées et de certaines protubérances, amenant ainsi la formation d'excroissances en forme de massue, de papillome; 3° ces formations étaient surtout abondantes dans les parties profondes du canal; 4° leur base conjonctive était infiltrée.

Dans l'*Atlas des maladies des voies urinaires* de GUYON et BARY, on trouve deux planches se rapportant à l'uréthrite chronique. Dans l'un des cas l'urèthre est normal jusqu'au bulbe ; en ce dernier point la muqueuse est très vascularisée et légèrement excoriée ; la limite du bulbe est nettement tranchée en arrière, tandis qu'en avant la muqueuse redevient peu à peu normale.

Dans le second cas, les mêmes points sont occupés par des granulations et de petites ulcérations qui diminuent au fur et à mesure que l'on considère les parties plus antérieures.

Dans un cas de GOSSELIN publié par GUELLIOT (uréthrite chronique), il y avait deux points malades, l'un dans la fosse naviculaire, l'autre dans le bulbe. Ici la muqueuse était violacée et parcourue par des ramifications vasculaires que l'on voyait disparaître insensiblement en avant. Il faut signaler aussi les recherches de NEELSEN (1887) sur ce sujet.

Enfin, nous avons fait au laboratoire du professeur WEICHSELBAUM de nombreux examens histologiques d'urèthres ayant été atteints de blennorrhagie chronique.

Comme ces recherches sont les premières qui aient été faites systématiquement en la matière, nous allons en donner les résultats :

I. Altérations anatomo-pathologiques de l'urèthre antérieur. — En ce qui concerne les *altérations macroscopiques*, il est à priori évident qu'on ne peut les constater sur le cadavre que d'une façon tout à fait imparfaite.

Les taches hyperémiques, le gonflement, l'imbibition séreuse, toutes ces altérations que l'on voit si aisément sur le vivant à l'examen endoscopique, disparaissent après la mort (quand elles dépendent de l'hypérémie) ou sont méconnaissables.

Ces altérations macroscopiques sont très variées. Quant aux *modifications de l'épithélium*, elles varient depuis un léger degré de tuméfaction trouble jusqu'à l'épaississement considérable et la coloration blanchâtre ; ces points malades offrent alors l'aspect d'une cicatrice superficielle. Les pertes de substances de l'épithélium sont beaucoup plus rares que les épaississements ; elles sont généralement superficielles et disposées en îlots. Nous n'avons jamais vu les grandes érosions et les ulcérations soi-disantes blennorrhagiques.

Les *altérations du tissu conjonctif sous-épithélial*, notamment la tuméfaction qui provient de l'hypérémie, sont peu appréciables après la mort. Bien des fois, nous n'avons trouvé aucun gonflement à l'œil nu là où l'examen microscopique révélait une forte infiltration. Nous n'avons rencontré que quelques cas où cette infiltration profonde se soit trahie par une lésion superficielle. Alors la muqueuse présentait par place tantôt un aspect uniformément tuméfié, tantôt une apparence bosselée, chagrinée, chacune des élevures présentant des dimensions variables. Il n'est pas douteux qu'il s'agisse en ces cas de véritables *granulations*. La structure histologique de ces formations répond, en effet, en tous points aux granulations de la conjonctive. Les transformations anatomiques de la muqueuse en épaississements épithéliaux et en cicatrices répondaient absolument aux modifications du même genre que présentait la granulation examinée à l'endoscope.

Les lésions des lacunes de Morgagni sont très nettes. Dans l'urèthre normal, ces lacunes ne sont pas visibles ou le sont à peine sous forme de petits points. Dans l'uréthrite chronique, on constate que ces lacunes sont élargies au point que leur ouverture atteint jusqu'aux dimensions d'une tête d'épingle, le pourtour en étant souvent surélevé en forme de cratère ; ou bien on ne retrouve plus ces orifices et à leur place il existe, parsemées dans la muqueuse, des nodosités blanchâtres, grosses comme des grains de semoule.

En ce qui concerne les altérations régressives de la muqueuse, *les cicatrices*, il est souvent impossible de les distinguer à l'œil nu des simples épaississements épithéliaux. C'est surtout le cas pour les formations planes ou peu élevées, réticulées ou rubanées auxquelles prennent part l'épithélium et le tissu conjonctif sous-épithélial et qui constituent de simples épaississements épithéliaux scléreux ou des callosités (Swiele).

Il est à remarquer que beaucoup de ces indurations ne s'accompagnent pas de rétrécissement ; alors elles sont déprimées et se rétractent d'une façon excentrique. Ce sont précisément celles qui n'intéressent que les couches superficielles du tissu sous-épithélial.

Les *altérations microscopiques* histologiques sont intéressantes et extrèmement variées. L'*épithélium* conserve dans certains cas sa structure normale ; c'est encore un épithélium cylindrique, mais l'assise supérieure est relâchée, comme fendillée et les cellules sont en voie de dégénérescence muqueuse. La couche de cellules de transition (normalement constituée de une à deux assises) s'accroît souvent de plusieurs rangées cellulaires (pl. VI, fig. 13, *a*). Entre les cellules cylindriques et de transition il y a de nombreux corpuscules de pus. Particulièrement intéressante est la *transformation de l'épithélium cylindrique en épithélium plat.*

On peut distinguer trois types de cet épithélium plat.

a) L'épithélium ressemble dans sa structure à l'épithélium pavimenteux stratifié des muqueuses ; il possède alors une couche inférieure de cellules cubiques, plusieurs couches moyennes de cellules polygonales et enfin une couche supérieure de cellules plates, peu élevées.

b) L'épithélium a l'aspect de l'épiderme, consiste donc encore en une assise inférieure de cellules cubiques, en plusieurs rangées de cellules intermédiaires, polygonales, fusiformes souvent dentelées comme celles du réseau de MALPIGHI, cellules qui deviennent de plus en plus plates vers la surface (pl. VI, fig. 15, *a*).

c) L'épithélium ressemble à celui qui recouvre les cicatrices. Il est alors formé de plusieurs assises de cellules très plates (pl. VI, fig. 16, *a*.)

Toutes ces modifications de l'épithélium sont dues à la sclérose de la muqueuse et sont en rapport avec certaines altérations du tissu conjonctif sous-épithélial. C'est ainsi que le premier type répond à l'infiltration récente, le second à l'infiltration plus ancienne des cellules rondes, le troisième aux callosités conjonctives. Le *tissu conjonctif sous-épithélial* montre les lésions les plus importantes quant au sort ultérieur de la muqueuse ; il est le siège d'altérations propres à l'inflammation chronique. *Ces altérations consistent en une infiltration inflammatoire du tissu conjonctif qui montre la plus grande tendance à se rétracter.* On trouvera donc là toutes les phases de l'infiltration inflammatoire jusqu'à la sclérose. Dans les cas récents le tissu sous-épithélial est traversé tantôt dans ses couches superficielles seulement, tantôt plus profondément et même jusqu'aux corps caverneux, par un infiltrat plus ou moins dense qui consiste en cellules uninucléées et en cellules épithélioïdes; à ces éléments se mélangent souvent aussi des corpuscules de pus. Cet infiltrat s'étend uniformément à tout le tissu conjonctif sous-épithélial; il enlace les lacunes et les glandes, il est par là même périlacunaire et périglandulaire, mais en restant cependant toujours diffus. Nous n'avons jamais vu d'infiltrat exclusivement périglandulaire.

Parfois, on trouve dans l'infiltrat cellulaire parcourant le tissu sous-épithélial de nombreux vaisseaux sanguins, manifestement de nouvelle formation, généralement très larges. Ces deux processus, l'infiltration et la vascularisation, donnent en certains points aux tissus qu'ils intéressent, à la muqueuse, l'aspect papillomateux, glandulaire, mûriforme que nous avons décrit sous le nom de granulation et qui n'est que l'expression anatomique du catarrhe chronique intense (pl. VI, fig. 13, *b*).

L'infiltrat constitué au début de cellules rondes et de cellules épithélioïdes, devient avec le temps plus riche en cellules fusiformes; celles-ci proviennent du reste de la transformation des premières. En même temps, la substance intercellulaire du tissu conjonctif perd sa texture ondulée et lâche; elle devient plus épaisse et plus dure. Il en résulte finalement *un tissu qui ressemble anatomiquement à celui des cicatrices; mais, au lieu de dériver d'une ulcération, d'une plaie, il est le fait de l'hyperplasie conjonctive chronique*. Les granulations, par le travail de rétraction dont elles sont ultérieurement le siège, s'aplanissent et se nivellent à la longue; il se forme alors une callosité. Celle-ci se développe en surface et en profondeur aux points qu'occupait, au premier stade, l'infiltration elle-même; elle est donc toujours circonscrite, tantôt superficielle et n'intéressant que les couches supérieures du tissu sous-épithélial, tantôt s'engageant profondément, voire jusqu'au corps caverneux (pl. VI, fig. 16, *b*).

Les poussées inflammatoires aiguës et l'émigration des leucocytes dont elles s'accompagnent, peuvent venir compliquer les processus d'infiltration et d'induration. Les *lacunes*, qui ne sont que des invaginations de la muqueuse montrent les mêmes altérations que celle-ci. L'épithélium qui tapisse ces culs-de-sac ne reste pas cylindrique; les cellules de transition prolifèrent; on observe la transformation des cellules épithéliales en cellules plates (pl. VI, fig. 15, *b*). Les lacunes deviennent moins profondes par le fait de l'infiltration du tissu qui les entoure, leur lumière s'élargit, et quand l'infiltrat se rétracte, elles s'atrophient et puis disparaissent. Mais quelquefois ces processus amènent l'obstruction de l'orifice des lacunes; celles-ci sont alors converties en petits kystes inclus dans le tissu sclérosé et remplis de cellules épithéliales plates. Ces formations apparaissent à l'œil nu sous forme de nodosités blanchâtres, parsemées dans la muqueuse.

Les *glandes* de LITTRE qui siègent dans la charpente des corps caverneux et dont les longs tubes excréteurs traversent la muqueuse montrent deux ordres d'altérations. Dans une série de cas, l'infiltrat de petites cellules est périglandulaire, c'est-à-dire qu'il s'engage profondément en entourant et la glande et son conduit excréteur. L'épithélium qui revêt la face interne de ce dernier subit *des modifications qui, en général, rappellent celles que l'on observe à la surface de la muqueuse.* Les trois types d'épithélium plat que nous avons signalés plus haut se retrouvent donc ici. Le second de ces types, celui qui ressemble au réseau de MALPIGHY, se trouve surtout bien représenté dans les canaux excréteurs des glandes; on peut le trouver dans les fines ramifications de celles-ci. Dans le corps de la glande (pl. VI, fig. 14, *a*, *b*), il se substitue à l'épithélium glandulaire; la compression aidant, les acini se trouvent bientôt remplis par ces formations épithéliales.

D'autres fois l'épithélium glandulaire ne subit que des altérations passives, une destruction, à la suite des progrès de la rétraction de l'infiltrat périglandulaire occupant la charpente des acini.

On peut voir aussi, lors de poussées inflammatoires aiguës, les corpuscules de pus envahir les glandes et leurs conduits excréteurs, ainsi que le tissu qui les enveloppe.

Quant au *corps caverneux*, il peut rester complètement intact quand, par exemple, le processus n'intéresse que les couches superficielles du tissu sous-épithélial. Dans d'autres cas, il prend part au contraire à l'inflammation chronique et cela de deux façons.

L'infiltrat peut en effet rester superficiel et ne pénétrer dans la profondeur et dans le corps caverneux qu'en suivant le conduit excréteur des glandes de LITTRE. Cet infiltrat périglandulaire en se rétractant plus tard, ne comprime pas seulement les glandes, mais aussi les espaces les plus voisins du corps caverneux; et, comme la plupart des glandes de LITTRE ont un long canal excréteur contourné qui parcourt le corps caverneux, celui-ci se montre alors traversé par de très nombreux cordons conjonctifs sclérosés (pl. VI, fig. 16, *c*).

Dans une autre série de cas, l'infiltrat chronique, après avoir occupé toute l'épaisseur des tissus sous-épithéliaux, péri-uréthraux, envahit le corps caverneux dans toute son épaisseur ou seulement dans ses couches superficielles.

A la première phase de l'infiltration cellulaire, on trouve dans la charpente du corps caverneux de nombreuses cellules rondes qui deviennent ensuite fusiformes. Les espaces que ces travées conjonctives gonflées délimitent sont considérablement réduits. Et, quand l'infiltrat des corps caverneux (infiltrat qui, comme celui des tissus sous-épithéliaux, est toujours circonscrit) se rétracte en même temps que les infiltrats sous-épithélial et péri-uréthral, la muqueuse et le corps caverneux se trouvent transformés en une cicatrice dure, rétractée dans laquelle on ne retrouve plus les espaces spongieux primitifs.

Ces indurations profondes qui sont le fait de l'uréthrite, de la péri-uréthrite et de la cavernite chroniques, sont les causes premières du rétrécissement.

WASSERMANN et HALLÉ (1891) ont confirmé et complété ces observations relatives à l'origine du rétrécissement. *Aussi, est-on pleinement autorisé aujourd'hui à définir le rétrécissement comme étant le résultat de la péri-uréthrite et de la cavernite chroniques, cirrhotiques compliquant l'uréthrite chronique.*

L'uréthrite chronique antérieure comprend donc deux formes : a) Une forme purement muqueuse, superficielle, avec cicatrices superficielles, ne s'accompagnant pas de rétrécissements. Comme ces cicatrices se rétractent excentriquement, elles sont déprimées. b) Une seconde forme, plus grave, où le processus, passant de la muqueuse aux tissus péri-uréthraux et au corps caverneux, produit des rétrécissements.

II. Altérations anatomo-pathologiques de l'urèthre postérieur.

— A l'examen macrocospique, sur le cadavre, la muqueuse de l'urèthre prostatique se caractérise par son ramollissement, son aspect mat, terne, pointillé. Quand le ramollissement est plus considérable, il se forme parfois de petites excroissances, papilleuses qui prêtent à la muqueuse une apparence villeuse, tomenteuse.

C'est surtout dans le voisinage du veru montanum que ces modifications de la muqueuse sont le plus prononcées ; elles peuvent intéresser aussi le veru montanum sur les côtés duquel on les voit cependant de moins en moins marquées. Elles diminuent de même en arrière, du côté de la vessie dont elles n'occupent jamais l'entrée.

D'autres fois la muqueuse offre des altérations bien différentes des précédentes : épaississement, dégénérescence sclérotique, formation de tissu conjonctif induré.

Le *veru montanum* se modifie d'une façon intéressante. Il augmente ordinairement de volume et souvent considérablement. Cette tuméfaction est uniforme; une seule fois nous l'avons vue irrégulière dans un cas où le veru montanum était le siège de nombreux tubercules séparés par de petites dépressions latérales, ce qui donnait à cet organe l'aspect d'une mûre.

La muqueuse qui recouvre le veru montanum est tantôt ramollie, pointillée et granuleuse; tantôt elle est au contraire comme tendue, scléreuse.

Nous reviendrons plus tard aux cicatrices du veru montanum, elles sont intéressantes et importantes à étudier.

Nous avons examiné attentivement la sécrétion de la prostate. Après avoir incisé l'urèthre à sa face supérieure, nous avons fait sourdre par la pression le suc des conduits prostatiques.

Dans six cas d'uréthrite chronique la sécrétion prostatique était liquide, laiteuse, normale aux points de vue macroscopique et microscopique.

Par contre, dans six autres cas, cette sécrétion était, déjà à l'œil nu, plus consistante, plus abondante, plus opaque que normalement.

D'après l'examen microscopique que nous pratiquâmes dans ces cas, ceux-ci se répartirent en deux groupes : 1) dans l'un d'eux, la sécrétion prostatique était normale, à part le grand nombre des cellules épithéliales cylindriques, cubiques, polygonales qui s'y trouvaient; 2) dans l'autre groupe cette sécrétion contenait, indépendamment de ces éléments normaux, un plus ou moins grand nombre de leucocytes multinuclés.

Les altérations anatomo-pathologiques de la muqueuse de l'urèthre prostatique, dans le voisinage du veru montanum, sont analogues aux lésions que nous avons décrites pour l'urèthre antérieur.

Ici encore, par conséquent, il s'agit d'un processus qui évolue dans les couches supérieures du tissu conjonctif sous-épithélial et qui, comme toute inflammation chronique, comporte un premier stade d'infiltration cellulaire et d'hyperplasie conjonctive et un second stade de cirrhose conjonctive.

L'infiltrat de petites cellules du premier stade est d'ordinaire peu serré. Nous l'avons cependant vu, dans un cas, extrêmement dense ; là, l'inflammation avait été si intense qu'il s'était produit de petits foyers superficiels de nécrose (pl. VII, fig. 17, *a*, *b*).

Un terme de transition entre l'infiltration et la sclérose est fourni, dans certains cas, par le développement, aux dépens du tissu conjonctif infiltré, de petites excroissances papillaires, coniques ou renflées en massue. Outre le tissu conjonctif on y rencontre de nombreux vaisseaux dilatés de nouvelle formation.

Ainsi que l'infiltration du premier stade, l'induration du second est toujours superficielle et ne mène jamais à une rétraction bien notable.

Les *modifications de l'épithélium*, concomitantes aux lésions du tissu sous-muqueux, sont, au premier stade : prolifération et desquamation de l'épithélium cylindrique, au second stade : transformation de cet épithélium cylindrique en un épithélium plat, stratifié.

Les *glandes* englobées dans l'infiltrat du premier stade prennent part à l'inflammation en se desquamant et en suppurant ; plus tard, quand le tissu conjonctif se rétracte, elles finissent par s'atrophier.

Les *altérations du veru montanum, des conduits éjaculateurs, des glandes de la prostate* méritent une attention et une étude spéciales.

Dans le veru montanum, le processus évolue de la même façon que dans l'urèthre. L'inflammation chronique produit là aussi, dans les couches superficielles du tissu sous-épithélial, une infiltration cellulaire qui donne lieu plus tard à la rétraction. Dans un cas, l'infiltration avait été si épaisse qu'il en était résulté, comme dans l'urèthre, de petits foyers de nécrose (pl. VII, fig. 17, *a, b*). La tuméfaction du veru montanum est la conséquence de cette infiltration ; elle s'est montrée uniforme dans tous les cas observés sauf dans l'un d'eux, où l'aspect mamelonné de l'organe était dû à ce que des poussées aiguës étaient venues s'ajouter à l'infiltration chronique. En corrélation avec l'infiltration du tissu conjonctif et la sclérose qui lui est consécutive, l'épithélium cylindrique subit, ou bien une simple desquamation catarrhale, ou se transforme en épithélium plat.

Intéressante aussi est la sclérose du veru montanum (tissu conjonctif rétracté, épithélium plat). Une de ces callosités occupait, dans un cas, le sommet du veru montanum en le déprimant.

Dans un second cas, la sclérose s'était engagée profondément et avait obturé un conduit éjaculateur.

Deux fois, des cicatrices allongées, parcourant la convexité du veru montanum, avaient oblitéré les deux conduits éjaculateurs et l'utricule. L'organe formait deux tubercules séparés par une bride.

Les causes qui produisent ces callosités doivent être variées. La cicatrice profonde déprimée du veru montanum (sur une coupe on voyait les bords de cette cicatrice se confondre avec le tissu glandulaire) pouvait être vraisemblablement rapportée à un abcès folliculaire du stade aigu de la blennorrhagie.

Dans l'uréthrite aiguë postérieure, il n'est pas rare de pouvoir constater par le toucher rectal la présence de ces petits abcès sous forme de nodosités grosses comme un pois, siégeant dans l'épaisseur d'une prostate, saine d'ailleurs.

Les trois autres formes de cicatrices observées (formes allongées ou déprimées) s'expliquent le mieux par l'existence antérieure de petits foyers de nécrose à la surface d'un infiltrat très dense, ainsi que nous avons pu le constater dans un cas. L'élimination du tissu nécrosé donne inévitablement lieu à ces formations cicatricielles.

Le processus inflammatoire chronique que nous venons de décrire peut n'envahir que les couches superficielles du tissu sous-épithélial. La muqueuse du veru montanum est alors seule atteinte ; son parenchyme ne l'est pas ; il s'agit en l'espèce d'une affection toute superficielle, purement muqueuse.

Mais, dans une autre série de cas, l'inflammation chronique gagne la profondeur, la substance même du veru montanum. Cet envahissement n'est cependant pas uniforme, il ne se fait pas indistinctement sur tous les points de l'organe.

C'est uniquement le long des glandes et de leurs conduits excréteurs que se fait la propagation de l'inflammation dans la profondeur.

Quand l'infiltration suit les *conduits éjaculateurs* les parois de ceux-ci sont affectées, et elles le sont de différentes manières.

Ici encore, en effet, l'inflammation peut n'occuper que les couches superficielles du tissu sous-épithélial et n'intéresser que l'orifice des conduits éjaculateurs. La compression et le rétrécissement de cet orifice sont produits aussi bien par l'infiltrat du premier stade que par l'hyperplasie conjonctive du second. Nous ne croyons pas nous tromper en rapportant la douleur lancinante que beaucoup de malades ressentent au moment de l'éjaculation, à la compression de l'ouverture des conduits éjaculateurs.

Mais l'infiltrat du tissu sous-épithélial peut aussi s'engager profondément le long de ces conduits. Les deux phases bien connues du processus se répètent, ici encore : le tissu conjonctif qui entoure les conduits éjaculateurs s'infiltre d'abord de petites cellules formant ainsi une gaine, de plus en plus mince aux conduits qu'elles accompagnent assez loin dans la prostate (pl. VII, fig. 17, *c*). Quand, plus tard, l'infiltrat se rétracte, cette gaine devient dure, rigide.

Mais à cela ne se bornent pas les lésions anatomiques du veru montanum.

Les conduits éjaculateurs ne sont pas de simples canaux cylindriques. De leurs parois partent, surtout au niveau de la prostate, de nombreux diverticules qui sont recouverts d'un épithélium analogue à celui des conduits éjaculateurs et qui forment avec ces derniers un angle aigu à sommet dirigé vers l'urèthre. (Ces diverticules sont donc dirigés dans le sens du courant spermatique.)

Deux fois nous avons trouvé dans ces diverticules de nombreux spermatozoïdes engagés par cette voie assez loin dans la prostate.

Au moment de l'éjaculation, dans les conditions normales, le sperme ne pénètre pas dans ces conduits accessoires étant donnée leur direction. Cela ne peut se produire que par une sorte de régurgitation et celle-ci n'est à son tour possible que si la force avec laquelle le sperme est émis éprouve une résistance à la sortie des conduits éjaculateurs ou du côté des parois de ces conduits devenus rigides eux-mêmes. En fait, dans l'un des cas signalés plus haut, nous avons trouvé le conduit spermatique comprimé par l'infiltrat sous-muqueux ; et, dans l'autre, la paroi du même canal était scléreuse.

Le sperme qui a pénétré dans l'un de ces diverticules (lors d'un coït ou d'une pollution) pourra être exprimé dans la ou les mictions ou défécations suivantes. Les conduits éjaculateurs devenus rigides ferment mal les vésicules séminales ; *aussi, les lésions anatomiques que nous venons de signaler expliquent-elles la fréquence de la spermatorrhée dans l'uréthrite chronique.*

Les altérations des conduits éjaculateurs consécutives à l'occlusion cicatricielle de leur embouchure sont assez intéressantes. Ces canaux sont très dilatés et leurs diverticules le plus souvent bouchés, au moins en partie. Les vaisseaux sanguins du voisinage sont très élargis. Nous avons eu l'occasion d'observer des hémorragies dans la couche sous-épithéliale et aussi dans la lumière même des conduits éjaculateurs (pl. VII, fig. 18).

On peut aussi voir l'infiltrat du tissu sous-épithélial entourer les *glandes prostatiques.* Cela n'est cependant le cas que pour les glandes superficielles du veru montanum.

Enfin, l'infiltrat envahit souvent le tissu conjonctif qui enveloppe les glandes tubuleuses simples et celui qui forme dans la cavité de ces glandes des prolongements villeux. Quand ceux-ci s'infiltrent, ils deviennent plus longs, perdent leur épithélium et s'anastomosent entre eux. Il peut se faire que la glande, qui à la coupe ressemble alors à une glande acineuse, finisse par se fermer.

L'épithélium des glandes prostatiques est plus souvent atteint que le tissu qui les entoure et cela aussi bien dans le veru montanum que dans la profondeur de la prostate.

On peut répartir, déjà à l'examen microscopique de la sécrétion prostatique, ces altérations en deux groupes.

Dans le premier, on voit à la coupe de nombreuses glandes ou tubuli glandulaires remplis des produits de l'épithélium hypertrophié et desquamé (catarrhe desquamant simple) au milieu d'autres glandes paraissant encore saines. Ce sont ces cas où précisément la sécrétion prostatique est abondante, blanche, opaque, et où elle montre à l'examen microscopique une augmentation considérable des éléments épithéliaux, normaux du reste.

Dans le second groupe, on rencontre dans les cavités glandulaires, outre les éléments cellulaires normaux, des leucocytes polynucléés en plus ou moins grand nombre qui remplissent parfois presque complètement ces cavités (pl. VII, fig. 19, *c*). Il s'agit dans ce dernier cas d'un catarrhe desquamant et purulent ou d'un catarrhe purulent pur. C'est alors que la sécrétion prostatique est abondante, épaisse, jaunâtre et qu'elle renferme, indépendamment des éléments cellulaires normaux, de nombreux corpuscules du pus.

Ce catarrhe simple ou purulent des glandes prostatiques est sans aucun doute la cause de ce symptôme si fréquent de l'uréthrite postérieure chronique : la prostatorrhée.

Ainsi que cela ressort des recherches qui viennent d'être exposées, le processus inflammatoire chronique peut donc n'intéresser, dans l'uréthrite postérieure, que l'épithélium et le tissu sous-épithélial, se limiter par conséquent à la muqueuse. D'autres fois, la prostate elle-même est envahie et peut être le siège de lésions importantes : tuméfaction du veru montanum amenée par l'infiltration des tissus sous-muqueux, sclérose consécutive de ces tissus, compression et oblitération des conduits éjaculateurs ; propagation de la maladie aux conduits éjaculateurs (infiltration avec réduction de la lumière des conduits puis, rétraction cicatricielle des parois amenant leur rigidité); propagation de l'inflammation aux glandes prostatiques ou bien sous la forme d'une infiltration périglandulaire ou bien sous celle d'un catarrhe glandulaire simple ou purulent.

Pour résumer le résultat de nos recherches anatomiques sur les uréthrites chroniques antérieure et postérieure, nous dirons que :

1) L'uréthrite chronique est un processus en foyers qui consiste en une hyperplasie conjonctive chronique du tissu sous-épithélial. La participation de l'épithélium, des glandes à la maladie doit être considérée comme un phénomène compliquant ou consécutif.

2) La blennorrhagie chronique occupe de préférence la région mobile, le bulbe, la région prostatique de l'urèthre.

3) La région membraneuse est relativement préservée de l'inflammation gonorrhéique chronique (ainsi que nous l'avons dit précédemment, sur 32 cas d'uréthrite chronique, deux fois seulement cette région était le siège de lésions insignifiantes, superficielles).

4) Dans toute une série de cas, l'inflammation chronique siège uniquement dans la muqueuse, dans le tissu conjonctif sous-épithélial, et cela aussi bien pour l'urèthre antérieur que pour l'urèthre postérieur.

5) Dans d'autres cas, au contraire, le processus envahit par continuité les tissus sous-muqueux (tissus périuréthraux ou caverneux pour l'urèthre antérieur, prostate pour l'urèthre postérieure).

6) Il se produit souvent dans l'uréthrite chronique des complications locales qui évoluent également d'une façon chronique (pour l'urèthre antérieur : la périuréthrite et la cavernite; pour l'urèthre postérieur : la prostatite chronique).

7) Conformément à ces données anatomiques, nous distinguons plusieurs formes d'uréthrites chroniques :

I. Uréthrite chronique antérieure.

a) Uréthrite chronique antérieure, superficielle, muqueuse;

b) Uréthrite chronique antérieure, profonde, à laquelle il faut ajouter la périuréthrite et cavernite chroniques.

II. Uréthrite chronique postérieure.

a) Uréthrite chronique superficielle, muqueuse;

b) Uréthrite chronique postérieure, profonde à laquelle il faut ajouter la prostatite chronique.

Il y a naturellement beaucoup de formes mixtes, d'uréthrites antérieures ou postérieures dans lesquelles, à côté de foyers purement muqueux et superficiels, il coexiste des foyers profonds, sous-muqueux.

Les gonocoques existent dans l'uréthrite chronique d'une façon inconstante. D'après Bumm, les récidives de l'uréthrite aiguë surviendraient quand les gonocoques, revenus à la surface au dernier stade de la maladie, recommenceraient à pulluler dans la couche papillaire de la muqueuse. Quand il ne se produit aucune influence nocive, au contraire, le processus prend fin en même temps que s'éliminent ces couches épithéliales superficielles chargées de gonocoques.

Dans le corps papillaire le processus inflammatoire est, au stade terminal de l'uréthrite, en voie de disparaître et s'il ne survient aucune influence fâcheuse, il s'éteint bientôt tout à fait. Il n'en est pas de même s'il s'exerce en quelque point une irritation. Il se produit alors une extravasation de liquide lymphatique et de corpuscules de pus qui a pour effet de rompre la continuité des couches épithéliales. Par ces brèches, les gonocoques pénètrent de nouveau de la surface dans la profondeur, dans le corps papillaire et y provoquent de la suppuration, de l'inflammation aiguë, une récidive en somme. Mais à la suite de leur longue reproduction sur le même terrain, la virulence des gonocoques est atténuée. Rappelons-nous en effet que la blennorrhagie chronique est beaucoup plus fréquemment communiquée comme telle que comme blennorrhagie aiguë. Nous savons d'ailleurs que les récidives deviennent de plus en plus faibles et durent de moins en moins de temps parce que l'irritation qu'exercent les gonocoques sur le corps papillaire diminue progressivement.

Les premières récidives aboutiront encore à la guérison parce que les gonocoques seront répartis à la surface et que le corps papillaire s'en débarrassera. Mais la virulence des gonocoques peut être finalement si atténuée que, par leur nouvelle invasion dans le corps papillaire, ils ne réussissent plus à provoquer une réaction inflammatoire capable de les expulser. Les microbes élisent alors domicile dans le corps papillaire, peut-être aussi dans les follicules ; l'irritation continuelle mais très faible qu'ils exercent assure la perpétuité de leur développement dans la muqueuse.

Le transport de gonocoques très atténués expliquerait pourquoi chez la femme l'infection blennorrhagique aurait souvent dès le début une allure chronique. La multiplication des microbes dans la profondeur rendrait compte de leur présence très inconstante dans la sécrétion et dans les filaments.

Mais les altérations chroniques produites par les gonocoques peuvent encore évoluer, si les gonocoques ont été détruits par quelque intervention (ce sont surtout le coït et les pollutions qui perpétuent ou rallument l'inflammation). Aussi ne trouvons-nous dans la sécrétion d'une quantité de blennorrhées chroniques que des produits morbides (sécrétion ou filaments) sans gonocoques. Certaines altérations, telles qu'il s'en développe au cours de la blennorrhée chronique (transformations de l'épithélium, sclérose progressive du tissu conjonctif) sont peut-être la cause directe de la mort des gonocoques et cela expliquerait pourquoi dans les blennorrhées anciennes, déjà compliquées de rétrécissement, on ne les retrouve jamais.

Diagnostic.

Le diagnostic de l'uréthrite chronique ressort déjà du tableau symptomatique que nous avons exposé. Aussi ne parlerons-nous ici que de quelques signes essentiels qui permettent de reconnaître cette affection.

Le symptôme le plus important aux yeux du profane, c'est la goutte du matin. Cependant la présence de cette goutte n'implique pas nécessairement l'uréthrite chronique pas plus que l'absence de goutte matinale ne permet d'exclure cette affection.

Pour que cette sécrétion (qu'il s'agisse d'une goutte ou de filaments) soit réellement blennorrhagique, elle doit contenir deux sortes d'éléments morphologiques ; d'abord des *cellules de pus; constituée uniquement de cellules épithéliales, elle ne serait pas blennorrhagique, car cela peut se voir longtemps après le décours de la maladie.* Les filaments épithéliaux, formés surtout de cellules plates, indiquent, que là où ils se forment, l'épithélium cylindrique s'est transformé en épithélium plat, et que le processus a évolué.

Mais comme ces filaments proviennent aussi bien d'un processus desquamant superficiel que d'une infiltration plus profonde, il ne faut pas négliger l'examen uréthrométrique dans les cas où l'urèthre antérieur est le théâtre de ces modifications.

Le second élément morphologique important, ce sont les gonocoques. Nous avons déjà signalé leurs caractères propres et nous avons dit aussi qu'ils pouvaient manquer dans l'uréthrite chronique.

Trois possibilités peuvent en effet se présenter : ou bien les gonocoques sont en si grand nombre et disposés de telle sorte dans le pus que le diagnostic est de suite autorisé ; ou bien les gonocoques manquent ou sont si clairsemés qu'il est permis de douter de la nature des microbes qu'on a sous les yeux.

On provoque alors la suppuration par des injections de sublimé ou de nitrate d'argent. A l'intérieur des cellules de pus apparaissent bientôt des groupes de coccus caractéristiques.

Enfin, il y a des cas où l'on ne peut découvrir les gonocoques ni dans la sécrétion spontanée, ni dans l'écoulement provoqué.

Il peut cependant encore s'agir dans ces cas d'une uréthrite chronique ; seulement, les gonocoques ont disparu. *La nature purulente de la sécrétion, l'histoire anamnestique du malade, l'existence d'une ou plusieurs uréthrites antérieures, l'exploration du canal à l'aide de l'uréthromètre, la sonde ou l'endoscope, révélant l'existence d'un foyer inflammatoire circonscrit, chronique, permettent encore ici de poser le diagnostic.*

Une fois le diagnostic de la blennorrhagie chronique éclairci, il faut prendre en considération l'acuité du processus ; à ce point de vue un excellent point de repère est fourni par la présence du mucus. Les cas où il existe encore un trouble muqueux de l'urine, indépendamment de la sécrétion purulente (goutte ou filaments), sont relativement récents, relativement aigus, moins bien localisés ; ce sont donc les cas, où à côté de l'inflammation chronique, circonscrite, il existe encore de l'hypérémie, de la congestion, de l'hypersécrétion d'une partie plus ou moins étendue de la muqueuse, et où l'infiltrat chronique se trouve lui-même à son premier stade.

Par contre, là où il n'existe que des filaments dans une urine claire — la goutte matinale manque le plus souvent dans ces cas — l'affection est plus ancienne, se localise mieux à un ou à quelques foyers qui sont, eux, déjà en voie de transformation régressive, fibreuse. Dans ces cas, il faut, comme toujours du reste en matière de blennorrhagie, faire l'examen de l'urine du matin.

A ce propos, je voudrais appeler l'attention sur un point encore. Il est généralement admis (et jusque dans ces derniers temps on aura pu le voir écrit dans beaucoup de livres) que l'épreuve des deux verres permet le diagnostic entre les uréthrites chroniques antérieure et les uréthrites postérieures. Cela n'est pas exact. Le fait sur lequel repose cette épreuve est en effet le suivant : les filaments formés dans l'urèthre postérieur tombent dans la vessie et se mélangent à l'urine qui s'y trouve.

Or, il n'en est pas ainsi quand la sécrétion de l'urèthre postérieur est faible et que cette sécrétion est visqueuse. Les filaments, qu'ils proviennent de l'urèthre postérieur ou antérieur, sont alors toujours entraînés par le premier jet d'urine, et le second verre est absolument clair, qu'il y ait ou qu'il n'y ait pas d'uréthrite postérieure.

Cependant il peut arriver, bien que rarement, ajoutons-le, que des filaments nagent dans une seconde portion d'urine claire.

C'est qu'alors, ou bien :

1⁰ L'épreuve a été mal faite. L'urine de la première portion est en trop petite quantité, tous les filaments n'ont pas été entraînés et l'on en retrouve dans le second verre.

2⁰ Le malade atteint d'uréthrite postérieure n'a plus uriné depuis longtemps malgré certains besoins. L'urèthre postérieur s'évase alors en arriere ; la sécrétion qui s'y forme tombe dans la vessie et apparaît dans les secondes urines sous forme de petites masses blanches.

3⁰ Les filaments ne proviennent pas de la surface de la muqueuse mais des glandes prostatiques ou de leurs conduits excréteurs. Ces filaments constituent les crochets de FURBRINGER. Ils apparaissent dans les dernières gouttes d'urine parce qu'ils sont, à la fin de la miction, exprimés des petites cavités qui les renferment, par la musculature prostatique.

D'ailleurs, il faut remarquer que la sécrétion de tous les conduits ou cavités qui s'ouvrent dans l'urèthre (prostate, vésicules séminales) *apparaît dans les dernières gouttes d'urine, c'est-à-dire dans la seconde portion de l'urine émise en deux fois.*

Outre l'acuité de la maladie, il faut en déterminer la *localisation* et autant que possible connaître la nature des lésions qu'elle a produites.

Nous avons parlé des signes qui nous renseignent sur le siège du processus ; nous savons qu'il faut d'abord faire l'examen des urines, rechercher si la seconde portion ne présente pas un trouble muqueux ou si elle ne contient pas les filaments en virgule de la prostate, rechercher enfin les phénomènes qui parlent en faveur de l'uréthrite chronique postérieure.

Si l'épreuve des deux verres est négative, il faut faire l'irrigation de l'urèthre antérieur, à l'aide d'une sonde élastique introduite jusqu'au bulbe, d'un irrigateur ou même simplement d'une seringue ordinaire. Si l'urine émise après l'irrigation ne contient pas de filaments, il n'y a qu'une uréthrite antérieure ; dans le cas contraire (filaments dans l'urine après le lavage antérieur), il existe sûrement une uréthrite postérieure.

Puis, on interrogera le patient au point de vue des symptômes qui indiquent le siège profond de l'uréthrite chronique postérieure. Avant même de l'examiner on lui demandera s'il n'a pas souffert de prostatorrhée, s'il n'a pas éprouvé de troubles du côté des fonctions urinaire et sexuelle. Le malade néglige souvent de donner de lui-même ces renseignements importants; il croit facilement qu'il s'est mal observé.

Enfin, l'exploration instrumentale de l'urèthre (explorateur, uréthromètre) éclaircit encore le diagnostic; on peut en outre se renseigner sur la nature même des altérations morbides par l'examen endoscopique.

Quand l'exploration instrumentale de l'urèthre doit-elle être entreprise?

Selon nous, *on ne la pratiquera pas avant que le processus soit bien localisé. Il ne faut pas introduire d'instruments dans l'urèthre aussi longtemps qu'il existe indépendamment des filaments, un trouble muqueux prononcé de l'urine.* Au chapitre du *Traitement* nous apprendrons par quels moyens nous pouvons combattre cet état congestif qui produit la sécrétion muqueuse; quand l'urine est redevenue claire ou à peu près, quand elle ne contient plus que des filaments, le temps est venu de faire l'exploration instrumentale. Quand on l'entreprend plus tôt, la sécrétion muqueuse devient purulente et reste purulente pendant une ou plusieurs semaines. On trouve alors dans ce pus un nombre plus ou moins considérable de gonocoques.

La moins irritante des méthodes d'exploration est celle que l'on pratique à l'aide de l'explorateur ou de l'uréthromètre; il faut d'abord se servir de ces instruments et j'approuve complètement Tarnowsky *de n'employer l'endoscope que chez les malades qui ont déjà été examinés auparavant plusieurs fois avec la sonde et qui sont en quelque sorte accoutumés à cette irritation.* Bien souvent en effet on est instruit suffisamment par la sonde ou l'uréthromètre sur le siège de l'affection et l'on peut dès lors instituer le traitement.

Toutefois, l'endoscope est toujours indiqué quand une uréthrite chronique localisée résiste à un traitement approprié.

Mais, alors même qu'on a recours à l'endoscope, il ne faut pas négliger l'emploi de l'uréthromètre. Celui-ci fournit en effet les renseignements les plus précis sur la diminution de la dilatabilité de l'urèthre, c'est-à-dire sur l'épaisseur de l'infiltrat, sa profondeur, le degré de sa transformation en tissu conjonctif fibrillaire.

L'examen à l'aide de l'endoscope doit être réservé au spécialiste exercé au maniement de cet appareil; dans des mains inexpérimentées, l'endoscopie perd ses grands avantages et peut même causer aux malades de grands préjudices.

L'emploi d'un tube endoscopique de fort calibre est toujours à conseiller ; nous ne descendons jamais au-dessous du n° 22 (filière Charrière). Quand le méat est étroit nous l'incisons ; l'examen fait avec 18 et 16 (Charrière) donne de moins bons résultats en raison du mauvais éclairage. Quand l'examen endoscopique est soigneusement fait, avec des tubes de calibre approprié, il rend de réels services ; le diagnostic des polypes (qui ne sont, à la vérité, pas très fréquents) ne peut être établi que par ce moyen.

Au point de vue du *diagnostic différentiel*, il faut se rappeler que toute goutte que le malade exprime du méat urinaire n'est pas forcément du pus blennorrhagique. On est déjà renseigné à cet égard par l'aspect de la goutte. Souvent il s'agit d'un liquide limpide comme de l'eau, que les malades expriment de leur canal le matin, tandis que pendant la journée les lèvres du méat sont simplement agglutinées. Cette *uréthrorrhée* se produit après de fortes *érections prolongées*. Furbringer (1883) dénommait cet écoulement clair, filant, visqueux : urorrhoea ex libidine, et Diday l'appelait « suintement muqueux ». Chez les individus dont l'urèthre se trouve dans un état d'irritation à la suite d'une blennorrhagie évoluée, à la suite d'onanisme habituel ou d'excès sexuels de longue durée, cette hypersécrétion permanente d'un mucus uréthral normal s'explique assez bien. Le liquide de l'uréthrorrhée ne montre à l'examen microscopique que peu d'éléments formés, des granulations muqueuses et des cellules épithéliales, parfois divers coccus et bactéries en petit nombre, mais pas de gonocoques ni de cellules de pus.

Quand cet écoulement liquide devient laiteux, il faut être prudent dans le traitement qu'on lui oppose. Quand elle succède à une uréthrite qui a déjà évolué, l'uréthrorrhée est souvent prise par le malade et le médecin pour un reste d'uréthrite qu'on croit devoir traiter par des injections, des bougies, etc. Alors, voilà ce qui arrive le plus souvent :

La sécrétion limpide du début s'épaissit de plus en plus, devient d'abord grise, opaline puis laiteuse. Si on l'examine au microscope, on voit que le nombre des éléments cellulaires a augmenté dans de fortes proportions, qu'elle renferme un grand nombre de grandes cellules pavimenteuses polyédriques sur lesquelles et entre lesquelles on découvre de nombreux microorganismes, entre autres et surtout une espèce de bacilles courts, grêles, disposés en chaînes (pl. IV, fig. 11).

Le nombre de ces bacilles est toujours si considérable que nous

croyons pouvoir rapporter l'abondante desquamation de l'épithélium
à l'irritation qu'ils doivent exercer sur la muqueuse, et nous sommes
portés à croire qu'ils sont introduits dans l'urèthre par des instruments malpropres ou par les injections dirigées contre l'uréthrorrhée ;
enfin, ces microorganismes peuvent provenir du sac préputial ; ils
trouvent dans l'urèthre un terrain bien préparé pour les recevoir,
alcalinisé par l'hypersécrétion muqueuse. Ce seraient ces microbes
qui provoqueraient et augmenteraient la desquamation épithéliale.

Cette uréthrorrhée laiteuse, n'apparaissant généralement que le
matin, très rare pendant la journée, ne s'accompagnant d'aucun
symptôme subjectif, consistant essentiellement en cellules et en
bacilles, guérit rapidement sous l'influence de quelques injections faibles de sublimé (1 : 4000).

Cette forme d'uréthrorrhée peut aussi venir compliquer le stade
terminal de l'uréthrite, on n'oubliera pas d'y songer. Janet (1892)
pense que des infections secondaires pseudogonorrhéiques (provenant
des impuretés du sac préputial ou occasionnées par le coït) se greffent
facilement sur la blennorrhagie chronique ou lui succèdent.

La *prostatorrhée*, seule ou associée à la neurasthénie, se présente
bien que rarement, après le décours de l'uréthrite postérieure aiguë,
surtout quand cette dernière a été compliquée d'épididymite ou
qu'elle a affecté un masturbateur. La prostatorrhée n'est pas un signe
absolument certain d'uréthrite chronique postérieure ; pour qu'il en
soit ainsi, il faut qu'à côté de la prostatorrhée (apparaissant surtout
lors des défécations) il y ait des symptômes d'uréthrite chronique,
notamment des filaments qui contiennent des cellules de pus.

Enfin, il existe une forme rare de prostatorrhée qui consiste en une
production exagérée et en un écoulement de sécrétions prostatiques
normales. A l'inverse de la sécrétion prostatorrhéique pathologique
qui est épaisse, muco-purulente et qui dérive de la prostatite chronique, cet écoulement est fluide et laiteux. On peut le provoquer par
la pression exercée sur la prostate (toucher rectal) ou en explorant
l'urèthre avec une sonde de gros calibre, ce qui permet d'établir le
diagnostic.

Nous avons encore à signaler un phénomène qui s'observe parfois
au cours de l'uréthrite aiguë mais que l'on rencontre plus fréquemment dans l'uréthrite chronique et qui embarrasse facilement si l'on
n'est pas prévenu ; nous voulons parler de la *phosphaturie*. Certains
malades atteints d'uréthrite chronique émettent, l'une ou l'autre
fois, des urines laiteuses, troubles, grisâtres.

Quand on laisse déposer ces urines, il se précipite un sédiment blanc, granuleux, finement floconneux. Ce dépôt, ce trouble de l'urine, fait souvent, même en l'absence de tout symptôme subjectif, poser le diagnostic de catarrhe vésical. Mais si l'on examine le sédiment au microscope, on voit (fig. 26) qu'il est formé de phosphates et de car-

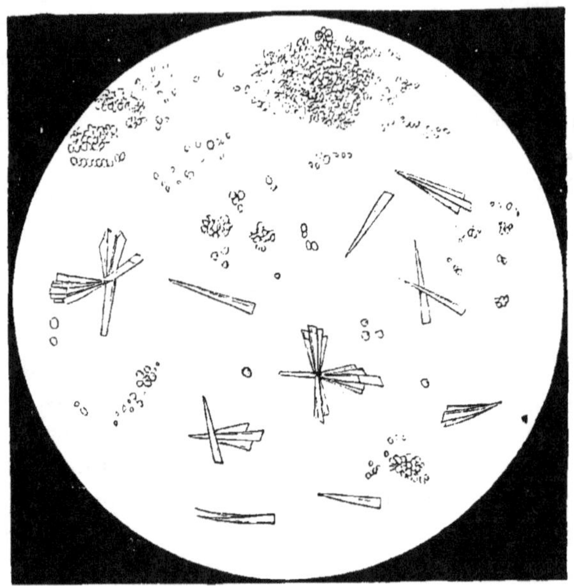

Fig. 26.

bonates de chaux, les premiers formant une masse amorphe, finement granuleuse, les seconds des cristaux cunéiformes réunis en gerbes ou en rosette. La réaction des urines est faiblement acide, neutre ou même alcaline, ce qui pourrait faire croire aussi à la cystite. Sans recourir au microscope, le diagnostic s'impose dès que *l'on ajoute quelques gouttes d'acide acétique à l'urine ; celle-ci s'éclaircit aussitôt.* Quand le trouble est formé par des carbonates de chaux en suspension, il se dégage de l'anhydride carbonique, tandis que les phosphates de chaux se dissolvent sans production de gaz. On explique la phosphaturie ou par la trop faible acidité de l'urine qui est alors incapable de maintenir en dissolution les sels qu'elle contient ou bien par la production exagérée de phosphates liée à une névrose sécrétoire.

On observe la phosphaturie dans les conditions suivantes :

1) Dans les uréthrites aiguë ou chronique, quand les malades s'ob-

servent trop rigoureusement et qu'ils s'abstiennent pendant longtemps de mets acides, épicés, salés. 2) Dans l'uréthrite chronique postérieure et dans la neurasthénie à côté de la polyurie. Elle rentre alors dans le cadre de la neurasthénie à titre de névrose sécrétoire. 3) Dans les uréthrites aiguë ou chronique, quand les malades font usage d'une eau minérale alcaline (Gieshubler, Preblauer) et qu'ils sont en même temps soumis à une diète sévère ; c'est malheureusement souvent le cas.

Après cela, que faut-il penser de la conduite du médecin qui prend cette phosphaturie pour de la cystite et qui la traite par une eau minérale alcaline ?

Souvent la phosphaturie ne s'accompagne d'aucun symptôme subjectif ; d'autres fois, surtout quand les phosphates de chaux prédominent (cristaux), les mictions s'accompagnent d'une légère cuisson, il y a un peu d'épreinte.

Généralement la phosphaturie est passagère. L'urine est d'ailleurs irrégulièrement trouble : l'urine du matin est claire, puis celle qui est émise quelques heures après le premier repas est trouble.

Certains acides font disparaître d'ordinaire très rapidement le trouble de l'urine : tels sont les acides chlorhydrique, acétique, citrique, phosphorique. Cantani recommande l'acide lactique :

> ℞ Acid. lactic. . . . . 3 gr.
> Aq. font. . . . . 200 —
> Aq. menthæ . . . . 50 —
> S. Toutes les deux heures une cuillerée à soupe dans un demi-verre d'eau gazeuse.

La phosphaturie n'aggrave pas le pronostic de la blennorrhée chronique.

Il suffit d'ajouter à l'urine phosphatique quelques gouttes d'acide acétique pour voir se dissoudre les phosphates et les carbonates calciques. L'urine s'éclaircit mais elle contient encore, s'il s'agit d'une uréthrite chronique, des filaments ; ou bien, il persiste un trouble muqueux dans lequel nagent ces filaments.

Pronostic.

Plus encore que pour l'uréthrite aiguë, le pronostic de l'uréthrite chronique commande des réserves.

Et, comme la durée de l'affection est toujours problématique, il ne faut jamais, en tout cas, prédire le moment probable de la guérison. Il ne faut même pas affirmer avec certitude que la blennorrhagie guérira.

Certes, les chances de guérison sont assez grandes quand le traitement est rationnellement conduit ; le praticien au courant des progrès de la science enregistrera un bon nombre de succès qui échapperont au médecin dont tout l'arsenal thérapeutique se compose d'une seringue et de 30 ou 40 recettes pour injections.

Cependant il est probable qu'il y aura toujours un certain nombre de blennorrhées chroniques qui resteront réfractaires à tout traitement. Cela sera parce que beaucoup de malades ne se conforment pas assez sérieusement aux prescriptions médicales ; il leur manque avant tout ce que nous ne pouvons malheureusement pas prescrire chez le pharmacien, la patience. Certaines blennorrhées chroniques sont incurables, non pas parce qu'elles sont trop peu traitées, mais parce qu'elles le sont trop ou parce que le traitement est mal dirigé, conduit aveuglément et qu'il ne répond à aucune indication ; ce qui se pratique encore aujourd'hui est souvent incroyable.

Il y a surtout deux circonstances qui aggravent la blennorrhée chronique, qui en assombrissent le pronostic. Certaines blennorrhées si elles ne guérissent pas, du moins elles n'empirent pas avec l'âge ; d'autres, par contre, s'aggravent avec le temps par le fait de complications.

Ces complications sont, pour l'uréthrite chronique antérieure : le rétrécissement ; et, pour la postérieure : la prostatorrhée et la neurasthénie sexuelle. En général, on peut dire que le pronostic des uréthrites chroniques est plus favorable pour les cas récents que pour les cas anciens, invétérés ; plus favorable pour l'uréthrite antérieure que pour l'uréthrite postérieure. L'uréthrite antérieure est plus accessible à nos moyens directs et le rétrécissement est en somme beaucoup plus facile à traiter que la neurasthénie.

Le pronostic est meilleur pour les uréthrites chroniques qui succèdent à une urèthrite aiguë négligée que pour celles qui font suite à une uréthrite aiguë qui a été l'objet d'interventions multiples mais non appropriées au cas.

Enfin, le pronostic est relativement bon, quand, en dépit de sa longue durée, l'affection ne se complique ni de rétrécissement, ni de phénomènes neurasthéniques.

Traitement.

Nous rencontrons ici la même confusion que dans le traitement de l'uréthrite aiguë.

Un nombre infini de remèdes ont été dirigés contre l'uréthrite chronique ; ce n'est cependant que depuis quelque dix ans que l'on se rend bien compte des moyens qui peuvent conduire au but et que l'on comprend bien les indications thérapeutiques.

D'ailleurs, à côté du traitement rationnel qui s'édifie peu à peu on voit encore de nos jours, trop souvent malheureusement, la routine et le plus grossier empirisme régner en maître.

L'uréthrite chronique, plus encore que l'uréthrite aiguë, était considérée par les anciens médecins comme étant de nature syphilitique.

Aussi, quand la blennorrhagie chronique ne cédait pas après un certain temps aux balsamiques, aux tisanes et aux bains, elle était soumise à la médication spécifique. « Après tous ces remèdes, on saura à quoi s'en tenir sur le caractère de la maladie, et s'il faut en venir au grand remède pour la guérir, etc... » écrivait FABRE (1773).

Du reste, l'uréthrite chronique était très souvent négligée, plus encore qu'aujourd'hui : un seul symptôme, ou plutôt une conséquence de la maladie fut traitée assez tôt : c'est le rétrécissement.

ALEXANDRE TRAJAN PETRONIUS DE CASTILLE conseillait déjà « de nettoyer l'urèthre à l'aide d'une bougie en cire ou d'un autre instrument analogue ». Dans le même but on employait des caustiques en poudre ou en pommade, croyant que la stricture était due à un caroncule ou à une excroissance fongiforme.

WISEMANN (chirugien de Charles II) qui le premier pratiqua l'uréthromie externe pour rétrécissement, introduisait un petit tube dans l'urèthre jusqu'à la stricture et déposait en ce point du précipité rouge. Mais ces caustiques agissaient parfois si énergiquement et on les appliquait si difficilement qu'ASTRUC (1754) parvint à les faire abandonner. On songea alors aux moyens mécaniques, à la dilatation. LEDRAN à cet effet conseillait l'emploi des cordes de boyau, DARAN, FABRE (1773), KUHN (1785), HUNTER (1786), celui de certaines bougies. Celles de B. BELL (1794) étaient de fort calibre.

On voulut bientôt combiner à cet effet mécanique une action astringente, c'est ainsi que BELL prescrivit dans les cas tenaces des bougies enduites de térébenthine ou de pommade au précipité rouge.

Lallemand (1825) pour cautériser un point déterminé de l'urèthre fit construire son porte-caustique et Mercier en fournit un également. Tous deux sont de courtes sondes courbes, munies à leur extrémité d'une fenêtre latérale dans laquelle apparaît par un mouvement de rotation le crayon de nitrate d'argent. Marchal de Calvi (1854) et Behrend (1860) croyaient aussi qu'il fallait agir directement sur les foyers locaux et ils ont conseillé l'emploi de bougies enduites d'onguents.

Schuster (1870) a préconisé ses bougies au glycérolé de tannin, bougies qui se liquéfiaient dans l'urèthre. Regnal (1872) et Lorey (1873) des bougies de gélatine médicamenteuse. Chiene (1876) faisait injecter une pâte faite de kaolin, d'huile et d'eau. Waliki (1876) a fait construire un appareil semblable à l'instrument employé pour dilater les gants; il servait à insuffler des substances pulvérulentes. Zeissl (1878) introduisait dans le canal des crayons de kaolin et de glycérine. Masurel (1880) faisait injecter dans l'urèthre de l'eau saturée de teinture d'iode. Harrison (1885) est allé plus loin; il détournait le cours de l'urine dans les cas d'uréthrite chronique rebelle, en ouvrant la région membraneuse et en introduisant jusque dans la vessie une canule en argent.

Les différentes injections dirigées contre l'uréthrite aiguë ont été naturellement conseillées pour l'uréthrite chronique, ainsi que les nombreux remèdes internes que nous avons passés en revue. Nous n'y reviendrons pas.

Tous ces remèdes, toutes ces applications externes, toutes ces méthodes ont été employés empiriquement, sans indication nette et souvent même sans qu'on se soit demandé comment ils pouvaient bien agir. Il n'est même pas certain que ces topiques introduits aveuglément ou après une exploration instrumentale atteignent toujours les surfaces malades ; en tout cas ils atteignent toujours les parties saines qu'ils irritent. Pour les poudres inertes, telle que le kaolin, l'action est purement mécanique, et quant aux astringents ils n'agissent pas dans la profondeur, leur influence est purement superficielle.

Désormaux avait déjà pu enregistrer quelques succès en traitant directement les foyers locaux à l'aide du tube endoscopique. Celui-ci étant bien fixé, il enlevait l'appareil d'éclairage et appliquait le médicament; ou bien, ayant ménagé dans l'endoscope une fente latérale destinée à l'introduction de pinceaux, tampons, porte-caustiques, il faisait *de visu* l'application du topique. Tarnowsky (1872) était aussi un chaud partisan de l'endoscopie.

Quand l'endoscope fut simplifié et que le tube et le réflecteur furent séparés, il devint plus maniable, le traitement fut simplifié; GRÜND-FELD (1874), GSCHIRHAKL (1877), AUSPITZ en obtinrent d'excellents résultats; GRÜNDFELD, lui, voyait dans cette méthode le seul traitement rationnel de l'uréthrite chronique. C'était aller un peu loin. Outre que l'introduction d'un tube droit dans l'urèthre irrite toujours la muqueuse (BURCKHART) et qu'elle provoque facilement des phénomènes catarrhaux, tous les remèdes que l'on peut appliquer par son intermédiaire, n'agissent que sur la surface de la muqueuse, sans influencer les infiltrats qui siègent dans la profondeur de la muqueuse ou dans la sous-muqueuse. Ainsi que dans le traitement de l'ophtalmie granuleuse, du trachome où les badigeonnages avec la solution de nitrate d'argent, les cautérisations avec le sulfate de cuivre amènent bien l'atrophie des granulations mais n'empêchent pas la formation d'une cicatrice, de la même manière les badigeonnages et les cautérisations de l'urèthre, pratiquées à l'aide de l'endoscope, peuvent bien faire disparaître les érosions et les granulations, mais les infiltrats profonds continuent leur marche progressive et aboutissent au rétrécissement.

AUSPITZ (1879) et surtout OBERLANDER (1887) et BUKHART déclarèrent que, dans beaucoup de cas, les astringents seuls n'amenaient pas la guérison de l'uréthrite chronique et qu'il fallait ajouter à ces moyens le traitement mécanique. AUSPITZ faisait la dilatation de l'urèthre avec son endoscope bivalve, OBERLANDER la faisait avec son dilatateur (dont nous reparlerons). BURKHART préparait le terrain à l'endoscopie par une cure de dilatation. A côté des astringents, nous ne devons donc pas négliger les moyens mécaniques et les méthodes qui influencent les parties malades plus profondément. B. BELL avait déjà fait remarquer que les bougies agissaient surtout par la pression qu'elles exerçaient sur la muqueuse. Cependant c'est OTIS (1876, 1878, 1880) qui, en étudiant la distensibilité des différents segments de l'urèthre, a fait connaître le premier comment il fallait procéder à la dilatation.

L'uréthromètre d'OTIS permet d'apprécier l'expansibilité de l'urèthre normal et renseigne aussi l'existence d'un rétrécissement naissant au niveau duquel l'urèthre, tout en n'ayant plus ses dimensions premières, est cependant plus large que le méat. Avant OTIS on ne se servait pour apprécier la perméabilité du canal que de bougies ou de sondes qui pouvaient franchir l'orifice uréthral; mais, une bougie 24 Charrière, par exemple, ne peut déceler un rétrécissement du bulbe où la dilatabilité qui répondait à 45, ne répond plus qu'à 35 (Charrière). Avec ce numéro 24 nous ne pouvons donc diagnostiquer que des rétrécissements possédant une lumière inférieure à celle du méat.

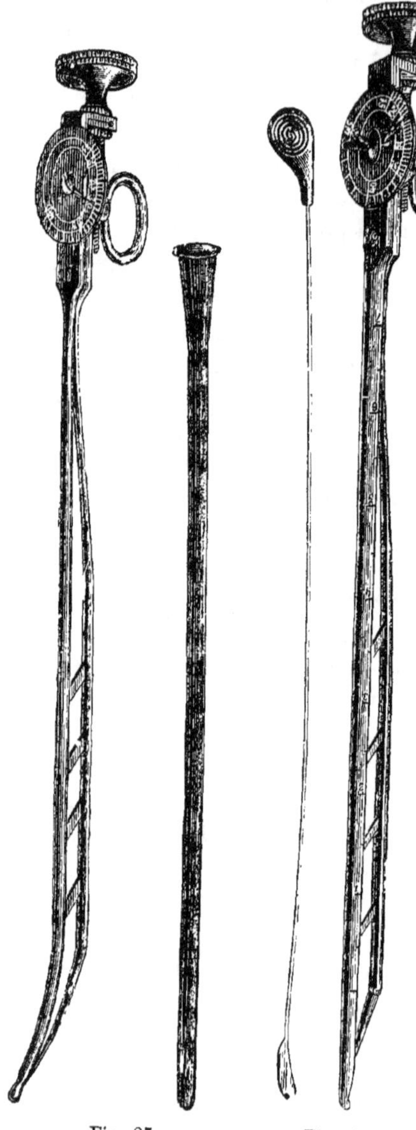

Fig. 27.   Fig. 28.

Pour la même raison le traitement des rétrécissements (à l'aide de bougies de calibre inférieur à 25) est incomplet. Si, en effet, un segment de l'urèthre, qui avait auparavant une dilatabilité représentée par 40 ou plus, a perdu, à la suite du processus chronique, de son pouvoir expansif, on ne pourra le considérer comme revenu à ses dimensions premières que s'il supporte de nouveau une dilatation de 40 ou plus. L'étroitesse du méat mettait jusqu'ici obstacle à cette dilatation, et c'est parce que l'on cessait de traiter les rétrécissements dès qu'ils avaient la largeur du méat que la plupart d'entre eux améliorés, mais non guéris, récidivaient si rapidement.

Otis érigea en principe de dilater les rétrécissements récents et anciens jusqu'à ce que la muqueuse recouvre sa dilatabilité primitive.

A cet effet, il se sert de bougies de fort calibre, de 30 et au delà. Comme le méat n'admet pas ces instruments il l'incise du côté du frein. La dilatation est progressive ; Otis l'applique aux rétrécissements naissants jusqu'à ce que l'expansibilité normale de la muqueuse soit rétablie ou même exagérée.

Enfin OBERLANDER (1887) et V. PLANNER (1887) ne se bornaient pas à la dilatation progressive et à l'action exclusive de la pression. Ils ont fait construire, à la même époque mais à l'insu l'un de l'autre, des dilatateurs (fig. 27) dont les branches en acier, droites ou légèrement incurvées, s'écartent par le jeu d'une vis, tandis que sur le disque gradué une aiguille donne la mesure de cet écartement. Une gaîne en caoutchouc empêche le pincement des plis de la muqueuse.

Le but de ces dilatateurs est moins d'agir par pression que de déchirer les infiltrats chroniques par dilatation forcée. Celle-ci amènerait, d'après OBERLANDER, une inflammation aiguë qui agirait favorarablement sur les infiltrats chroniques.

Enfin OTIS (1880) avait fait connaître son « dilating-urethrotom » (fig. 28), un dilatateur en somme, longtemps avant que celui d'OBERLANDER auquel il ressemble soit construit. La branche supérieure de cet instrument porte une petite lame dissimulée à son extrémité. Dans les points où la résistance des tissus ne cède pas à la dilatation forcée on pratique l'uréthrotomie interne.

Partant de l'idée théoriquement exacte et certainement pratique, qu'il fallait combiner l'action mécanique à l'influence astringente de certains médicaments et agir à la fois, profondément et superficiellement, UNNA (1884) a préconisé l'emploi de bougies médicamenteuses. Il enduisait des sondes d'étain d'onguents ainsi composés :

$\mathcal{Z}$ Ol. cacao. . . . . 100 gr.
Ceræ flav. . . . . 2 —
Argenti nitrici . . . . 1 —
Bals. Péruv. . . . . 2 —

$\mathcal{Z}$ Vaselin.	87 gr.	$\mathcal{Z}$ Gelatini alb. . . .	30 gr.
Paraffini	10 —	Aq. destillat. . . .	100 —
Bals. Copaïv . . .	2 —	Glycerini	15 —
Arg. nitric	1 —	Vaselini	20 —
		Nitr. arg.	1 —

Ces pommades sont solides à la température ordinaire.

La masse médicamenteuse fond dans l'urèthre et l'influence surtout par son contenu en nitrate d'argent. CASPER (1885) emploie au lieu de simples bougies cylindriques, des bougies munies de 6 rainures, de 6 cannelures qui se terminent à 5 centimètres au-devant du bec de l'instrument ; les rainures sont destinées à recevoir l'onguent. De cette façon le médicament ne pénètre pas dans la vessie.

APPEL (1886) et V. PLANNER (1887) quoiqu'ils se soient prononcés en faveur de ce traitement, y voyaient quelques inconvénients ; ils lui reprochaient notamment de provoquer des phénomènes d'irritation du côté de l'urèthre et de la vessie. Moi-même, je dois dire que cette méthode, en dépit des bons résultats qu'elle fournit dans beaucoup de cas, a l'inconvénient de mettre en contact toute la muqueuse uréthrale avec un onguent au nitrate d'argent, d'irriter par conséquent la muqueuse saine et de provoquer une hypersécrétion qui vient altérer le tableau morbide de l'uréthrite.

Récemment FLEINER (1889) a modifié ces sondes en limitant l'application de la pommade à certaines parties de l'urèthre, ce qui prévenait précisément le reproche formulé contre la sonde d'UNNA. CZERNY conseillait déjà en 1882 l'usage de bougies caustiques.

Maintenant que nous avons appris à connaître le grand nombre des remèdes que l'on a dirigé contre l'uréthrite chronique, j'exposerai et j'analyserai toutes les méthodes de traitement que je considère comme les plus efficaces et comme répondant le mieux à certaines indications.

En exposant les symptômes de l'uréthrite chronique, nous avons dit qu'il fallait distinguer en dehors de toute localisation deux formes de cette catégorie d'uréthrites.

1. D'abord *des formes récentes* où, à côté de foyers circonscrits, récents, de grandes surfaces de la muqueuse souffrent de congestion et d'hypérémie passive. Dans ces formes, il y a hypersécrétion muqueuse, d'où résulte un trouble muqueux de l'urine indépendamment des filaments qui s'y trouvent.

2. Ensuite *des formes circonscrites* dans lesquelles les altérations localisées siègent : *a*) ou bien superficiellement, uniquement dans la muqueuse ; *b*) ou bien dans les tissus sous-muqueux (tissus périuréthraux, corps caverneux, prostate). Dans ces deux cas (*a* ou *b*), le processus localisé est récent, ou déjà en voie de transformation conjonctive.

Les indications thérapeutiques varient selon qu'il s'agit de l'une ou l'autre de ces formes.

I. *Dans les premières, nous avons à combattre le catarrhe muqueux. Nous avons recours à des solutions diluées, faiblement astringentes qui agiront bien sur le catarrhe mais n'influenceront pas les foyers profonds.*

II. *Dans les secondes, quand il n'existe que : a) des foyers muqueux bien circonscrits, il faut faire des applications locales astringentes et caustiques plus énergiques.*

Et, s'il faut intervenir en outre contre b) des infiltrats sous-muqueux, profonds, on agit par la pression, la dilatation, les moyens résorbants.

L'application du remède doit n'intéresser que les parties malades. — Et, avant tout, il faut savoir quand il convient de commencer le traitement. Nous pouvons l'instituer immédiatement quand il s'agit d'une uréthrite chronique négligée, non traitée depuis longtemps.

Bien différente sera notre conduite en présence d'un malade qui depuis longtemps déjà et jusqu'au moment où il nous arrive a été soumis aux astringents, aux caustiques et aux interventions instrumentales. Toujours alors il est éminemment indiqué de suspendre le traitement externe. Nous ne devons pas oublier qu'un traitement prolongé crée facilement, surtout si l'on est intervenu énergiquement, un état d'irritation (intéressant aussi les parties saines), capable d'altérer par la sécrétion dont il s'accompagne, le tableau symptomatique de l'uréthrite. Et, pour arriver à connaître exactement la maladie, il faut que la suppression de tout traitement vienne faire la part de ce qui est dû à l'irritation elle-même. Aussi, dans ces cas je dispense pour quelques semaines les malades de tout traitement local, je donne, « ut aliquid fecisse videatur », à l'intérieur, du salicylate de soude, du santal, du cubèbe, du kawa kawa et j'attends. — Les symptômes d'irritation disparaissent et, au bout de trois à quatre semaines j'ai sous les yeux le tableau exact de la maladie, si, bien entendu, les règles hygiénico-diététiques ont été observées. Il ne faut pas oublier que l'uréthrite localisée ancienne tend à prendre sous l'influence d'irritations extérieures l'aspect de l'uréthrite chronique récente (trouble muqueux des urines).

Deux à trois semaines de repos suffisent pour voir disparaître spontanément cette sécrétion muqueuse, qui augmenterait si l'on instituait d'emblée le traitement local.

Enfin, il va de soi que, seule, l'uréthrite chronique non compliquée peut être l'objet du traitement externe.

I. — En suivant les principes qui viennent d'être exposés, si nous avons à traiter une *uréthrite chronique récente* que nous reconnaissons comme telle aux symptômes qui la trahissent (je ne conseille pas dans ces cas d'employer l'uréthromètre, la bougie ou l'endoscope), si cette uréthrite est antérieure, nous pouvons encore faire injecter, avec mon appareil (en se servant d'une forte pression) ou avec la seringue ordinaire, des solutions astringentes faibles.

Nous donnons la préférence aux solutions suivantes :

℞ Zinci sulphurici. ⎫
  Acidi carbolici . ⎬ āā 30 centigr.
  Alum. crudi . . ⎭
  Aq. destillat. . . . 100 gr.

℞ Arg. nitrici. . . . 10 centigr.
  Aq. destillat . . . 100 gr.

℞ Cupri sulph. . . . . 10 centigr.
  Aq. destillat. . . . . 100 gr.

Solutions que nous faisons injecter une fois par jour, le soir.

Dans ces cas, je prescris aussi quelquefois aux malades de se faire deux ou trois injections par jour et tous les deux jours je fais moi-même l'irrigation de l'urèthre antérieur. Quand le malade a uriné, j'introduis une sonde molle jusqu'au bulbe et j'irrigue d'une façon rétrograde tout l'urèthre antérieur avec l'une des solutions habituelles, le mieux avec du nitrate d'argent (1 p. 1000 ou 500), ou du permanganate de potassium (0,5 p. 500). Pendant l'opération, je comprime le méat et j'obtiens de cette façon une forte distension de l'urèthre ; le médicament pénètre ainsi dans les plis de la muqueuse et dans les follicules.

Cependant, la localisation du processus à la partie antérieure est rare. Le plus souvent les symptômes, l'épreuve des deux verres, l'examen de l'urine après une irrigation antérieure de même que la connaissance anamnestique d'une épididymite, d'une uréthrite aiguë postérieure, démontrent que l'affection catarrhale de la muqueuse s'étend aussi à l'urèthre postérieur ; tout l'urèthre doit alors être influencé par les solutions astringentes; le mieux est de pratiquer dans ces cas la méthode de DIDAY; l'instrument métallique de ULTZMANN provoque une irritation qu'il faut éviter, à mon avis.

Les injections de SCHWENGERS (1891) à la glycérine et à la résorcine (25 p. 100) donnent aussi de bons résultats.

Sous l'influence des irrigations de DIDAY, entreprises tous les deux jours ou seulement tous les trois jours dans le cas où elles sont suivies d'une forte réaction, la sécrétion muqueuse diparait ; et, si l'urine contient encore des filaments, cette seconde forme d'uréthrite chronique doit être traitée différemment. Mais alors il est bon d'interrompre quelques jours le traitement pour permettre au processus de se localiser plus complètement.

L'emploi de l'antrophore, qu'il soit destiné à une partie de l'urèthre ou à l'urèthre entier, trouve également ici son indication. Cependant cette méthode, en raison de l'irritation qu'elle produit, est inférieure à celle de Diday. Hill (1889), Leubenscher (1889) ont relaté quelques conséquences fâcheuses de ce traitement : recrudescence de l'inflammation, hématurie, frissons, etc. J'ai moi-même observé plusieurs fois de la cystite à la suite de l'emploi de l'antrophore dans l'urèthre postérieur.

II. — Si nous avons à traiter un cas *d'uréthrite chronique ancienne*, s'il y a parconséquent des filaments dans l'urine claire du matin, la première indication est de connaître exactement le siège de l'affection ainsi que la profondeur à laquelle elle se déroule. Nous avons déjà dit de quelle manière nous devons utiliser la bougie exploratrice, l'uréthromèthre, l'épreuve des deux verres pour arriver à ce diagnostic.

A. — Supposons d'abord qu'il s'agisse d'une uréthrite chronique superficielle, n'intéressant que la muqueuse, et qu'il n'y ait par conséquent ni rétrécissement naissant, ni prostatite concomitante.

Il faut alors appliquer des astringents assez concentrés sur les foyers malades et faire autant que possible les applications médicamenteuses en ces points seulement.

Si l'exploration instrumentale nous renseigne une uréthrite localisée à la partie antérieure, uréthrite qui alors siège le

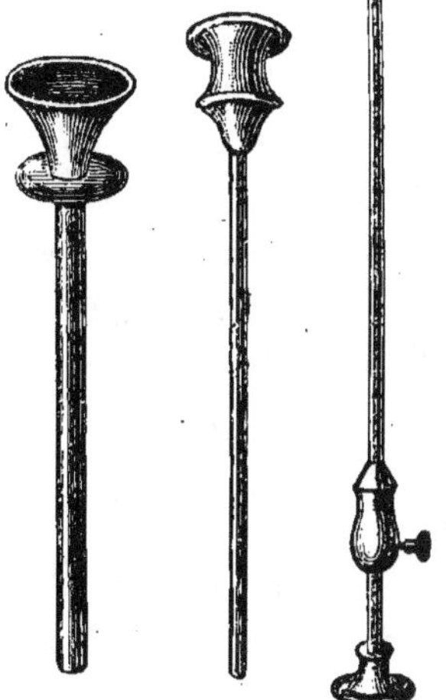

Fig. 29.

plus souvent au bulbe, le mieux est d'appliquer les astringents avec le pinceau de *Ultzmann*. Celui-ci (fig. 29) glisse dans un tube endoscopique de faible calibre, en caoutchouc durci (16 à 18 Charrière), qui n'irrite pas beaucoup l'urèthre antérieur. A l'aide de cet endoscope les solutions astringentes peuvent être déposées dans le bulbe et en ce point seulement. Comme solution on emploie le nitrate d'argent (1 pour 30 ou 50). Je conseille surtout le sulfate de cuivre à la même dose.

Toutefois les foyers isolés de l'urèthre antérieur sont rares.

Indépendamment de l'uréthrite antérieure, il existe souvent un point malade dans la région prostatique et parfois ce point est le seul que l'on découvre.

Dans ces cas d'uréthrite bulbaire et prostatique, on peut employer des suppositoires gélatineux préparés d'après la formule suivante :

℞ Iodoformi pulv. 0ᵍʳ,5
Ou bien : Tannin. . . . .   0 ,2
—   Zinci sulphurici. . . . .   0 ,2
—   Cupri sulphurici. . . . .   0 ,1
—   Arg. nitrici. . . . .   0 ,05

Gelatine albæ q. s. f. supposit. urethralia conica longitudinis 5 ctm.,
crassitudinis 5 ctm n° X.

suppositoires que les malades s'introduisent eux-mêmes aussi loin qu'ils peuvent suivre, au niveau du périnée le canal de l'urèthre. La petite bougie est maintenue par l'extérieur dans l'urèthre profond jusqu'à ce qu'elle se liquéfie.

Ce mode d'application du médicament, surtout pour la partie antérieure, est incertain ; la masse gélatineuse liquéfiée s'écoule bientôt au dehors et irrite de cette façon les parties saines de la muqueuse.

ULTZMANN préconise les bougies faites avec du beurre de cacao :

℞ Alum. crudi . . . .   1 gr.
Ou bien : Tannin pulv. . . . .   0ᵍʳ,3 — 0ᵍʳ,5
—   Sulf. zinci . . . .   0 ,15 — 0 ,30
—   Arg. nitrici. . . . .   0 , 1

Butyr cacao q. s. f. suppositor brev. n° V.

et il les introduit à l'aide du porte-remède de DITTEL dans l'urèthre prostatique.

Ce porte-remède de DITTEL (1867) est (fig. 30) un cathéter ouvert à l'extrémité vésicale. L'orifice est obturé par une olive portée par une fine tige conductrice. On introduit l'instrument fermé (par l'olive) dans l'urèthre jusqu'à la région prostatique, on retire l'olive, puis on introduit dans cette sonde une bougie médicamenteuse que l'on pousse, à l'aide de l'olive, dans le segment postérieur du canal.

Les badigeonnages des parties malades avec des solutions de nitrate d'argent et de sulfate de cuivre peuvent être faits en se servant du tube endoscopique. Cependant je préfère encore me servir des instillateurs de Guyon ou de Ultzmann, qui permettent de déposer à l'endroit voulu quelques gouttes du liquide modificateur.

Quand on a rempli la seringue adaptée à l'un ou l'autre de ces instruments, on commence par faire une instillation dans l'urèthre prostatique, puis, en retirant la sonde on peut en faire une seconde dans la partie membraneuse et dans le bulbe si

cela est nécessaire. Les solutions que j'emploie sont dés solutions
argentiques ou cupriques au taux
de 1 à 10 p. 100.

Je commence toujours par de
faibles doses et j'arrive progressivement à de plus fortes quand
l'irritation produite par les pre-

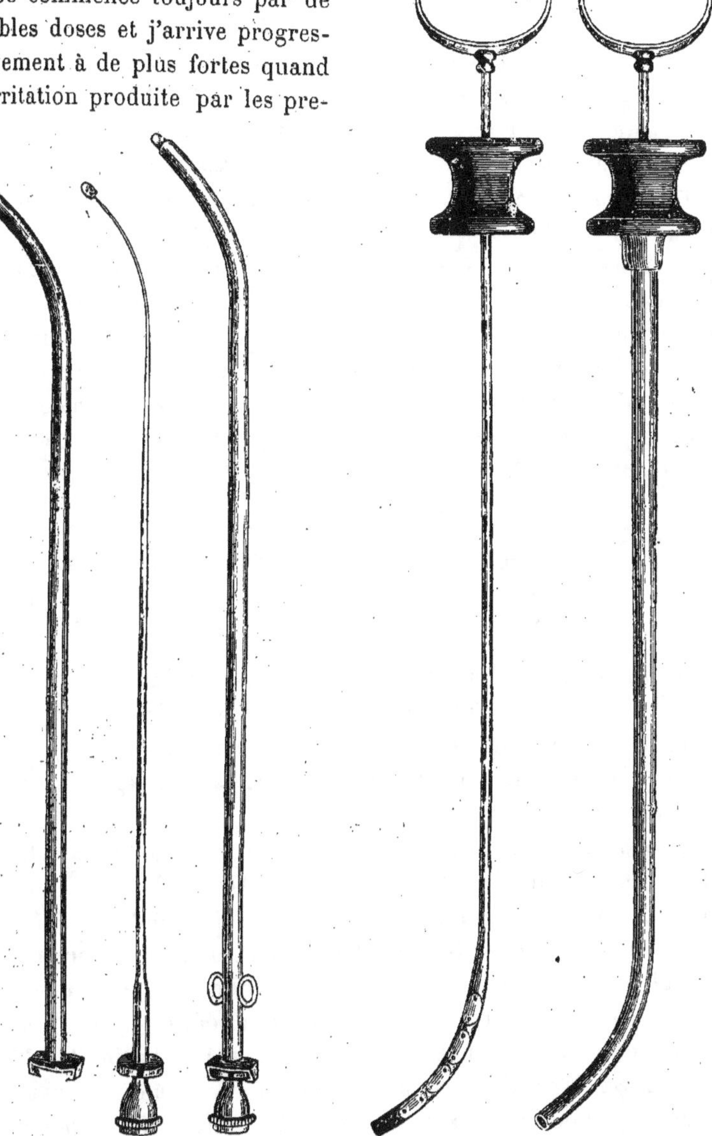

Fig. 30.   Fig. 31.

mières injections commence à se dissiper. Les injections d'acide trichloracétique (à 10 et 20 p. 100), faites de temps en temps, produisent une forte réaction mais amènent souvent une amélioration notable. L'instillateur est enduit de glycérine au moment où l'on veut en faire usage ; l'huile que l'on importerait dans l'urèthre avec l'instrument y formerait une couche difficilement perméable pour les solutions aqueuses et celles-ci n'agiraient pas aussi bien.

Les onguents lanolinés ont une action plus durable, partant plus efficace, que les solutions aqueuses. Tommasoli (1887) a fait construire pour introduire ces onguents une seringue très simple ; je m'en suis servi de nombreuses fois et m'en suis bien trouvé. La seringue de Tommasoli (fig. 31) est en une courte sonde du calibre 16 ou 18 (de la filière Charrière) qui porte à l'extrémité vésicale une ouverture assez grande. Dans la lumière de la sonde glisse une tige qui est articulée à l'une de ses extrémités et qui porte, à l'autre extrémité, des divisions correspondant à chaque décigramme d'onguent. On charge l'instrument de Tommasoli, la tige interne étant enlevée, à l'aide d'une seringue ordinaire ou d'un tube métallique semblable à ceux qui renferment les couleurs à l'huile.

Comme onguent on prescrit :

```
Creolini ou nit. arg. ou cupri sulphur . . 1 à     5 gr.
Lanolini . . . . . . . . . . . . . . . . .   95 —
Ol. olivar. . . . . . . . . . . . . . . . .    5 —
```

L'instrument, légèrement huilé, est alors introduit jusque dans l'urèthre prostatique, où l'on dépose un décigramme d'onguent (ce qui répond à une division de la tige interne). En retirant la sonde, on peut encore faire une application du topique dans la région membraneuse et dans le bulbe.

Les onguents lanolinés ont l'avantage d'adhérer fortement à la muqueuse. Les liquides et les crayons faits avec de la gélatine ou du beurre de cacao que l'on introduit dans l'urèthre sont entraînés lors de la première miction ; il n'en est pas de même pour les onguents à la lanoline. Les parois uréthrales en se contractant après l'injection, compriment l'onguent et le font pénétrer dans les pores de la muqueuse ; on en retrouve encore des traces dans l'urine trente-six heures après l'opération, et une pollution elle-même ne réussit pas toujours à en débarrasser complètement l'urèthre. Cette pommade constitue donc réellement un pansement pour la muqueuse et a, par son action prolongée et sa résorption progressive, des effets plus avantageux que les solutions. Toutefois cette méthode provoque de l'irritation et il faut la réserver aux cas bien circonscrits. Ajoutons que d'après une communication du professeur LIEBREICH la lanoline serait une substance aseptique.

B. — Nous arrivons enfin à la dernière forme d'uréthrite chronique, celle où le processus se déroule dans la profondeur même des tissus sous-muqueux, et où l'on constate une diminution de la dilatabilité uréthrale ou une hypertrophie du veru montanum, une prostatite chronique avec prostatorrhée et neurasthénie consécutives.

Il faut soigner d'abord la complication profonde. Contre celle-ci un remède souverain est fourni par la pression, par les moyens mécaniques. Le *processus siège-t-il dans l'urèthre antérieur* (rétrécissement), on dilate à l'aide de bougies (autant que possible de fort calibre), en commençant par celles qui passent exactement dans le rétrécissement, éventuellement après incision du méat, puis l'on augmente successivement jusqu'aux n°s 28 ou 30 de la filière Charrière.

Si les infiltrats sont très épais, s'ils pénètrent loin dans la profondeur ou s'ils sont déjà en voie de transformation fibrillaire (auquel cas l'uréthromètre renseigne toujours une diminution considérable de la dilatabilité de la muqueuse), alors la cure de dilatation ne suffit souvent pas. L'étroitesse du méat externe, la répulsion que les malades affectent à l'égard de l'incision du méat (opération qui laisse du reste après elle, dans beaucoup de cas, une cicatrice très désagréable) font souvent que la méthode des bougies dilatatrices est inapplicable.

Dans ces cas on peut recourir avec succès au dilatateur d'OBERLANDER. Je mets néanmoins en garde contre l'emploi de cet instrument, généralisé à tous les cas de blennorrhée chronique — *comme du reste contre tout traitement stéréotypé ou entrepris sans indication précise.*

Le dilatateur enduit de vaseline ou de glycérine est introduit fermé dans l'urèthre ; la dilatation est poussée aussi loin que le malade peut la supporter sans douleurs ; elle doit être faite sans violence. Après quelques minutes on augmente la dilatation de un ou deux numéros et de plus encore si le patient n'est pas sensible. Il faut se garder de dilater brusquement, d'une façon trop forcée. Parfois une petite déchirure produit une hémorragie pendant ou après l'opération. La dilatation est répétée tous les huit ou dix jours et l'on arrive ainsi à une dilatation de plus en plus forte.

Enfin là, où, comme cela arrive souvent, des tissus conjonctifs très résistants s'opposent à la dilatation, on pourra les diviser, notamment avec le dilatateur-uréthrotome d'OTIS.

Si l'infiltrat profond siège dans l'urèthre prostatique, s'il y a hypertrophie du veru montanum, quoiqu'il n'y ait pas dans ces cas de rétrécissement bien appréciable, l'emploi des sondes de fort calibre (en commençant par 24 et en augmentant successivement jusqu'à 30) est suivi des meilleurs effets.

Il ne faut pas oublier que la muqueuse qui tapisse ces infiltrats profonds est elle-même le siège d'un processus inflammatoire chronique.

On peut donc, à côté des moyens mécaniques, se servir des astringents de la façon que nous avons indiquée et faire agir des solutions aqueuses ou des onguents lanolinés sur les parties malades.

On prescrira par exemple :

℞ Kalii iodati. 5 gr.
    Iodi puri. . . . . 1 —
    Lanolin. . . . . 95 —
    Ol. olivar . . . . 5 —

Misce exactissime.

Cet onguent est bien résorbé et m'a donné souvent de bons résultats lorsqu'il s'agissait de foyers anciens de l'urèthre antérieur ou du veru montanum. Dans ce cas, on procède de la manière suivante : on introduit d'abord une bougie bien huilée dans l'urèthre, bougie qu'on ne retire qu'après cinq à quinze minutes; ensuite, à l'aide de la seringue de TOMMASOLI, on dépose l'onguent lanoliné ioduré dans l'urèthre prostatique, éventuellement aussi dans les régions membraneuse ou bulbeuse. Quand on fait la dilatation d'OBERLANDER, les applications locales ne se font que quelques jours (1 à 3) après les séances de dilatation.

Quand l'affection est limitée à l'urèthre postérieur et qu'il y a hypertrophie du veru montanum, prostatorrhée, mictions et défécations spermatorrhéiques, on emploie avec avantage le *psychrophore de* WINTERNITZ (1877) (sonde réfrigérente).

Cet instrument (fig. 32) est une sonde métallique fermée à son extrémité vésicale, du calibre de 20 à 24; la lumière est divisée par une cloison, en deux canaux qui se réunissent en avant, à l'extrémité de la sonde; l'autre extrémité se bifurque en deux branches auxquelles on adapte des tubes de caoutchouc.

Par l'un de ces tubes, le tube afférent, supérieur, l'eau arrive dans la sonde et lui communique sa température ; par l'autre, le tube efférent, elle s'écoule dans un vase placé au-dessous du malade. Le

siphon amorcé, on introduit la sonde
jusque dans l'urèthre prostatique mais
pas au delà, parce qu'il se produirait
des phénomènes d'irritation. — Dans la
première séance l'eau a la température
de la chambre, plus tard on la refroidit
progressivement jusqu'à 10° centigr.
La réfrigération est faite tous les jours
pendant un quart d'heure; on en obtient surtout de bons effets quand on y
ajoute le traitement mécanique ; il
suffit d'introduire des psychrophores
de plus en plus gros (de 22 à 30 Charrière). On peut, en outre, faire suivre de
temps à autre la réfrigération d'une
instillation de quelques gouttes de nitrate d'argent (en solution de 3 à 5 p. 100)
dans l'urèthre prostatique ou déposer
dans ce dernier un onguent (au nitrate
d'argent) ou de la lanoline iodo-iodu-
rée. Si le patient supporte bien l'endoscope, on peut, à l'aide de cet instrument, contrôler les résultats du
traitement toutes les deux ou les quatre
semaines et cautériser du même coup
les foyers malades avec du sulfate de
cuivre ou du nitrate d'argent en substance.

Les polypes, relativement rares, ne
peuvent êtres reconnus qu'à l'examen
endoscopique; ils sont justiciables du
traitement chirurgical (leur connexion
avec l'uréthrite chronique est du reste
douteuse), traitement qui nécessitera
encore l'emploi de l'endoscope et dont
la pince à polypes, le serre-nœud, les
ciseaux feront les frais.

Quelques remarques générales, con-
cernant les procédés dont nous avons
parlé, sont ici nécessaires.

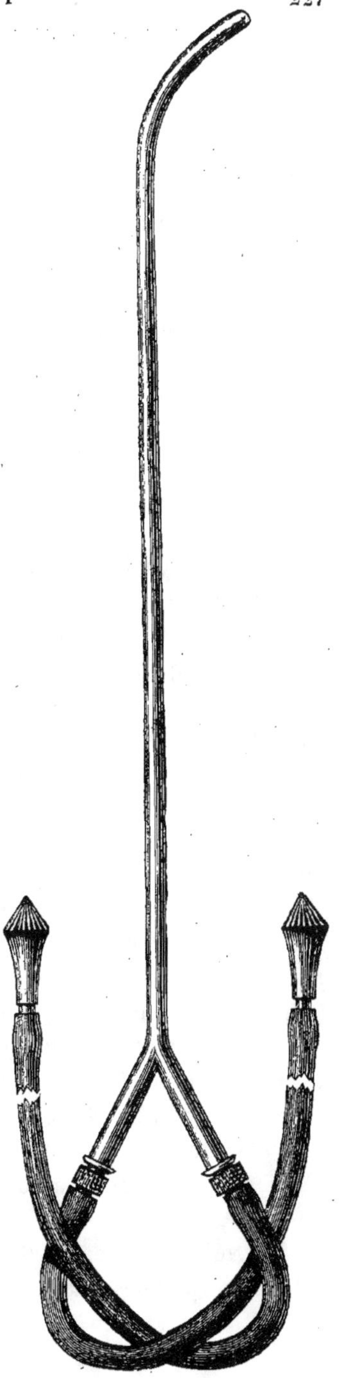

Fig. 32.

A part les irrigations de Diday qu'il faut pratiquer, la vessie étant modérément remplie, toutes les autres méthodes doivent êtres appliquées après avoir vidé la vessie. Le mieux est de faire uriner le patient immédiatement avant l'opération.

Toute intervention locale est suivie de réaction; celle-ci se manifeste par de la suppuration quand l'irritation a porté sur l'urèthre antérieur, et cela, plus énergiquement après une injection qu'après un sondage; par des besoins fréquents d'uriner et des mictions douloureuses si l'on est intervenu dans l'urèthre postérieur.

Ces symptômes apparaissent immédiatement après l'intervention locale; ils atteignent vite leur summum et s'amendent de même, de telle sorte que la réaction prend fin après six ou douze heures. — Le besoin d'uriner immédiatement après l'injection n'est souvent qu'une gêne, mais il doit être bientôt assouvi. L'application préalable d'un suppositoire morphiné ou belladoné atténue ces sensations pénibles. Il est bon de conseiller au patient d'uriner de suite après une injection, dès que l'envie s'en fait sentir; après un sondage, il convient d'attendre plusieurs heures.

Les séances de dilatation, les irrigations, les instillations se répètent tous les trois à quatre jours. Ces applications ne doivent jamais se faire avant que toute réaction se soit apaisée depuis au moins vingt-quatre heures. Il est bon de ne pas prolonger le traitement outre mesure mais de l'interrompre pendant un certain temps (une à deux semaines) après une cure de quelques semaines.

L'urèthre s'émousse en effet contre toute irritation; il réagit de nouveau après une interruption de traitement.

La dilatation d'un rétrécissement naissant ne peut souvent être faite en une fois. Le traitement doit être poursuivi jusqu'à la guérison complète: tous les symptômes morbides doivent disparaitre. Il ne faut pas oublier que des filaments formés d'épithélium, produit de la desquamation de plaques scléreuses sont sans importance et qu'il n'y a pas lieu d'y remédier; un traitement de longue durée amène lui-même de l'hypersécrétion et de la prolifération épithéliale, donc du trouble et des flocons dans l'urine et l'effet des moyens curateurs ne se montre jamais qu'un certain temps après la cessation du traitement.

Il faut veiller à la régularité des selles. La constipation et les hémorroïdes apportent des retards de la guérison et des aggravations de la maladie.

Les bains de siège et les bains généraux souvent renouvelés constituent un adjuvant précieux au même titre que les bains de mer.

On peut être moins strict à l'égard de la nourriture que lorsqu'il s'agit d'une uréthrite aiguë. Il faut éviter néammoins les mets lourds, difficiles à digérer et les excès alcooliques.

Les mouvements modérés sont permis, mais il faut éviter les mouvements violents et avant tout l'équitation.

Une question importante est celle du coït. Un condom rend difficilement possible l'infection. On ne peut le proscrire à un malade atteint d'uréthrite chronique parce que cette défense resterait lettre morte. Je crois qu'il vaut mieux conserver la sincérité du malade et se mettre d'accord avec lui sur ce point. On permettra donc le coït à intervalles de trois à quatre semaines et on lui fera remarquer que l'acte vénérien et le traitement produisent des irritations qui s'ajoutent.

Il faut enfin qu'entre chaque intervention locale et le coït et réciproquement il s'écoule au moins quarante-huit heures.

Il est évident que l'on doit envisager l'état de nutrition générale et traiter les troubles qui peuvent en dériver, car ces troubles réagissent souvent sur la blennorrhée. Les phénomènes neurasthéniques liés à l'uréthrite chronique postérieur, disparaissent, quand ils sont localisés, dès que l'uréthrite elle-même est guérie. Dans d'autres cas, quand ces phénomènes se sont déjà irradiés, et qu'ils sont notamment de nature spinale, ils exigent après la guérison de l'uréthrite un traitement spécial.

Il a déjà été question du pouvoir infectant de la blennorrhée chronique et de la permission de mariage.

CHAPITRE II

Généralités.

Dans bon nombre de cas, la blennorrhagie suit une évolution normale. La maladie est plus ou moins aiguë, intéresse l'urèthre antérieur ou à la fois l'urèthre antérieur et l'urèthre postérieur, guérit en tant qu'affection aiguë ou passe à la chronicité en présentant alors une grande variété de formes, mais, en général, reste limitée à la muqueuse uréthrale.

Mais, les choses peuvent aussi se passer tout autrement. Tantôt l'inflammation se propage à la surface de la muqueuse, tantôt elle émigre dans d'autres tissus et dans d'autres organes.

Cette propagation de l'inflammation se fait alors de deux façons :

Ou bien le processus gagne simplement la profondeur, traverse la muqueuse, envahit le tissu sous-muqueux et même le corps caverneux (quand il s'agit d'une uréthrite antérieure).

Ou bien, c'est en surface que le mal s'étend. Mais, la muqueuse uréthrale communique avec un grand nombre de conduits excréteurs de glandes annexes, conduits qui ont, eux aussi, un revêtement muqueux. Le processus, en suivant ces conduits excréteurs, finit par gagner le corps glandulaire lui-même. C'est ainsi que se développent la folliculite, la cowpérite, la prostatite, la vésiculite, l'épididymite blennorrhagiques.

Par voie de propagation la vessie peut aussi s'entreprendre ainsi que, mais plus rarement, les uretères, les bassinets, les reins.

Enfin, il existe une troisième série de complications, communes aux deux sexes, et dont la pathogénie n'est pas bien connue ; ce sont les complications éloignées : le rhumatisme, l'iritis, l'endocardite blennorrhagiques.

Les deux premières catégories de complications (dues à la propagation de l'inflammation par voie de continuité ou par voie de contiguïté) apparaissent d'ordinaire dans le cours d'une uréthrite aiguë ; quelques-unes d'entre elles peuvent cependant se rencontrer aussi dans la blennorrhée chronique et affecter d'emblée une marche torpide ; telles sont la prostatite, la vésiculite, la cystite chroniques.

Certaines complications dérivent de l'uréthrite antérieure (cavernite, cowpérite), d'autres (prostatite, vésiculite, épididymite, cystite) ne peuvent naître que s'il existe une uréthrite postérieure.

A ces divers points de vue nous pouvons donc répartir les complications de la blennorrhagie en deux grandes catégories : les complications dues à la propagation directe de l'inflammation et les complications éloignées, métastatiques.

Parmi les premières, les unes se développent par voie de continuité, les autres par voie de contiguïté.

Nous distinguerons enfin les complications de l'uréthrite aiguë, et celles de l'uréthrite chronique ; les complications de l'uréthrite antérieure, et celles de l'uréthrite postérieure.

Une question très importante se dresse maintenant devant nous : comment se développent toutes ces inflammations secondaires ? Reconnaissent-elles le même facteur étiologique que la blennorrhagie, à savoir le gonocoque ?

Ce point a été élucidé dans ces derniers temps et il l'a été dans un sens absolument opposé aux opinions que nous avions émises jusqu'alors.

Jusqu'il y a peu de temps, les idées de Bumm (1885) étaient acceptées sans conteste ; on croyait que les gonocoques ne pénétraient que dans les muqueuses pourvues d'un épithélium cylindrique et qu'ils ne pouvaient végéter sur un épithélium plat.

A cause de leur situation superficielle (dans l'épithélium ou dans les couches superficielles du tissu conjonctif sous-épithélial), on pensait que les gonocoques ne pouvaient produire qu'un processus inflammatoire également superficiel.

Aussi longtemps que cette opinion ne fut pas démentie, il était naturel de ne rapporter que quelques complications aux gonocoques, celles qui intéressaient des muqueuses en continuité avec l'urèthre et qui étaient tapissées d'un épithélium cylindrique.

Et l'on pensait que toutes les complications profondes, les inflammations et la suppuration du tissu conjonctif, ne pouvaient relever du micrococ. gonorrheæ ; on les attribuait à une infection mixte, à une immigration des microbes de la suppuration.

De nouvelles recherches ont infirmé complètement cette théorie.

Touton (1889), Jadassohn (1890), Fabry (1891) et Pick ont, par leurs observations, bien établi que les gonocoques pouvaient végéter à la surface de l'épithélium plat, épidermoïde, qui tapisse les petits canaux para-uréthraux et préputiaux.

Puis est venu le travail important de Wertheim (1892). Les gonocoques pénétraient aussi dans le tissu conjonctif et s'y multipliaient à une grande profondeur en y semant l'inflammation et la suppuration.

Il parait certain, d'après ce que nous savons aujourd'hui, que la nature de l'épithélium joue un certain rôle dans l'invasion des gonocoques. C'est ainsi que : 1) L'*épithélium* (*épidermoïde*) *plat des canaux para-uréthraux* semble opposer aux gonocoques la plus grande résistance. D'après Touton (1889), Jadassohn (1890), Fabry (1891), Pick (1891) et nous-même, ces microbes ne se développent qu'entre les couches épithéliales les plus superficielles (2 ou 3).

2) L'épithélium plat stratifié qui revêt la *muqueuse buccale* oppose déjà aux gonocoques une résistance plus faible que l'épithélium précédent. Rosinski (1891) a étudié les aphtes blennorrhagiques des nouveau-nés ; il a trouvé des gonocoques dans les espaces intercellulaires jusqu'à la membrane propre ; c'est grâce à celle-ci sans doute qu'ils n'avaient pas pénétré dans le tissu conjonctif.

Dans ces deux ordres de cas, l'épithélium parait donc empêcher l'immigration microbienne dans le tissu conjonctif.

3) Dans l'épithélium cylindrique stratifié *des muqueuses conjonctivale et rectale*, les gonocoques pénètrent rapidement. Du moins, d'après Bumm (1885) ils atteindraient très rapidement, dans la conjonctive, les couches supérieures du tissu conjonctif sous-épithélial. D'après les données de Frisch (1891), il en serait de même pour le rectum. Là, on les trouverait jusque près de la muscularis mucosæ.

4) Nous savons par les études de Wertheim (1892) que les gonocoques traversent rapidement l'épaisseur de l'épithélium cylindrique, unicellulaire, cilié de la *muqueuse tubaire* et qu'on les retrouve même dans l'enveloppe péritonéale externe des trompes de Fallope.

5) Les expériences de Wertheim (1892) sur les animaux nous apprennent aussi que l'épithélium plat, unicellulaire qui recouvre le *péritoine* a, déjà au bout de vingt-quatre heures, livré passage à une abondante invasion microbienne.

Nous passons sous silence les recherches de Dinkler et de Trousseau sur la cornée à cause de la structure toute particulière de ce tissu.

Les gonocoques peuvent aussi, en se propageant par voie de continuité, envahir le tissu conjonctif où ils se multiplient abondamment et où ils provoquent une inflammation intense.

Pellizzari (1890) et Christiani (1891) n'ont trouvé comme micro-organismes dans le pus d'abcès péri-uréthraux que des gonocoques.

Ils étaient donc bien les facteurs étiologiques de ces suppurations.

Crippa (1893) a vu, à notre polyclinique, dans deux cas d'œdème inflammatoire du prépuce survenu au cours d'une uréthrite aiguë, des gonocoques dans le liquide de l'œdème. Wertheim attribue aux gonocoques la production des abcès ovariques.

Aussi, est-il aujourd'hui hors de conteste que toutes les complications qui surviennent chez les deux sexes au cours de la blennorrhagie, par voie de continuité, PEUVENT *être dues exclusivement aux gonocoques.*

Ce n'est pas à dire que toutes ces complications doivent toujours être imputées au gonocoque. L'urèthre et le cul-de-sac préputial contiennent déjà, à l'état normal, les microcoques de la suppuration (Lustgarten et Mannaberg (1887), Tommasoli (1888). Ces microbes peuvent immigrer dans la muqueuse uréthrale déjà envahie par le gonocoque et donner lieu de la sorte à une infection mixte. Il est établi par les travaux de Bockhart (1887) et de Galetto (1891) qu'on peut trouver dans le pus blennorrhagique, et par conséquent aussi sur la muqueuse malade, du staphyloc. pyogenes aureus. Dans maintes complications de la blennorrhagie aiguë, on peut de même constater la présence des coccus du pus. Bocrkart a vu dans le pus d'abcès péri-uréthraux le staphyloc. pyogenes aureus.

Bumm (1887), Sänger (1889), Gersheim (1889) ont rencontré dans le pus provenant d'abcès des glandes de Bartholin, le streptocoque en compagnie du gonocoque. Witte (1892) a fait les mêmes constatations dans le pus de deux pyosalpynx. Bumm (1885), Loven (1886), Penrose (1890), Menge (1891) ont relaté en tout sept cas où, en dépit d'une blennorrhagie génitale manifeste (confirmée par la présence des gonocoques), ils n'avaient pu voir dans le pus de pyosalpynx que des microcoques du pus. Il est donc hors de doute que ces derniers micro-organismes peuvent, eux aussi, provoquer une complication de l'uréthrite.

Ces complications reconnaissent l'une de ces trois causes : 1) Ou bien elles relèvent uniquement du gonocoque, la complication est *purement blennorrhagique.*

2) Ou bien la blennorrhagie est l'occasion, la porte d'entrée

ouverte à d'autres agents infectieux que le gonocoque. Il s'agit en l'espèce d'une *infection mixte* et la complication est due aux coccus du pus.

3) Enfin, le gonocoque est le facteur, l'agent morbide de la complication, mais il ne tarde pas à disparaitre.

Les microbes du pus qui n'ont envahi le terrain que plus tard, et qui ont cohabité quelque temps avec les gonocoques finissent par rester seuls. C'est là ce qui constitue une *infection secondaire*.

Tout cela se rapporte aux complications dues à la propagation du processus par voie de continuité.

Mais une série d'autres complications : les affections des ganglions, du cœur, les abcès sous-cutanés (LANG, 1893), le rhumatisme, se produisent à distance. On les appelle *métastatiques*.

Le développement de ces complications métastatiques peut aussi s'expliquer de plusieurs manières :

a) Ou bien elles sont dues aux gonocoques et sont purement *blennorrhagiques*. Le transport des microbes se fait alors ou par les voies lymphatiques (affection des ganglions lymphatiques) ou par les vaisseaux sanguins (articulations, cœur, peau). HAMONIC, LEROY, TEDENAT, JULLIEN ont dit avoir vu des gonocoques dans le sang, ce que TRAPESNIKOW a contredit.

b) La complication est le fait d'une infection mixte ou secondaire et l'on retrouve les microbes du pus comme facteurs morbides de l'accident secondaire.

c) Dans les foyers malades on ne trouve aucun micro-organisme, ni microbe du pus, ni gonocoque et l'on rapporte la métastase, sans que cela soit démontré, à une *intoxication par des ptomaïnes*.

Nous reviendrons sur tous ces points quand nous parlerons du rhumatisme blennorrhagique et des complications cardiaques.

I — DE LA BALANO-POSTHITE

Étiologie.

Sous le nom de balano-posthite, nous entendons l'inflammation catarrhale de la surface du gland et du feuillet interne du prépuce.

La balanite n'est pas, à proprement parler, une complication de la blennorrhagie, car, si elle apparaît souvent en même temps que cette dernière, elle n'en dépend pas toujours, au point de vue étiologique. Il n'est pas rare qu'elle survienne avant l'uréthrite elle-même; elle peut être, en effet, le résultat d'irritations externes variées. Les impuretés de toutes sortes qui arrivent dans le cul-de-sac préputial peuvent, si elles ne sont pas enlevées assez tôt, la provoquer. On observe assez souvent le développement d'une balanite, déjà vingt-quatre heures après le coït, tandis que la blennorrhagie n'éclate que le quatrième ou le cinquième jour après ce même coït. Dans ces cas, il est clair que la balanite n'est pas due à l'uréthrite blennorrhagique, mais que les deux affections ont la même source : le coït impur pratiqué avec une femme blennorrhagique. Seulement, tandis que l'uréthrite blennorrhagique reconnaît comme cause de son développement un virus spécifique, la balanite, elle, est due à l'action irritante du pus blennorrhagique ou d'une sécrétion vaginale impure.

D'autres fois, la balanite se présente au cours même de l'uréthrite blennorrhagique. La sécrétion que produit celle-ci vient souiller la surface du gland et joue le rôle de l'irritant; si on la laisse s'accumuler dans le cul-de-sac préputial, il se produit une inflammation.

Toutefois, ici le rôle du pus blennorrhagique n'est pas spécifique, la présence de gonocoques importe peu. D'autres causes amènent encore la balanite, par exemple : l'irritation produite par l'urine sucrée et prompte à se décomposer des diabétiques, par l'urine qu'engendrent les affections vénériennes et syphilitiques les plus diverses. Dans la sécrétion de la balanite, on trouve différentes espèces de bactéries et de coccus, on y découvre aussi des gonocoques.

quand cette sécrétion s'est mélangée au pus blennorrhagique; mais, aucune de ces espèces microbiennes n'existe, par rapport aux autres, en majorité suffisante pour lui attribuer un rôle pathogène dans l'éclosion de la balanite.

TOMMASOLI (1888) qui a étudié tout particulièrement les microbes de la balanite leur dénie aussi, au point de vue de cette affection, tout rôle étiologique.

Ainsi que nous le répétons dans notre Traité de la syphilis, on a voulu voir dans la balanite une conséquence de l'accumulation du smegma, d'ailleurs normal. Cela n'est pas exact. Dans les hôpitaux ou dans les polycliniques, on voit souvent des individus qui n'ont aucun soin de propreté et qui laissent s'accumuler sous le prépuce une telle quantité de smegma, que celui-ci finit par former de véritables incrustations, de vraies pierres préputiales. Cependant, dans ces cas, il ne se développe pas de balanite. Par contre, on voit celle-ci apparaître chez des personnes scrupuleusement propres, si elles négligent seulement pendant vingt-quatre heures de se laver le gland. Chez les malades de la seconde catégorie, le smegma est toujours fluide; c'est ce smegma liquide qui a les propriétés les plus irritantes. On ne sait si cette liquidité résulte d'une sécrétion pathologique, ou si elle est le fait d'une décomposition rapide du smegma sous certaines influences extérieures. TOMMASOLI admet cette dernière hypothèse.

Dans les cas où l'irritation du pus blennorrhagique provoque une balanite, il est à remarquer que celle-ci survient surtout quand le prépuce est long et étroit, ce qui facilite la stagnation du pus dans le cul-de-sac préputial.

Symptômes.

Les symptômes de la balanite sont si simples et si nets que le diagnostic, dans bien des cas, n'offre aucune difficulté. A l'examen du pénis, on ne trouve souvent rien d'anormal, d'autres fois le sac préputial paraît gonflé, surtout au niveau de la couronne du gland. Chez les patients malpropres, ce qui nous frappe le plus, c'est l'abondance de la sécrétion, abondance qui n'est pas en rapport avec l'écoulement blennorrhagique lui-même. Au bord du prépuce, le pus se dessèche et forme des croûtes.

Quand on découvre le gland, il se produit aussitôt un écoulement de pus liquide ayant une odeur très désagréable. Si on enlève cette sécrétion, la face interne du prépuce apparaît gonflée, rouge, ramollie; elle est souvent veloutée et peut même prendre un aspect granuleux, chagriné; elle a perdu son revêtement épithélial et saigne au moindre contact. Plus on se rapproche du sillon coronaire, plus ces caractères sont marqués. Sur le gland lui-même les altérations sont souvent moins prononcées, cependant, dans les cas très aigus, toute la surface balanique devient rouge, s'érode et sécrète. Quand l'inflammation est moins intense, ou bien il n'existe que de petites altérations superficielles, ou bien la couronne du gland est le siège d'une érosion étendue à côté de laquelle il s'en trouve une ou un petit nombre d'autres, plus petites. Les seuls symptômes subjectifs consistent généralement en un prurit assez désagréable, ayant son siège dans le sillon coronaire et parfois aussi en une exagération de l'irritabilité sexuelle.

Quand l'inflammation est plus forte, tout le prépuce s'œdématie légèrement; on le reporte difficilement en arrière. La sécrétion est abondante et, sur le gland, on voit une série de petites taches rouges, bien circonscrites, à contours festonnés, au niveau desquelles l'épithélium est tombé; au voisinage du sillon coronaire, ces taches sont d'ordinaire confluentes. Il existe alors de la douleur, surtout au contact; elle s'exaspère quand le malade marche ou quand il se nettoie la verge avec un linge. Les érections s'accompagnent d'une tension douloureuse ressentie du côté du gland. Dans les cas plus aigus, les bourrelets vasculaires lymphatiques qui prennent leur origine dans le sillon coronaire, s'enflamment à leur tour et forment des infiltrats noueux, hémisphériques, pâteux, très sensibles, qui partent du sillon coronaire et qui s'engagent sous la peau du pénis; on les sent bien quand on retrousse tout à fait le prépuce en arrière. Ces infiltrats sont isolés ou bien sont en relation avec le paquet vasculaire du dos de la verge (lequel apparaît alors gonflé, douloureux) par de petits cordons durs.

Quand les phénomènes inflammatoires prennent plus d'intensité encore, il se produit de l'œdème du prépuce. Le pénis prend la forme d'une massue, d'un « battant de cloche »; il n'est plus possible de découvrir le gland, on est en présence d'un *phimosis*. Le gonflement inflammatoire et l'œdème dont il s'accompagne, peuvent aller jusqu'à produire, par la pression réciproque du gland et du prépuce, des troubles circulatoires et même un arrêt de la circulation qui entraîne à sa suite la gangrène humide, circonscrite des tissus. La sécrétion qui s'accumule dans le sac préputial est alors sanieuse; le prépuce prend une coloration rouge foncé, livide ou même bleue; si on l'incise, ce qui est du reste indiqué, on trouve généralement la paroi interne du prépuce, plus rarement la partie coronaire du gland, transformée en une bouillie putride, sanieuse, ayant un peu l'aspect de l'amadou. Abandonnée à elle-même, la gangrène finit par gagner en un point, le plus souvent dorsal, toute l'épaisseur du prépuce. Après l'élimination de l'escarre, il persiste là une brèche, un trou à travers lequel le gland peut se faire jour; la gêne circulatoire disparaît et la cicatrisation se fait par bourgeonnement. Ce qui reste du prépuce se rétracte et forme une sorte de tablier appendu au gland désormais dénudé.

Quand il se produit de la gangrène, l'état général s'entreprend souvent, la fièvre s'installe accompagnée dans certains cas d'une dépression très grande; mais ces phénomènes ne sont pas constants.

Quand l'œdème est modéré et la gangrène absente, la résorption complète est la règle; d'autres fois il persiste un épaississement de la peau du prépuce.

Si la balanite se reproduit, la résorption de l'œdème peut ne pas se faire, le prépuce devient rigide et ne peut plus être reporté en arrière, ou ne l'est que difficilement; en outre, ce prépuce éléphantiasique supporte mal les violences du coït, il se déchire souvent en donnant lieu à des sortes de rhagades qui prédisposent aux infections, qui s'enflamment facilement et qui, lorsqu'elles se renouvellent, amènent une sclérose et un rétrécissement progressif de l'orifice préputial.

Ce ne sont pas là les seules conséquences possibles de la balano-posthite. Si les érosions du prépuce et celles du gland se trouvent juxtaposées, s'il existe un phimosis, il peut se former, entre les deux feuillets en contact, des adhérences plus ou moins étendues. C'est le sillon coronaire qui est le siège de prédilection de ces adhérences, mais on les voit parfois s'avancer jusqu'au milieu du gland. De nouvelles balanites se produisant, le sac préputial peut, en fin de compte, s'oblitérer complètement.

Là où le sac préputial n'existe pas, chez les circoncis notamment, il ne peut évidemment pas se développer de balano-posthite. La circoncision rituelle est faite, on le sait, d'une façon assez grossière, non pas à l'aide d'un instrument tranchant, mais au moyen des ongles; le gland se trouve généralement lésé dans cette opération (ZEISSL). Il arrive alors que la partie antérieure du prépuce raccourci contracte des adhérences avec le gland, tandis que le reste passe en forme de pont au-dessus du sillon coronaire. Il se forme de cette façon de petites cavités dont les parois s'enflamment aisément. Cette sorte de balanite, négligée, s'accompagne du gonflement des parties, de douleurs, de phénomènes inflammatoires assez violents que FÜRBRINGER (1890) entre autres a eu l'occasion d'observer.

MANNINO (1889) signale encore d'autres complications de la balanoposthite : 1) des tuméfactions ganglionnaires multiples, indurées, se présentant surtout chez des sujets lymphatiques ; 2) des ulcérations nombreuses, d'ordinaire analogues au chancre mou et qui reproduisent par inoculation des pustules typiques. Ces ulcérations ne se différencient des chancres mous que parce qu'elles apparaissent spontanément sur le terrain d'une balanite.

C'est là, du moins, une opinion que nous avons émise ailleurs et qui est partagée par TOMMASOLI (1888).

A notre avis, le chancre mou n'est pas le produit d'un virus spécifique, mais celui de l'inoculation du pus, de l'inoculation des agents de la suppuration. Le fait que TOMMASOLI a trouvé dans la sécrétion préputiale normale et dans l'écoulement de la balanite, les microbes de la suppuration (staphylocoques et streptocoques) vient à l'appui de cette hypothèse. Qu'il se développe une balanite chez un sujet porteur de ces microbes, ceux-ci provoquent facilement un « chancre mou » ; 3) ces « chancres mous », surtout quand ils siègent dans le sillon coronaire, peuvent présenter une base indurée (induralis spuria). Les recherches anatomiques que nous avons faites rendent compte de cette induration. L'inoculation du produit de ces ulcérations reproduit la pustule typique.

Diagnostic.

Le diagnostic de la balanite découle de la considération des symptômes que nous avons exposés. Il semble que là où il est possible de retrousser le prépuce, le moindre doute ne puisse subsister quant à la nature de l'affection qu'on a sous les yeux. Cependant, en fait, les erreurs de diagnostic sont assez fréquentes ; on confond notamment très souvent la balanite et l'uréthrite, surtout quand la sécrétion uréthrale, purulente et abondante, se fraye difficilement une issue à travers un prépuce long et étroit. Dans ces conditions, si l'on met le gland à nu, on le voit recouvert de pus ainsi que le feuillet interne du prépuce. C'est là ce qui fait poser à l'observateur inexpérimenté le diagnostic erroné de balanite. On se rappellera que dans la balanite, outre qu'on observe la présence de pus dans le sac préputial, le gland et le feuillet du prépuce qui lui correspond sont rouges, gonflés, enflammés. Si donc, après avoir enlevé le pus, on se trouve en présence de tissus pâles, normaux, on peut exclure la balanite.

Mais il ne faut pas oublier non plus qu'indépendammant d'une balanite manifeste (aux signes que nous venons de voir) il peut exister une uréthrite. Pour se renseigner sur ce point, on débarrasse le sac préputial de la sécrétion qui le souille et l'on pratique ce nettoyage quand le malade n'a plus uriné depuis quelque temps. On voit alors, si en exprimant l'urèthre, il n'en sort pas du pus ; quand c'est le cas et que ce pus renferme des gonocoques, il n'y a plus de doute possible. S'il n'y a pas de goutte uréthrale, on prie le patient d'uriner et autant que possible, on répartit l'urine en deux portions. Le trouble de l'une de ces portions ou de ces deux portions implique une uréthrite et autorise du même coup le diagnostic de sa localisation.

Chez les malades porteurs d'un phimosis, le pus s'écoule par l'orifice préputial. Dans ces cas il peut se faire : 1º qu'il s'agisse d'une blennorrhagie survenue chez un sujet porteur auparavant d'un phimosis ; 2º que la balanite soit la cause du phimosis.

Nous avons donc à décider si le pus provient du sac préputial ou de l'urèthre. Le malade n'ayant plus uriné depuis plusieurs heures, on débarrasse alors le sac préputial du pus qu'il contient à l'aide d'un irrigateur et d'un drain de caoutchouc ou d'une seringue munie d'une longue et mince extrémité que l'on introduit entre le gland et le prépuce. Quand l'eau de lavage revient claire, on fait uriner le malade ; si le pus provient uniquement de la balanite, l'urine est claire, elle est trouble s'il y a uréthrite concomitante.

La blennorrhagie uréthrale exclue, il faut rechercher les autres causes de la balano-posthite ; celle-ci peut être liée à l'existence d'un chancre mou, d'une syphilis à tous ses stades, à l'existence d'un carcinome. En ce qui concerne le *chancre mou*, il faut se rappeler que le pus qu'il produit est inoculable au porteur. Il suffirait pour être fixé sur ce point de faire avec une lancette une inoculation avec le pus préputial. Mais cette petite opération est presque toujours inutile, elle est même à déconseiller dans la pratique privée ; la nature se charge de ces inoculations. La sécrétion souille facilement le scrotum, la cuisse, la marge du prépuce, et détermine en ces points de la macération et de l'eczéma qui facilitent l'infection.

Aussi dans ces cas de chancre mou du prépuce compliqué de phi-

mosis, trouvons-nous souvent des lésions analogues aux points que
nous venons de signaler (cuisse, scrotum, etc.). En outre, comme le
phimosis est une cause de rétention du pus, celui-ci est résorbé ;
il se produit des adénites aiguës qui, elles aussi, compliquent très
souvent les chancres mous du prépuce avec phimosis.

Le phimosis dépend-il d'un *chancre induré ?* alors, on tâche
d'apprécier la résistance de celui-ci par la palpation. La lymphangite
indolore, noueuse, les tuméfactions ganglionnaires également indolores, les manifestations récentes d'une syphilis secondaire permettent
d'asseoir immédiatement le diagnostic.

Le phimosis résulte rarement d'une *éruption syphilitique papu-
leuse secondaire ;* dans ce cas, d'autres symptômes spécifiques, les
papules de la bouche, celles du voisinage de l'anus, le psoriasis pal-
maire et plantaire, les pustules de la face, les exanthèmes groupés
nous tirent d'embarras.

Quant aux *gommes* du prépuce pouvant amener un phimosis, les
reliquats de la période secondaire, les accidents tertiaires évolués ou
concomitants, la persistance d'une nodosité dure, bien appréciable
à travers le prépuce, ne se ramollissant que fort peu, ne s'accompagnant pas de gonflement ganglionnaire ni de phénomènes secondaires
récents, viennent à l'appui du diagnostic que confirme enfin le succès
de la thérapeutique.

Quant le phimosis résulte d'un carcinome, à côté de la destruction considérable des parties, de la sécrétion généralement sanieuse et
de la longue durée de l'affection, les phénomènes inflammatoires font
défaut ; toujours on peut observer de nombreuses métastases ganglionnaires, très dures, et de la cachexie.

Enfin le développement aigu, la faible augmentation de volume du
gland, l'absence de toute complication, permettent de rapporter à la
balanite seule, l'apparition du phimosis.

Traitement.

Dans les cas légers de balanite non compliquée de phimosis, qu'il
y ait ou qu'il n'y ait pas de blennorrhagie concomitante, le traitement
est assez simple. Il faut faire tous les jours de nombreux lavages du
prépuce et du gland, ne jamais laisser séjourner le pus sur ces parties,
assécher et séparer les surfaces enflammées.

Telles sont, en somme, les indications. On conseille donc aux malades de se plonger la verge, le prépuce étant retroussé, deux ou trois fois par jour dans un bain d'eau tiède à laquelle on ajoute une solution d'acide phénique ou de chlorure de zinc (1 p. 100). Il est bon qu'ils se nettoyent très souvent le gland et qu'ils interposent entre celui-ci et le prépuce une fine lame de coton hydrophile. Celle-ci peut être remplacée par une poudre inerte telle que la poudre de lycopode, de talc de Venise, de la poudre de riz ; on replace ensuite le prépuce. S'il y a des érosions, on les cautérise soit à l'aide de solution de nitrate d'argent (1 : 2), soit à l'aide du crayon.

On peut aussi badigeonner le gland avec des solutions argentiques plus faibles (0,5 gr. p. 10 eau). Les bains de résorcine (5 à 10 p. 100) ou les badigeonnages faits avec cette solution donnent de bons résultats. CHICHESTER (1891) emploie, en badigeonnage, le mélange suivant :

$\mathrm{2\!\!\!Z}$ Atropin. sulphuric. . . . . 5 cent.

Zinci sulphur . . . . $0^{gr},1$

Acidi borici . . . . 25 cent.

Aq. distillat. . . . . 25 gr.

Le tannin se montre également efficace. On peut l'employer comme moyen prophylactique de la balanite en le saupoudrant à la surface du gland, pour combattre sa sensibilité.

Quand il existe un phimosis, il faut avant tout veiller à l'élimination du pus. On obtiendra le meilleur effet des injections de nitrate d'argent faible (0^{gr}, 5 p. 150), de résorcine (5 à 10 p. 100) répétées plusieurs fois par jour. ZEISSL (1883) conseille dans ces cas d'introduire le crayon dans le sac préputial et de le promener rapidement sur le gland et la face interne du prépuce.

Les phénomènes inflammatoires intenses sont combattus par le repos, la position élevée de la verge, les frictions d'onguent mercuriel, les injections dans le sac préputial de liquide antiseptique, par les moyens antiphlogistiques doux. Contre l'œdème on fera des scarifications. Si cet œdème est déjà considérable et si la gangrène est imminente ou déjà en voie de développement, on recourra aux moyens antiphlogistiques énergiques qui pourront parfois enrayer le mal.

Si ces moyens ne réussissent pas, on n'hésitera pas à faire une incision dorsale ou circulaire. Un pont de substance peut être tendu au-dessus du sillon coronaire et entretenir la balanite ; la simple incision au bistouri, aux ciseaux, suffit pour en amener la guérison.

La balanite, quand elle se complique de phimosis, rend souvent impossible le traitement externe de l'uréthrite blennorrhagique. Il faut bien alors attendre et se contenter d'administrer des remèdes internes.

II. — DE LA FOLLICULITE, DE LA CAVERNITE
ET DES ABCÈS PÉRIURÉTHRAUX

Symptômes.

Nous avons dit que dans la blennorrhagie aiguë, on observait souvent dans la portion mobile de l'urèthre, une série de nodosités pouvant avoir le volume d'un grain de millet ; ces nodosités n'existent pas dans l'urèthre normal. Ces formations, souvent un peu douloureuses, ne sont que des follicules tuméfiés. Toutefois, ceux-ci s'enflamment souvent davantage. L'autopsie de A. GUÉRIN (1854) que nous avons rapportée au chapitre de l'*Anatomie pathologique de l'uréthrite aiguë*, nous fournit déjà un bel exemple de folliculite abcédée survenue au cours d'une blennorrhagie aiguë. Dans beaucoup de cas, le processus inflammatoire n'intéresse que le follicule ou les couches conjonctives périfolliculaires les plus proches. Ce n'est alors qu'une affection relativement bénigne. On suit très bien ces altérations au méat urinaire. Les lèvres de cet orifice portent en effet, chacune un gros follicule qui s'enflamme assez souvent au cours de la blennorrhagie. On observe alors un gonflement et une rougeur assez considérables des bords de l'orifice uréthral et, si l'on entr'ouvre cet orifice, on fait sourdre par la pression une goutte de pus par une ou deux petites ouvertures situées à l'extrémité antérieure des parois internes du canal. Ces orifices qui permettent le passage d'un fin stylet correspondent à l'embouchure de deux petits trajets longs de 1/2 à 1 centimètre. Dans les degrés légers d'hypospadias, cette affection est fréquente parce que les glandes et leurs orifices ont généralement de plus grandes dimensions.

Mais l'inflammation des glandes et des follicules devenant plus intense, le tissu périfolliculaire peut aussi s'entreprendre. Cette aggravation résulte souvent de l'occlusion du conduit excréteur de la glande ; cela se présente quand ce conduit est assez long et qu'il débouche obliquement dans la muqueuse, ou quand sa lumière se trouve obturée par un bouchon muqueux ou muco-purulent. Ou bien ce sont des irritations mécaniques ou chimiques qui exaltent le degré de l'inflammation.

Au niveau du frein, les follicules de l'urèthre ne sont immédiatement entourés que par le tissu conjonctif qui occupe ici l'espace laissé libre par le corps caverneux du gland. C'est en ce point précisément qu'abondent les follicules et les glandes, très souvent enflammés, qui viennent s'ouvrir dans la fosse naviculaire. On trouve alors, tantôt d'un côté du frein, tantôt des deux côtés à la fois, une nodosité grosse comme un pois, douloureuse à la pression, modérément dure, qui occupe la niche existant normalement entre le frein et le sillon coronaire ; la peau à ce niveau est rouge. Parfois, cette nodosité se ramollit, se rompt, et une petite quantité de pus s'en échappe. La cavité de l'abcès ne communique généralement pas avec l'urèthre, la rupture de ce côté étant, en effet, assez rare. Quand deux infiltrats se forment symétriquement et simultanément à droite et à gauche du frein, ils confluent souvent en une masse qui fait bomber le frein en même temps que celui-ci la partage en deux parties égales. C'est ordinairement extérieurement et aux deux côtés du frein que l'abcès s'ouvre. La cavité dans laquelle on pénètre avec le stylet se trouve située en dessous du frein, qui constitue là une sorte de pont. On observe en même temps de l'œdème du gland et du prépuce, de la douleur à la palpation, lors des mictions et des érections. C'est encore une affection relativement bénigne, mais elle se reproduit facilement au cours de nouvelles infections (WATERMAN, 1884).

En dehors de la fosse naviculaire, les glandes et follicules de la muqueuse uréthrale sont entourés complètement ou incomplètement par du tissu spongieux. C'est ce tissu qui se trouve entrepris quand l'inflammation dépasse les limites du follicule ou de la glande. Il se développe alors ce qu'on appelle des infiltrats caverneux.

Le point de départ de ces productions ce sont les petits infiltrats folliculaires, indolores dont nous avons déjà parlé ; il se forme dans le corps caverneux une nodosité, douloureuse cette fois, qui augmente assez vite de volume jusqu'à atteindre celui d'une noisette et qui fait une saillie prononcée sur le corps caverneux. Au niveau de cette saillie la peau glisse encore facilement au début. En même temps, on observe de violentes douleurs, spontanées ou provoquées par le moindre attouchement et qui s'exaspèrent surtout pendant l'érection ; enfin de légers phénomènes fébriles ne sont pas rares. Quand le gonflement est très prononcé le jet urinaire se trouve considérablement réduit. Dans certaines conditions favorables, quand, par exemple, l'inflammation de la glande tient à l'occlusion de son conduit excréteur par un bouchon muco-purulent et que celui-ci se détache, la résolution peut survenir. Assez souvent, c'est le gonflement de la muqueuse qui amène cette occlusion ; alors le ramollissement de l'infiltrat est la règle ; la peau rougit et devient adhérente à la nodosité ; l'abcès peut aussi s'ouvrir du côté de l'urèthre, il sort alors du méat une petite quantité de pus sanguinolent. Mais, si l'urine pénètre dans la cavité de l'abcès, il peut en résulter une infiltration d'urine et une carvernite étendue.

Dans d'autres cas, l'abcès s'ouvre au dehors en même temps qu'au dedans. L'urine entre dans la cavité par l'ouverture uréthrale et en sort par l'ouverture externe. Si, dans ces conditions, le danger de l'infiltration urineuse est souvent conjuré, on a de grandes chances de voir se développer une fistule uréthrale, car le passage continuel de l'urine dans le trajet de l'abcès met obstacle à sa cicatrisation. Les cas les plus favorables, mais aussi les plus rares, sont ceux où l'abcès s'ouvre exclusivement au dehors. Ces *infiltrats caverneux circonscrits* peuvent se rencontrer dans tous les points de la région mobile de l'urèthre. Leur siège de prédilection est le bulbe ; cette région est en effet très riche en glandes et en follicules ; en outre, la stagnation du pus et les irritations y développent facilement une recrudescence de l'inflammation.

La nodosité qui est très douloureuse et généralement volumineuse est limitée en arrière par un bord arrondi nettement tranché ; en avant, elle se prolonge en forme de pointe. Quand cette nodosité est très volumineuse, les mictions sont difficiles ; les phénomènes fébriles ne sont pas rares ; le ramollissement de la tumeur se fait rapidement. Comme le bulbe représente la partie la plus déclive du canal et que l'urine y séjourne souvent, la cavernite du bulbe donne facilement lieu à l'infiltration urineuse. Au point de vue étiologique ces infiltrats et ces abcès sont imputables aux gonocoques (PELLIZZARI, 1891) ou aux microcoques de la suppuration (BOCKHART, 1887).

Indépendamment de ces infiltrations caverneuses, on peut observer, à la suite d'une uréthrite aiguë, *des inflammations plus étendues du corps caverneux*. Elles dérivent ou bien de l'ouverture dans l'urèthre d'un abcès folliculaire ou bien de déchirures de la muqueuse uréthrale à la suite d'érection, de coïts, de rupture de la corde ; elles reconnaissent enfin pour causes des irritations violentes agissant sur la muqueuse malade.

Quand il y a eu folliculite et que l'abcès s'est vidé dans l'urèthre, le patient en a d'abord éprouvé un grand soulagement ; les symptômes se sont amendés et la nodosité a disparu. Mais généralement, deux ou trois jours plus tard, la nodosité se reprodüit plus grosse qu'elle ne l'était et devient très douloureuse ; le gonflement tend à envahir tout le corps caverneux ou au moins une grande partie de ce tissu. La peau devient très rouge et les mictions sont difficiles ; le jet urinaire est mince et faible, l'infiltrat est le siège de violentes douleurs lors des mictions, les limites n'en sont plus aussi nettes. Le corps caverneux est tendu comme s'il était en état de demi-érection ; la verge prend une forme d'arc à concavité dirigée du côté de l'abdomen. Les espaces du tissu spongieux, rétrécis par le gonflement inflammatoire, ne peuvent contenir lors des érections une quantité de sang aussi grande que dans les conditions normales. Le corps spongieux de l'urèthre ne suit pas l'expansion des corps caverneux. Ces incurvations de la verge sont évidemment très douloureuses. Quand la cavernite résulte d'une infiltration d'urine, il se produit une fonte purulente des tissus et l'infiltrat crève à l'extérieur; mais, dans les cas défavorables, la gangrène peut aussi survenir, on observe alors des phénomènes graves et la mort vient parfois succéder aux accidents pyémiques. Les irritations extérieures seules ont-elles amené une recrudescence de l'inflammation et la cavernite, celle-ci peut passer à la résolution. Cependant, il est encore possible, dans ces cas, de voir persister une induration (transformation en tissu conjonctif fibreux) plus ou moins étendue des corps caverneux, induration qui peut gêner l'érection et devenir ainsi la cause d'une impotentia cœundi. A. Guerin (1854) a pu voir, en autopsiant un cas semblable, que le tissu spongieux avait complètement disparu, les parois des alvéoles s'étant considérablement épaissies en même temps qu'elles étaient devenues rigides; Tarnowsky (1872) a rapporté une observation analogue. Il s'agissait d'un malade qui par erreur s'était injecté une solution de nitrate d'argent très concentrée ; quinze heures après, il avait dû s'aliter. La peau de la verge en érection complète était alors chaude et rouge ; le moindre mouvement, le moindre contact, un courant d'air même provoquait de violentes douleurs. Un pus sanguinolent sortait goutte à goutte de l'urèthre. Les souffrances intolérables que provoquait le passage de l'urine, rendaient les mictions presque impossibles. Les douleurs ressenties déjà à l'état de repos, et qui s'irradiaient aussi du côté du périnée s'exaspéraient par le rapprochement des membres, aussi le malade était-il forcé de prendre une position demi-assise, les cuisses en abduction et les jambes fléchies. L'application de sangsues, de compresses glacées au périnée, les frictions d'onguent mercuriel amenèrent la résolution de ces accidents, mais, trois mois après cette injection malheureuse, on pouvait encore sentir dans la partie moyenne de la verge une induration allongée du volume d'une noisette.

La gonorrhée chronique s'accompagne beaucoup plus rarement de complications de cette espèce. Quand il survient une exacerbation, une poussée aiguë au cours de ce processus chronique, on observe bien quelquefois l'inflammation de l'un ou l'autre follicule, de l'une ou l'autre glande, mais la folliculite affecte alors une marche torpide et ne laisse après elle qu'une induration; on sent alors en palpant le corps spongieux de l'urèthre de petites nodosités, pouvant avoir le volume d'un grain de millet, bien durcs et indolores.

Une source assez fréquente d'infiltrats caverneux et périuréthraux est le rétrécissement.

Il n'est pas rare de voir en amont des points rétrécis une ulcération donner lieu à une infiltration d'urine; celle-ci devient alors le point de départ de la cavernite. Le siège de prédilection de ces altérations est, comme pour les rétrécissements, le bulbe, parfois la région membraneuse. Cependant on peut les observer ailleurs.

Kreiner (1886) a rapporté le cas suivant très intéressant; malheureusement il ne savait pas si les accidents qu'il constatait résultaient d'une uréthrite aiguë ou d'une uréthrite chronique. Il s'agissait d'un malade qui avait absolument négligé une blennorrhagie pendant trois ans. Au moment où le sujet fut examiné, le pénis, assez volumineux et comme en état de demi-érection, était arqué latéralement; le gland énorme, d'une teinte bleue livide, était criblé de petits orifices. Aux deux côtés du frein qui était très épaissi dans sa partie postérieure, on voyait deux ouvertures un peu plus larges. A la palpation, l'urèthre et son corps spongieux semblaient très épaissis et très durs, depuis le milieu de la portion mobile jusqu'au méat, comme si on y avait introduit une sonde élastique de gros calibre. Çà et là, il y avait bien aussi quelque nodosité, du volume d'un pois. Tout le gland était sclérosé, le méat était entropioné par un tissu cicatriciel et rétréci au point que l'on y introduisait avec peine une sonde très fine; il était de plus recouvert par une granulation exubérante sortant de l'une des lèvres ulcérées de cet orifice.

En exprimant l'urèthre d'arrière en avant, on faisait sourdre du gland comme d'une passoire, par tous les orifices que nous avons signalés et par le méat, un pus crémeux, épais. Le malade urinait avec peine, en faisant agir la presse abdominale ; le jet était mince et tordu, et l'urine suintait en même temps de tous les orifices du gland ; des deux orifices situés à côté du frein jaillissaient deux jets, très minces. La même chose se produisait quand on injectait un liquide dans l'urèthre, avec la seringue de Sigmund par exemple.

Kumar (1889) a relaté un cas analogue.

Enfin, nous avons à signaler une altération des corps caverneux qui ne s'observe ni dans la blennorrhagie aiguë, ni dans la blennorrhagie chronique mais après le décours de ces affections et qui se développe d'une façon lente, insidieuse. Nous voulons parler de l'*induration chronique des corps caverneux* (Tarnowsky (1872), Van Buren et Keyes, (1874) Mauriac (1886).

C'est une affection à marche essentiellement chronique, qui se traduit par l'épaississement du tissu spongieux et qui ne s'accompagne d'aucune douleur, si ce n'est à l'occasion d'une érection.

A la palpation, on sent dans l'un des corps caverneux une nodosité dure, qu'il est même possible d'apprécier lorsque la verge est à l'état de flaccidité. Lentement, progressivement, presque toute l'épaisseur des corps caverneux se trouve occupée par cette nodosité qui reste indolore. On peut voir alors le pénis s'arquer dans l'érection. Dans certains cas, l'induration se fait en surface; elle est peu extensible et gêne l'érection bien que n'intéressant jamais toute l'épaisseur des corps caverneux.

Quelquefois on trouve dans un corps caverneux, plusieurs nodosités.

Le *diagnostic* de toutes les formes de folliculite et de cavernite que nous venons de passer en revue ressort du tableau symptomatique que nous avons exposé. On n'observe pas les formes aiguës sans blennorrhagie concomitante, à moins d'irritations traumatiques violentes. Les phénomènes inflammatoires, le volume de l'infiltrat, l'existence d'une blennorrhagie permettent donc d'asseoir le diagnostic. Quant aux indurations chroniques, il faut penser à la syphilis. L'anamnèse, la coexistence d'autres accidents spécifiques, motivent le traitement qui du reste se montrera efficace dans l'affection blennorrhagique.

Il ne faut jamais poser un *pronostic* favorable sans quelque réserve. Les formes les plus bénignes d'abcès folliculaires peuvent, en effet, donner lieu à l'infiltration urineuse. Les altérations étendues du corps caverneux compromettent la potentia cœundi; la persistance d'une fistule urinaire, les accidents pyémiques assombrissent considérablement le pronostic. L'induration chronique, si peu accessible

au traitement, ne met pas la vie en danger, mais peut avoir de graves
conséquences au point de vue fonctionnel.

Traitement.

La première indication est de prescrire le repos absolu du corps et
des organes génitaux.

Il faut engager le malade à se mettre au lit, éviter par les moyens
convenables toutes les excitations sexuelles, conseiller une alimentation légère, veiller enfin à la liberté du ventre. Le traitement de la
blennorrhagie, tant externe qu'interne, doit être interrompu.

Contre les infiltrats récents qui ne présentent pas de ramollissement, de fluctuation, il faut diriger immédiatement des moyens antiphlogistiques énergiques. On commence par appliquer des compresses froides qu'on renouvelle souvent. Quand les douleurs auront
disparu, on pourra stimuler la résorption à l'aide de frictions d'onguent mercuriel ou de fumigations. Aussitôt que la fluctuation apparaît, afin d'éviter que la rupture se fasse spontanément du côté de
l'urèthre, on incise l'abcès en prenant les précautions antiseptiques
requises. Quand l'ouverture dans l'urèthre s'est déjà produite, il faut
également inciser du côté externe. On combat le danger imminent
de l'infiltration d'urine ou la formation d'une fistule uréthrale en
appliquant une sonde à demeure.

Au cas où l'infiltration urineuse existe déjà, on agit de la même
façon (incision externe, sonde à demeure).

Les fistules uréthrales sont justiciables du traitement chirurgical.
Les indurations chroniques ou celles qui résultent d'inflammations
aiguës seront traitées par les fumigations, les badigeonnages à la teinture d'iode. Aussi longtemps que ces indurations n'ont pas disparu les
érections doivent autant que possible être évitées ; le coït doit en tout
cas être proscrit. Il peut en résulter, en effet, des hémorrhagies, des
déchirures.

Les folliculites du méat guérissent très facilement par l'application
du crayon de nitrate d'argent ou de la pointe très effilée du thermo-
cautère. La glande est naturellement détruite. Dans les cas d'hypospadias, il faut ouvrir largement les cryptes qu'on rencontre habituellement dans la région du méat.

Quand il existe un abcès situé derrière le frein qui forme alors une
sorte de pont, il faut couper ce pont.

III. — DE L'INFLAMMATION DES GLANDES DE COWPER
OU COWPÉRITE

Généralités.

Bien que les glandes de Cowper aient été découvertes et décrites par Méry en 1684 puis par Cowper lui-même en 1702, la pathologie de ces organes est restée longtemps dans l'ombre.

Cowper en 1702 considérait l'écoulement visqueux, filant, qui se produit à la période terminale de l'uréthrite, comme le résultat d'une maladie des glandes qui portent son nom ; il avait même décrit un cas où il avait vu une ulcération occuper l'orifice d'un conduit excréteur. Littré (1711) croyait qu'il existait un lien entre l'uréthrite chronique et la cowpérite ; il avait décrit, lui aussi, un cas de gonflement de la glande avec ulcération du conduit excréteur. Morgagni (1765) avait également vu, en faisant l'autopsie d'un jeune homme, un conduit excréteur rétréci par une cicatrice. Hunter mentionna la cowpérite et conseilla de diriger contre cette affection un traitement mercuriel énergique. B. Bell (1794) considérait la cowpérite comme une complication dangereuse de l'uréthrite et lui attribuait, dans certains cas, la persistance de l'écoulement. Swediaur (1798) voyait dans la tuméfaction de ces glandes une cause de rétention d'urine.

Toutefois, c'est Gubler (1849), un élève de Ricord, qui décrivit le premier avec détails l'inflammation des glandes de Cowper.

Linhart (1850) a présenté à la Société de médecine de Vienne, le 7 décembre 1849, deux préparations intéressantes, l'une se rapportant à la suppuration des glandes de Cowper avec gangrène de la muqueuse uréthrale, l'autre montrant l'abcession du lobe médian de ces glandes. D'autres encore apportèrent leur contribution à l'étude de la cowpérite : Barthels (1851), Nicolle (1873), Ravogli et Rasori (1880), Englisch (1882), Bouré (1885). Cette affection, assez rare en somme, est jusqu'ici relativement peu éclaircie.

Symptômes.

La cowpérite est généralement une complication de la blennorrhagie aiguë.

On sait que les conduits excréteurs des glandes de Cowper s'ouvrent dans le bulbe, et comme l'inflammation blennorrhagique n'arrive pas en ce point avant la fin de la seconde semaine après l'infection, la cowpérite ne s'observe pas avant cette époque de la maladie. D'après Fournier (1866) et Englisch (1880), ce serait seulement au cours du troisième ou du quatrième septenaire que la complication se produirait généralement.

Dans la plupart des cas, la cowpérite est provoquée par certaines influences nocives qui développe l'acuité de la blennorrhagie. Il en est ainsi des traumatismes, des mouvements forcés, de la danse, de l'équitation, du coït, des injections fortes ou de l'introduction de bougies ou d'instruments dans l'urèthre. D'autres fois cependant aucune de ces causes occasionnelles n'entre en jeu et il semble que la complication naisse spontanément. Tarnowsky (1872) a rapporté un cas où la cowpérite était survenue au cours d'une uréthrite chronique, datant de deux ans, après une course à cheval que le patient aurait faite.

Les symptômes et la marche de l'affection sont d'ordinaire très simples. Après la mise en jeu des causes que nous avons signalées ou sans cause appréciable, le malade éprouve une douleur lancinante au niveau du périnée, douleur qui l'engage aussitôt à s'explorer. Le toucher révèle alors l'existence d'une nodosité bien circonscrite située un peu en arrière du bulbe, c'est-à-dire à mi-chemin entre les bourses et l'orifice anal et à côté de la ligne médiane. Cette nodosité qui, au début, peut avoir le volume d'une noisette, grossit plus ou moins rapidement, reste toujours bien délimitée et ne contracte pas d'adhérence avec la peau. L'écoulement uréthral diminue généralement ou cesse même complètement. Les mictions s'accomplissent sans entrave, mais les défécations s'accompagnent de douleurs périnéales. Souvent la maladie se borne à ces symptômes qui s'amendent bientôt et la guérison s'établit ; ou bien, les symptômes inflammatoires seuls disparaissent tandis que la nodosité persiste et s'indure.

Dans d'autres cas, la cowpérite affecte une marche envahissante.

La nodosité augmente de volume, acquiert celui d'une noix ou davantage et fait bomber la peau ; la tumeur perd ses limites nettes, atteint en avant le bulbe en diminuant progressivement d'épaisseur ou s'étend même plus loin le long du corps spongieux, tandis qu'en arrière elle arrive au fascia transversalis périnéal sans le dépasser. Le bord interne de la tuméfaction peut dans ces cas atteindre la ligne médiane ou passer outre ; alors la tuméfaction est asymétrique, elle est plus accusée d'un côté que de l'autre, elle tend à prendre une consistance pâteuse et la peau qui la recouvre devient rouge. La compression exercée sur l'urèthre gêne la miction, le jet urinaire est aminci, comme s'il existait un rétrécissement.

La suppuration s'annonce par de la fièvre, des frissons, par des battements douloureux ressentis dans la tumeur. Au bout de quelques jours l'abcès s'ouvre au dehors et donne issue à une étonnante quantité de pus. Aussitôt les douleurs cessent, les troubles de la miction disparaissent, mais l'écoulement uréthral, qui avait diminué, reprend. La cavité de l'abcès se remplit de granulations et la guérison se fait. La rétraction ultérieure du tissu cicatriciel peut amener une compression ou un tiraillement de l'urèthre et conduire à un rétrécissements, ainsi que Barthels l'a observé (1851).

L'abcès s'ouvre plus rarement dans l'urèthre, et plus rarement encore à la fois dans l'urèthre et à l'extérieur. Le pronostic dépend de la voie que prend l'urine. Quand l'ouverture s'est faite du côté de l'urèthre, l'urine peut bien ne pas pénétrer dans la cavité de l'abcès et la guérison s'établit alors régulièrement. (Le jet urinaire peut, en effet, en distendant le canal, venir fermer l'ouverture de l'abcès.) Au cas où il y a eu à la fois rupture du côté de l'urèthre et du côté du périnée, la guérison est encore la règle si l'urine ne traverse pas le trajet de l'abcès. Si au contraire l'urine passe par cette voie, si elle s'échappe par la brèche périnéale, l'infiltration urineuse et la persistance d'une fistule uréthrale peuvent être observées (Englisch, 1880).

Mais, la marche de la cowpérite n'est pas toujours aussi aiguë. Tuffier (1884) a relaté le cas d'un vieillard de soixante ans (mort à la suite d'emphysème) qui avait souffert de blennorrhagie et de dysurie et chez lequel on avait constaté pendant la vie un rétrécissement de l'urèthre. A l'autopsie on a vu que ce rétrécissement était dû à la proéminence des glandes de Cowper abcédées. Voici un autre cas, rapporté par Hamomic (1885) : un jeune homme de vingt-deux ans (appartenant à une famille de tuberculeux et ayant lui-même un catarrhe bron-

chiqué du sommet) avait pris la chaudepisse. Dans la troisième
semaine après le début de celle-ci, il s'était développé, au périnée,
une tumeur indolore, qui au bout d'une quinzaine de jours était devenue comme une noix et fluctuante. La peau en ce point était anémiée.
La pression au niveau des tubérosités ischiatiques était douloureuse
et il semblait que ces tubérosités fussent réunies à la tumeur par une
sorte de bride. Hamonic crut pouvoir poser le diagnostic d'abcès froid,
de nature ostéogène. L'incision donna issue à du pus jaune pâle ;
nulle part on ne put sentir l'os dénudé. L'abcès était entouré complètement de sa membrane pyogène. L'examen histologique qui fut
fait de cette membrane prouva qu'il s'agissait d'une inflammation des
glandes de Cowper et non d'un processus tuberculeux (ainsi que le
démontrait encore l'examen bactériologique). Englisch attire avec
raison l'attention sur l'existence de cowpérite chronique de nature
tuberculeuse.

La cowpérite double est encore plus rare que la cowpérite simple.
Les symptômes sont à peu près les mêmes ; seulement il y a deux
tumeurs au lieu d'une ou, s'il n'y en a qu'une (confluence), elle est
symétrique.

La compression exercée sur l'urèthre et les phénomènes subjectifs
sont aussi un peu plus accusés. Les deux abcès s'ouvrent généralement à l'extérieur mais l'un avant l'autre ; quand les deux glandes
abcédées communiquent entre elles, l'extrémité postérieure du bulbe
est mise à nu. Plus tard celui-ci peut être comprimé par la cicatrice.
Dans ces cas de cowpérite double, l'infiltration périnéale s'étend en
arrière jusqu'à l'orifice anal et au-dessus de celui-ci sans jamais intéresser la prostate, cependant.

D'après Ricord (1871) et Jullien (1886), la *cowpérite chronique*
aurait une marche différente de celle que nous venons de tracer et
ne se traduirait que par une sécrétion anormale, ne s'accompagnant d'aucun symptôme subjectif. Cet écoulement opalin et parfois
purulent ne différerait pas de celui de l'uréthrite chronique.

D'autres fois, il agglutinerait les lèvres du méat, serait filant, gélatineux et renfermerait les cellules des glandes de Cowper.

En raison du manque de préparations anatomiques, en raison surtout de la ressemblance qu'affectent ces symptômes avec ceux de
l'uréthrite chronique, il faut se demander si cette forme chronique
de cowpérite existe réellement. Pour notre part, nous n'en avons
jamais vu d'exemple.

Diagnostic différentiel.

D'après les symptômes que nous avons exposés, il semble difficile de méconnaître la cowpérite, surtout quand l'inflammation est limitée à la glande. Le diagnostic est plus délicat quand la tuméfaction inflammatoire est diffuse, car la confusion avec un abcès périnéal sous-cutané, avec un infiltrat caverneux, avec un abcès du bulbe est alors possible. Toutefois, l'abcès périnéal et l'infiltrat caverneux, même lorsqu'ils sont étendus, ne compriment généralement pas le bulbe. Les abcès du bulbe se distinguent de la cowpérite par leur siège sur la ligne médiane et par leur propagation en avant. Dans la cowpérite, la tumeur est asymétrique généralement et s'étend surtout en arrière. Les infiltrations d'urine se caractérisent en ce qu'elles succèdent en tant de conséquences d'un rétrécissement, à une uréthrite chronique. Les symptômes de rétrécissements ont existé longtemps avant l'infiltration urineuse et l'ouverture spontanée ou l'incision de cet infiltrat ne fait pas cesser le rétrécissement, ce qui est le cas pour la cowpérite.

Pronostic.

Favorable dans les cas où l'inflammation est circonscrite à la glande, le pronostic doit toujours être réservé quand le tissu périglandulaire s'entreprend, en raison du danger de l'infiltration urineuse, de la persistance d'une fistule uréthrale, de la compression de l'urèthre, accidents qui comportent des suites, sinon très graves du moins toujours très désagréables.

Traitement.

Le traitement est simple. Il faut, à la phase aiguë, interrompre le traitement local de l'uréthrite, prescrire le repos et recourir aux moyens antiphlogistiques (compresses froides, vessie de glace sur le périnée), jusqu'à ce que la fluctuation soit manifeste. L'incision est alors indiquée, puis on traite l'abcès chirurgicalement. L'induration de la glande et du tissu périglandulaire cède aux frictions d'onguent napolitain et aux fumigations.

Quand le pus s'est fait jour au périnée et qu'il persiste une fistule, l'excision du trajet fistuleux et de la glande elle-même peut être indiquée.

IV. — DE LA PROSTATITE

Généralités.

On sait depuis très longtemps que la prostate peut prendre une large part au processus blennorrhagique, part que l'on a cependant très souvent exagérée.

Pour les anciens médecins c'était surtout la prostate qui était le siège de la blennorrhagie ; cet organe était censé s'enflammer et suppurer à chaque atteinte d'uréthrite. Zeller (1700), Littre (1711), Warren (1711) pensaient ainsi. Cette opinion trouvait sa raison d'être dans ce fait que l'on n'avait guère alors, pas plus qu'aujourd'hui du reste, l'occasion d'autopsier des sujets atteints d'uréthrite simple, non compliquée, succombant à une maladie intercurrente. Par contre, les cas suivis de nécropsie étaient toujours des cas graves, sur lesquels s'était greffée l'une ou l'autre complication dangereuse, entre autres et surtout une prostatite. Les données fournies par un cas particulier étaient alors généralisées.

Ces idées furent très longtemps reçues, et même après que l'on eut acquis des notions plus exactes sur la nature de la blennorrhagie. Pour Swediaur (1798), Girtanner (1803), le siège de la blennorrhée chronique était encore la prostate. Pour Girtanner notamment, cet organe était presque toujours plus ou moins entrepris chez les blennorrhagiens. Après la guérison complète de l'uréthrite, la prostate restait volumineuse et dure, elle pouvait même, croyait-il, augmenter encore de volume et obstruer le col vésical. Wendt (1827) et Sigmund (1858) pensaient aussi que dans toute blennorrhagie un peu intense, la prostate était plus ou moins atteinte. Girtanner et Vidal rapportaient déjà à la blennorrhagie l'hypertrophie prostatique des vieillards.

Des observations précises ont appris que la prostate, au cours des blennorrhagies aiguë et chronique, s'entreprenait souvent soit partiellement, soit totalement. Nous pouvons donc distinguer des prostatites chroniques et des prostatites aiguës. Ce sont les irritations diverses qui amènent des exacerbations de l'uréthrite qui provoquent d'ordinaire l'éclosion de la prostatite, ce sont : les excès in Baccho et Venere, les mouvements violents, exagérés, les injections fortes, le cathétérisme, etc. Cependant beaucoup de prostatites apparaissent spontanément ou tout ou moins sans cause bien appréciable. Les rapports de voisinage expliquent d'ailleurs la facilité avec laquelle l'inflammation émigre de la muqueuse uréthrale dans la prostate. Jusqu'ici la question de savoir si la prostatite est une affection purement blennorrhagique ou si elle résulte d'une infection mixte n'est pas résolue.

Toutefois, nous devons admettre que dans les cas qui se terminent par l'abcession ou qui s'accompagnent d'accidents pyémiques généralisés il s'agit certainement d'une infection mixte.

Symptômes.

A. — PROSTATITE AIGUE

Le développement d'une prostatite, au cours de l'uréthrite aiguë, n'est possible que si la muqueuse de l'urèthre postérieur prostatique est elle-même malade, par conséquent s'il existe une uréthrite postérieure.

Comme cette uréthrite postérieure n'apparaît pas d'ordinaire avant le troisième septénaire de la blennorrhagie (il faut faire abstraction des cas où elle naît plus tôt, à la suite d'une exploration instrumentale, intempestive du canal), la prostatite elle-même ne peut éclore avant ce terme.

L'uréthrite postérieure, nous l'avons dit, ou bien débute par une explosion de symptômes, à la suite de certaines influences nocives, ou bien s'établit spontanément, lentement et insidieusement, sans symptômes pour ainsi dire.

L'apparition de la prostatite sera donc précédée ou non des symptômes de l'uréthrite postérieure. Mais comme les deux affections peuvent se développer en même temps ou presque en même temps, les symptômes de l'une et de l'autre se confondent souvent.

Il est difficile de préciser par des chiffres la fréquence avec laquelle l'uréthrite postérieure se complique de prostatite. Sans aucun doute, cet accident arrive très souvent. D'après Sigmund (1858) toute chaude-pisse datant de quelques semaines s'accompagnerait d'un certain gonflement de la prostate, parfois très considérable, qui persisterait souvent après le décours de la maladie.

Montagnon (1885) et Eraud (1886) admettent que 70 p. 100 des cas d'uréthrite postérieure se compliquent de prostatite.

La prostate participe à l'inflammation de l'urèthre postérieur de quatre façons :

a) **Congestion de la prostate.** — C'est la forme la plus fréquente. Elle succède aux symptômes de l'uréthrite postérieure ou s'établit tout à fait insidieusement ; spécialement dans le dernier cas, les malades se plaignent d'une sensation de pression, de pesanteur ressentie du côté du périnée ; ils renseignent un sentiment de plénitude du rectum. Les mictions sont un peu plus fréquentes ; les défécations, surtout quand le bol fécal est très solide, sont douloureuses.

Au toucher rectal, on trouve la prostate uniformément ou irrégulièrement augmentée de volume, plus chaude que normalement et douloureuse à la pression. La sécrétion uréthrale ne diminue pas d'ordinaire et l'épreuve des deux verres révèle un trouble des deux portions de l'urine. Cet état persiste aussi longtemps que dure la période aiguë de l'uréthrite, puis, il disparaît de lui-même en quelques jours. Mais, alors encore, des irritations externes, notamment des injections et le coït, peuvent ramener l'hypérémie et provoquer l'inflammation. Les pollutions fréquentes qui proviennent de l'hyperexcitabilité sexuelle liée à l'uréthrite prostatique, ont le même effet.

Il faut se garder de rapporter à la congestion de la prostate toutes les sensations douloureuses que l'on peut provoquer par la pression du doigt introduit dans le rectum. Pour qu'il y ait congestion de la prostate, il faut que cet organe soit augmenté de volume. La sensibilité douloureuse de l'urèthre prostatique peut en effet, à elle seule, éveiller déjà ces sensations.

b) **Folliculite aiguë.** — Elle survient à la période aiguë de l'uréthrite postérieure ou plus tard à l'occasion d'une rechute, d'une exacerbation de cette uréthrite amenée par des injections, le coït ou l'onanisme.

Ordinairement quelques heures, six à vingt-quatre heures après la mise en jeu de la cause qui provoque la prostatite, le patient souffre de pressants besoins d'uriner ; les mictions se renouvellent toutes les demi-heures et plus souvent encore. Cet état douloureux dure quelques heures, un jour au plus, puis disparaît. L'écoulement uréthral n'augmente pas, comme c'est le cas généralement à la suite d'une influence nocive, mais l'urine paraît trouble, muqueuse dans ses deux portions, et après un certain temps, elle laisse déposer de légers nuages floconneux. L'addition d'acide acétique fait souvent disparaître partiellement ce trouble; il y a donc aussi de la phosphaturie. L'émission des dernières gouttes d'urine s'accompagne d'une douleur cuisante ou lancinante que le malade localise toujours au même point.

Une sensation analogue est ressentie dans les parties profondes de l'urèthre au passage des urines.

A l'exploration per anum, la prostate est modérément tuméfiée; dans l'un des lobes on sent une ou deux nodosités dures, du volume d'un pois, qui tranchent nettement par leur consistance sur le reste du parenchyme. La pression exercée en ce point provoque une vive douleur.

Quand aucune nouvelle influence fâcheuse ne vient peser sur l'évolution de la prostatite, les symptômes subjectifs s'amendent rapidement, les petits infiltrats noduleux sont résorbés et tout rentre dans l'ordre, n'était que l'écoulement uréthral fait souvent alors sa réapparition. Quand les nodosités prostatiques signalées plus haut passent à la suppuration, l'abcès crève habituellement dans l'urèthre puis se ferme et laisse après lui une cicatrice qui, lorsqu'elle siège au voisinage d'un conduit éjaculateur, peut en amener l'occlusion; nous avons eu l'occasion de l'observer dans une autopsie. L'occlusion d'un conduit spermatique entraine à sa suite l'oligospermie, l'occlusion double a pour conséquence l'aspermatisme.

c) **Prostatite parenchymateuse**. — Elle succède aux formes précédentes ou s'établit d'emblée.

Elle s'annonce par la fréquence obligée des mictions, par un sentiment de plénitude du rectum et de pesanteur du côté du périnée. L'écoulement disparaît, mais la fièvre éclate et tous les autres phénomènes morbides s'aggravent. Les mictions sont gènées par la tuméfaction prostatique, le jet urinaire est mince, la presse abdominale intervient énergiquement. A cause de la compression exercée sur la glande enflammée à chaque défécation, cet acte est devenu très douloureux. D'ailleurs, il existe aussi des douleurs spontanées, déchirantes, horribles, qui sont d'abord ressenties au niveau du périnée mais qui s'irradient le long de l'urèthre, du côté du rectum, du sacrum, des cuisses. Beaucoup de malades accusent une sensation de corps étranger dans le rectum : ils ne sont pas seulement tourmentés par le ténesme vésical, ils ont aussi du ténesme anal.

La pression exercée sur le périnée est insupportable, aussi ces malades évitent-ils de s'asseoir et recherchent-ils les positions couchées, les membres inférieurs en flexion. La prostate dans ces cas est considérablement gonflée, chaude, douloureuse à la pression et proémine fortement dans le rectum.

Pendant cinq ou six jours tous ces phénomènes augmentent en intensité. Le gonflement de l'organe peut aller jusqu'à produire une rétention d'urine ou une rétention stercorale en dépit du ténesme continuel. Ces symptômes s'apaisent souvent à la fin de la première semaine, la tuméfaction inflammatoire de la prostate diminue alors rapidement ; mais, au lieu de diminuer les douleurs peuvent augmenter, prendre un caractère pulsatil ; on observe des frissons, c'est qu'alors la suppuration se prépare. La fonte purulente de l'infiltrat se fait en peu de temps ; en trois ou quatre jours la fluctuation est déjà manifeste. Le processus est-il abandonné à son évolution spontanée, la capsule de l'abcès se ramollit en un point au niveau duquel le pus finit par se frayer une issue. Quand c'est du côté de l'urèthre que se fait cette rupture, le malade éprouve au moment où elle se produit (c'est ordinairement à l'occasion d'un effort de défécation ou de miction) une douleur aiguë, un jet de pus sanguinolent s'échappe aussitôt de l'urèthre et tous les phénomènes morbides montrent immédiatement une rémission.

Mais l'abcès peut s'ouvrir ailleurs et le pus s'épanche alors dans le tissu cellulaire lâche et entre les aponévroses du petit bassin pour se faire jour, soit dans le rectum, soit à l'extérieur au niveau du périnée.

On observe là où la rupture doit se faire une tuméfaction ; la peau devient rouge, s'amincit et s'ouvre. La voie que suit la fusée purulente est du reste très étrange parfois.

C'est ainsi que dans 140 cas, rassemblés par SEGOND, le pus a fait irruption :

64 fois dans l'urèthre.
43 — dans le rectum.
15 — au niveau du périnée.
8 — dans la cavité ischio-rectale.
3 — dans la région inguinale.
2 — par le trou obturateur.
1 — par l'ombilic.
1 — par le trou ischiatique.
1 — au niveau du bord des fausses côtes.
1 — dans la cavité abdominale.
1 — dans la cavité de Retzius.

Ensuite, dans les cas favorables, la cavité de l'abcès se remplit de granulations et la guérison s'établit assez rapidement.

Mais le voisinage de l'urèthre, de la vessie et du rectum est une cause fréquente d'infection. Celle-ci peut encore se faire par l'extérieur.

L'infiltration d'urine, l'infection septique, la gangrène, la pyémie s'observent parfois à la suite de la pénétration des urines ou des matières fécales dans la cavité de l'abcès.

Quand le foyer purulent s'ouvre à la fois dans l'urèthre et dans l'intestin, ou à la fois dans l'urèthre et au périnée, l'urine peut s'écouler par cette voie et occasionner une infiltration urineuse ou bien une fistule.

La prostatite parenchymateuse est donc une affection très grave.

Sur les 114 cas observés par SEGOND,

> 70 se sont terminés par la guérison.
> 34   —   par la mort.
> 10 ont laissé des fistules urinaires.

Quand la prostatite parenchymateuse ne se termine pas par la résolution complète ou par l'abcession, elle peut avoir une autre issue, assez rare cependant : l'induration. Les phénomènes morbides aigus et les symptômes subjectifs disparaissent, mais on trouve à l'exploration per anum une prostate grosse et dure. Ce gonflement peut encore, il est vrai, disparaître à la longue ; il peut aussi conduire à l'hypertrophie de l'organe.

La prostatite parenchymateuse au lieu d'évoluer d'une façon aiguë comme nous venons de le voir peut affecter au contraire une marche torpide, insidieuse. Sous l'influence de certaines causes nocives, les envies d'uriner deviennent plus fréquentes et plus impérieuses, mais elles n'importunent pas énormément les malades. Si l'on suspend le traitement local de l'uréthrite, l'écoulement redevient abondant. Pendant cinq ou six jours les malades peuvent vaquer à leurs occupations, peuvent marcher sans difficultés, voyager, s'asseoir ; puis surviennent des frissons, de la fièvre, des mictions et des défécations douloureuses. Si à ce moment on explore la prostate on est extrêmement surpris de la trouver grosse et déjà fluctuante. PITTMAN (1860) a signalé un cas de ce genre et moi-même j'ai eu l'occasion d'en observer plusieurs.

Aussi, ai-je pour principe d'explorer la prostate dès que la fièvre éclate au cours d'une blennorrhagie.

d.) **Phlegmon périprostatique.** — PAUPERT (1836), PARMENTIER

(1862), Dubreuil (1872) ont fait remarquer que les causes qui provo-
quaient de la prostatite parenchymateuse pouvaient aussi produire
l'inflammation du tissu périprostatique. La prostate est entourée
d'un tissu cellulaire graisseux, abondant surtout en arrière et en
dessous ; les collections purulentes qui se forment dans ce tissu entre
la prostate et le rectum peuvent s'étendre vers le haut et venir décol-
ler le péritoine. Le pus fuse le plus souvent vers le bas et se fraye
une issue à travers le périnée ou dans le bulbe. On trouve plus rarement le pus entre la prostate et l'urèthre. Les symptômes se rapprochent beaucoup de ceux de la prostatite aiguë, le diagnostic se
fait à l'aide du toucher rectal qui permet de constater l'intégrité
de la prostate. L'abcès s'ouvre habituellement au périnée, rarement
dans le rectum. La marche de la périprostatite est plus favorable que
celle de la prostatite parenchymateuse ; l'infiltration urineuse, la
gangrène sont moins à craindre.

B. — Prostatite chronique

Elle se développe à la suite de la prostatite aiguë surtout après la
prostatite folliculeuse ou bien elle s'établit d'emblée comme telle, à
titre de complication de l'uréthrite chronique.

La séméiologie de la prostatite chronique rentre si bien dans le
cadre de l'uréthrite postérieure chronique que nous croyons pouvoir
ne plus y revenir. Qu'il nous suffise de rappeler les symptômes cardinaux de cette affection : la neurasthénie sexuelle et la prostatorrhée.
A l'inverse de Fürbringer (1890), Posner (1889) s'est rallié complètement à notre façon de voir et a admis la description que nous avons
faite de la prostatite chronique d'origine uréthrale.

Anatomie pathologique.

Abstraction faite des données fournies par les anciennes autopsies,
autopsies qui se rapportaient généralement à des prostatites abcédées,
c'est avant tout à Home (1811), Hamilton (1850), Thompson (1857), que
nous sommes redevables des connaissances anatomo-pathologiques
acquises sur les prostatites. Certes, ces connaissances sont encore très
imparfaites parce qu'elles sont basées sur un trop petit nombre d'observations.

THOMPSON décrit les altérations de la *prostatite aiguë* de la façon suivante :

La prostate augmente de deux ou trois fois son volume, en restant dure et ferme. Les vaisseaux afférents sont gorgés de sang foncé. La muqueuse de l'urèthre prostatique a une teinte rouge sombre. A la coupe le tissu est plus hypérémié qu'à l'état normal.

L'expression de l'organe fournit un liquide abondant, rougeâtre, mélange de lymphe, de sérum, de sang, de suc prostatique. Sous le microscope ce liquide ne semble renfermer qu'une faible quantité de pus. Mais, au fur et à mesure que l'inflammation progresse, la proportion des cellules purulentes s'élève. A la coupe, les lobes prostatiques se montrent alors parsemés de petits points purulents, correspondant aux cavités glandulaires.

Dans les stades plus avancés, on trouve dans le parenchyme prostatique un nombre plus ou moins grand de foyers abcédés, du volume variant de celui d'un grain de chanvre à celui d'un pois. Le pus de ces petits abcès a un caractère tout à fait spécial, il est muqueux, visqueux, un peu mélangé de sang.

A ce moment, la prostate présente certains points de ramollissement ou de gangrène, la muqueuse uréthrale est rouge, épaisse, parfois recouverte de pseudo-membranes ; ou bien elle est détruite partiellement par des ulcérations ou des plaques de gangrène ; çà et là un foyer purulent vient s'ouvrir directement dans l'urèthre.

Dans la *prostatite chronique*, THOMPSON a trouvé la prostate tantôt grosse, tantôt extrèmement petite, de consistance molle et parfois même spongieuse. A la coupe, le parenchyme était d'une teinte rouge foncée ou violacée, donnant par expression un liquide brun, abondant. A une période plus avancée de la maladie il existait de petits foyers purulents, gros comme un grain de chanvre.

La muqueuse uréthrale prostatique paraissait amincie, très vascularisée, les orifices des glandes prostatiques anormalement larges. Plus ravement elle était épaisse, livide. Dans l'utricule, dans les conduits excréteurs des glandes, dans les petits culs-de-sac qui s'ouvrent dans l'urèthre, enfin dans certains espaces du tissu périprostatique, il n'était pas rare de trouver du pus. Dans un cas publié par FUR-BRINGER (1884) la glande était grosse, parcourue par de larges traînées cicatricielles d'un blanc d'ivoire ; les conduits excréteurs étaient dilatés, gorgés d'un liquide prostatorrhéique trouble, muqueux ; leurs parois étaient épaissies, infiltrées de petites cellules. Quant au tissu glandulaire lui-même, son épithélium était par place le siège d'une tuméfaction trouble ; on constatait aussi de l'inflammation intersticielle prononcée. Pas d'abcès.

Diagnostic et pronostic.

La prostatite aiguë offre des symptômes si nets que son diagnostic ne soulève guère de difficulté. La seule maladie avec laquelle elle présente une similitude d'aspect (et qui du reste lui est toujours concomitante) est l'uréthrite chronique. *Le toucher rectal qui doit toujours être pratiqué quand il existe une uréthrite postérieure, permet le diagnostic différentiel de ces deux affections.*

C'est uniquement par ce moyen que l'on découvre les congestions récentes, les inflammations folliculeuses et que l'on prévient les graves phlogoses parenchymateuses. Celles-ci sont immédiatement reconnues, grâce à l'ensemble des symptômes propres qu'elles présentent, grâce aussi à l'exploration digitale.

Nous avons déjà parlé du diagnostic de la prostatite chronique. Il se fait par l'examen de la sécrétion prostatorrhéique et celui de l'urine, par l'endoscope, par la bougie exploratrice, par la constatation de la neurasthénie sexuelle.

Le *pronostic* de la prostatite comporte beaucoup de tact. Il est vrai que la congestion, les inflammations folliculeuse et parenchymateuse peuvent se résoudre. Mais les deux dernières, dont l'issue ne dépend pas toujours de nous, ont des conséquences si graves, qu'elles nécessitent une grande réserve, alors même que l'affection suit une marche favorable.

Il en est de même de la prostatite chronique, étant donné surtout que la neurasthénie qui l'accompagne si souvent ne rétrocède pas toujours après la disparition des désordres locaux.

Traitement.

1. Prostatite aiguë.

Dans toute inflammation le repos répond à l'indication principale. Ici encore il faut insister sur la nécessité du repos, du repos au lit et veiller aussi au repos des organes, faire suspendre toute espèce d'injection, mettre en œuvre tout l'arsenal anaphrodisiaque, veiller à la régularité et à la facilité des selles, prescrire la diète. Aussi longtemps qu'il n'y a pas de suppuration manifeste, le traitement antiphlogistique le plus rigoureux est indiqué. Nous recommandons particulièrement l'emploi de notre appareil à double courant d'eau froide.

Cet appareil qui permet l'application locale du froid et même du froid intense (fig. 33) rappelle l'instrument d'ARZBERGER pour les

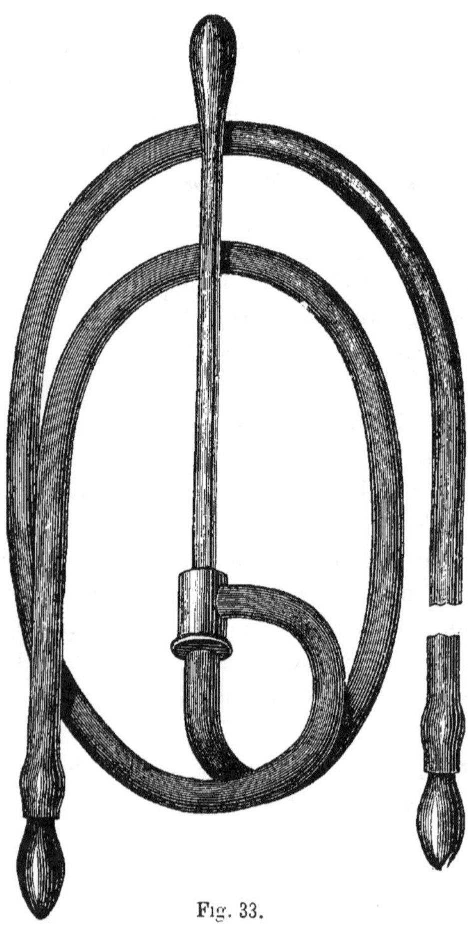

Fig. 33.

hémorroïdes. C'est une longue canule pyriforme métallique fermée, longue de 16 centimètres, dont la cavité est divisée en deux compartiments sauf à l'extrémité. L'instrument qui est relié à deux tubes de caoutchouc dans lesquels circule un courant d'eau, est introduit dans le rectum par le patient lui-même et maintenu de telle sorte que la grosse extrémité de la poire vienne s'appliquer sur la saillie prostatique. On établit alors par un jeu de siphon un double courant d'eau froide ou d'eau glacée qui communique sa température aux tissus ambiants et qui produit donc un effet antiphlogistique puissant. Employée pendant une heure, deux ou trois fois par jour, cette méthode nous a toujours donné d'excellents résultats aussi longtemps que la suppuration ne s'était pas développée.

Dans les cas de gonflement aigu et considérable, il suffit de faire ces applications tous les deux jours pour voir s'apaiser l'inflammation.

L'appareil est très maniable, les malades s'en servent très facilement eux-mêmes.

A côté de ce moyen, on ne négligera pas du reste les autres remèdes antiphlogistiques, pas plus qu'on ne fera fi du traitement symptomatique. C'est ainsi que l'on pourra prescrire les frictions d'onguent mercuriel sur le périnée. Quand il y a de violentes douleurs, du ténesme, la morphine administrée à l'intérieur, en injections souscutanées ou en suppositoires réussit admirablement. Les narcotiques sont indiqués quant il se produit une rétention d'urine soit à la suite du gonflement de la prostate, soit, ce qui est le plus souvent le cas, à la suite d'un spasme sphinctériel. On ne recourt au cathétérisme que dans les cas extrêmes ; on se sert alors d'une fine sonde de caoutchouc qu'on laisse à demeure dans l'urèthre. Quand la suppuration est manifeste, il faut intervenir chirurgicalement et ouvrir l'abcès par le périnée soit directement, soit après avoir décollé la paroi rectale antérieure (DITTEL). On prendra cette voie plutôt que de provoquer la rupture dans l'urèthre à l'aide d'une sonde. Si l'abcès s'est ouvert spontanément dans l'urèthre, il faut introduire une sonde à demeure, pour autant que la chose soit possible, car le bec de la sonde peut faire fausse route et s'engager dans la perforation.

2. Prostatite chronique.

Ici, il faut instituer d'abord le traitement de la prostatorrhée et celui de l'uréthrite chronique.

Contre la prostatorrhée on emploiera la sonde réfrigérante de WINTERNITZ (voir *Traitement de l'uréthrite chronique*). Dans beaucoup de cas nous nous sommes bien trouvé de notre appareil (fig 33). Mais au lieu d'eau froide nous employions alors l'eau chaude (37-42° C.).

Les séances, répétées tous les jours, duraient une heure.

L'application de suppositoires, continuée pendant longtemps, donne de très bons résultats. On peut prescrire par exemple :

❧ Kalii iodati.   50 cent.
   Iodi puri   5   —
   Extr. bellad.   7   —
      Butyr. cacao q. s. ut. f. supp. N° V.

KÖBNER (1889) croit que les petits lavements de solutions iodurées sont mieux supportés que les suppositoires.

❧ Kalii iodati. . . . .   10 gr.
   Kalii bromati. . . . .   8 à 10 —
   Extr. bellad. . . . .   60 cent.
   Aq. destillat. . . . .   300 gr.
      S. pour 20 lavements. 2 lavements par jour.

On peut additionner ces lavements de 3 à 10 gouttes de teinture d'iode, en augmentant tous les jours le nombre des gouttes. Scharff (1892) préconise les lavements d'ichthyol (10 à 50 p. 100) faits avec la seringue de Oidtmann.

Dans l'urèthre on applique des solutions de nitrate d'argent (1 à 5 p. 100) ou des onguents à la lanoline iodurée (avec la seringue de Tommasoli notamment). La cure de dilatation, le passage des sondes de fort calibre rendent ici de grands services.

Quand, à côté de la prostatite chronique, il existe une neurasthénie, celle-ci guérit généralement par le traitement local de la prostatite.

Si les accidents nerveux persistent après la guérison de la prostatite et de l'uréthrite chroniques, on conseille suivant la gravité des troubles : l'hydrothérapie, l'électrothérapie, le fer, l'arsenic, les bains de mer, la cure de Playfair.

V. — DE L'ÉPIDIDYMITE

Généralités.

Par ce qui en a été dit au chapitre de l'historique, nous savons que cette complication extrêmement fréquente est connue depuis très longtemps, depuis que l'on connaît la blennorrhagie elle-même pour ainsi dire.

ROLLET (1862), sur 2.425 cas de blennorrhagies, a observé 678 fois l'épididymite, soit dans 27,9 p. 100 des cas ; JULLIEN (1886), sur 2.500 cas, 381 fois, soit dans 15,2 p. 100 des cas ; TARNOWSKI (1872), sur 5.203 cas, 637 fois, soit dans 12,2 p. 100 des cas. Nous-même (en 5 années, service d'hôpital), sur 1.844 cas, avons enregistré 548 fois cette complication, soit dans 29,9 p. 100 des cas.

Ces chiffres qui se rapportent aux malades hospitalisés sont certainement trop élevés. Il est évident que les blennorrhagiens atteints d'épididymite se font beaucoup plus souvent admettre à l'hôpital que les malades porteurs d'une simple uréthrite, car ils sont souvent incapables de travailler. BERG (1882) n'a pu observer l'épididymite dans sa clientèle privée que dans 7,5 p. 100 des cas d'uréthrite, tandis qu'à ma polyclinique, sur 500 cas j'ai constaté 65 fois l'épididymite (soit dans 13 p. 100 des cas).

L'épididymite est le plus souvent unilatérale. Naguère encore on croyait que l'épididyme gauche était plus souvent atteint que le droit et il ne manquait pas de théories pour expliquer le fait. On disait qu'il devait en être ainsi parce que, la plupart des hommes portant les bourses du côté gauche, le testicule gauche était plus exposé que l'autre à la compression et aux contusions.

On invoquait la prédominance du varicocèle à gauche ou la compression exercée sur le canal déférent gauche par l'S iliaque. Des statistiques dressées sur une plus grande échelle ont prouvé que l'épididymite est aussi fréquente à droite qu'à gauche ; les chiffres que nous reproduisons dans le tableau suivant montrent même une petite différence en faveur du côté droit.

	Droite.	Gauche.	Double.	Totaux.
Gaussaille	45	24	4	73
D'Espine.	12	11	6	29
Aubry	40	52	7	99
Castelnau	123	133	7	263
Curling	21	14	1	36
Sigmund.	60	48	6	114
Fournier.	102	126	35	263
Turati.	191	192	25	408
Lefort.	249	200	41	490
Ramorino	29	37	»	66
Gamberini.	15	10	3	28
Breda	64	53	4	121
Jullien.	167	182	33	382
Kuhn	70	67	12	149
Unterberger	35	25	5	65
Statistique de l'auteur.	275	251	22	548
	1.500	1.425	211	3.136

On voit que l'épididymite double est une rareté.

Comme toutes les complications dérivant de l'uréthrite postérieure, l'épididymite n'apparaît d'ordinaire pas avant le second ou le troisième septenaire de la maladie. Toutefois, elle peut se développer plus tôt, quand par exemple la blennorrhagie subit l'influence de quelque traumatisme, de quelque exploration instrumentale qui refoule le pus dans l'urèthre postérieur. Au reste, voici un tableau qui résume les observations de Fournier, Lefort, Gaussaille, d'Espine, Aubry, Castenau et Unterberger, quant à l'époque d'apparition de l'épididymite.

1 semaine après l'infection dans	46	cas.
2 semaines —	157	—
3 — —	132	—
4 — —	191	—
5 — —	132	—
6 — —	64	—
7 — —	44	—
8 — —	61	—
3 mois —	66	—
4 — —	33	—
5 — —	18	—
6 — —	22	—
7 — —	9	—
8 — —	8	—
9 — —	5	—
10-12 — —	8	—
2 ans —	9	—
3 — —	7	—
4 — —	2	—
7 — —	1	—
	1.015	cas.

D'après ces données, plus de la moitié des cas d'épididymite observés (622 sur 1015) auraient apparu entre la deuxième et la cinquième semaine après l'infection, et ce serait particulièrement vers la quatrième semaine que cette complication se montrerait le plus habituellement.

D'après WIDAL (1844) et STURGIS (1875), l'éclosion de l'épididymite pourrait être plus précoce; un observateur entendu, BERGH (1884), dit avoir vu dans deux cas, l'épididymite s'établir immédiatement après un coït laborieux, quelques jours avant l'écoulement; deux autres fois, au dire du même auteur, l'épididymite serait survenue en même temps que l'écoulement.

Nous sommes très sceptique à l'égard de ces cas, non pas que nous croyions à la mauvaise volonté du malade ou à son intention de tromper le médecin, mais parce que nombreux sont les porteurs d'uréthrite chronique qui vont et viennent sans se douter que cette uréthrite peut, sous l'influence d'une poussée aiguë, donner lieu à l'épididymite.

Quant aux causes qui provoquent l'épididymite, ce sont toutes celles que nous savons capables d'augmenter ou de propager l'inflammation blennorrhagique. Nous en avons trop souvent parlé pour y revenir.

Le traitement a été accusé, mais à tort, de donner naissance à l'épididymite; à ce propos, il est intéressant de jeter un regard sur la statistique de Lefort.

Sur 576 cas d'épididymite :

264 sont survenus au cours de blennorrhagies non traitées;		
73	—	après un traitement par les balsamiques;
82	—	— — injections;
60	—	— — balsamiques et les inject.;
97	—	— non spécifié.

576 cas.

Ce sont donc les uréthrites non traitées qui fournissent le plus grand nombre d'épididymites.

Il est vrai que dans ces cas l'absence de traitement ne doit pas être seule incriminée; les malades non soignés sont aussi ceux qui s'exposent aux influences les plus fâcheuses : aux excès bacchiques et vénériens, aux fatigues physiques.

ASTRUC (1754) et après lui DESPRÈS (1878) ont recherché la cause de l'épididymite dans la rétention du sperme résultant de la continence à laquelle les blennorrhagiens sont condamnés. Certes, on peut observer chez les sujets restés très longtemps continents, des phénomènes douloureux du cordon spermatique, de la tension et de la pesanteur du testicule, phénomènes généralement désignés sous le nom de *colique séminale*. Il est difficile de confondre cette colique séminale avec l'épididymite. Aussi pensons-nous, comme les anciens, que l'épididymite est beaucoup plus souvent due aux éjaculations qu'à l'engorgement du sperme.

La pathogénie de l'épididymite n'est pas encore éclaircie. Il est très probable cependant qu'il s'agisse en l'espèce d'une *affection blennorrhagique pure*. Les gonocoques parvenus dans l'urèthre postérieur arrivent dans les conduits éjaculateurs, dans le canal déférent, se multiplient à la surface de l'épithélium qui tapisse ces conduits et atteignent finalement l'épididyme où ils font naître l'inflammation.

Cette inflammation, comme toutes celles que provoque le gonocoque, montre moins de tendance à suppurer qu'à devenir chronique ; le processus se caractérise donc par la formation de tissu cirrhotique abondant.

D'après cela toute épididymite devrait être précédée d'une déférentite. Dans beaucoup de cas cependant, l'affection semble débuter par l'épididyme, pour envahir secondairement les éléments du cordon spermatique ; en d'autres termes, très souvent l'affection paraît être ascendante.

Mais, cette contradiction n'est qu'apparente. Il est d'observation que l'épididymite s'accompagne sinon de sensations douloureuses ressenties le long du cordon, au moins d'une certaine sensibilité de cette région. Ce n'est alors que plus tard que l'inflammation du cordon devient manifeste.

Aussi longtemps, en effet, que les gonocoques se multiplient à la surface de la muqueuse, cette déférentite superficielle ne se traduit guère cliniquement. Puis, tandis qu'une partie des gonocoques gagnent l'épididyme, ceux qui se trouvent dans le canal déférent traversent les parois de ce conduit et émigrent dans le tissu conjonctif ; la même chose se passe dans les trompes utérines (WERTHEIM, 1892).

La pénétration du gonocoque dans la profondeur des tissus a pour conséquence l'épaississement du cordon ; la funiculite semble ainsi succéder à l'épididymite développée déjà depuis quelques jours.

Quand les gonocoques émigrent de l'intérieur du canal déférent ou de l'épididyme à la surface de ces organes, ils arrivent dans une cavité séreuse qui entoure une partie du cordon spermatique et les faces latérales de l'épididyme. Cette cavité, prolongement invaginé du péritoine, subit alors l'inflammation et se remplit d'un exsudat : il se développe une hydrocèle de la vaginale ou du cordon.

Il n'est pas rare de pouvoir constater cliniquement la participation de la vaginale et du cordon à l'inflammation gonorrhéique. Nous reproduisons à ce propos la statistique suivante dressée par Sigmund :

Épididymite avec vaginalite . . . .   856 cas.
   —   — funiculite. . . . .   108 —
   —   — funiculite et vaginalite. . .   317 —
   —   seule. . . . .   61 —
                                              ____
                                              1.342 cas.

Symptomatologie.

L'épididymite aiguë débute généralement très brusquement. Subitement, tandis que la santé est ou paraît excellente, les malades ressentent une violente douleur, comme une brûlure intense dans l'une des bourses. C'est un peu comme si du plomb fondu tombait dans le scrotum. La fièvre s'installe, les malades éprouvent un grand malaise, et en quelques heures l'inflammation est en pleine floraison.

D'autres fois cependant l'épididymite s'annonce par quelques *signes précurseurs :* malaise général, frilosité, frissons, inappétence, mictions plus impérieuses et plus fréquentes, sensations douloureuses dans les aines au voisinage de l'orifice externe du conduit inguinal, sensations qui s'irradient dans les régions rénale et scrotale et qui finissent par se localiser dans l'une des bourses. L'écoulement, alors même qu'il était abondant, tarit généralement. Sur 141 cas observés par AUBRY (1841), la sécrétion uréthrale a complètement disparu dans 81 cas ; elle n'a fait que diminuer dans 58 cas. Dans deux cas seulement cette sécrétion a paru augmenter en même temps que s'installait l'épididymite.

Le symptôme le plus constant est la douleur subite et bien localisée dans l'une des bourses. Si l'on explore le patient à cette période de début de la maladie, on trouve à la palpation l'épididyme gonflé, ayant un volume variant de celui d'une noisette à celui d'une noix. Cette tuméfaction bien limitée, qui n'intéresse d'abord que la tête de l'épididyme ou plus rarement la queue, est extrêmement douloureuse.

D'habitude, les douleurs augmentent très rapidement, le gonflement envahit bientôt tout l'épididyme et si nous examinons le patient vingt-quatre heures après le début des accidents, l'augmentation du volume de la moitié correspondante du scrotum est déjà très manifeste ; la peau est rouge, chaude et tendue. Le testicule de ce côté est enveloppé au-dessus, en arrière et au-dessous par une tumeur semi-lunaire assez dure, extrêmement douloureuse constituée par l'épididyme enflammé.

Dans beaucoup de cas le processus n'envahit que l'épididyme. Le gonflement de cet organe, les douleurs spontanées ou provoquées par le toucher augmentent encore pendant quelques jours. Le malade en raison de ces douleurs ne peut bouger, il prend au lit la position horizontale, il appuie le côté malade en étendant ou en fléchissant le membre inférieur correspondant. Mais après quelques jours, les douleurs spontanées cessent, la phase inflammatoire prend fin.

D'autres fois l'inflammation et le gonflement ne sont pas limités à l'épididyme : il se produit une *funiculite*. Le canal déférent devient dur, douloureux à la pression, gros comme une plume de corbeau, et l'on peut suivre ce cordon cylindrique douloureux jusqu'à l'orifice inguinal externe. Dans certains cas on peut même le suivre (par le toucher rectal) jusqu'à la prostate dont la moitié correspondante est elle-même gonflée, dure, douloureuse.

Si les autres éléments du cordon s'entreprennent, tout le paquet est alors douloureux et gonflé ; il paraît en outre raccourci parce que le testicule de ce côté est attiré vers l'anneau inguinal.

L'inflammation peut se propager à la *tunique vaginale;* la cavité séreuse se remplit d'un exsudat. C'est toujours la vaginale du testicule qui s'entreprend d'abord, il s'y forme une *hydrocèle aiguë.* Par le fait, le gonflement de la moitié correspondante des bourses devient bientôt considérable. Dans ces conditions, il n'est plus toujours possible de palper le testicule, car cet organe est entouré de liquide en avant et sur les côtés, tandis qu'en arrière il est recouvert par l'épididyme tuméfié.

Quand à la suite d'une malformation congénitale, la cavité vaginale du cordon ne s'est pas oblitérée, on peut voir se développer une *hydrocèle aiguë du cordon spermatique.* Il existe alors une tumeur fluctuante allongée, tendue, que l'on peut suivre jusqu'à l'orifice externe du canal inguinal.

Quand la tuméfaction inflammatoire du scrotum est considérable, la peau conserve bien rarement son intégrité. Elle est toujours fortement tendue, mais elle peut aussi devenir rouge, s'épaissir, contracter des adhérences avec les tissus sous-jacents. Il se forme alors ce qu'on appelle un « eczéma glabre ».

Dans ces cas, tous les tissus qui forment les enveloppes de l'un des testicules sont intéressés dans le processus inflammatoire. Quant au testicule lui-même, il est difficile de se rendre exactement compte de son état puisqu'il est complètement entouré de tissus infiltrés. Il paraît peu entrepris.

Toutes les altérations dont nous venons de parler se développent rapidement. En quatre ou cinq jours l'affection a d'habitude atteint son paroxysme; elle s'y maintient pendant quelques jours; puis, tandis que les phénomènes douloureux s'amendent rapidement, le gonflement ne rétrocède que lentement.

La marche de l'épididymite que nous venons de tracer offre de nombreuses variétés.

Et d'abord l'épididymite peut se déclarer d'une façon foudroyante.

Le malade qui souffre d'une uréthrite aiguë s'est-il exposé à l'une des causes occasionnelles signalées plus haut, que peu d'heures après (douze à vingt-quatre heures), généralement vers la soirée, il ressent une violente douleur dans tout l'abdomen. Il ne lui est pas possible de localiser d'une façon plus précise ces sensations pénibles. Tout le bas-ventre est météorisé, tendu, extrêmement sensible au moindre contact; le poids des couvertures devient lui-même insupportable. La fièvre s'installe et va jusqu'à produire une hyperthermie de 39,5° ou 40°C. Les douleurs augmentent en intensité d'heure en heure et s'irradient dans la direction du sacrum et de la cuisse; il se produit des éructations, du hoquet, des envies de vomir et enfin des vomissements bilieux et du collapsus. Ce tableau rappelle, ainsi que HANDSCHUH l'a dit (1831), celui d'une péritonite foudroyante et fait penser à l'existence d'un étranglement interne. Chez les alcooliques, il peut se déclarer du delirium tremens; puis, tandis que tous ces symptômes s'apaisent, on découvre un gonflement de l'épididyme. En opposition avec l'acuité de ces signes prodromiques, l'épididymite qui leur fait suite n'est pas toujours très intense, l'inflammation peut se limiter à l'épididyme ou même à une partie de cet organe. Dans ces cas, il est évident qu'une violente irritation du péritoine a précédé l'éclosion de l'épididymite. C'est HUNTER (1786) qui le premier a signalé l'apparition possible de ces phénomènes au cours de l'épididymite.

Nous avons dit plus haut que cliniquement l'affection débutait souvent dans l'épididyme, les symptômes de déférentite n'apparaissant que plus tard. D'autres fois, mais plus rarement, c'est l'inverse que l'on observe et le processus montre nettement une marche descendante. C'est alors la prostate, dans l'un de ses lobes seulement qui s'entreprend, qui gonfle, en même temps que tarit l'écoulement et qu'apparaissent des besoins d'uriner plus fréquents et plus impérieux que d'habitude. Bientôt on peut sentir, partant de ce lobe prostatique malade, l'un des canaux déférents sous forme d'un cordon dur, du volume d'une plume de corbeau ; puis, trois ou quatre jours plus tard, il se produit un gonflement limité, peu douloureux de l'épididyme. Cette épididymite partielle peut évidemment, sous certaines influences défavorables, devenir une épididymite aiguë étendue. Cette marche de l'affection, remarquée par Bergh (1882), nous avons eu l'occasion de l'observer plusieurs fois.

L'inflammation blennorrhagique peut, dans certains cas, n'intéresser que le canal déférent.

J. Bell (1794) a vu de ces cas de funiculite simple. Dans l'un d'entre eux, le malade qui avait vu disparaître subitement son écoulement, avait ressenti, presque en même temps, une violente douleur dans la région du col vésical, puis cette douleur s'était irradiée du côté de l'aine et du testicule correspondants. Au-dessous de l'anneau inguinal, il s'était rapidement formé une tuméfaction cylindrique du volume d'une plume de corbeau, tuméfaction que l'on pouvait suivre jusque dans les bourses. Le testicule et l'épididyme étaient restés intacts. La tumeur avait acquis bientôt le volume du pouce et formait une masse allongée presque fusiforme, s'étendant depuis l'orifice inguinal externe jusqu'à l'extrémité du testicule exclusivement. Gosselin (1868) a fait une observation analogue chez un jeune homme de vingt-trois ans qui souffrait d'une blennorrhagie depuis cinq mois. Dans le sac scrotal on pouvait sentir un cordon dur qui partait de la tête de l'épididyme. Par le toucher rectal on ne constatait rien d'anormal.

Bergh (1868) et Davaris (1871) ont encore décrit de semblables cas. Kohn (1870) rapporte qu'un blennorrhagien ressentit un jour, après un accès de toux, une douleur subite dans le scrotum droit qui se prit à gonfler. La fièvre, la constipation, des vomissements vinrent bientôt compliquer le tableau morbide. Il se forma dans l'aine droite une tumeur cylindrique qui prenait naissance à l'orifice externe du canal inguinal et qui se perdait dans le scrotum, en suivant le trajet du canal déférent. Le testicule et l'épididyme paraissaient intacts. Le canal déférent, normal dans sa partie inférieure, s'engageait dans la tumeur. Au niveau de celle-ci la peau était fortement tendue et chaude. La région enflammée, très sensible à la palpation, était le siège de douleurs spontanées ou provoquées par la toux. Le gonflement disparut peu à peu, mais il persista un petit cordon dur qui n'était autre chose que le canal déférent épaissi. MIBELLI (1888) a publié un cas de funiculite double, les épididymes ayant conservé leur intégrité. MAURIAC (1891) a enfin observé un malade atteint de vésiculite et de déférentite, sans épididymite.

L'inflammation isolée d'un vas aberrans est une affection rare. GOSSELIN (1871) en a vu un cas, chez un jeune homme atteint d'uréthrite. Au cours de la troisième semaine de la maladie, il put sentir dans le scrotum une petite tumeur douloureuse, absolument libre, grosse comme une noisette. Il put suivre le pédicule de cette nodosité jusqu'au voisinage de l'épididyme et de la portion initiale du canal déférent.

D'autres variétés d'épididymite résultent de l'ectopie du testicule ou de l'inversion de l'épididyme.

Les changements dans la situation réciproque du testicule et de l'épididyme sont le résultat d'un mouvement de rotation exécuté par le testicule autour d'un axe horizontal ou d'un axe vertical. ROYET (1859) distingue cinq formes d'inversion de l'épididyme :

1° L'épididyme est au-devant du testicule (inversion antérieure);

2° Il se trouve du côté interne ou du côté externe du testicule ;

3° L'épididyme se trouve situé au-dessus du testicule, par suite de la rotation de celui-ci autour d'un axe horizontal, allant de droite à gauche ;

4° Le même mécanisme peut faire que l'épididyme se trouve au-dessous du testicule ;

5° La situation du testicule varie constamment.

Nous savons aussi que le testicule, pendant une grande partie de la vie fœtale, se trouve dans l'abdomen et qu'il ne descend dans les bourses qu'assez tardivement.

Il se peut que le testicule soit retenu dans l'anneau inguinal, ou qu'il descende trop bas, jusqu'au périnée, à côté du raphé médian.

Enfin, au lieu de passer dans l'anneau inguinal, le testicule peut prendre l'anneau crural et venir se fixer au-dessous du ligament de Poupart. Dans l'une ou l'autre de ces situations anormales, le testicule peut évidemment s'enflammer.

C'est l'épididymite intra-inguinale qui est la plus fréquente ; PARIS (1857) et BOUCHARD (1861) l'ont particulièrement étudiée. M. ROBERT en avait déjà publié un cas en 1853. Dans les formes légères, les malades se plaignent de douleur dans l'aine. Le canal inguinal est le siège d'une tuméfaction très sensible à la palpation et la peau, à ce niveau, est rouge, endolorie. Sous l'influence du repos et d'un traitement antiphlogistique, le gonflement rétrocède rapidement. Dans les cas plus graves la tumeur acquiert le volume d'un œuf de poule ou même celui d'un œuf d'oie, le grand diamètre de l'œuf étant parallèle au ligament de Poupart. Ce ligament divise la tuméfaction en deux parties : l'une d'elles, inférieure et externe, est semi-lunaire, dure ; l'autre, supérieure et interne, est ovalaire, élastique, fluctuante en quelque sorte. Quand le canal déférent forme une anse dans le scrotum, cette anse s'enflamme et devient douloureuse.

La tunique vaginale peut aussi s'entreprendre dans ces conditions ; il se forme alors un épanchement séreux qui se trahit par une fluctuation manifeste. Au cas où la cavité vaginale communique avec la cavité abdominale, il n'est pas rare de voir se développer une péritonite, circonscrite ou généralisée. Quant au diagnostic de cette forme d'épididymite, outre que le testicule fait défaut dans la bourse correspondante, les patients disent avoir remarqué, déjà auparavant, la présence, dans la région inguinale, d'une petite tumeur ; l'*épididymite inguinale*, au même titre que l'*épididymite sous-crurale*, peut être confondue avec un bubon. L'*épididymite périnéale* simule une cowpérite ou un abcès périuréthral. Ici encore la palpation du scrotum lève tous les doutes.

Une autre complication de l'épididymite, étudiée par LEDOUBLE (1879) résulte de l'existence concomitante d'une *hernie* ou d'un *varicocèle*. La queue de l'épididyme enflammé peut contracter des adhérences avec la hernie : celle-ci, libre jusqu'alors, peut, par le fait, devenir irréductible.

Il est possible que l'inflammation gagne les anses intestinales prolabées et provoque des phénomènes d'étranglement ou de péritonite.

La présence d'un varicocèle aggrave aussi l'épididymite.

Ajoutons qu'il n'est pas rare que l'épididymite se complique de péritonite, restant généralement circonscrite. D'après HOROWITZ (1892), cette péritonite dérive : 1° de la propagation de l'inflammation des vaisseaux du plexus spermatique à l'enveloppe péritonéale du canal déférent, dans le petit bassin ; 2° de l'inflammation de l'ampoule terminale du canal déférent, inflammation qui se propage alors au péritoine de l'espace de Douglas ; 3° de l'inflammation des ganglions lymphatiques du canal déférent. Il se forme alors une tuméfaction douloureuse, dans le petit bassin, tuméfaction bien circonscrite, que l'on sent au-dessus du ligament de Poupart, au niveau de l'épine iliaque postérieure. J'ai eu l'occasion d'observer un cas de cette espèce. L'*épididymite aboutit* dans l'immense majorité des cas à la *guérison*. Toutefois la restitution ad integrum est relativement rare.

Tous les phénomènes inflammatoires disparaissent, le gonflement diminue, mais la résorption de l'infiltrat est, en règle générale, incomplète. Il persiste en un point de l'épididyme, souvent au niveau de la tête, une nodosité du volume d'un pois quelquefois plus considérable, bien circonscrite, qui importune d'ailleurs fort peu les malades.

Quand une influence défavorable vient peser sur le cours ultérieur de la blennorrhagie, on voit fréquemment se produire une récidive de l'épididymite.

D'autres fois, au lieu d'une induration noueuse, circonscrite, il persiste un *épaississement diffus*, de la queue ou de la tête de l'épididyme, épaississement que l'on retrouve encore au bout de plusieurs années.

De semblables reliquats de l'épididymite peuvent se rencontrer d'ailleurs dans tous les points qui ont été occupés précédemment par l'inflammation. Pour le canal déférent, c'est la persistance d'un cordon dur et sensible que l'on observe ; pour la cavité vaginale, c'est la formation d'une hydrocèle chronique.

La terminaison par la *suppuration* est heureusement beaucoup plus rare. Quand elle se fait, c'est au moment où l'épididymite atteint son maximum intensif ; il y a généralement alors complication d'hydrocèle et d'eczéma glabre ; il se forme un ou plusieurs abcès qui distendent la peau, puis la rompent ; on observe de la fièvre et des douleurs violentes. Par la brèche qui livre passage au pus grumeleux, on voit souvent s'échapper un filament pelotonné. Quand on déroule ce filament, on le trouve d'une grande longueur. Ce sont les circonvolutions du tube séminifère qui font hernie. S'il n'y a qu'un abcès et que celui-ci vienne à se fermer (la cicatrice est alors déprimée en entonnoir), une partie du parenchyme testiculaire ou épididymaire peut être conservée. Quand, au contraire, il s'est formé plusieurs foyers purulents, tout le contenu de la bourse malade peut s'éliminer ainsi par effilement.

D'autres fois, à partir du moment où le pus s'est fait jour au dehors, le processus suit une marche chronique. L'orifice de l'abcès ne se ferme pas ; il livre passage pendant très longtemps à un pus grumeleux ; une plus ou moins grande partie des organes scrotaux s'élimine par cette voie. La peau s'épaissit, ses plis proéminent davantage ; au fond des sillons et des entonnoirs qu'elle forme, se trouvent, dissimulées en quelque sorte, des ouvertures fistuleuses.

Enfin, quand l'épididymite blennorrhagique se greffe sur un organisme taré ou prédisposé, il n'est pas rare de la voir former des candidats à la tuberculose locale, ou donner lieu à des altérations syphilitiques.

La marche et la terminaison de l'*épididymite double* sont les mêmes que lorsque l'affection est simple, unilatérale. Les deux épididymes s'entreprennent rarement en même temps. C'est généralement lorsque l'une des épididymites est en voie de rétrocession que l'autre apparaît. Enfin, il n'est pas rare d'observer une recrudescence de l'inflammation du côté primitivement atteint après la guérison de la seconde épididymite.

Nous nous occuperons à présent d'un point important : des *altérations du sperme* qui résultent de la maladie des organes élaborateurs du sperme et de leurs conduits excréteurs. Ce sont les épididymites doubles qui se prêtent le mieux à l'étude de ces altérations, car lorsqu'il s'agit d'une épididymite unilatérale, le sperme trouve la voie libre du côté sain.

Au stade aigu, on peut constater (grâce aux pollutions assez fréquentes à cette époque), que le sperme présente une teinte jaunâtre ou jaune verdâtre. Les taches que l'on trouve sur le linge ont, au centre, la couleur grise, habituelle des taches de sperme, mais présentent à leur périphérie un anneau jaune, purulent, comme celui que laisse le pus. A l'examen microscopique, outre les éléments cellulaires contenus d'ordinaire dans le sperme, on rencontre des corpuscules de pus en plus ou moins grand nombre.

Quand il n'existe qu'une épididymite unilatérale on y voit de nombreux spermatozoïdes, vivants et bien développés ; au cas où l'inflammation est bilatérale, les éléments nécessaires à la fécondation font défaut dès le second ou le troisième jour de la maladie.

Au stade aigu de l'épididymite, l'écoulement blennorrhagique cesse généralement et l'urine est claire ; donc le pus qu'on trouve mélangé au sperme ne provient ordinairement pas des voies urinaires (comme on l'observe lors des pollutions qui se présentent au stade aigu de l'uréthrite antérieure), mais des voies séminales. (FURBRINGER, 1884.)

Au fur et à mesure que les phénomènes inflammatoires perdent de leur intensité, le sperme devient moins purulent, mais il reste plus liquide que normalement ; les spermatozoïdes sont absents pendant de longs mois. Les malades éprouvent généralement un affaiblissement des facultés viriles (Nicaise, 1881). A la longue, cependant, l'élément fécondant reparaît.

Plus graves, parce qu'elles sont souvent définitives, sont les modifications du sperme liées aux infiltrats et aux épaississements épididymaires chroniques. Ces indurations de tissu conjonctif qui deviennent de plus en plus épaisses, entourent, en les comprimant, les canaux efférents du testicule. Par le fait, il peut exister une barrière entre le testicule et les conduits vecteurs du sperme. En pratiquant des injections dans ces conduits, Gosselin (1853) est arrivé à démontrer que si beaucoup d'oblitérations sont complètes, il en est aussi un bon nombre d'incomplètes, la compression n'ayant amené qu'un rétrécissement de la lumière du canal excréteur. Quand une de ces nodosités fibreuses occupe la tête de l'épididyme, le pronostic (quant à la potentia generandi) est encore relativement bon, car la partie moyenne et la queue de l'épididyme peuvent, dans ces conditions, rester encore perméables. Il n'en est pas de même quand la queue de l'organe est elle-même entreprise : l'obstacle est alors le plus souvent infranchissable.

Examinons maintenant ce qui se passe quand un seul épididyme a été atteint. L'organe congénère, remplissant encore ses fonctions, on pourrait s'attendre à le voir fonctionner d'une façon vicariante. Mais cela n'arrive pas toujours. Tout au moins Jullien déclare-t-il que chez les sujets frappés d'une épididymite unilatérale, on ne constate plus de spermatozoïdes, déjà au stade aigu de cette affection et que, chez les mêmes sujets, après la disparition des phénomènes inflammatoires, on observerait, pendant longtemps encore, une oligospermie très marquée.

En réunissant les 85 cas d'épididymite double observés par Gosselin (1853), Godart (1857), Liégeois (1869) et Jullien (1886), on voit que ces auteurs n'ont pu constater le retour des spermatozoïdes que dans 9 cas seulement, les 76 autres ayant abouti à l'aspermatisme. Kehrer (1887) de son côté, a pu retrouver dans 96 cas de mariages stériles, 29 fois de l'azoospermie chez l'homme et 11 fois de l'oligospermie résultant d'épididymite et de funiculite antérieures. Furbringer (1890) a encore confirmé ces faits. On n'est pas absolument fixé sur la durée de la stérilité dans ces cas. Ainsi Horand (1857) a communiqué plusieurs cas d'anciens blennorrhagiens, ayant souffert d'épididymite double et qui n'en étaient pas moins devenus pères de nombreux enfants. Gosselin (1853) a relevé le fait remarquable que dans ces cas d'aspermatisme, le sperme conserve certaines de ses propriétés : consistance, quantité, odeur. Nous nous expliquons mieux cette particularité depuis les recherches de Furbringer (1883) sur la composition du liquide séminal.

La suppuration d'un seul testicule ne retentit pas d'une façon durable sur les fonctions de l'autre ; la potentia generandi et cœundi est généralement conservée. L'abcession des deux testicules implique évidemment l'*impotentia generandi*, sans que la potentia cœundi soit pour cela anéantie.

Björken (1869) a communiqué le cas d'un jeune homme de vingt-trois ans, qui avait perdu les deux testicules très rapidement à la suite d'une épididymite bilatérale suppurée et qui, après la guérison de ces abcès, pratiquait encore le coït et avait encore des pollutions. De spermatozoaires, il n'en existait naturellement plus dans le liquide éjaculé.

Anatomie pathologique.

La fréquence relativement grande de l'épididymite et son pronostic sérieux, ont fait que cette affection a été de bonne heure l'objet de la sollicitude des cliniciens et des anatomo-pathologistes.

Ce n'est pas à dire qu'on n'ait pas longtemps versé dans l'erreur. Jusqu'au commencement de ce siècle, on plaçait le siège de la maladie dans le testicule lui-même, ainsi que l'indique la dénomination d'« orchite blennorrhagique » encore usuelle aujourd'hui. A ma connaissance, ce fut Monteggia (1804) qui, en faisant une autopsie, constata le premier l'intégrité du testicule dans l'épididymite. Voici du reste ce qu'il avait trouvé dans cette autopsie : la vaginale pariétale et l'albuginée du testicule étaient soudées sur une grande étendue; là où existait encore, entre ces membranes enflammées et épaissies, un reste de cavité vaginale, on trouvait, dans les parties déclives, un liquide jaune, purulent. Ces membranes enflammées étaient plus intimement unies qu'elles ne le sont à l'état sain. La même chose existait pour les feuillets du dartos, feuillets qui étaient indurés, épaissis, enflammés. A côté de tout cela, les testicules étaient restés normaux et n'étaient même pas augmentés de volume. J'ai eu moi-même l'occasion de constater, dans le prolongement de la vaginale qui s'étend parfois en arrière de l'épididyme, l'existence d'une cavité remplie d'une matière jaunâtre qui n'était autre, vraisemblablement, que de la lymphe transsudée. En poursuivant l'autopsie, j'ai trouvé la prostate complètement abcédée, formée d'une série de loges purulentes. Le pus de cette prostatite s'était frayé trois issues dans l'urèthre; deux d'entre elles étaient situées au niveau du veru mentanum, la troisième était placée au voisinage du col vésical. Le pus avait aussi fait irruption en arrière et s'était collecté entre le col de la vessie et le rectum.

Gaussail (1831) a eu l'occasion de faire l'autopsie de deux sujets ayant été atteints d'épididymite.

Dans l'un des cas, l'épididyme a été trouvé d'un volume double de celui qu'il a d'habitude, il était en outre ferme et dur. Le testicule lui-même était deux fois plus gros que normalement. Mais ce gonflement provenait, ainsi que l'incision le démontra, de l'accumulation, entre les feuillets de la vaginale testiculaire, d'une sérosité roussâtre, épaisse, trouble. La tunique albuginée était épaissie, parcourue de ramifications vasculaires. Le parenchyme du testicule ue montrait aucune altération notable.

Dans le second cas, les vésicules séminales étaient gonflées et dures. Les canaux déférents montraient aussi les traces de l'inflammation dont ils avaient été le siège. Les deux épididymes étaient volumineux, d'un rouge vineux; les testicules avaient conservé leurs dimensions normales. Il existait un épanchement modéré dans la cavité vaginale.

C'est en s'étayant sur ces données anatomiques et sur leurs observations cliniques que Rochoux (1833) et Ricord (1838) ont pu dire avec raison : « Pas d'affection blennorrhagique des organes contenus dans les bourses, sans engorgement de l'épididyme. » C'est là une vérité bien reconnue aujourd'hui.

Velpeau fit en 1854 l'autopsie d'un homme de vingt-deux ans, mort du choléra et qui depuis dix-huit jours était atteint d'épididymite. La tunique vaginale, le testicule, la tête et le corps de l'épididyme avaient conservé leurs caractères anatomiques normaux. Dans la queue de l'organe, il y avait un noyau d'infiltration, gros comme une fève et jaune à la coupe. Les sinuosités inférieures du tube séminifère et l'épididyme étaient dilatés et contenaient du pus. Dans le canal déférent et les vésicules séminales du côté correspondant, il n'y avait pas de spermatozoïdes.

Dans un cas d'épididymite intra-inguinale rapporté par Paris (1857), la vaginale recouverte de pseudo-membranes était accolée au testicule. Le testicule paraissait normal, n'était qu'il ne contenait aucun animalcule spermatique et qu'il était atrophié.

Gosselin (1853) a pu voir un testicule resté dans l'anneau alors que l'épididyme du même côté, descendu dans les bourses, était considérablement tuméfié et contenait des foyers purulents.

Sur deux cadavres d'individus ayant souffert d'épididymite et nécropsiés par Godart (1856) la vésicule séminale du côté malade avait été trouvée plus petite que sa congénère et ne renfermait, ainsi que le canal déférent qui lui correspondait, aucun spermatozoïde.

L'élément fécondant existait en abondance de l'autre côté.

Très intéressant aussi est le cas communiqué par Schepelern (1871), cas où il s'agissait d'un marin de dix-sept ans, qui, à la suite d'une blennorrhagie qu'il avait prise depuis trois semaines et qui s'était compliquée d'épididymite, eut subitement dans le côté droit des symptômes de péritonite et mourut au bout de trente-six heures.

L'autopsie révéla : une typhlite suivie de la perforation de l'appendice vermiculaire et de la péritonite.

L'urèthre, surtout au voisinage immédiat du col de la vessie, était très hypérémiée. Le canal déférent gauche était une demi-fois plus long que le droit, ses vaisseaux étaient dilatés et sinueux, la queue de l'épididyme gauche était gonflée, infiltrée, fibreuse et l'on y voyait, dans sa partie antérieure, un foyer purulent du volume d'un pois. Le reste de l'épididyme était volumineux ; le testicule était intact. Dans la cavité vaginale il existait un épanchement modéré ; au voisinage de la queue de l'épididyme on voyait un commencement d'inflammation adhésive avec formation de néo-membranes. La séreuse vaginale était épaissie, adhérente aux enveloppes scrotales périphériques, notamment à la partie inférieure de l'enveloppe cutanée. L'examen microscopique révéla un léger catarrhe du canal déférent. Le tissu conjonctif et les parois propres de ce conduit étaient, au voisinage de l'abcès, infiltrés de petites cellules ; la texture en était méconnaissable.

Enfin, c'est à Rougon (1878) que nous sommes redevables des détails intéressants du cas suivant : Un officier d'artillerie, âgé de trente-cinq ans, est transporté mourant à l'hôpital. La peau est froide, couverte de sueur, le visage est crispé, le pouls rapide et filiforme ; le malade éprouve une soif inextinguible, présente des vomissements bilieux. Le bas-ventre est tendu, douloureux surtout au niveau de la fosse iliaque droite. Il existe également à droite une épididymite avec hydrocèle aiguë de la vaginale. A l'autopsie on trouve l'abdomen rempli de gaz; à droite il existe des ecchymoses sous-péritonéales. Au niveau de la fosse iliaque du même côté, le péritoine est recouvert de pseudo-membranes. On peut extraire du petit bassin environ 300 grammes de liquide séro-purulent. Un exsudat de même nature se trouve dans la vaginale droite; la séreuse est injectée et recouverte de quelques pseudo-membranes.

L'épididyme droit est gonflé, rouge, ecchymotique et montre à la coupe des foyers purulents.

Le cordon spermatique droit est épaissi; ses parois sont le siège d'un exsudat.

MALASSEZ et TERILLON (1880) ont complété par leurs recherches les connaissances fournies par toutes ces autopsies. Dans un premier degré d'inflammation épididymaire, ils ont trouvé l'épithélium des canalicules séminaux en état de tuméfaction trouble, dépourvu de cils vibratiles, les autres tuniques étant saines ; un deuxième degré se caractérise par l'œdème des parois, qui sont infiltrées de leucocytes ; enfin dans un troisième degré, le tissu cellulaire lâche qui englobe les circonvolutions du tube séminifère est lui-même infiltré de globules blancs; le canal déférent est rempli d'un liquide jaune verdâtre, mélangé de pus et de sperme. Les noyaux indurés de l'épididymite ancienne résultent surtout de l'infiltration du tissu conjonctif qui entoure les canaux épididymaires.

Diagnostic, Pronostic.

Le diagnostic se tire déjà des symptômes caractéristiques que nous venons d'énumérer.

Le praticien doit toujours avoir présentes à l'esprit les anomalies de situation et de position du testicule; il s'assurera de la présence des dans les bourses.

Le pronostic est favorable dans la grande majorité des cas. En raison cependant de l'éventualité de la suppuration, de la péritonite, de l'intensité des phénomènes inflammatoires, il faut être quelquefois réservé testicules vis-à-vis des individus débilités ou cachectiques.

Traitement.

Le traitement de l'épididymite à l'inverse de celui de l'uréthrite et des autres complications, ne varie guère. C'est le traitement antiphlogistique qui a toujours prévalu ; seulement on l'applique de diverses manières.

On a compris qu'il importait d'abord de combattre le gonflement ou l'accroissement de ce gonflement en comprimant les parties atteintes. Aussi, après le traitement par émissions sanguines locales, traitement si en honneur au commencement de ce siècle (on sait qu'au siècle dernier, toute épididymite était soumise au traitement antisyphilitique), c'est la méthode par compression que nous rencontrons d'abord. La première application de cette méthode est le

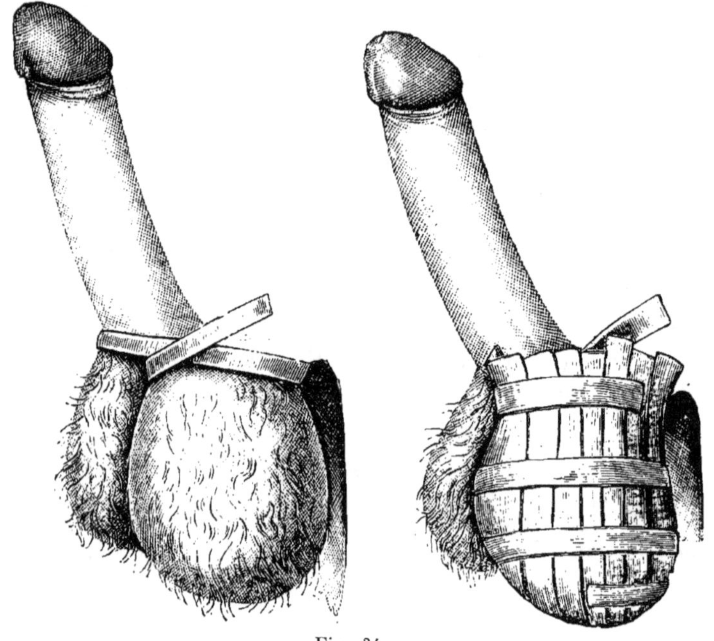

Fig. 34.

bandage de FRICKE (1836) (fig. 34). Dans ce pansement, la compression est faite à l'aide de bandelettes d'emplâtre. Le testicule et l'épididyme du côté du malade sont d'abord séparés des organes congénères par une bandelette d'emplâtre qui resserre assez étroitement la partie supérieure du sac scrotal.

Une série de bandelettes, ayant la largeur du doigt, s'imbriquent dans le sens de la longueur de la bourse correspondante, se croisent au pôle inférieur et constitue ainsi une sorte de carapace de diachylon. Ce pansement est assujetti par deux ou trois bandelettes circulaires.

Le bandage de Fricke a été employé à la période aiguë de l'épididymite. Ceux qui s'en servent encore aujourd'hui, le réservent pour une période plus avancée de la maladie, quand la résorption de l'infiltrat tarde à se faire. Malheureusement, appliqué trop exactement, il provoque des douleurs ou amène l'atrophie du testicule ; quand il n'est pas bien mis, il n'agit pas. Il faut en outre le changer souvent, ce qui ne se fait pas sans inconvénient, car les bandelettes

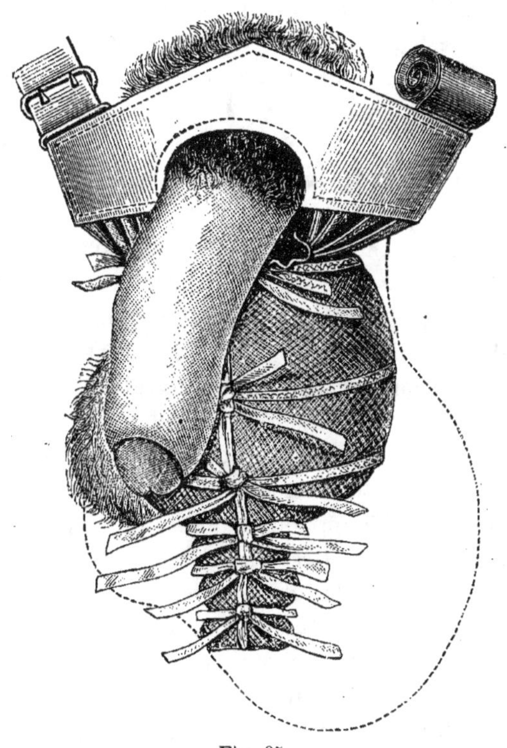

Fig. 35.

adhèrent fortement aux poils du scrotum. Le bandage de White (1880) est calqué sur celui de Fricke. Le suspensoir compressif de Miliano est basé sur le même principe, mais n'a pas un effet aussi énergique. C'est (fig. 35) une bourse faite de tissus tricoté, destinée à une moitié du scrotum et munie de cordons qui permettent de la rétrécir et d'exercer une compression modérée sur le testicule et l'épididyme.

Une série de badigeonnages faits sur le scrotum agissent aussi par compression. Ces topiques, des irritants ou des caustiques, provoquent une forte contraction réflexe du dartos. Il en est ainsi de l'acide nitrique, conseillé par Chassaignac (1853), du collodion Lange (1853), Ricord (1854), Bonnafont (1854) ; des solutions de nitrate d'argent concentrées : 20 (Girard) (1869), Bizzari (1874), de l'éther sulfurique (Assadorian) (1870) et de la teinture d'iode (Sigmund) (1753).

L'incision constitue un moyen antiphlogistique héroïque, surtout indiqué quand il s'est produit un épanchement dans la vaginale. Velpeau débridait la vaginale à l'aide du bistouri. C'est là une petite opération qui n'est pas bien grave et qui apporte généralement un soulagement immédiat. Malheureusement la collection liquide se reproduit souvent.

Vidal (1754) vantait une méthode énergique mais assez efficace ; il débridait les envevoppes scrotales jusqu'à la tunique vaginale sur une étendue de 1,5 à 2 centimètres.

Cette méthode, très en honneur d'abord, fut abandonnée après que Demarquay (1858), Salleron (1870), Beaunis (1870) eurent signalé à sa suite, la formation d'abcès, le développement d'une gangrène, la destruction du testicule. Smith (1864), Ragazzoni et Appiani (1870), Nunn (1870) ont encore recommandé contre l'épididymite les ponctions, tantôt superficielles, tantôt profondes (jusqu'à la vaginale). Jobert (1850) cherchait à influencer directement la tunique vaginale en injectant dans la cavité séreuse la teinture d'iode.

Watson-Spencer (1867) appliquait, après la ponction, un pansement compressif fait de bandelettes d'emplâtre. Bonnière (1868) faisait des scarifications, puis il plaçait sur le scrotum des compresses d'eau glacée et, quand les bourses étaient rétractées, il appliquait un suspensoir serrant qu'il badigeonnait avec une solution de colle forte pour lui donner plus de résistance.

On a conseillé très souvent l'application de compresses d'eau froide ou de vessies de glace. C'est là un moyen antiphlogistique puissant.

Toutefois, l'usage prolongé de la glace produit des infiltrats extrêmement durs qu'il est parfois difficile de faire disparaître.

Toute cette thérapeutique antiphlogistique a survécu jusqu'ici. Cependant, on se convainc de jour en jour davantage de ce fait que l'épididymite est une affection qui évolue spontanément vers la résolution, une affection où le rôle du médecin consiste, dans la majorité des cas, à éviter toutes les circonstances qui peuvent agir défavorablement sur cette évolution.

Aussi le repos au lit, la position élevée des bourses, la compression légère à l'aide de compresses ou d'une serviette, suffisent pour apaiser les douleurs et pour assurer à la maladie une marche favorable.

Il faut en outre veiller à la liberté du ventre et prescrire un régime diététique convenable. On combattra par les moyens que nous connaissons les pollutions nocturnes. L'application répétée de compresses d'eau froide (et non glacée) est certainement efficace. Si l'on veut faire mieux encore, on enveloppe le scrotum d'une couche d'onguent napolitain additionné d'extrait de belladone (1 : 25). Sous l'influence de ce traitement, les phénomènes inflammatoires se dissipent au bout de quatre à cinq jours.

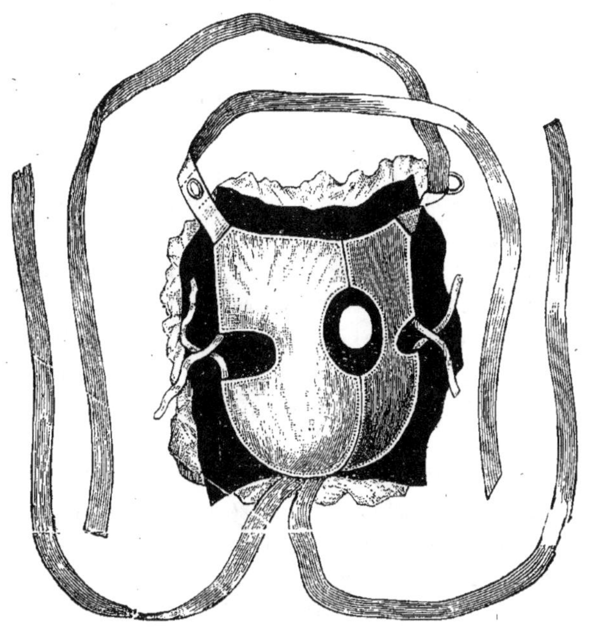

Fig. 36.

Mais beaucoup de malades ne consentent pas à garder le lit, même pendant la période aiguë de l'épididymite. Cet excès de soins les compromettrait. Un excellent succédané des moyens préconisés plus haut est fourni par le suspensoir HORAND-LANGLEBERT.

Voici quelles en sont les pièces (fig. 36) : une couche épaisse de coton enveloppe d'abord tout le sac scrotal ; vient ensuite une toile caoutchoutée percée d'un trou pour le passage de la verge ; enfin, un suspensoir en toile, assez large, semblable aux suspensoirs ordinaires, n'était que ses bords latéraux sont échancrés et, qu'en ce point, deux petits lacets permettent de rétrécir plus ou moins la poche. Les bourses sont ainsi comprimées et relevées.

A l'aide de ce suspensoir, l'épididyme immobilisé est à l'abri des chocs et des violences extérieures et maintenu à une température constante. Le repos au lit devient par le fait superflu.

L'action de cet appareil est vraiment bien efficace. Les malades qui, sans cela, ne pourraient se mouvoir sans violentes douleurs, éprouvent, dès que le suspensoir est appliqué, un grand soulagement; ils peuvent vaquer à leurs occupations. Dans les cas où le cordon spermatique est très enflammé et très gonflé, le suspensoir n'est pas aussi bien supporté. Quand il ne gêne pas, on le laisse en place pendant quelques jours, nuit et jour. On se borne à renouveler le coton toutes les vingt-quatre heures. Les lacets du suspensoir sont serrés le plus possible pendant la journée et relâchés pendant la nuit.

Arning (1890), s'appuyant sur le même principe, fait appliquer un suspensoir un peu spécial rempli de laine de mouton. C'est encore un pansement compressif.

Que le malade se soit décidé à garder le lit ou qu'il ait eu recours au suspensoir de Langlebert, en quatre ou cinq jours les phénomènes inflammatoires ont disparu. Nous avons alors une autre indication importante à remplir : hâter la résorption de l'infiltrat. La chaleur humide, l'iode, intus et extra, donnent de bons résultats.

Les malades qui se sont servis du suspensoir de Langlebert continuent à le porter ; ceux qui se sont alités jusque-là peuvent alors faire usage soit du suspensoir de Langlebert, soit de tout autre suspensoir large et commode qui possède des dimensions suffisantes pour recevoir un pansement. Comme pansement nous conseillons l'enveloppement humide (trois ou quatre doubles de toile que nous recouvrons d'une feuille de parchemin ou de gutta-percha qui dépasse les bords de la compresse). Entre l'enveloppe imperméable et le suspensoir on intercale une couche assez épaisse de coton. On renouvelle les compresses deux à trois fois par jour. Quand les douleurs ont disparu on peut modifier un peu le traitement. Dans les cas où l'on a combattu l'inflammation par des compresses d'eau fraîche, on fera bien d'attendre un jour avant l'application de la chaleur humide; ou bien, au fur et à mesure que l'inflammation s'apaise, d'établir une transition en laissant les compresses un peu plus longtemps, jusqu'à ce qu'elles commencent à s'échauffer. Ce traitement, quand aucune imprudence du malade ne vient le contrecarrer (coït, mouvements exagérés, pollutions, etc.), amène une résolution rapide et complète de l'infiltrat. Celui-ci est-il invétéré et dur, on a alors recours à l'iode.

Avant d'appliquer l'enveloppement humide, on enduit par exemple
la moitié scrotale malade d'un onguent ioduré :

℞ Kalii iodati . . . .   2 gr.
  Iodi p. . . . .   0, 20 cent.
  Lanolin. . . . .   18 gr.
  Ol. olivar . . . .   2 gr.

On badigeonne les parties malades deux fois par jour avec cette
pommade, en même temps que l'on donne à l'intérieur de l'iodure de
potassium, 2 grammes *pro die*. Malheureusement, l'eczéma que provoquent souvent ces applications nous force bientôt à les interrompre ou tout au moins à ne les employer que d'une façon intermittente. A la moindre démangeaison, à la moindre rougeur de la peau,
il faut saupoudrer le scrotum avec de la poudre de riz. Les infiltrats
anciens, datant même de plusieurs années, les indurations noueuses
se résorbent, au moins partiellement, sous l'influence de ce traitement.
Lorin (1890) a conseillé, pour hâter la résolution des infiltrats épididymaires, de les soumettre, la période aiguë étant passée, à l'action
d'un courant électrique constant (douze à dix-huit éléments) pendant un temps variant d'un quart d'heure à une heure et demie, tous
les jours.

*Comme l'épididymite dérive de l'uréthrite postérieure, il faut, si
tôt la complication guérie, revenir au traitement de l'uréthrite.*
Nous pouvons instituer ce traitement à un moment où nous combat-
tons encore, par les moyens appropriés, un reliquat indolore de l'épididymite. Il faut, en tout cas, attendre que les phénomènes inflammatoires ressortissant à cette dernière aient depuis plusieurs jours
disparu, car le traitement précoce de l'uréthrite postérieure pourrait
amener le retour de l'épididymite.

Contre l'uréthrite postérieure je ne puis trop conseiller l'excellente
méthode des irrigations de Diday.

*Ce serait une erreur flagrante que de reprendre, après le décours
de l'épididymite, le traitement de l'uréthrite avec les injections et
la petite seringue uréthrale ordinaire.* Nous avons appuyé maintes
fois sur l'inutilité de ces injections au point de vue de l'uréthrite postérieure. Celle-ci ne guérit pas non plus d'elle-même ; bien au contraire, j'ai toujours observé que, négligée, cette uréthrite postérieure
passait très facilement à la chronicité accompagnée de tout son cortège de phénomènes graves.

VI. — DE LA VÉSICULITE OU SPERMATOCYSTITE

(*Inflammation des vésicules séminales.*)

Les connaissances que nous possédons sur cette complication rare de la blennorrhagie, étant encore très incomplètes, nous n'en dirons que peu de mots.

1. *La vésiculite aiguë* est, d'après PITHA (1855), habituellement unilatérale; la vésiculite double est une rareté. L'exploration per anum révèle, du côté malade, l'existence d'une tumeur pyriforme, dure ou fluctuante, excédant de beaucoup le volume d'une vésicule séminale normale; cette tumeur est située immédiatement au-dessus de la prostate. L'organe est plus chaud que normalement et douloureux à la pression. Les malades éprouvent une sensation d'enflure du côté du rectum et des douleurs vagues qui s'irradient vers le sacrum et la vessie et qui s'exagèrent lors des défécations. Les mictions ne sont généralement pas entravées, mais elles sont parfois douloureuses. Il y a de l'hyperexcitabilité sexuelle, du priapisme. Les pollutions sont très fréquentes et douloureuses, particulièrement au moment de l'éjaculation.

Le sperme est jaune, rouge ou brun, laisse sur le linge des taches grises au centre, brunes ou roussâtres à la périphérie: au microscope on y trouve du pus, du sang, des spermatozoïdes inertes; ces derniers font parfois complètement défaut. Ces malades sont généralement ou très déprimés ou irritables et inquiets, ce qui est dû en partie aux érections douloureuses et aux pollutions fréquentes. L'écoulement blennorrhagique ne cesse pas toujours, il devient même quelquefois plus abondant et contient des spermatozoïdes. Il peut y avoir de la fièvre, assez intense et persistante. On a observé la suppuration des vésicules avec rupture de l'abcès dans le rectum et guérison consécutive. On a aussi signalé la rupture de l'abcès dans la cavité péritonéale avec issue funeste (VELPEAU). Quand l'affection passe à la chronicité, les symptômes inflammatoires et douloureux disparaissent; les pollutions peuvent persister, le sperme conserve une fluidité anormale et ressemble à du blanc d'œuf. Comme dans la spermatorrhée, les malades perdent, lors des défécations, une matière épaisse, grumeleuse qui rappelle l'empois d'amidon.

2. *La vésiculite chronique* fait suite à la vésiculite aiguë, ou se greffe, à titre de complication, sur une uréthrite chronique.

Les symptômes en sont encore mal connus ; HUMPHRY (1872) a signalé des phénomènes d'irritation violente de la vessie et même l'incontinence d'urine. Moi-même (1883), j'ai observé un cas où les deux vésicules séminales représentaient, au toucher rectal, des nodosités pyriformes indurées. En dépit de la continence, les pollutions étaient extrêmement rares. Le sperme qui était éjaculé dans ces circonstances renfermait à côté des corpuscules purulents et muqueux, de très rares spermatozoïdes sans mouvement.

Dans un autre cas, il y avait de nombreuses pollutions, non douloureuses. Le sperme était brun chocolat, coloration que lui donnait le sang modifié ; il renfermait en outre des corpuscules purulents et muqueux ; on n'y découvrait aucun spermatozoïde.

Les autopsies se rapportant à des cas de vésiculite ont été rarement faites. GAUSSAIL (1831) et HARDY (1860) ont trouvé, chez des sujets ayant souffert de vésiculite aiguë, les vésicules gorgées d'une matière épaisse, blanchâtre, mélange de sperme et de pus. Les parois étaient indurées, la membrane interne était injectéee. LALLEMAND (1836) et HUMPHRY (1872), dans des cas chroniques, ont vu les parois des vésicules épaissies, cartilagineuses et même osseuses et la cavité de l'organe élargie. Vu la rareté de l'affection, on n'est pas fixé quant au traitement qu'il convient de lui opposer. On peut intervenir comme s'il s'agissait d'une prostatite. J'ai obtenu de bons résultats, dans deux cas de vésiculite chronique, en combinant l'emploi de mon appareil à double courant (Voir *Traitement de la prostatite*) avec les suppositoires iodo-iodurés.

VII. — DE LA CYSTITE

Généralités.

Anciennement et jusque dans ces derniers temps, on croyait que l'inflammation de la vessie était une complication très fréquente de la blennorrhagie.

De nouvelles études ont considérablement modifié ces vues. Toutefois, *on pose très souvent encore aujourd'hui le diagnostic de cystite blennorrhagique, mais à tort.* Trois affections sont, en effet, fréquemment confondues. Ce sont : 1° *l'uréthrite aiguë postérieure* ou inflammation des régions membraneuse et prostatique de l'urèthre. La barrière que forme le sphincter prostatique interne fait que dans cette forme la vessie elle-même n'est pas entreprise ; 2° la *cystite*, inflammation partielle ou totale de la muqueuse vésicale. Dans le premier cas, c'est surtout au voisinage de l'orifice uréthral dans le bas-fond de l'organe, que la maladie se localise ; 3° *l'uréthrite aiguë postérieure avec inflammation concomitante d'une partie de la vessie* qui est, le plus souvent, la région de l'ostium vésicale ou le trigone de Lieutaud.

De ces trois affections, l'uréthrite postérieure, pure, non compliquée, est la plus fréquente. La dénomination de catarrhe de la vessie, qui ne lui est nullement applicable, est par conséquent très souvent employée à tort. Après l'uréthrite postérieure pure c'est l'inflammation de l'urèthre postérieur et d'une partie de la vessie qui s'observe le plus souvent. C'est ce que l'on décrit généralement sous le nom de « cystite du col », de catarrhe du col de la vessie. *Je voudrais que l'on supprimât cette expression « col de la vessie »* ; elle est, au point de vue anatomique, absolument impropre. Si l'on entend par là l'urèthre postérieur, il faut préciser davantage ce qu'est le col de la vessie ; l'appellation est donc superflue.

Si l'on adjoint à l'urèthre postérieur la région de la vessie qui l'avoisine, le « col de la vessie » devient une chose vague, indéfinissable. Où cesse la vessie et où commence le col ? Tant à l'état de vacuité qu'à l'état de réplétion modérée, la vessie n'a pas de col. Elle se termine d'une façon brusque, nette, à l'urèthre ; le muscle prostatique interne et la face interne de la prostate établissent là une limite bien tranchée entre la vessie et l'urèthre. Ce n'est que lorsque la vessie est très distendue, lorsqu'elle se trouve dans des conditions anormales, par conséquent, qu'il se forme, aux dépens du segment postérieur de l'urèthre, une cavité cervicale, de réserve en quelque sorte. Aucune raison ne nous autorise à considérer cet état de réplétion excessive du réservoir urinaire comme un état normal ; rien non plus ne nous permet de conformer nos descriptions anatomiques à cet état passager qui est toujours lié à un sentiment de malaise et au désir de le voir se modifier bientôt.

Dans la description d'une vessie remplie ou modérément remplie, on ne peut parler de col de la vessie. Aussi, j'évite tout au moins cette expression et je propose de désigner cette forme d'uréthrite postérieure avec inflammation partielle concomitante de la vessie, sous le nom d'*uréthro-cystite postérieure*. Les examens endoscopiques que BURKHART (1890) a faits dans ces cas justifient pleinement cette manière de voir.

Les cystites pures sont enfin les formes les plus rares. Ordinairement elles font suite à l'uréthro-cystite ; très rarement elles se développent directement ; dans ce dernier cas, les symptômes d'uréthrite postérieure disparaissent rapidement ou sont à peine marqués.

Quant à l'*étiologie de la cystite* on n'est pas fixé sur la question de savoir si cet accident résulte de la propagation directe du processus blennorrhagique, ou s'il faut plutôt le considérer comme le produit d'autres facteurs, notamment comme le produit d'une infection mixte. D'après BUMM (1887), la cystite chez la femme serait toujours due à une infection mixte ; il est assez plausible d'admettre qu'il en soit de même chez l'homme. Chez tous les cystiteux, on trouve, en effet, dans l'urine, d'innombrables coques et bactéries ; mais on ne trouve jamais de gonocoques en nombre suffisant pour admettre qu'ils se multiplient dans la vessie. DUMESNIL (1891) n'a pu découvrir le gonocoque, ni dans la sécrétion vésicale, ni à la surface de la muqueuse vésicale d'un sujet ayant souffert de soi-disant cystite blennorrhagique. Cet auteur a aussi attiré l'attention sur ce fait que les gonocoques ne décomposaient pas l'urine ; les cystites alcalines et ammoniacales ne peuvent donc leur être imputées.

Symptomatologie.

a). **Uréthro-cystite postérieure.** — Les manifestations de cette affection sont un mélange de symptômes ressortissant à l'uréthrite postérieure et de symptômes propres à la cystite. En règle générale, les symptômes subjectifs dérivent de l'uréthrite postérieure, tandis que la cystite se traduit plutôt par des signes objectifs. Pour les premiers, je renvoie le lecteur à ce qui a été dit à propos de l'uréthrite postérieure. Dans les cas aigus, les envies d'uriner sont presque continuelles ; dans les cas subaigus, ces besoins ne deviennent impérieux, tout en n'étant pas très accablants, que lorsque la vessie est pleine. A côté de ces phénomènes il existe des douleurs qui s'irradient le long de l'urèthre ; après la miction, les malades éprouvent de la cuisson et du ténesme.

Dans les cas subaigus, on observe un fait assez particulier sur lequel j'ai le premier (1880), je crois, attiré l'attention. Je veux parler de l'influence qu'exercent les différentes positions du malade sur la fréquence des mictions. Les envies d'uriner sont plus fréquentes et plus impérieuses quand le malade marche ou qu'il se tient debout que lorsqu'il est couché ; ces variations se montrent aussi bien le jour que la nuit. Dans la position verticale, l'urine par son propre poids et aussi par la pression que lui communique la tonicité vésicale, se collecte surtout dans la région de la vessie qui avoisine l'orifice uréthral, et s'engage dans l'urèthre prostatique enflammé ; l'irritation qu'elle provoque en ce point développe le besoin d'uriner. Dans le décubitus horizontal, au contraire, la vessie s'affaisse, retombe en arrière, et l'urine s'accumule dans le bas-fond de l'organe.

Parmi les symptômes objectifs, la présence de sang dans les dernières gouttes d'urine dépend de l'uréthrite aiguë.

Quand on fait l'épreuve des deux verres, l'urine se montre trouble dans ses deux portions. Quelques signes diagnostiques importants permettent toutefois de différencier ces urines de celles que l'on observe dans l'uréthrite postérieure.

Dans cette dernière affection, l'urine n'est en effet jamais aussi trouble dans le second verre que dans le premier. Mais, ce qu'il y a surtout de caractéristique pour l'uréthrite postérieure simple, sans cystite, c'est que la seconde portion des urines est tantôt claire, tantôt trouble. Nous avons déjà dit pourquoi il en était ainsi.

Le trouble des urines dans l'uréthro-cystite postérieure aiguë reconnaît deux causes : régurgitation du muco-pus de l'urèthre postérieur dans la vessie, sécrétion muco-purulente des parois vésicales malades.

Il s'ensuit que :

1° *Dans l'uréthro-cystite on n'observera jamais une seconde portion d'urine claire*, puisque le trouble de l'urine se fait dans la vessie elle-même ;

2° Dans l'uréthrite postérieure, le premier jet d'urine est trouble par son mélange au pus formé dans l'urèthre ; la seconde portion n'est trouble que parce que le surcroît du pus formé dans l'urèthre postérieur s'est écoulé dans la vessie. Dans l'uréthro-cystite, l'urine contenue dans la vessie est déjà trouble par son mélange au pus et au mucus qui s'y forment.

Il en résulte que dans l'uréthro-cystite l'urine est trouble dans ces deux portions, et que la différence entre ces deux moitiés est moins notable, le muco-pus contenu dans la vessie étant expulsé avec les dernières gouttes.

3° Si l'on fait uriner en trois fois un de ces malades atteint d'uréthro-cystite postérieure aiguë, on constate que la première portion d'urine est très trouble à cause du muco-pus qui provient de l'urèthre ; la seconde l'est moins parce qu'elle provient des couches d'urine supérieures, qui s'écoulent dans un urèthre débarrassé de sa sécrétion ; la troisième est de nouveau très trouble, car l'urine charrie alors le pus qui s'est formé dans la vessie et qui s'y est en partie déposé. Beaucoup de malades remarquent qu'après les dernières gouttes d'urine il s'écoule de l'urèthre du pus à l'état pur, soit sous forme de gouttes, soit sous forme de jet.

Burkhart (1889) explique le trouble de ces dernières gouttes en disant que la contraction de la vessie et de son col détache de la muqueuse le mucus et l'épithélium qui y sont adhérents.

Si on laisse déposer une semblable urine dans deux ou dans trois verres, on obtient dans chacun le double sédiment en deux couches que nous connaissons : une couche inférieure purulente grumeleuse, prompte à se déposer ; une couche supérieure muqueuse, nuageuse ou floconneuse, se formant plus lentement.

Au-dessus de ces couches, l'urine est claire. L'épaisseur relative des ces deux couches varie avec la nature plus ou moins purulente du catarrhe.

A l'examen microscopique, on découvre dans ce sédiment des corpuscules de pus et de mucus, des grandes cellules plates de la vessie ainsi que d'autres éléments cellulaires dont il n'est pas toujours possible de préciser exactement la provenance : ce sont ou des cellules de la muqueuse uréthrale, ou des cellules des couches profondes de la muqueuse vésicale. Dans l'urine du premier jet, on trouve souvent d'abondants gonocoques à l'intérieur des cellules de pus.; dans la seconde portion, à côté des éléments purulents contenant des gonocoques et provenant de la régurgitation du pus de l'urèthre postérieur dans la vessie, il existe souvent un grand nombre d'autres microbes, coccus et bacilles très minces, situés en dehors des cellules.

L'*épreuve chimique* décèle dans les urines une faible quantité d'albumine. Mais cette proportion peut devenir considérable si la stranguric elle-même augmente. Très souvent aussi, l'uréthro-cystite postérieure aiguë ou subaiguë s'accompagne de phosphaturie intense. Ceci s'observe surtout chez les malades affectés de neurasthénie sexuelle ou générale.

La *réaction* des urines est généralement acide. *Quand on observe la réaction alcaline, il s'est presque toujours produit auparavant de l'hématurie.* Quand l'uréthrite postérieure est très aiguë, l'hémorragie liée à la strangurie est abondante et se prolonge ; il n'y a pas alors que les dernières gouttes d'urine qui soient sanguinolentes ; dans l'intervalle des mictions le sang s'épanche de l'urèthre postérieur dans la vessie et vient neutraliser ou alcaliniser les urines qui s'y trouvent collectées. Il en est de même quand l'urèthre postérieur produit beaucoup de pus.

Si l'on fait dans ces cas l'épreuve des trois verres, l'urine apparait très trouble dans les trois ; dans le troisième verre le mucopus, souvent mélangé de sang, se présente sous forme de masse gluante, adhérente au verre ; au microscope ce sédiment se montre constitué d'éléments de diverses formes : corpuscules de sang et de pus dont bon nombre sont altérés, cellules épithéliales et cristaux de triple phosphate en forme de couvercle de cercueil (phosphate ammoniaco-magnésien). L'urine dégage une très mauvaise odeur et charrie d'innombrables micro-organismes. Il y a toujours aussi de l'albuminurie.

On comprendra facilement que dans ces cas l'inflammation, qui d'abord est limitée au voisinage de l'ostium vésicale, puisse intéresser consécutivement toute la muqueuse de la vessie. Alors, à côté des symptômes que nous avons signalés, les malades éprouvent souvent des sensations douloureuses intenses au niveau du pubis, sensations qui s'exaspèrent à la pression. On peut observer aussi de la parésie du détrusor. En dépit de la fréquence des mictions, la vessie ne se vide qu'à moitié; on la sent très bien au-dessus de la symphyse. Quand l'uréthrite postérieure s'apaise, la strangurie, l'hématurie et tout son cortège de symptômes disparaissent. Mais le tableau de la cystite purulente aiguë persiste et cette cystite devient alors très facilement chronique.

b). **Cystite aiguë.** — C'est une complication rare de l'uréthrite aiguë. Il est rare qu'une *uréthrite antérieure aiguë* s'étende insidieusement à l'urèthre postérieur, et donne lieu consécutivement à une cystite.

L'acuité des phénomènes inflammatoires du côté de l'urèthre postérieur provoque, presque toujours dans ces cas, non pas une cystite, mais une uréthro-cystite postérieure aiguë. Les cystites résultent plus souvent de l'extension d'une *uréthrite postérieure subaiguë* ou *chronique* sous l'influence de l'une des causes, proches ou éloignées, que nous connaissons.

Elles peuvent encore se développer à titre de reliquat de l'uréthrocystite alors que les symptômes d'uréthrite postérieure n'existent plus.

La cystite ne se trahit alors que par des symptômes subjectifs peu marqués : malaise général, conséquence d'un certain degré de fièvre, douleurs au niveau de la symphyse, envies d'uriner à peine exagérées.

Si l'on recueille l'urine d'une miction dans deux ou dans trois verres, c'est dans le second ou dans le troisième que le trouble est le plus considérable. Cette dernière portion d'urine renferme en effet tout le muco-pus qui s'est formé dans la vessie et qui s'y est en partie déposé.

On distingue deux degrés de cystite aiguë :

1. *Cystite catarrhale, muqueuse.* — L'urine n'est que légèrement trouble et ne dépose que lentement; elle reste acide. Le sédiment floconneux est formé d'innombrables corpuscules muqueux, de grandes cellules caractéristiques de l'épithélium vésical, de micro-organismes.

2. *Cystite purulente.* — L'urine, beaucoup plus trouble que dans la forme précédente, présente une réaction neutre et souvent même alcaline. Le sédiment blanchâtre, grumeleux, se précipite très rapidement; si les urines sont alcalines, le précipité est visqueux, épais, jaunâtre ou verdâtre. L'examen microscopique décèle d'abondants corpuscules du pus et des cristaux de phosphate ammoniaco-magnésien, en couvercle de cercueil (urines alcalines). On y trouve toujours de nombreux microbes ainsi que des cellules de l'épithélium de la vessie. Les urines alcalines dégagent une odeur fétide. La quantité

plus ou moins considérable d'albumine est en rapport avec la purulence du sédiment.

c). **Cystite chronique.** — Il est extrêmement rare qu'elle vienne
compliquer le tableau de l'uréthrite postérieure chronique ou de la
prostatite chronique; le plus souvent c'est à la suite de la cystite
aiguë qu'on la voit s'établir. Nous retrouvons, ici encore, le catarrhe
simple, muqueux et le catarrhe purulent. Les symptômes objectifs que
nous avons signalés existent en permanence, ce qui contraste singulièrement avec l'absence de tout signe subjectif.

Les *causes* de l'extension de l'inflammation à la vessie sont toutes
les influences défavorables qui viennent contrarier la marche de l'uréthrite.

Parmi ces causes il en est cependant certaines qui amènent tout
particulièrement la cystite. Tandis que les excès de boissons, les
excès vénériens provoquent presque toujours une épididymite, l'uréthro-cystite ou la cystite reconnaissent le plus souvent comme cause
une irritation directe locale : exploration instrumentale, injections
brusques.

Cette particularité prouve bien que la cystite reconnait d'autres facteurs étiologiques que l'épididymite; on se rappellera, à ce propos,
le cas de Paillard que nous avons rapporté.

Marche et terminaison. — La cystite succède à une uréthrite postérieure greffée elle-même sur une uréthrite antérieure aiguë ; ou bien,
à l'uréthrite antérieure fait suite une uréthro-cystite qui disparait rapidement après être restée quelques jours aux stades aigu ou subaigu.

Il se peut aussi que les symptômes d'uréthrite s'apaisent et que les
phénomènes de cystite persistent seuls un certain temps ; puis, tout
rentre dans l'ordre ou bien la cystite devient chronique. Cette terminaison est même la plus fréquente.

Une issue assez rare de la maladie, constatée cependant de temps
à autre, est donnée, par l'extension de l'inflammation aux couches
sous-muqueuses de la paroi vésicale. Cette *cystite parenchymateuse*
est toujours dangereuse. On peut, en effet, voir se développer dans
ces cas, une ulcération de la vessie, voire une perforation de l'organe et une péritonite mortelle (GINTRAC, 1873). Celle-ci peut du reste
s'observer sans qu'il y ait ulcération par le fait de la propagation
excentrique du processus inflammatoire.

Une dernière éventualité peut enfin se réaliser : l'inflammation
envahit les bassinets et les reins.

Diagnostic.

Le diagnostic de l'uréthro-cystite et des cystites aiguë et chronique
se tire des symptômes que nous avons énumérés. Quant au diagnostic
différentiel, il faut distinguer l'uréthrite aiguë postérieure de l'uréthro-
cystite postérieure et de la cystite aiguë. La considération des symptômes propres à chacune de ces affections (voir les tableaux synoptiques à la fin du livre), l'épreuve des deux ou des trois verres, nous
tirent, en général, assez facilement d'embarras. Il est cependant des
cas, des cas subaigus surtout, où, à côté des symptômes d'uréthrite
chronique subaiguë, le trouble muqueux est sensiblement le même
dans les deux ou dans les trois verres et où par conséquent on ne sait
si l'on a affaire à une uréthrite postérieure pure ou à une uréthro-
cystite.

Cette question a du reste un intérêt plus théorique que pratique.
Veut-on établir ce diagnostic précis, tous les autres moyens d'investigation ne nous donnant aucune donnée certaine, on a recours au
procédé suivant : on introduit dans la vessie une fine sonde en caoutchouc, on lave la vessie à l'eau tiède, puis, on laisse le cathéter en
place après l'avoir fermé. On évacue une heure après le contenu vésical. Au cas où l'urine s'écoule bien claire, on peut exclure la cystite.
Le sédiment de la seconde portion d'urine ne montre, à l'*examen
microscopique*, que des cellules de pus quand il s'agit d'une uréthrite
postérieure; dans l'uréthro-cystite, outre les éléments purulents, on découvre dans ce sédiment de nombreuses cellules de l'épithélium vésical.

Je signalerai encore une circonstance capable d'induire en erreur
un observateur irréfléchi : *la phosphaturie*. Le fait que l'on confond
très souvent la cystite et la phosphaturie, montre combien aveuglé-
ment on pose parfois le diagnostic de cystite, rien que par le trouble
de la seconde portion des urines. Pour se mettre à l'abri de cette
erreur, il suffit de recourir au procédé très pratique de ULTZMANN
(1883) : On chauffe lentement jusqu'à l'ébullition l'urine trouble que
l'on a mise dans un tube à réaction. Si elle s'éclaircit, le trouble est
dû aux sels uriques. Si le trouble s'accentue, mais s'il disparaît par
l'addition de quelques gouttes d'acide acétique, il est dû aux phosphates terreux; si non, c'est que l'urine contient du pus. Le trouble
ne se modifie-t-il en rien, malgré la cuisson, malgré l'addition
d'acide acétique, c'est qu'il y a du mucus ou des bactéries. Le microscope autorise alors le diagnostic.

Anatomie pathologique.

On n'a guère fait d'autopsies relatives à des cystites blennorrha
giques. Les quelques rares qui ont été faites ont montré des altérations extrêmement étendues, non conformes par conséquent à la majorité des cas (Gendrin, Gintrac). Dans le cas de Gendrin, la vessie
était petite, ses parois rigides et épaisses, son contenu purulo-
sanguinolent. La muqueuse, considérablement épaissie, était recouverte d'un muco-pus très visqueux et présentait plusieurs ulcérations
de diverses grandeurs. Le péritoine, spécialement au niveau du fond
de la vessie, était rouge vineux et recouvert de fausses membranes
adhérentes. Dans un cas observé par Murchinson (1875), la muqueuse
vésicale était épaissie, rouge, recouverte de pus.

L'examen endoscopique de la vessie (examen que je pratiquais
déjà avec Nitze, en 1879,) fournit des données assez nettes sur les
altérations ordinaires des cas légers, les plus fréquents. Selon
l'intensité et l'étendue du processus, la vessie est tuméfiée dans sa
totalité ou par places, plus ou moins rouge ou parcourue seulement
par des vaisseaux dilatés. L'épithélium se sépare facilement des
couches sous-jacentes ; il se détache en lambeaux qui sont les uns
encore adhérents à la muqueuse, les autres flottant librement dans
l'urine ; les follicules gonflés apparaissent sans forme de points rouges.

Burkhardt (1889) a étudié, à l'aide de l'endoscope, les lésions de
l'uréthro-cystite postérieure. Dans les formes ordinaires, non compliquées, il a trouvé la muqueuse de l'urèthre prostatique d'une teinte
variant du rouge sombre au rouge bleu ; elle paraissait comme
veloutée et tuméfiée. Quand ce gonflement est très marqué, la stria-
tion radiaire n'est pas appréciable. La muqueuse saigne facilement.

Le veru montanum est généralement gonflé, d'une teinte sombre.
La muqueuse vésicale, dans le voisinage de l'orifice interne et du
trigone de Lieutaud, montre une coloration très rouge, mais aucun
vaisseau bien apparent.

Cette rougeur diffuse fait du reste place sans zone de transition à
la coloration normale. A la limite de ces plaques hypérémiés, il
existe parfois des vaisseaux dilatés qui tranchent nettement, par leur
coloration, sur le fond clair ; ils se perdent dans la zone rouge signa-
lée plus haut.

Pronostic.

Il ne faut ici, pas plus que pour les autres complications de la
blennorrhagie, poser un pronostic favorable sans quelque réserve.
D'abord parce qu'il est des cas, rares sans doute, qui peuvent avoir
une issue fatale; ensuite parce que toutes les complications de la
blennorrhagie — la cystite ne fait pas exception — ont une tendance
à devenir chronique. Enfin, il ne faut pas oublier que lorsqu'une
complication s'est une fois produite, elle a les plus grandes chances
de récidiver, chaque fois qu'une nouvelle infection se produit. L'affection devient alors de plus en plus tenace.

Traitement.

Il varie avec l'intensité et l'acuité des cas. Dans les uréthro-cystites
et cystites aiguës, la thérapeutique doit être surtout symptomatique;
on peut même se borner parfois à l'expectation. L'observance de l'hygiène, de la diète suffit, en effet, très souvent pour assurer à la maladie
une guérison rapide. Le repos au lit est nécessaire. Les malades se
résignent assez facilement à se soumettre à cette injonction parce
qu'ils considèrent généralement le « catarrhe de la vessie » comme
une affection sérieuse. Il faut recommander la diète et veiller à la
liberté du ventre. Nous prescrivons souvent, comme boissons, des
décoctés mucilagineux :

 ℞ Decoct. Fol. uv. ursi . . . .   500 gr.
  Syr. Diacodi. . . . .   15 gr.
   S. toutes les 2 heures une cuillerée à soupe.

 ℞ Decoct. semin. lini. . . . .   500 gr.
  Tinct. opii spl. . . . .   XV gouttes.
  Aq. lauro cerasi. . . . .   10 gr.
   S. toutes les heures 1 cuillerée à soupe.

 ℞ Herb. Herniariæ. . . . . }
  Folior. uv. ursi . . . . } aâ 30 gr.
   S. Comme thé. Une tasse matin et soir.

 ℞ Herb. Herniar . . . . }
  Herb. Chenopod. Ambros . . . . } aâ 30 gr.
   S. Comme thé.

Quand l'hématurie est assez violente, nous employons les stryptiques à l'intérieur :

<table>
<tr><td>

℞ Extr. hemost. . . .
  Eleosach. cinnam. } aā 0,50 ctg.
Mf. pulv. Divide in Dos. X.
S. 1 poudre toutes les 2 heures.

</td><td>

℞ Ferri sesquichlor. sol.   1 gr.
  Aq. destillat . . . . 150 gr.
  Syr. Cort. aurant. . . 25 gr.
S. toutes les heures 1 cuillerée à soupe.

</td></tr>
</table>

Les symptômes douloureux sont combattus par l'extrait de belladone et la morphine, en suppositoires ou en injections sous-cutanées. Il faut éviter l'opium parce qu'il constipe.

Les compresses humides, chaudes, appliquées sur l'hypogastre, agissent bien aussi contre le ténesme vésical et les douleurs.

La dysurie ou le ténesme, quand elles sont prononcées, indiquent toujours la morphine.

Il arrive que tous les phénomènes subjectifs disparaissent, mais que les signes objectifs persistent. C'est alors le moment d'entreprendre le traitement causal.

Ce traitement est d'abord interne. Les balsamiques : le santal, le baume de copahu, la térébenthine, donnent souvent de très bons résultats et produisent un éclaircissement rapide des urines. Quand ils ne sont pas bien supportés ou qu'ils ne donnent pas ce qu'on en attend, on peut les remplacer par les remèdes suivants :

<table>
<tr><td>

℞ Tannin p. . . . .   1 gr.
  Camphor. ros . .   0,1
  Sacch. albi. . . .   2 gr.
  Mf. pulv. Div. en Dos. X.
    S. 3 p. par jour.

</td><td>

℞ Extr. cannab. Indic.   0,3
  Sacch. albi. . . . .   5 gr.
  Mf. pulv. Div. in
  Dos. X.
    S. 3. 5 p. par jour.

</td></tr>
<tr><td>

℞ Extr. cannab. Indic /
  Extr. Hyoscyan. . } 0,3
  Sacch. albi . . . . 5 gr.
  Mf. pulv. Div. in Dos. X
    S. 3.-5. p. par jour.

</td><td>

℞ Natrii salicylici . 15 gr.
  Div. in Dos. X.
    S. 3 p. par jour, dans hosties.

</td></tr>
<tr><td>

℞ Acidi Camphor. . 10 gr.
  Divid. in Dos. X
    S. 3 à 4 p. par jour.

</td><td>

℞ Acidi salicylici. . 10 gr.
  Div. in Dos. X.
    S. 4 à 6 p. par jour.

</td></tr>
<tr><td>

℞ Acidi benzoïc . .   5 gr.
  Aq. destillat . . . 300 gr.
  Sp. cort. aur. . . 25 gr.
S. toutes les 2 heures une cuillerée
    à soupe.

</td><td>

℞ Kalii chloriei . .   3,5
  Aq. lauro ceras. . 1,5
  Aq. destillat. . . 300 gr.
    S. p. un jour (avec prudence).

</td></tr>
</table>

Il faut user des eaux minérales avec beaucoup de prudence. Aussi longtemps qu'il n'existe qu'un catarrhe léger, muqueux, et que la réaction de l'urine est manifestement acide, l'usage des eaux alcalines de Preblau, de Giesshübel, de Gleichenberg produit rapidement de bons effets.

Mais si l'urine est faiblement acide ou déjà alcaline, s'il y a tendance à la phosphaturie, ces boissons sont absolument contre-indiquées. Elles contribuent à augmenter l'alcalinité des urines, à exagérer la phosphaturie et entretiennent ainsi la maladie. Il importe toujours de maintenir l'acidité des urines et même de l'augmenter si possible. Quand les urines sont alcalines, il faut s'efforcer de leur rendre leur degré d'acidité voulu, en donnant à l'intérieur les balsamiques, le tannin, le salicylate de soude, les acides benzoïque, camphorique et surtout salicylique.

Il arrive souvent que cette médication, tout en apaisant les phénomènes d'irritation, ne donne pas absolument ce qu'on en attend; l'urine reste trouble et continue à charrier du pus et du mucus. Le traitement local est alors indiqué. Tout en continuant le traitement interne (on peut aussi le suspendre) on fera des lavages de la vessie avec des solutions médicamenteuses. On évacuera d'abord la vessie modérément remplie, en y introduisant une fine sonde élastique. Puis, on injectera deux ou trois seringues de 80 à 100 centimètres cubes d'eau tiède; après ce lavage préliminaire on lance dans la vessie l'une des solutions suivantes, toujours employées à chaud :

℞ Acidi salycilici. .	1 gr.	℞ Kalii bypermang.	0,1
Ax. destillat. . .	200 gr.	Aq. destillat. . .	200 gr.
℞ Resorcini. . . .	3 à 5 gr.	℞ Acidi borici . . .	3 gr.
Aq. destillat . . .	100 gr.	Aq. destillat. . .	200 gr.
℞ Chinin sulphur. .	0,5	℞ Arg. nitrici. .	0,5 à 1 gr.
Aq. destillat. . .	400 gr.	Aq. destillat. . .	500 gr.

Ces solutions sont laissées trois à cinq minutes dans la vessie. Si l'on veut éviter que cette action se prolonge, on fait encore une injection d'eau tiède.

Dans les cystites chroniques, à côté des traitements interne et externe, il faut conseiller un régime roborant. Beaucoup de cystites chroniques ne sont entretenues que par des troubles de la nutrition et guérissent dès qu'on relève l'état général.

VIII. — DE LA PYÉLO-NÉPHRITE

Cette complication rare de l'uréthrite aiguë est aussi la moins connue. On pose cependant très souvent le diagnostic de pyélite blennorrhagique, mais c'est ordinairement à tort. Quand un malade atteint
de blennorrhagie aiguë présente, outre les violents besoins d'uriner et
les phénomènes de l'uréthro-cystite aiguë, des douleurs dans les lombes,
de la fièvre, quelques frissons ; dès que l'on trouve dans l'urine
une quantité d'albumine plus forte que ne le comporte la purulence
des urines, on pense immédiatement à la pyélite et c'est généralement une erreur. *La forte proportion d'albumine est en effet en
rapport avec le ténesme,* et il suffit de combattre celui-ci pour
voir bientôt diminuer l'albuminurie.

La proportion d'albumine devient alors parallèle à la purulence
des urines, pour augmenter de nouveau si la strangurie se renouvelle.

On doit donc réserver le diagnostic de pyélo-néphrite pour les cas
où, sans qu'il y ait ténesme, la quantité d'albumine est plus considérable que ne le comporte la purulence des urines, pour les cas où
l'on découvre dans le sédiment des cylindres rénaux, des cellules
épithéliales provenant des tubuli.

Vidal (1842), Rosenstein (1870), Zeissl (1871) et moi-même (1880),
avons publié des cas de ce genre ; Murchinson (1875) dit avoir autopsié un cas de pyélo-néphrite suppurée. Furbringer (1890) a vu plusieurs fois se développer après la cystite des frissons, de la fièvre,
de la polyurie, des douleurs et de la sensibilité à la pression dans
l'une des régions lombaires, des vomissements, de la céphalalgie ;
comme le sédiment renfermait des cylindres, le diagnostic se trouvait
confirmé. Tous ces cas avaient évolué d'une façon rapide, aiguë ; en
quelques jours, ils avaient abouti à la guérison. On a même vu
celle-ci s'établir après une néphrite compliquant une cystite et une
uréthrite.

Cependant ces cas sont si rares et leur pathogénie encore si obscure
que je crois pouvoir me borner à ces quelques remarques.

CHAPITRE III

LA BLENNORRHAGIE CHEZ LA FEMME

Généralités.

L'histoire de la blennorrhagie, que nous avons tracée au commencement de ce livre, nous a appris que cette affection était connue chez la femme comme chez l'homme depuis les temps anciens. Est-ce à dire que la nature, le siège, la gravité du mal aient été de bonne heure dévoilés? Non, sans doute. Au moment où la blennorrhagie de l'homme et ses complications étaient l'objet d'études minutieuses — je parle de l'époque de Ricord — la maladie chez la femme, malgré les moyens d'investigations que l'on possédait alors, était encore peu démêlée.

Il y avait à cela deux causes : d'abord, on ignorait quels étaient, chez la femme, les symptômes et le siège des blennorrhagies subaiguë et chronique, affections qui d'ailleurs laissent souvent persister l'apparence d'une santé parfaite; ensuite, on ne pouvait différencier alors la blennorrhagie utérine de certaines inflammations catarrhales d'autre nature, telles que produisent notamment les fibrômes et les polypes de l'utérus. Ces circonstances conduisirent Ricord à formuler sa théorie aviruliste et à croire que le coït, pratiqué avec une femme saine (du moins non blennorrhagique), pouvait devenir pour l'homme la source d'une chaudepisse. Comme, d'un autre côté, certaines confrontations avaient fait naître la conviction que la maladie pouvait aussi se prendre par contagion, quand la partenaire était affectée de blennorrhagie, Ricord a pu dire : « Une femme peut donner un écoulement qu'elle n'a pas reçu et celui qu'elle a reçu ; une femme donne, par conséquent, plus qu'elle ne reçoit. »

Certaines considérations et certaines expériences que nous avons déjà mentionnées, le fait surtout que l'exécution rigoureuse de la recette de Ricord n'entrainait pas à sa suite la chaudepisse chez les gens mariés (quand un mari prenait le mal vénérien « il était à craindre qu'il ne fût du nombre de ceux dont Molière s'est moqué avec tant d'esprit (Guérin) », conduisirent aux idées virulistes et à cette conviction que la femme qui donnait la chaudepisse devait toujours, elle-même, être blennorrhagique.

Mais le cercle des connaissances acquises sur les affections blennorrhagiques de la femme ne fut pas élargi pour la cause. Je me rappelle très bien le temps où je ne pouvais, pas plus que mes confrères spécialistes, découvrir, chez une femme incriminée d'avoir donner sûrement la chaudepisse, la moindre trace de cette maladie.

Il n'y avait pas, du reste, que le diagnostic et la fréquence de ces affections, chez la femme, qui fussent méconnus ; on n'avait aucune notion de leur gravité. On ne connaissait guère que la vaginite, la vulvite, la bartholinite, l'uréthrite que l'on donnait pour une affection rare (5 p. 100 seulement des femmes blennorrhagiques en étaient sensées atteintes (Zeissl, 1882). A peine quelques syphiliographes audacieux se hasardèrent-ils à parler « d'endométrite blennorrhagique cervicale ».

Il est vrai que, dès 1858, West avait dit que la blennorrhagie pouvait entraîner la métrite et l'endométrite aiguës, qu'elle montrait même la tendance à se propager au péritoine par l'intermédiaire des trompes. Dobson, Nelson (1871) et Giles (1871) avaient bien, eux aussi, parlé de péritonite résultant de l'extension par les trompes du processus blennorrhagique ; Mulréany (1871) avait déjà dit que la métrite survenait souvent, chez les femmes blennorrhagiques, après un avortement ou la menstruation. Ce fut cependant Noeggerath (1872) qui, dans un travail dont nous saisissons seulement maintenant toute la portée, attira le premier l'attention sur le danger de l'infection gonorrhéique de l'utérus et de ses annexes. Il arriva même à cette conclusion pessimiste que toute gonorrhée, en dépit d'une guérison apparente, évolue vers un stade de latence qui peut persister pendant toute la vie, stade pendant lequel l'infection pouvait encore se transmettre.

Cette blennorrhée latente de l'homme provoquerait chez la femme, d'après Noeggerath, une blennorrhée également latente qui se manifesterait plus tard sous forme de périmétrite ou d'ovarite. Au dire de Noeggerath, 90 p. 100 des femmes mariées à des sujets ayant été atteints de blennorrhagie, étaient contaminées de cette façon et un grand nombre d'entre elles restaient stériles (49 sur 81). Se basant sur une statistique de 50 cas représentant les différentes formes de la gonorrhée latente chez la femme : 1° la périmétrite aiguë; 2° la périmétrite récidivante; 3° la périmétrite chronique; 4° l'ovarite, Noeggerath arrivait aux conclusions suivantes :

1. La blennorrhagie, chez l'homme aussi bien que chez la femme, persiste, en dépit des guérisons apparentes, pendant toute la vie.

2. Il existe donc dans les deux sexes une blennorrhagie latente.

3. La blennorrhagie latente de l'homme ou de la femme se transmet comme telle ou bien sous forme de blennorrhagie aiguë.

4. Chez la femme, la blennorrhagie latente se manifeste par de la périmétrite (aiguë, chronique, récidivante), de l'ovarite ou du catarrhe d'un segment de la muqueuse génitale.

5. Les femmes dont les époux ont eu, à un moment donné de leur existence, maille à partir avec la chaudepisse, sont généralement stériles ou n'ont qu'un enfant et très rarement trois ou quatre enfants.

Les idées de Noeggerath ne rencontrèrent au début que de l'opposition. Et si même Macdonald (1875) s'y rallia, si Williams décrivit des cas d'ovarite et d'endométrite blennorrhagiques, les partisans de la théorie nouvelle furent du moins extrêmement rares. Fritsch (1876) considérait la vulvo-vaginite blennorrhagique comme une affection restant toujours locale et facilement curable.

Si Chröder (1879) admettait que les affections inflammatoires chroniques des organes génitaux de la femme (vaginite, endométrite, métrite et périmétrite) étaient souvent dues à l'infection blennorrhagique, il n'en considérait pas moins les idées de Noeggerath comme extravagantes.

La découverte du gonocoque jeta un nouveau jour sur cette importante question et vint donner raison aux dires de Noeggerath dans ce qu'ils avaient d'essentiel. (Noeggerath revint lui-même (1879) sur certaines exagérations, notamment sur l'incurabilité de la blennorrhagie.)

Les recherches que suscita la découverte du gonocoque vinrent alors éclaircir une série de points obscurs. C'est ainsi que l'on fut renseigné :

1. Sur la fréquence de la blennorrhagie chez la femme. — A l'inverse de Noeggerath, qui admettait que 80 p. 100 des femmes souffraient de blennorrhagie latente, d'après Oppenheimer (1884), sur 108 femmes gravides, examinées à la clinique de Kehrer à Heidelberg, il n'y en aurait eu que 30 (c'est-à-dire 27,7 p. 100) porteuses de gonocoques. Sur 32 femmes en couches, Lomer (1885) ne trouva le gonocoque que chez 9 d'entre elles (28 p. 100). Schwartz (1886) examina 617 femmes dont 112 soupçonnées d'être infectées ; la recherche du gonocoque ne fut positive que dans 77 cas (soit 12,4 p. 100). Enfin, Sänger (1889), qui sur 1,930 femmes en trouva 230 infectées (12 p. 100), estime que le huitième des femmes qui ont recours aux gynécologistes souffrent de blennorrhagie ; d'après Dorn (1890), cette proportion, basée sur une statistique de 1,000 cas, serait de 10,5 p. 100.

La recherche du gonocoque a contribué à faire mieux connaître :

2. Le siège, la localisation de la blennorrhagie chez la femme. — Hardy avait déjà, en 1846, observé la blennorrhagie de l'utérus.

Une jeune fille, après un coït pratiqué avec un blennorrhagien, avait présenté d'abord un écoulement purulent de l'utérus, puis la vaginite n'avait pas tardé à se montrer. Decourtieux (1880) avait insisté sur la fréquence de l'uréthrite blennorrhagique chez la femme ; Ducos (1880) avait parlé de métrite, de salpingite et de péritonite blennorrhagiques ; Boutin (1883) avait décrit les signes cliniques de la blennorrhagie chronique localisée chez la femme et avait su reconnaître que chez elle la maladie occupe de préférence certains points dans lesquels elle se cantonne en tant qu'affection chronique ou aiguë : les follicules de la vulve, les glandes périuréthrales, les glandes de Bartholin et leurs conduits excréteurs, l'urèthre et le col de l'utérus. Mais l'opinion prédominante à cette époque voulait que la vulvite et la vaginite (compliquées parfois de bartholinite) et plus rarement l'uréthrite, fussent les manifestations les plus ordinaires de l'infection gonorrhéique.

Bumm (1884) donna le premier, comme siège le plus habituel de la blennorrhagie, non pas le vagin, mais le canal cervical ; il n'attribua à la vaginite qu'une importance secondaire. Nous reviendrons sur ce point plus tard.

Steinschneider (1887) a fait remarquer que dans tous les cas récents on pouvait constater l'uréthrite. De plus, il a trouvé des gonocoques dans le canal cervical et dans l'utérus, respectivement dans 47 et 50 p. 100 des cas. On les rencontrerait dans cet organe alors qu'ils n'existent plus dans l'urèthre. Dans la vulve et le vagin les gonocoques n'élisent pas facilement domicile, ils sont vite délogés par d'autres micrococci.

FABRY (1888), chez trente-huit femmes atteintes de blennorrhagie, trouva le gonocoque seize fois dans l'urèthre et dans le col utérin, vingt fois dans l'urèthre et deux fois seulement dans le col. C'est aussi dans l'urèthre que WELANDER (1888) a pu le plus souvent découvrir le gonocoque (89 fois sur 100 cas); pour le canal cervical, la proportion des examens positifs était de 43,7 p. 100. DI BELLA et INGRIA (1888), AUBERT (1888), ERAUD (1888), HORAND (1888), PESCIONE (1889) sont arrivés à des conclusions analogues. Pour BRÜNSCHKE (1891) la blennorrhagie se rencontrerait avec une fréquence de 90 p. 100 dans l'urèthre, de 37,5 p. 100 dans le col, de 12,5 p. 100 dans les glandes de Bartholin. LUCZNY (1891) rassembla quarante-sept cas de la clinique d'Olshausen et enregistra quarante fois l'uréthrite, douze fois la vulvite, dix-sept fois la bartholinite, dix-neuf fois la vaginite.

Enfin, j'avais publié deux cas (1892) où j'ai vu la blennorrhagie chronique se localiser dans l'urèthre, le reste des organes génitaux étant resté absolument intact.

Les recherches et les expériences nouvelles ont fourni sur un point important des données qui confirment les dires de NOEGGERATH. Je veux parler de :

3. La gravité de la blennorrhagie chez la femme et des dangers qui en résultent du point de vue de la génération.

Si, à une époque encore peu éloignée de la nôtre, on croyait que la blennorrhagie n'intéressait généralement que la vulve, le vagin, l'urèthre, aujourd'hui on est au contraire fort porté à admettre qu'elle se propage souvent à l'utérus, aux trompes, aux ovaires, au péritoine, amenant ainsi des complications graves.

Naguère encore, on envisageait la vaginite, la vulvite, l'uréthrite comme des formes isolées de l'infection blennorrhagique ; actuellement, on parle de blennorrhagie aiguë et de blennorrhagie chronique, affections qui tout naturellement se propagent sinon à tous les organes génitaux, du moins au plus grand nombre d'entre eux.

1. *La forme aiguë* se développe à la suite de l'importation dans les organes de la femme d'une sécrétion très virulente, et résulte de la contamination par un homme en puissance de blennorrhagie aiguë.

Elle débute le plus ordinairement par une vulvo-vaginite et une uréthrite aiguës, par un intertrigo amené par la suppuration, par du ténesme et de la cuisson pendant les mictions. Une bartholinite aiguë suppurée peut venir compliquer cet ensemble de symptômes.

Les muqueuses vulvaire, vaginale, uréthrale, deviennent très rouges et sont recouvertes d'une sécrétion abondante, épaisse, purulente. Quand l'utérus participe à l'inflammation, quand il se produit une métrite aiguë, aux phénomènes précédents s'ajoutent la fièvre, de violentes douleurs dans le bassin et dans la région sacrée ; l'utérus gonfle et devient très douloureux, un écoulement purulo-sanguinolent ou purulent s'échappe de l'orifice externe du col.

Les péri- et para-métrites, la périsalpingite circonscrite, produisent des exsudats étendus dans le petit bassin, autour des trompes et des ovaires ; l'inflammation des trompes peut donner lieu à une péritonite mortelle ou conduire à la formation d'un pyo-salpinx.

Le tableau symptomatique est bien différent de celui que nous venons de tracer quand :

2. *La blennorrhagie affecte d'emblée une marche chronique.* Les formes chroniques ne résultent pas, comme la forme précédente. de la transmission d'une blennorrhagie aiguë. Ce sont au contraire les hommes atteints d'uréthrite chronique latente ou d'uréthrite incomplètement guérie qui communiquent à la femme la blennorrhagie chronique. Ces formes insidieuses se présentent le plus souvent chez les jeunes mariées, quand l'époux est atteint de gonorrhée chronique. La plupart de ces maris se croient d'ailleurs indemnes ; beaucoup de médecins ne les déclarent-ils pas propres au mariage, puisqu'il n'y a plus de sécrétion, plus de goutte et que les lèvres du méat ne sont même pas agglutinées ! Il n'est pas inutile de répéter encore que l'absence d'une goutte matinale ne permet pas d'exclure la blennorrhagie.

Pour accorder aux candidats au mariage la permission qu'ils réclament, il faut, autant que possible, voir l'urine du matin et faire l'examen des filaments. Ceux-ci ont en effet la même signification que la goutte militaire.

La marche de ces blennorrhées chroniques est, dans un cas type, à peu près la suivante : la jeune femme qui avant son mariage jouissait d'une santé excellente, et qui n'avait jamais eu de troubles menstruels, ni ressenti de douleurs utérines, paye bientôt après son entrée dans la vie conjugale son tribut à la maladie. Elle commence par s'apercevoir que la sécrétion des parties génitales est exagérée surtout à l'approche des règles. Les organes sexuels externes s'excorient facilement et deviennent le siège de sensations de chaleur et de prurit. Après un certain temps, généralement à la suite d'une

menstruation, elle éprouve des douleurs vagues dans le petit bassin,
du tiraillement du côté du sacrum. Ces sensations s'exagèrent avec
les mouvements un peu violents et prennent, à l'approche des règles,
la forme de coliques. La grossesse se termine souvent avant terme
ou, si elle se poursuit, elle aboutit à la périmétrite, à la périovarite, à
la péritonite circonscrite ; les couches sont donc anormales et dangereuses. Et, après le part, les phénomènes s'aggravent encore. Les
symptômes ressentis dans le petit bassin augmentent en intensité.
Tous les exercices physiques, la course, la danse sont douloureux ;
il en est de même du coït. Avant chaque période menstruelle, il se
produit des coliques utérines qui forcent la femme à s'aliter.

Le type de la menstruation est altéré : les règles sont irrégulières,
arrivent trop tôt ou trop tard, sont ou profuses ou rares; elles
reprennent après avoir complètement cessé. La nutrition est en souf-
rance, l'aspect de ces femmes se modifie ; elles maigrissent, dépérissent,
perdent le goût de l'existence et l'amour du travail. Peu à peu se
déroule le cortège des phénomènes nerveux les plus variés, il se
développe une hystérie typique.

A l'examen gynécologique, on constate chez ces femmes une exagération des sécrétions vulvo-vaginales; parfois la vulve est pâle et
extrêmement sèche; au voisinage de l'embouchure du conduit excréteur des glandes de Bartholin, il existe souvent une rougeur inflammatoire en forme de queue de comète.

La pression exercée sur ces glandes fait sourdre du canal excréteur
un liquide vitreux ou laiteux. La même rougeur se montre parfois aussi au niveau de l'un ou l'autre des follicules périuréthraux
(follicules de SKENE) ou bien entre les plis que forment les caroncules ou les petites lèvres. Aux bords de celles-ci, à la commissure
postérieure ou autour de l'anus, on trouve aussi de temps à autre des
condylômes.

Le vagin ne montre guère d'altérations, quelquefois un peu de
rougeur et quelques érosions dans le cul-de-sac postérieur.

La portion vaginale du col est un peu tuméfiée, ramollie ; la muqueuse qui la recouvre est rouge, les lèvres sont ectropionnées et érodées. De l'orifice externe s'échappe un liquide qui peut n'avoir aucune apparence pathologique, mais qui parfois devient purulent. Au
toucher on constate que l'utérus est augmenté de volume, sensible à
la pression. Quand il y a eu antérieurement de la péri ou de la paramétrite il arrive que la matrice est déviée et fixée dans une mauvaise
position. Les ovaires sont tuméfiés, souvent déplacés ; les ligaments

larges sont plus courts et plus durs que normalement. En somme, tous les organes sexuels de la femme participent à l'inflammation chronique.

4. Le diagnostic de la blennorrhagie chez la femme est assez simple dans les formes aiguës. Il se tirera du tableau clinique que nous avons exposé, de l'abondance des sécrétions vulvaire, uréthrale et vaginale et surtout de la présence des gonocoques au sein de ces sécrétions. Le diagnostic des formes chroniques présente plus de difficultés. Les gonocoques manquent en effet souvent dans ces cas. L'examen négatif au point de vue gonococcique ne nous permet pourtant pas d'exclure la gonorrhée. C'est pour cette raison que SÄNGER (1889) insiste tout particulièrement sur les signes cliniques et qu'il conseille de recourir aux points de repère suivants :

1. Présence d'une blennorrhagie aiguë ou chronique chez le mari ;

2. A défaut de blennorrhagie existante, il faut se renseigner sur l'époque des blennorrhagies antérieures chez le mari ;

3. Y a-t-il eu ophthalmie blennorrhagique chez un ou plusieurs enfants?

4. Peut-on exclure chez la femme, les autres causes de catarrhe purulent, concomitant ou antérieur?

5. N'y a-t-il pas de bartholinite, de rougeur de la muqueuse vulvaire au voisinage du conduit excréteur de cette glande?

6. De condylômes pointus?

7. De catarrhe purulent ou muco-purulent du col, avec ou sans érosions?

8. D'affections des annexes ou du péritoine pelvien?

Reste maintenant à savoir si toutes ces affections dites blennorrhagiques sont imputables aux gonocoques.

Jusque dans ces derniers temps, on rapportait une partie des accidents blennorrhagiques, notamment les accidents internes : salpingites, ovarites, paramétrites à une infection mixte. BUMM (1887) et SÄNGER (1889) étaient surtout les défenseurs de cette opinion. Par contre, WERTHEIM, dans son excellent travail (1892), met uniquement sur le compte du gonocoque toutes ces inflammations, fussent-elles chroniques.

La présence bien démontrée du gonocoque dans le pus et le tissu des trompes malades, dans le pus et le tissu des abcès ovariques, les expériences sur les animaux chez lesquels l'inoculation des cultures

pures de gonocoques a produit des péritonites circonscrites, le
fait surtout que l'inoculation de ces cultures (faites avec le pus des
trompes et des ovaires) dans l'urèthre humain, a provoqué une uréthrite typique, sont des arguments péremptoires en faveur du rôle
pathogène, spécifique, joué par le micrococc. gonorrhœæ dans toutes
ces affections. Et si même il existe des cas de pyosalpinx, de péritonite
où, comme BUMM (1887), LOVEN (1886), WITTE (1892), MENGE (1890),
PENROSE l'ont dit, on peut trouver à côté du gonocoque, des microcoques du pus ou ceux-ci seulement, il est probable qu'il s'agit dans
ces cas d'infections secondaires à la blennorrhagie, les gonocoques
ayant été vaincus. *Il ne paraît donc pas douteux que le gonocoque, déposé dans le vagin ou dans le col*, puisse s'insinuer dans
l'utérus, dans les trompes, et arriver même au péritoine, aux ovaires;
que le gonocoque soit réellement l'auteur de ce lamentable tableau
qui résulte de la « blennorrhagie ascendante » de la femme.

I. — DE L'URÉTHRITE

Généralités.

Les auteurs ne sont guère d'accord sur la fréquence de cette affection. Tandis que Swédiaur*(1798) déclare ne l'avoir jamais observée, Ricord, Astruc, Bell, Gibert, Guérin la donnent comme très fréquente, soit que la blennorrhagie reste confinée dans l'urèthre, soit qu'elle s'étende à tout l'appareil uro-génital. Les auteurs contemporains, Decourtieux (1880), Furbringer (1884), Martineau (1885), Jullien (1886), Steinschneider (1887), Fabry (1888), Welander (1888), Di Bella et Ingria (1888), Aubert (1888), Eraud (1888), Horand (1888), Pescione (1889), proclament la fréquence de l'uréthrite blennorrhagique chez la femme, surtout dans les cas aigus ; Zeissl est le seul à prétendre que sur cent vaginites blennorrhagiques, on n'observerait que cinq fois l'uréthrite. Ce qui explique cette diversité d'opinions, c'est la marche rapide et bénigne de l'uréthrite aiguë chez la femme et la facilité avec laquelle cette affection devient chronique.

D'après Cueron (cité dans Jullien 1886), l'uréthrite aiguë s'observerait cinq fois moins souvent que l'uréthrite chronique. Ingria (1887) insiste encore sur la bénignité et la tendance à la chronicité qu'affecte l'uréthrite. J'ai vu de mon côté deux cas où la blennorrhée chronique était limitée à l'urèthre.

Symptomatologie.

Comme l'urèthre est chez la femme un canal très court et rectiligne, comme sa structure est simple et qu'il ne possède aucune glande annexe en dehors de celles qui s'ouvrent au voisinage de l'orifice externe, l'uréthrite est, chez elle, une affection beaucoup plus bénigne que chez l'homme.

Après une incubation qui serait, d'après Martineau (1883), de deux à six jours, l'uréthrite aiguë débuterait (chez les femmes particulièrement sensibles) par un léger malaise général et par une ou deux ascensions thermiques vespérales accompagnées de frissons. Au début des blennorragies aiguës, les femmes accusent, lors de chaque miction, une sensation de cuisson modérée, de prurit, sensation qui, dans quelques cas, peut devenir réellement pénible. Ce sont là les seuls symptômes subjectifs, encore peuvent-ils manquer complètement ou passer inaperçus.

Quand on pratique à ce moment l'examen (le mieux est de l'entreprendre quand la malade n'a plus uriné depuis plusieurs heures), on trouve le méat gonflé, rouge, et la muqueuse uréthrale quelque peu prolabée et très hypérémiée. A l'aide du doigt introduit dans le vagin, on sent la corde uréthrale mieux marquée que normalement et douloureuse au toucher. Si l'on presse le canal d'arrière en avant, on fait sourdre de son orifice externe une goutte d'un pus épais. Au microscope, on trouve dans cette sécrétion les mêmes éléments que chez l'homme, notamment de nombreux gonocoques inclus dans les corpuscules du pus.

Fait-on uriner la malade dans deux verres, la première portion est trouble, la seconde claire. Le trouble du second verre implique toujours la cystite. *Chez la femme, il n'existe pas, comme chez l'homme, d'urèthre postérieur.* La vessie de la femme possède un véritable sphincter, formé de fibres lisses et striées, qui établit une limite nette entre l'urèthre et la vessie.

Il n'y a pas ici de col vésical dans le sens que nous avons attribué à ce mot en parlant de l'urèthre masculin. Alors même que la vessie se remplit au maximum (on sait que chez la femme ce réservoir a une plus grande capacité que chez l'homme), l'urine ne se collecte jamais que dans la vessie; l'urèthre reste un canal très court, ouvert en avant et fermé très exactement en arrière. Ici, il ne peut être question de la régurgitation du pus de l'urèthre dans la vessie. Aussi, est-il absolument inexact de comparer l'urèthre féminin à la région prostatique de l'urèthre masculin, ainsi que ZEISSL (1883) l'a fait. Mais on pourrait le considérer, au point de vue anatomique, comme l'analogue de la région membraneuse de l'urèthre.

Dans des cas extrêmement rares, il pourrait se former (GOEBEL, CORY) des infiltrats noduleux para-uréthraux susceptibles de passer à la suppuration.

Les quelques symptômes subjectifs qui marquent le stade aigu de l'uréthrite s'apaisent rapidement et disparaissent généralement au bout de trois semaines tout au plus. Pour la malade, mais aussi pour beaucoup de médecins, la blennorrhagie semble alors terminée, guérie. Il n'en est rien. *Beaucoup plus souvent qu'on ne l'admettait jusqu'ici, l'uréthrite devient chronique;* JANOWSKY (1890) et nous même (1888) avons déjà insisté sur ce fait. Cette uréthrite chronique, pour autant que nos connaissances, assez incomplètes à cet égard, permettent de le déclarer, si elle n'offre pas autant de gravité chez la femme que chez l'homme, présente cependant certains dangers. Sous l'influence d'irritations extérieures, elle subit des exacerbations. En outre, la femme n'est pas seulement porteuse dans ces cas d'une affection contagieuse ou pouvant le devenir à l'occasion d'une poussée aiguë; la blennorrhagie peut encore dépasser ses limites premières, envahir la vessie et provoquer ainsi une *uréthro-cystite aiguë*, évoluant toutefois d'une façon plus bénigne et plus rapide que chez l'homme. D'après INGRIA (1887), cette complication se présenterait dans un cinquième des cas d'uréthrite blennorrhagique chez la femme.

Les symptômes de l'uréthrite chronique chez la femme sont uniquement objectifs. C'est en explorant la malade à un moment où elle n'a plus uriné depuis longtemps qu'on les découvre.

En pressant le canal d'arrière en avant on fait sortir du méat une petite goutte laiteuse de muco-pus. Si après avoir débarrassé soigneusement la vulve de toutes les sécrétions qui la souillent on fait uriner la malade, l'urine émise dans ces conditions présente un léger trouble ou renferme, comme chez l'homme, des filaments.

L'urèthre féminin est riche en follicules ; les uns sont répartis sur tout son trajet, les autres se trouvent près de l'orifice externe du canal. *Ces follicules peuvent prendre part au processus blennorrhagique ;* ils gonflent, deviennent sensibles et forment de petites nodosités qui se résolvent ou qui suppurent et s'ouvrent dans l'urèthre sans entraîner d'autres conséquences.

Les follicules du méat méritent particulièrement notre attention.

Les uns, décrits déjà par ASTRUC (1754) comme prostate de la femme, occupent la paroi inférieure de l'urèthre et s'ouvrent à droite et à gauche de la ligne médiane, à l'extérieur ou dans le canal lui-même. SKENE (1880), LORMANT (1883) HAMONIC, (1883), BÖHN (1883) VAN COTT (1887) ont étudié l'inflammation blennorrhagique de ces petits canaux dont la suppuration entraîne parfois la formation de fistules uréthro-vestibulaires ou uréthro-vaginales.

Les autres sont périuréthraux. Situés dans l'épaisseur des lèvres du méat, ils garnissent le pourtour de cet orifice au nombre de quatre à cinq, et viennent s'ouvrir au fond de petites cryptes. Toutes ces cavités peuvent s'enflammer.

Pour découvrir la folliculite périuréthrale il faut examiner minutieusement la malade.

Supposons que l'on examine une femme au point de vue de la blennorrhagie et que la pression exercée sur le méat fasse sortir de cet orifice une goutte de pus. Celle-ci ne provient pas toujours de l'urèthre, car, si l'on a soin de faire uriner la malade avant de pratiquer l'examen, on voit que la sécrétion provient des follicules et des cryptes que nous avons signalés aux deux côtes de l'urèthre. Pour reconnaître l'uréthrite chronique concomitante il faut donc commencer par vider ces follicules, puis exprimer le canal d'arrière en avant ou faire uriner la malade.

La folliculite blennorrhagique du méat est, ou bien chronique, (elle ne se traduit alors par aucun symptôme subjectif et ne s'accompagne que d'une sécrétion très faiblement purulente), *ou bien aiguë et récidivante*. Dans ce dernier cas, l'un ou l'autre follicule gonfle, son orifice prend un aspect anormal et la muqueuse du voisinage devient rouge. Bientôt apparaît un point purulent, un petit abcès folliculaire qui ne tarde pas à se rompre et qui se ferme très rapidement. Les seuls symptômes de cette affection, très souvent inaperçue, sont de légères douleurs au toucher. Singer (1861) a le premier attiré l'attention sur cette uréthrite folliculaire. Guérin (1864) lui a donné le nom d'*uréthrite externe*. Böhn a particulièrement insisté sur son caractère catarrhal et sur la facilité avec laquelle on pouvait la confondre avec l'uréthrite vraie. Il a prouvé par des observations précises qu'elle pouvait transmettre la blennorrhagie. Quand ces petits abcès s'ouvrent simultanément dans l'urèthre et dans la vulve, ils peuvent donner lieu à des fistulettes sans importance.

Anatomie pathologique.

On possède peu de données anatomo-pathologiques sur cette affection encore peu étudiée. Dans un cas où la malade avait été emportée par un typhus, Mercier (1846) a trouvé la muqueuse uréthrale uniformément rouge dans ses parties inférieures; dans d'autres points, elle présentait par places de l'injection vasculaire.

Murchinson (1875) trouva dans les deux reins d'une femme qui avait succombé à une cysto-pyélo-néphrite, les lésions de la néphrite aiguë, les uretères et les bassinets étaient gorgés de pus, la vessie renfermait une urine purulente, les muqueuses uréthrale, vésicale et vaginale étaient très rouges,

Dans les examens endoscopiques que JANOWSKI (1890) et nous-mêmes (1888) avons entrepris, nous avons vu, au stade aigu de la blennorrhagie, la muqueuse uréthrale uniformément rouge, gonflée et ramollie.

Dans les cas chroniques, on ne trouve que quelques taches et stries rougeâtres. Parfois ces plaques hypérémiques, au niveau desquelles existent de petites érosions, ne se rencontrent qu'autour de l'orifice de quelques follicules saillants. JANOWSKY a aussi remarqué, au voisinage des follicules, des formations granuleuses.

Diagnostic et pronostic.

Le diagnostic des uréthrites aiguë et chronique se tire des symptômes exposés. Il faut rechercher si le pus provient de l'urèthre ou des follicules qui entourent le méat. Dans l'uréthrite chronique, il faut faire de nombreux examens et ne les entreprendre que lorsque la malade n'a plus uriné depuis quelque temps.

Quand l'exploration digitale ne donne rien, il faut recourir à l'examen des urines ; la vulve sera au préalable débarrassée soigneusement des sécrétions qui la souillent. Les femmes ne se prêtent pas toujours facilement à cet examen.

Le pronostic de l'uréthrite est plus favorable chez la femme que chez l'homme. L'uréthrite chronique elle-même guérit assez facilement.

Malheureusement, ce sont précisément ces formes chroniques qui se dérobent le plus à l'observation et par conséquent au traitement.

Traitement.

A la phase aiguë, il doit être hygiénique et symptomatique. Les règles hygiénico-diététiques (exercices physiques, alimentation, boissons) sont les mêmes que pour l'uréthrite de l'homme.

Quand les phénomènes subjectifs ont disparu et que la suppuration persiste, les balsamiques à l'intérieur, les injections uréthrales de permanganate ou de sulfate de zinc sont indiqués. Ces injections peuvent être faites avec la seringue uréthrale ordinaire à moitié remplie.

Comme chez la femme les dispositions anatomiques rendent assez facile la pénétration dans la vessie des liquides que l'ont injecte dans l'urèthre, il est bon de laisser un peu d'urine dans la vessie. De cette façon, les topiques n'influencent pas les parois vésicales. L'absence de phénomènes aigus permet d'intervenir localement et d'une façon assez énergique : on introduit dans l'urèthre des crayons d'iodoforme, on badigeonne la muqueuse avec la teinture d'iode ou le nitrate d'argent (2 à 5 p. 100), soit à l'aide d'un tube endoscopique, soit à l'aide d'un petit tampon de coton enroulé sur une fine tige de bois.

La folliculite du méat est une affection très tenace qui ne disparaît que lorsque ces petites cavités périuréthrales sont elles-mêmes détruites. Pour arriver à ce résultat on se sert du crayon de nitrate d'argent bien effilé ou, ce qui vaut mieux, de la pointe du thermo-cautère de PAQUELIN.

II. — DE LA VAGINITE

Généralités.

Parmi les nombreux accidents blennorrhagiques, la vaginite prend aujourd'hui une place tout à fait spéciale. Considérée d'abord comme la forme la plus fréquente, comme le prototype de la blennorrhagie chez la femme, beaucoup d'auteurs lui dénient aujourd'hui sa nature gonorrhéique. Se basant sur un grand nombre d'examens, Bumm (1887) a dit que les gonocoques ne se multipliaient pas dans le vagin et qu'ils ne pénétraient pas dans l'épaisseur de l'épithélium de la muqueuse vaginale. Pour cet auteur, ce sont les cavités du col et du corps de l'utérus qui sont surtout le siège de la blennorrhagie. Au contact du pus à gonocoques qui provient de ces organes, la muqueuse vaginale macère et s'enflamme dans ses couches superficielles. Par un processus analogue la sécrétion blennorrhagique de l'urèthre humain provoque, en s'accumulant dans le sac prépucial, une balanite non gonorrhéique. Le pus qui provient du col utérin se mêle à la sécrétion vaginale, aussi celle-ci peut-elle contenir des gonocoques; mais, la vaginite est purement catarrhale et reconnait uniquement comme cause une irritation ; elle ne résulte pas de la pénétration et de la multiplication des gonocoques dans la muqueuse.

Bumm a voulu justifier cette opinion de diverses manières. Il a d'abord fait valoir que d'après les examens microscopiques qu'il avait entrepris, les gonocoques n'immigraient que dans les épithéliums cylindriques et qu'ils ne traversaient pas les épithéliums plats. Le vagin qui a un revêtement épithélial plat oppose donc une barrière à l'invasion gonococcique.

Nous avons dit que des travaux récents (Touton) contredisaient ces vues.

Bumm a en outre excisé des lambeaux de muqueuse vaginale enflammée et les a examinés au microscope ; il n'a jamais pu y découvrir de gonocoques.

Enfin à la clinique de v. Rineker, le même auteur a laissé pendant

douze heures la muqueuse vaginale en contact avec du pus blennorrhagique sans pouvoir provoquer de cette façon une vaginite. En dépit
d'une blennorrhagie cervicale ou utérine intense, s'accompagnant
d'un écoulement abondant, à gonocoques, le vagin reste sain, si
l'on empêche soigneusement la stagnation de cette sécrétion.

Par contre, la mince couche épithéliale du vagin des enfants n'oppose à l'invasion gonococcique qu'une résistance très faible. Sur ce
terrain les phénomènes morbides évoluent beaucoup plus facilement
et beaucoup plus rapidement.

Il est incontestable qu'il existe à côté des blennorrhagies uréthrale
et utérine (col et corps) une inflammation du vagin, une vaginite.
Mais d'après la théorie de Bumm, admise plus tard par STEINSCHNEI-
DER (1888) et NEISSER (1889), chaque fois que le vagin s'infecte, il
devrait se produire une blennorrhagie du col ou du corps de l'utérus.
La sécrétion de ces organes stagnerait alors dans le vagin, l'irriterait et
produirait la vaginite. Ainsi, chaque fois qu'il existe une vaginite, on
devrait pouvoir observer une blennorrhagie cervicale ou utérine. Or,
sur ce point les statistiques sont muettes jusqu'ici. Quant à la contagion, on s'expliquerait que la vaginite puisse transmettre la blennor
rhagie puisque la sécrétion vaginale contient des microbes spécifiques
qui viennent de l'utérus. Les gonocoques pulluleraient dans cette sécrétion comme dans une étuve, ils pourraient même tapisser d'une sorte de
gazon les cellules épithéliales du vagin, mais ne pénétreraient pas
entre elles. Indépendamment des gonocoques, on trouve toujours dans
la sécrétion vaginale un nombre considérable d'autres coques et bactéries qui trouvent dans ce milieu les conditions favorables à leur
développement. Les micro-parasites les plus variés s'y rencontrent.

SCHWARTZ (1886) a contredit l'opinion que nous venons de rapporter.
Suivant cet auteur, on pourrait dans beaucoup de cas aigus, constater
la vaginite alors que l'utérus est complètment sain; pour Schwartz, la
ténacité de la vaginite plaide en faveur de sa spécificité; du reste, en
raclant l'épithélium après des irrigations et un nettoyage soigné du
vagin, on peut se convaincre que les gonocoques pénètrent dans les
couches les plus profondes de la muqueuse.

D'après SÄNGER (1889), la muqueuse vaginale à cause de son épithélium stratifié et très résistant, se trouve à l'abri de l'infection gonococcique; mais si, comme chez les petites filles, la muqueuse dans
certaines circonstances est plus délicate (femmes enceintes, femmes
blondes, à peau fine), il peut se produire une véritable vaginite blennorrhagique, non seulement chez les enfants mais aussi chez les

adultes. Cette opinion a été confirmée par les recherches de Touton, recherches d'après lesquelles la pénétration des gonocoques dans les muqueuses ne dépendrait pas seulement de la nature de l'épithélium, mais aussi de son degré d'imbibition et de la largeur des espaces intercellulaires.

Comme de mon côté, j'ai pu enregistrer plusieurs cas non douteux de vaginite aiguë sans métrite cervicale concomitante, et que, dans ces cas, le diagnostic a été encore confirmé par la ténacité de l'affection et par la démonstration des gonocoques, je crois aussi à l'existence de ces vaginites primitives, blennorrhagiques. Letzel (1892) s'appuyant sur ses observations personnelles, partage cette manière de voir.

Symptomatologie.

Comme tous les accidents blennorrhagiques de la femme, la vaginite présente la particularité de parcourir assez rapidement sa phase aiguë et de devenir bientôt chronique. Et même à ce stade aigu, les symptômes sont relativement peu marqués.

Au début les malades éprouvent un sentiment de pesanteur, de tension et de chaleur dans les parties génitales; l'écoulement est d'abord limpide, muqueux, mais il ne tarde pas à devenir purulent, à empeser le linge et à le tacher en jaune. Les phénomènes douloureux augmentent et s'irradient du côté du bassin, des cuisses. Ils s'exaspèrent par la marche et les défécations; les femmes douées d'une certaine sensibilité se voient souvent forcées de s'aliter; de légers frissons, de petits mouvements fébriles, un sentiment de fatigue et d'abattement s'ajoutent à ces phénomènes; l'écoulement augmente et produit de la *vulvite* par irritation; quand cette sécrétion vient souiller les plis inguinaux, le périnée, les cuisses, elle provoque en ces points de l'intertrigo et de l'eczéma.

Vient-on à faire l'examen de ces femmes, outre l'uréthrite et la vulvite que l'on constate généralement, la partie inférieure du vagin et les caroncules sont gonflés, la muqueuse est rouge, érodée; certains points surélevés, d'une teinte plus foncée, correspondent aux follicules enflammés. Si l'on exerce une pression sur le périnée on fait sortir du vagin une quantité considérable de pus crémeux qui n'est ni visqueux, ni filant. Introduit-on le doigt dans le vagin, on sent immédiatement que la température y est plus élevée que normalement; la muqueuse vaginale a perdu sa souplesse et ses plis sont plus saillants.

Cette exploration est souvent impraticable, alors même que le doigt est bien huilé. En effet, la sensibilité des parties est telle qu'il se produit au moindre contact un spasme du sphincter vaginal, du vaginisme. (Rocco de Luca, 1885.)

A plus forte raison ne peut-on songer dans ces cas à appliquer le spéculum; il faut attendre que la phase aiguë soit passée. Quand alors on a abstergé le pus qui se trouve accumulé dans le vagin, on reconnaît que la muqueuse vaginale dans toute son étendue est très rouge, gonflée, et que ses plis proéminent davantage. Par places, l'épithélium paraît entamé, il existe de petites érosions qui saignent facilement.

Dans quelques cas (ce ne sont pas les plus aigus), les plis du vagin très infiltrés sont recouverts de granulations grosses comme des grains de chènevis, brunâtres, ayant toutes sensiblement les mêmes dimensions. Ces formations donnent au vagin tout entier un aspect pointillé assez régulier (*psorélytrie de Ricord; vaginite granuleuse de Deville; vaginite papillaire de Boys de Loury*).

Cette affection se montre fréquemment chez les femmes enceintes. Martineau (1885) dit l'avoir rencontrée surtout chez les sujets scrofuleux ou cachectiques.

La muqueuse de la portion vaginale du col présente souvet du gonflement et de la rougeur ; les follicules sont plus proéminents que d'habitude. On trouve aussi, surtout à la lèvre inférieure, de petites érosions superficielles.

Dans beaucoup de cas, mais non dans tous, l'orifice du col est occupé par un bouchon muco-purulent, visqueux. Les lèvres sont rouges et parfois ulcérées.

La marche de la vaginite aiguë est assez typique. Les symptômes s'accroissent pendant une dizaine (8-10) de jours, puis s'amendent lentement. Il n'est pas rare d'observer des rechutes à la suite de certaines irritations mais surtout après une période cataméniale, tandis que l'affection semblait avoir complètement évolué. Il s'établit alors une vaginite subaiguë, la sécrétion augmente de nouveau la muqueuse redevient rouge.

La *vaginite chronique* est l'aboutissant de l'affection aiguë quand celle-ci subit l'influence de certaines irritations locales ou que les récidives se répètent.

La vaginite chronique est totale ou partielle.

Dans les deux cas, les symptômes subjectifs font défaut. Quand le processus chronique intéresse le vagin dans sa totalité, la sécrétion est encore assez abondante ; dans les vaginites localisées l'écoulement est très faible.

Dans les vaginites étendues, on constate au spéculum que la muqueuse est épaissie ; les plis sont plus accusés et présentent à leur sommet des granulations. La muqueuse est tantôt rouge pâle, tantôt violacée; les érosions, quand elles existent, se trouvent souvent situées sur les lèvres du col.

Dans les vaginites chroniques localisées, c'est par places, généralement dans les parties profondes du vagin et surtout dans le cul-de-sac postérieur que la muqueuse est hypérémiée, tuméfiée et parfois érodée.

La vaginite chronique aboutit parfois à une altération observée surtout chez les prostituées : à la *xérose du vagin* (vaginite exfoliante) sorte de dégérescence fibreuse de la muqueuse qui devient dure, épaisse, sèche, blanche, par suite de la destruction de ses follicules. Cet état qui rappelle la stomatite chronique ou le psoriasis des muqueuses est réfractaire à tous les traitements.

Diagnostic et pronostic.

L'existence d'autres accidents blennorrhagiques concomitants, de même que la démonstration des gonocoques au sein des sécrétions vaginales, plaident en faveur de la nature blennorrhagique de la vaginite.

Il faut donc explorer d'abord l'urèthre. La co-existence d'une uréthrite aiguë ou chronique, d'un écoulement uréthral accompagné ou non de symptômes inflammatoires, d'une folliculite péri-uréthrale, la présence de gonocoques, assez faciles à déceler dans toutes ces sécrétions, constituent les éléments les plus essentiels du diagnostic.

Mais la recherche des gonocoques dans les sécrétions vaginales est déjà plus difficile à entreprendre, parce qu'on y trouve toujours une quantité considérable d'autres micro-organismes. Lomer considère les liquides vaginaux comme tout à fait impropres à cette recherche. L'examen bactériologique n'a selon Bumm, qu'une très faible importance, les gonocoques n'arrivant jamais dans le vagin que secondairement. Par contre, Schwartz (1886) s'est prononcé, on se le rappelle, en faveur de la vaginite blennorrhagique primitive. Cet auteur a démontré que les gonocoques se trouvaient réellement dans la muqueuse vaginale et qu'on pouvait les y découvrir en éliminant les autres micro-organismes par d'abondantes irrigations. A la suite de cette irritation, il se produit dans la muqueuse une prolifération cellulaire active qui a pour effet de reporter à la surface les gonocoques, les uns intra-cellulaires, les autres libres dans la sécrétion.

En outre, le produit du raclage de la muqueuse renferme généralement le micrococcus gonorrheæ.

Le *pronostic* de la vaginite doit toujours être réservé. Outre qu'elle représente une affection qu'il n'est pas toujours facile de guérir, elle est parfois l'origine de complications très sérieuses du côté de l'utérus; ces complications compromettent la santé générale de la femme et peuvent même devenir pour elle une cause de mort.

Traitement.

La *vaginite aiguë* est une affection qui guérit souvent d'elle-même pour autant que l'on veille aux soins de propreté et à l'écoulement facile du pus. Les formes subaiguës et chroniques sont beaucoup plus tenaces. Aussi, tandis que dans la vaginite aiguë on peut se borner à l'expectation ou n'employer que des topiques faiblement astringents, dans la vaginite chronique il est au contraire indiqué d'intervenir par des astringents énergiques ou des caustiques.

A la phase aiguë de la vaginite, le traitement local n'est d'ailleurs pas applicable en raison de la vive sensibilité des parties.

A cette période, on obtiendra généralement de bons effets du repos au lit, de la régulation des selles, de l'usage des bains de siège froids et des compresses humides appliquées sur les parties génitales et sur le périnée; l'alimentation doit être légère et surtout peu irritante. L'irritabilité nerveuse, ordinairement exagérée à cette époque de la maladie, est combattue par l'hydrate de chloral, la morphine, le bromure de potassium.

Quand les phénomènes aigus ont disparu, on applique des topiques astringents et antiseptiques et l'on débarrasse régulièrement le vagin de ses sécrétions.

Le mieux est toujours d'entreprendre ce traitement sous le contrôle des yeux.

Après avoir introduit le spéculum, on nettoie d'abord soigneusement la muqueuse vaginale à l'aide de tampons, puis on applique les solutions astringentes au moyen d'ouate imbibée, ou en les versant directement dans le spéculum. On emploie avec avantage les solutions de permanganate à 1 ou 2 p. 100. S'il s'agit de modifier une vaginite subaiguë et notamment une vaginite granuleuse, outre les irrigations de permanganate, on peut faire, tous les deux ou trois jours, des cautérisations avec des solutions de nitrate d'argent (1 à 2 p. 100). Après toutes ces opérations, on laisse à demeure dans le vagin plusieurs tampons d'ouate rattachés les uns aux autres en queue de cerf-volant.

Ce procédé est malheureusement peu praticable en dehors de l'hôpital. Il faut, en effet, que le médecin ou tout au moins une infirmière fasse deux fois par jour les irrigations vaginales et les applications médicamenteuses. Aussi le traitement doit-il souvent être abandonné aux malades elles-mêmes. Le mieux est alors de conseiller l'emploi d'un irrigateur et d'une canule vaginale légèrement courbée, perforée d'une série d'orifices à son extrémité; les femmes se font deux à trois fois par jour des injections de deux litres des solutions suivantes, employées à chaud : permanganate, chlorate de potasse, sulfate de zinc (1 p. 100), alun (2 p. 100). Le premier jet emporte la sécrétion vaginale coagulée en grumeaux, puis le topique arrive immédiatement au contact de la paroi vaginale. Dans ces cas, il faut évidemment renoncer au tamponnement. Le médecin applique le spéculum tous les trois ou quatre jours et fait alors des badigeonnages de nitrate d'argent, de teinture d'iode, de perchlorure de fer. Les cas subaigus sont particulièrement justiciables de cette médication.

Cependant, quand la vaginite subaiguë est très tenace, il faut appliquer ces topiques plusieurs jours de suite. Les badigeonnages et le tamponnement sont renouvelés tous les jours jusqu'à ce que la muqueuse commence à se desquamer, à s'exfolier. On suspend alors les pinsillations, mais on fait faire des irrigations quotidiennes avec des solutions astringentes faibles.

Si après quelques jours la muqueuse n'a pas recouvré son aspect normal, on recommence le traitement.

Sont encore à conseiller dans ces cas, les tampons saupoudrés d'alun ou les petits sacs contenant cette substance et abandonnés dans le vagin. Il en est de même du mélange de sulfate de cuivre pulvérisé (10) et d'alun (100). Les bols vaginaux à base de gélatine et de sulfate de zinc, de sulfate de cuivre et d'alun produisent aussi de bons effets.

Au cours de ces dernières années on a beaucoup conseillé l'emploi du sublimé. C'est de la façon suivante que Schwartz (1887) procédait : la vulve et le vagin étaient d'abord lavés avec une solution de sublimé à 1 p. 1000. Alors, au spéculum, on frottait énergiquement la muqueuse vaginale avec des tampons de coton imprégné de sublimé à 1 p. 100 ; puis on tamponnait à la gaze iodoformée. Trois jours après, cette opération était répétée et après une nouvelle période de trois jours, le tamponnement était enlevé. Il laissait alors à la malade le soin de se faire pendant dix à quatorze jours, et deux fois par jour, d'abondantes irrigations de sublimé à 0,05 p. 100.

C'est aussi au sublimé que SÄNGER (1889) donne la préférence. Il commence par introduire dans le vagin des tampons enduits de glycérolé de tannin, en vue de faciliter l'action ultérieure du sublimé. Quelques jours plus tard le vagin est savonné et lavé à l'eau puis au sublimé (1 : 500-1,000) jusqu'à ce que cette solution s'écoule bien claire. On laisse alors dans le vagin des tampons imbibés de glycérine iodoformée. Dans les cas rebelles, on fait en outre une application de teinture d'iode. FOVEAU (1889) fait des pinsillations avec des solutions de biiodure de mercure (1 : 4000) puis il applique comme SÄNGER des tampons imbibés de glycérine iodoformée. Après avoir lavé le vagin, BRENNAN (1889) applique le chlorure de zinc en solution de 2, 4 p. 100 puis il laisse à demeure des tampons imbibés de glycérine boriquée (parties égales).

Si la portion vaginale du col et le canal cervical sont atteints, il faut compléter le traitement en promenant le crayon sur les érosions du col, en faisant dans la cavité cervicale des badigeonnages astringents ou des injections à l'aide de la seringue de Braun. L'hypertrophie et les granulations du col indiquent des cautérisations énergiques, voire une excision partielle, un traitement chirurgical en somme, rentrant dans le domaine de la gynécologie. Nous parlerons plus tard de l'endométrite.

Dans les affections chroniques de la femme il faut prendre aussi en considération l'état général. Les troubles de la nutrition, si fréquents chez elle, la constipation, l'anémie, seront donc combattus par les moyens appropriés.

La vaginite blennorrhagique survenant au cours d'une grossesse est justiciable du même traitement. Il ne faut pas songer à guérir la vaginite chronique pendant la grossesse ; il vaut mieux attendre la délivrance avant que d'instituer le traitement.

III. — DE LA VULVITE

Généralités.

La vulvite est à peu près chez la femme ce qu'est la balanite chez l'homme.

Comme la balanite, la vulvite peut être le résultat d'irritations diverses. C'est alors une affection superficielle, non infectieuse, purement externe qui tient le milieu entre le catarrhe et l'eczéma aigu. C'est la vulvite idiopathique.

La vulvite peut aussi coexister avec les blennorrhagies uréthrale et vaginale. Jusqu'ici on ne sait pas si cet accident est alors réellement de nature gonorrhéique ou s'il n'est pas simplement l'effet de l'action irritante du pus blennorrhagique. Chez l'homme la balanite est une affection banale qui disparaît rapidement si l'on évite la stagnation du pus dans le sac préputial.

Il n'est pas certain que les choses se passent de cette façon pour la vulvite ; on ignore si cette affection est le produit de l'irritation et de la macération de la muqueuse au contact du pus ou si, réellement blennorrhagique, elle constitue un phénomène réactionnel, un phénomène de défense de la part de l'organisme pour se débarrasser des gonocoques introduits jusque dans les couches papillaires de cette muqueuse.

En tout cas, il existe chez les enfants une véritable vulvite blennorrhagique primitive, produite par l'importation et la multiplication des gonocoques dans les tissus vulvaires. Cette inflammation gonorrhéique reste localisée à la vulve ou se propage au vagin. Sans parler des cas douteux, disons que Fränkel (1884), Aubert (1884), Widmark (1885), Cséri (1885), Lenander (1886), Israel (1886), Suchard (1888), Polt (1888), Prochownik (1888), Sänger (1888), V. Dusch (1888), Steinschneider (1889), Skutsch (1891) et Epstein (1891) ont publié de nombreux cas où la recherche des gonocoques avait été positive et où l'on a pu remonter aux sources de l'infection : les parents ou les personnes à qui les enfants avaient été confiés.

Epstein (1891) a expliqué l'apparition de la vulvo-vaginite et de la blennorrhée oculaire des nouveau-nés par le passage de l'enfant dans les voies génitales malades de la mère.

Symptomatologie.

Si, en général, la vaginite guérit facilement et promptement il n'est pas moins vrai que les symptômes en sont parfois très importuns et qu'ils ne laissent pas d'alarmer les malades. Que l'affection apparaisse isolément ou qu'elle fasse partie d'un syndrome blennorrhagique plus étendu, elle se traduit d'abord par une sensation de prurit, de cuisson qui devient bientôt réellement douloureuse. Le passage des urines sur ces parties enflammées est particulièrement pénible ; les mouvements et surtout la marche sont entravés, sinon impossibles. La sécrétion est très abondante, épaisse, crémeuse, d'une odeur extrêmement désagréable.

A l'inspection, on trouve, dans les cas très aigus, la face interne des cuisses et souvent jusque près du genou, les plis intercruraux, occupés par une rougeur érythémateuse, par des érosions. Les grandes lèvres sont tuméfiées, rouges, chaudes, couverte de pus desséché, agglutinant les poils. Les nymphes et le capuchon du clitoris sont parfois si œdématiés qu'ils viennent faire saillie entre les grandes lèvres. Ces replis muqueux sont rouges et quelquefois érodés. La muqueuse vestibulaire présente aussi ces altérations ; elle est comme ramollie, veloutée ou ponctuée. Souvent sur ce fond rouge apparaissent des plaques plus foncées ou de petites élevures qui répondent aux follicules tuméfiés. L'embouchure des conduits excréteurs des glandes de Bartholin est parfois entourée d'une auréole rouge. Toutes ces parties sont recouvertes d'une couche plus ou moins épaisse de pus qui contient des microorganismes très variés. On trouve aussi, quand la vulvite est de nature blennorrhagique, des gonocoques dans cette sécrétion ; mais on comprend combien il est difficile d'en faire le diagnostic au milieu de tant d'espèces microbiennes.

A côté des formes aiguës, purulentes, il existe des vulvites muco-purulentes, plus légères, subaiguës, qui se révèlent par des signes objectifs et subjectifs beaucoup moins marqués.

La terminaison habituelle est la guérison ; rarement la vulvite devient chronique ; c'est qu'alors elle a été négligée. La sécrétion vulvaire reste augmentée, le prurit persiste et la muqueuse prend une teinte grise, ardoisée ou violacée.

La *vulvite chronique*, et surtout la forme localisée, se rencontre plus fréquemment que la vulvite aiguë. Le processus quitte la surface de la muqueuse pour se retirer dans les glandes, surtout et d'abord dans les glandes de Bartholin. Mais les autres glandes de la vulve peuvent aussi participer à l'inflammation. Telles sont celles qui avoisinent le méat, tels sont les follicules qui, disséminés ou réunis en groupes, garnissent la face interne des petites lèvres, notamment à leur partie inférieure.

Dans ces formes localisées, extrêmement insidieuses, qui ne se traduisent, pour ainsi dire, par aucun symptôme, la muqueuse vulvaire semble conserver son aspect normal; elle est rouge pâle; la sécrétion n'est pas augmentée et ce n'est que par un examen attentif que l'on découvre, aux endroits qui viennent d'être signalés, une ou quelques taches rouges foncées, ne dépassant pas les dimensions d'une lentille. Au niveau de ces taches, la muqueuse est ramollie, luisante, parfois même pointillée, granuleuse. En ces points l'œil plutôt que le doigt découvre souvent des follicules tuméfiés, formant de petites élevures.

En exprimant les glandes de Bartholin ou les glandes péri-uréthrales on fait généralement sourdre de leurs conduits excréteurs un peu de mucus ou de muco-pus. De petites ulcérations non douloureuses peuvent aussi se rencontrer et résultent de la suppuration de ces glandes Schwartz (1886). Martineau (1885) a, le premier, fait remarquer que ces vulvites chroniques pouvaient, sous l'influence de certaines irritations et du coït spécialement, faire des rechutes et que, dans la sécrétion des follicules, on retrouvait encore des gonocoques après plusieurs années.

Diagnostic.

Il est aisé, rien qu'à l'inspection, de reconnaître la vulvite. Mais il n'est pas aussi facile de distinguer les vulvites d'origine blennorrhagique de celles qui succèdent à d'autres causes. Sous ce rapport il faut se rappeler que la vulvite blennorrhagique, en tant qu'affection primitive, ne se rencontre que chez l'enfant et que dans ces cas l'inflammation se propage souvent au vagin. Chez les petites filles la recherche des gonocoques est souvent positive. Chez l'adulte, la vulvite peut s'établir à titre d'affection idiopathique, elle fait cependant généralement partie d'un syndrome blennorrhagique intéressant à la fois l'urèthre, le vagin, le col utérin, etc. Chez la femme, il faut donc explorer tous ces organes et faire l'examen des sécrétions au point de

vue des gonocoques. Chez elle, l'existence d'une vulvite, les autres
organes étant sains (urèthre, vagin, utérus) exclut presqu'*a priori* sa
nature blennorrhagique. Il faut alors songer à toutes les affections qui,
comme le chancre mou, la syphilis primaire ou secondaire, peuvent
s'accompagner de vulvite, et avoir présentes à l'esprit les circonstances
(masturbation, malpropreté, accumulation de sebum, grossesse), qui
sont capables de favoriser l'éclosion d'une vulvite idiopathique.

Traitement.

La vulvite aiguë guérit assez rapidement sous l'influence des soins
de propreté : bains de siège et lavages tièdes, isolement des replis
muqueux au moyen de charpie, de coton. Dans les cas rebelles, on
recourt avec avantage aux astringents. Au début et aussi longtemps que les phénomènes inflammatoires restent assez accusés, on se
sert d'une solution d'acétate de plomb basique (10 p. 100) ; on imprègne
de cette solution de petits tampons de coton qu'on laisse en contact
avec les parties enflammées. La phase aiguë est-elle passée, c'est à
d'autres substances également astringentes que l'on s'adresse : tanin,
sulfate de zinc, alun (en solution de 1/2 à 1 p. 100). Le nitrate d'argent se montre aussi très efficace dans ces cas. On badigeonne les
parties malades avec une solution de 0,5 à 5 p. 100 de ce modificateur, puis on applique une couche de coton hydrophile.

Schwartz (1886) humecte des tampons avec une solution de sublimé
(1 p. 1000) et met ensuite le pansement de Labarraque (lavage au
chlorure sodique (solution à 5 p. 100), calomel).

S'il *existe d'autres accidents blennorrhagiques il faut naturellement les traiter également.*

La *vulvite chronique* se montre beaucoup plus réfractaire aux
moyens thérapeutiques. Il faut parfois agir très énergiquement. Nous
avons parlé du traitement de la folliculite péri-uréthrale ; celui de la
bartholinite nous occupera bientôt. Les plaques qui répondent à un
groupe de follicules tuméfiés et peut être en voie de suppuration sont
cautérisées, soit à l'aide de solutions concentrées de nitrate d'argent
(1 : 10 ou 5), soit au moyen du crayon ou du chlorure de fer. Je me
suis toujours bien trouvé de l'emploi du thermocautère ; j'enfonce la
pointe effilée de cet instrument dans les grosses glandes et je ne fais
sur les grandes plaques rouges que des cautérisations légères que je
multiplie.

CHAPITRE IV

COMPLICATIONS DE LA BLENNORRHAGIE CHEZ LA FEMME

I. — DE L'INFLAMMATION DES GLANDES DE BARTHOLIN

Généralités.

La bartholinite est une complication fréquente de la vulvite. Cette inflammation est-elle toujours d'origine blennorrhagique? Jusqu'ici cette question n'est pas résolue.

Tandis que pour BONNET (1888), sur 10 cas de bartholinite aiguë, il en est 9 de nature blennorrhagique (la bartholinite chronique est généralement considérée comme telle), FELEKI (1889) et POLLACZEK (1889) admettent quatre formes de bartholinite : 1° catarrhe simple du conduit excréteur; 2° blennorrhagie du conduit excréteur; 3° bartholinite suppurée simple, non blennorrhagique; 4° bartholinite suppurée de nature blennorrhagique.

Par contre, SÄNGER (1889) pense que les bartholinites sont presque toujours blennorrhagiques, et que les bartholinites chroniques, avec dilatation kystique, sont, sans exception, de cette nature.

ARNING (1883) a trouvé des gonocoques dans le pus des Bartholinites aiguë et chronique.

BUMM (1887), SÄNGER (1889), GERSHEIM (1889) rapportent la suppuration des glandes de Bartholin à une infection mixte; ils ont trouvé à côté du gonocoque des microbes pyogènes, des streptocoques. TOUTON a vu des miccrococci gonorrheæ à la surface de l'épithélium modifié du conduit excréteur de la glande, mais n'est pas parvenu à les découvrir dans le corps de cette glande.

Symptomatologie.

a). *Bartholinite aiguë.*

La bartholinite aiguë est souvent une complication de la vulvo-vaginite aiguë, mais elle peut être aussi la résultante d'une poussée inflammatoire que subit une bartholinite chronique ; enfin, il n'est pas rare de la voir s'établir au cours d'une blennorrhagie chronique de longue date.

La bartholinite aiguë montre une grande tendance à la suppuration. Quel que soit le moment où elle apparait, c'est généralement une cause occasionnelle qui lui donne naissance : manque de soins, coït brutal, mouvements forcés. En quelques heures, l'une des grandes lèvres, généralement la gauche (HUGUIER, 1850), prend un développement assez considérable et devient le siège des phénomènes cardinaux de l'inflammation : chaleur, rougeur, douleur intense. La petite lèvre de ce côté s'œdématie souvent aussi. Sous-jacente au revêtement muqueux de la face interne de la grande lèvre, au niveau du tiers postérieur de celle-ci, on peut sentir, à la palpation, une nodosité résistante, bien limitée, ayant le volume d'une noisette. La pression exercée à ce niveau fait sourdre, dans certains cas, une goutte de pus du conduit excréteur de la glande enflammée. Pendant deux ou trois jours, les phénomènes inflammatoires, la rougeur, le gonfle-ment, augmentent et s'étendent au capuchon du clitoris et jusqu'à la région inguinale correspondante. La nodosité n'a plus ses limites nettes, elle devient pâteuse, et se perd peu à peu dans la tuméfac-tion générale. La fluctuation ne tarde pas à devenir manifeste, c'est du côté de la face interne de la lèvre qu'elle est d'abord appréciable. Quelques frissons, la fièvre ont marqué le début de la suppura-tion ; les douleurs qui, auparavant, ne se manifestaient qu'au tou-cher, apparaissent alors spontanément et prennent un caractère pul-satile, déchirant. C'est généralement dans la vulve, à la face interne de la grande lèvre, plus rarement au fond du pli qui existe entre celle-ci et la petite lèvre correspondante, que se fait la rupture de l'abcès. Parfois aussi la capsule de la glande se rompt, mais le pus, au lieu de se faire jour directement au dehors, fuse jusqu'au périnée ou bien se fraye une issue dans le rectum. Quand l'abcès s'est formé deux issues, il peut en résulter des fistules.

L'ouverture par laquelle le pus s'échappe, est d'ordinaire assez large ; les bords en sont amincis, gangreneux, livides, déchiquetés. Le pus est fétide, mélangé de sang et parfois aussi de tissus mortifiés. Les pertes de substances sont parfois assez notables, mais elles se réparent rapidement.

La *bartholinite aiguë se termine beaucoup plus rarement par l'induration*. Dans ce cas, les phénomènes inflammatoires disparaissent ; la glande reste dure et forme une nodosité non douloureuse à la palpation. La *résolution*, déjà rare quand le traitement a été institué de bonne heure, est plus rarement encore observée si l'affection est abandonnée à son évolution spontanée.

Traitement.

Il est très simple. Au début, et aussi longtemps que la suppuration n'est pas manifeste, c'est aux moyens antiphlogistiques que l'on s'adresse : repos et application du froid.

On intervient chirurgicalement quand l'abcès s'est formé : évacuation du pus aussi prompte que possible par une large incision, lavages de sublimé, pansement à l'iodoforme.

Au cas où la bartholinite se termine par induration, il faut en hâter la résorption par des compresses humides ou bien se décider à exciser la nodosité qui, sans être douloureuse, importune parfois très vivement les femmes qui en sont porteuses.

b). *Bartholinite chronique.*

La bartholinite aiguë, non suppurée ou suppurée seulement en partie, ne donne que rarement lieu à la bartholinite chronique, celle-ci étant, en règle générale, une complication de la blennorrhagie chronique. Dans le premier cas, l'inflammation porte sur le corps de la glande, dans le second, ce n'est pas la glande elle-même, mais son conduit excréteur, qui se trouve atteint. La glande participe-t-elle à l'inflammation, elle forme alors une nodosité bien dure, non douloureuse, et, si l'on exprime cette nodosité, on voit sourdre du conduit excréteur un liquide muco-purulent, laiteux et même parfois absolument clair, filant. Cette sécrétion contient presque toujours des gonocoques, elle est donc infectieuse.

Mais, dans d'autres cas, les plus fréquents, la glande n'est pas indurée. A l'inspection des parties, seule, la muqueuse qui entoure l'embouchure du conduit excréteur est rouge et quelquefois aussi ramollie. Par cet orifice, aucune sécrétion ne s'écoule spontanément, il faut exercer une certaine pression sur la région de la glande pour en voir sortir, tantôt une seule goutte, tantôt une quantité plus considérable d'un liquide laiteux ou muqueux, contenant des gonocoques.

L'abondance de cette sécrétion s'explique par la dilatation kystique de la glande ou de son conduit excréteur; la sécrétion pathologique qui se forme dans cette cavité n'est expulsée que lorsque les parois sont suffisamment distendues ou lorsqu'on exerce une pression à leur niveau. Si l'on examine la femme au moment où le kyste est rempli, rien n'est plus simple que de poser le diagnostic; il suffit d'en exprimer le contenu et de porter celui-ci sur le porte-objet du microscope. Mais que le kyste soit vide, qu'il ne soit plus possible d'en extraire une goutte de liquide, rien, si ce n'est peut-être la rougeur de la muqueuse vulvaire au voisinage du conduit excréteur, ne nous autorise à soupçonner la bartholinite. Et, puisque le reste de la muqueuse vulvo-vaginale paraît normal, nous ne sommes nullement autorisés à déclarer que la femme est porteuse d'une affection contagieuse.

La bartholinite et la folliculite péri-uréthrale chroniques sont donc souvent les seules manifestations de la blennorrhagie chronique des organes sexuels externes de la femme.

Ces deux affections ont une importance capitale pour les médecins chargés d'examiner les prostituées.

Si, en effet, ces femmes, dont beaucoup sont affectés de blennorrhagie chronique localisée, expriment, en se lavant les organes génitaux immédiatement avant la visite médicale, le contenu de leurs kystes, le seul indice de leur affection contagieuse fait défaut.

La bartholinite chronique, la blennorrhagie péri-uréthrale et cervicale permettent d'éclaircir certains points de la pathologie vénérienne, obscurs jusqu'ici.

C'est ainsi que la connaissance de ces affections nous explique pourquoi, une femme qui a donné sûrement la chaudepisse, peut ne rien présenter d'anormal. Il suffit qu'au moment de l'examen les follicules péri-uréthraux ou les glandes de Bartholin ne fournissent aucune sécrétion.

On se rend compte par là également de ce fait constaté à satiété que parmi les nombreux hommes qui se succèdent à court intervalle auprès d'une même femme, il en est qui prennent le mal vénérien, alors que d'autres ne le contractent pas.

LE PILEUR (1877) avait déjà signalé le pouvoir infectant de la sécrétion des glandes de Bartholin.

De ce fait, on ne peut plus douter aujourd'hui, puisque l'on trouve généralement des gonocoques dans cette sécrétion.

La bartholinite chronique est une affection très tenace. Sous l'influence de certaines irritations, elle subit facilement des poussées inflammatoires et se met souvent à suppurer. SÄNGER (1889) a dit avoir observé la pelvi-péritonite à la suite de la formation de ces abcès.

Traitement.

Le conduit excréteur des glandes de Bartholin est, dans l'inflammation chronique, toujours élargi. Il est donc possible d'injecter dans ce conduit ou dans le kyste auquel il aboutit des injections caustiques ou astringentes, à l'aide de la seringue d'Anel par exemple.

Je dois cependant avouer que ce traitement est peu pratique et souvent très long.

Le procédé le plus simple consiste à introduire dans le canal excréteur une sonde cannelée et à inciser sur cette sonde la paroi du kyste; ensuite, on cautérise, on racle. Si la glande est indurée, le mieux est de l'exciser.

II. — DE L'INFLAMMATION DE L'UTÉRUS ET DE SES ANNEXES

A. — Utérus.

L'inflammation blennorrhagique de l'utérus et des annexes revêt des formes très diverses.

Ces affections rentrant dans le domaine de la gynécologie, nous ne nous en occuperons que d'une façon très incomplète.

a). **Métrite blennorrhagique aiguë.** — Elle est toujours le résultat d'une infection aiguë et succède, par voie de propagation, à la vaginite et à la métrite cervicale blennorrhagiques. A côté de la métrite, il est donc toujours possible de découvrir des signes inflammatoires du côté de l'urèthre, de la vulve, du vagin. En opposition avec cette marche ascendante de la maladie, HARDY (1846) admettait l'existence d'une métrite primitive, à laquelle s'ajoutaient, quelques jours plus tard, les symptômes de vaginite et d'uréthrite.

La métrite blennorrhagique aiguë éclate généralement brusquement.

Il se produit des frissons, de la fièvre; le bas-ventre et la région sacrée deviennent le siège d'une douleur, sourde au début, mais augmentant rapidement en intensité. Les malades semblent souffrir d'une affection grave et sont bientôt forcées de s'aliter, car les sensations douloureuses s'exagèrent à chaque mouvement. A côté des lésions de la vulvo-vaginite que nous connaissons, on trouve, dans ces cas, le col fortement gonflé, la muqueuse qui le recouvre est rouge et souvent ulcérée. Le simple contact d'un tampon sur ces parties enflammées éveille une violente douleur. De l'orifice externe s'écoule au début un liquide muqueux, mélangé de sang ; puis la sécrétion devient purulo-sanguinolente et enfin purulente et très abondante.

L'utérus lui-même paraît augmenté de volume, il est très sensible au toucher.

Après quelques jours, les phénomènes aigus diminuent, puis disparaissent ; l'affection guérit, ou bien, ce qui est plus fréquent, devient chronique. L'inflammation peut aussi envahir les *trompes*, les *ovaires* le *péritoine* et dans les cas les plus défavorables, une *péritonite purulente aiguë* vient emporter rapidement la malade.

On voit plus fréquemment se produire des exsudats dans le petit bassin, autour des trompes et des ovaires ou dans l'espace de Douglas. En général, ces exsudats suppurent et se font jour. Ils se résorbent rarement.

Dans un exsudat bien circonscrit de ce genre, CEPPI (1887) a pu trouver des gonocoques.

Par contre LOVEN (1886), PENROSE n'ont vu dans le pus d'une péritonite aiguë, survenue au cours d'une blennorrhagie aiguë à gonocoques, que des microcoques du pus.

b). **Métrite blennorrhagique chronique.** — Il est rare que cette forme succède à la métrite aiguë ; bien plus souvent elle s'établit au cours de la blennorrhagie chronique. C'est surtout chez les jeunes mariées, dont les époux sont atteints de blennorrhagie chronique à gonocoques, qu'on les observe. Les gonocoques, à la suite d'une longue culture sur le même terrain ont beaucoup perdu de leur virulence et ne produisent plus qu'une inflammation chronique.

La blennorrhagie chronique de la femme se localise souvent, nous l'avons dit, à la muqueuse vulvaire, à ses glandes et follicules plutôt et parfois aussi au vagin où l'on découvre de la rougeur ou des granulations.

D'autres fois au contraire, la vulve et le vagin paraissent absolument intacts tandis que la muqueuse utérine s'entreprend d'emblée. Quand c'est du côté de la vulve et du vagin que les lésions se montrent d'abord, elles se manifestent, surtout quand elles suivent de près la défloraison, par de la chaleur et des démangeaisons dans ces parties, par une exagération des sécrétions qui deviennent muco-purulentes. Quand alors l'utérus s'entreprend, certains symptômes nouveaux apparaissent : douleurs sourdes dans le bassin et dans la région sacrée à l'approche ou au moment des règles, après des fatigues physiques ou des excès de coït. A l'examen au spéculum on constate du gonflement, de la rougeur et un ectropion modéré de la muqueuse cervicale ; l'écoulement est muco-purulent, plus ou moins abondant. Le toucher digital révèle une augmentation de volume et une sensibilité exagérée du corps utérin.

Les fatigues de tous genres, les excès, la menstruation, mais surtout l'accouchement et ses suites amènent des exacerbations, des poussées inflammatoires aiguës. Alors, les règles se font précéder de violentes coliques utérines ; le type de la menstruation est troublé ; ce sont surtout des retards que l'on observe. Parfois aussi, la quantité de sang perdue pendant la période cataméniale est extrêmement faible, mais après, la sécrétion devient purulente et profuse. On observe plus rarement les règles en avance et la métrorrhagie. A chacune des exacerbations, le processus gagne en étendue, il se propage au péritoine péri-utérin, aux trompes, aux ovaires.

Dans la métrite blennorrhagique aiguë, la muqueuse utérine est rouge, gonflée, œdématiée sur toute sa surface ou seulement au niveau des points de sortie des glandes utriculaires.

Quand elle est hyperémiée, elle montre aussi quelques petites extravasations. Les érosions ne sont pas rares. La sécrétion, séreuse normalement, devient séro-sanguinolente et plus tard purulente. Le parenchyme utérin est hypérémié, turgescent.

La portion vaginale du col est hypertrophiée, la muqueuse est rouge et présente des érosions rondes, superficielles, ou des follicules suppurés.

Dans les cas chroniques, l'utérus est augmenté de volume ; son parenchyme est, ou bien ramolli et flasque, ou bien dur et épais. La portion vaginale du col est spongieuse, comme relâchée. La muqueuse utérine est tantôt hypertrophiée, boursouflée, couverte parfois de formations polypeuses ou papillaires, les glandes subissant la dégénérescence kystique ; tantôt, elle est au contraire sèche, blanche, recouverte de cellules épithéliales plates cornées. On trouve aussi de petits kystes dans la cavité cervicale (œufs de Naboth) ; les lèvres sont souvent ectropionnés et érodées. La sécrétion est louche, muqueuse ou muco-purulente.

Le *traitement* de l'endométrite blennorrhagique rentre dans le domaine des gynécologistes.

Il doit être aussi radical que possible pour éviter la propagation du processus aux trompes, etc. En dehors de la phase aiguë, on intervient localement par des irrigations et des instillations à l'aide des sondes utérines de Fritsch Bozeman, de Breus, de Schultze. Ces opérations sont précédées ou non de la dilatation du col (avec le laminaria, par exemple) (SÄNGER, 1889).

SÄNGER conseille les lavages de sublimé auxquels il combine volontiers les solutions de chlorure de zinc (2 p. 100) de créoline, de créosote. Il entrecoupe ce traitement de cautérisations de chlorure de zinc à 10 p. 100.

Sinclair (1889) donne la préférence à la teinture d'iode dont il répète les applications tous les deux ou trois jours. Puis il attend l'élimination de l'escarre et reprend ces applications.

Schwartz (1887) fait l'irrigation continue de la matrice avec des solutions de sublimé (à 0,02-0,05 p. 100) ou d'acide phénique (1 à 2 p. 100) Sänger et Sinclair condamnent le procédé de Lévy (1887) qui consiste à racler la muqueuse avant de faire agir les astringents et les antiseptiques.

B. — Annexes de l'utérus.

a) **Périmétrite.** — Noeggerath (1888) en distingue trois formes. 1° *Périmétrite aiguë avec ou sans paramétrite*. Les femmes commencent à souffrir peu de temps après leur mariage ; elles sont très vite fatiguées, les pertes menstruelles deviennent profuses, puis tous les signes d'une inflammation aiguë et violente apparaissent. D'autrefois ce n'est qu'après une grossesse, durant laquelle les femmes se sont plaint de douleurs vagues dans le bas-ventre, qu'éclate une para- ou une périmétrite aiguë. Enfin, il est des cas où les femmes sont frappées en pleine santé par une périmétrite foudroyante qui les emporte. 2° *Périmétrite récidivante*. Cette forme dépend d'une salpingite suppurée. La périmétrite circonscrite survient à l'occasion d'un coït, d'une émotion, d'une irritation, d'un sondage de l'utérus. Le premier accès est toujours très aigu et s'accompagne de la formation d'un exsudat abondant, purulent ; les suivants sont moins marqués quant à l'intensité et l'étendue des désordres locaux.

A chaque accès, les femmes en même temps qu'elles présentent une tendance aux vomissements, éprouvent une violente douleur qui se localise d'une façon assez constante à l'union du tiers moyen et du tiers postérieur du ligament de Poupart. Cette douleur disparaît au bout de quelques jours ; mais ces malades continuent à souffrir de tiraillements après les repas et de névralgies localisées dans la hanche et dans le bas-ventre. 3° *Périmétrite chronique*. Elle se traduit par une latéro-version de l'utérus, le fond de l'organe étant généralement dirigé à droite et par une sensibilité à la pression au niveau de l'espace de Douglas. En ce point, on trouve à la palpation des cordons durs.

b) **Salpingite et ovarite.** — La salpingite blennorrhagique est une affection fréquente. Sänger (1884) considère les trompes comme le point d'élection de l'infection blennorrhagique des annexes et du péritoine pelvien. TAIT (1884), HOWARD (1886) ont publié des cas de pyosalpinx blennorrhagiques. Dans une observation rapportée par Westermark (1886), cette affection avait été prise pour une grossesse extra-utérine. On profita de la laparotomie pour extirper la trompe : les parois en étaient épaissies, infiltrées; le pus contenait des gonocoques typiques. Egalement très instructive à cet égard est la relation de ORTMANN (1887). Il s'agissait d'une jeune femme de vingt-deux ans, mariée depuis un an. Le mari avait eu plusieurs chaudepisses. Huit semaines après le premier accouchement, cette femme ressentit une sensation de cuisson en urinant et de violentes douleurs dans le bas-ventre. Le toucher révéla l'existence d'une tumeur de l'ovaire gauche, d'une ovarite et d'une salpingite droites. La laparotomie ayant été pratiquée, on trouva à droite : salpingite purulente, hématome de l'ovaire, périsalpingite, périovarite ; à gauche : salpingite catarrhale, périsalpingite et périovarite. Les deux trompes étaient sinueuses et dilatées. L'ovaire droit avait le volume d'une prune, outre l'hydropisie des follicules, on y voyait un kyste rempli de sang. Le pus de la trompe droite contenait d'abondants gonocoques, bien caractérisés. L'épithélium de la muqueuse tubaire faisait défaut; les plis de cette muqueuse étaient transformés en gros bourrelets entre lesquels il existait des cavités remplies de sang et de pus, tapissées de cellules épithéliales cylindriques. La muqueuse était épaissie, très infiltrée, subissant en maints endroits la fonte purulente; les faisceaux musculaires étaient amincis; le tissu conjonctif intramusculaire présentait au contraire un épaississement.

Enfin WERTHEIM (1890) a trouvé dans trois cas des gonocoques typiques, non seulement dans le contenu tubaire, mais aussi dans le tissu des trompes. D'après SÄNGER (1889) la salpingite résulte de la propagation de la blennorrhagie utérine, sous la forme d'un pyosalpinx avec ou sans épaississement des parois des trompes. Le pus sortant du pavillon sous l'influence d'une cause extérieure provoquerait l'éclosion d'une *pelvi-péritonite* circonscrite. L'*ovarite* pourrait à la rigueur se développer à la suite de la pénétration des microbes par le hile de l'ovaire. Mais, presque toujours ce serait la *périovarite* qui débuterait, l'ovarite chronique se développant secondairement (troubles circulatoires et sécrétoires, formations kystiques). Donc, il peut se produire simultanément, d'un côté ou des deux côtés à la fois, de la salpingite, de la péri-oophorite, de la pelvi-péritonite : pelvi-péritonite latérale, *blennorrhagie totale des annexes*. Il n'est pas prouvé que le même mécanisme donne lieu au développement d'une périmétrite ainsi que Noeggerath l'admettait. Le beau travail de Wertheim (1892) est venu jeter un jour nouveau sur l'anatomie pathologique et l'étiologie de la salpingite et de l'ovarite. Nous savons en effet, par ce mémoire, que les gonocoques ne se bornent pas toujours à s'implanter et à se multiplier dans les trompes, mais qu'ils peuvent aussi traverser les parois de ces conduits pour atteindre le péritoine et les ovaires et susciter ainsi la péritonite, la péri-oophorite et l'ovarite.

Le traitement de ces affections appartient à la gynécologie.

TROISIÈME SECTION

I. — DU RHUMATISME BLENNORRHAGIQUE

Généralités.

Les arthropathies liées à la blennorrhagie ont de bonne heure attiré l'attention des spécialistes. Pierre van Foreest (1597), Musgrave (1703), Baglivi (1704) mentionnent ces affections et les donnent comme un argument en faveur de la nature syphilitique de la blennorrhagie. Swediaur (1798) parle en détail de cette complication ; Hunter (1786) et Selle (1788), Cooper (1837), Brodie (1818), Eisenmann (1830), Gibert (1836), Baumes (1840), Carmichael (1842), Cumano (1844) publient des cas de ces affections et proclament leurs rapports avec la blennorrhagie.

Par contre, Eagle (1836) attribue les lésions articulaires survenant au cours de la blennorrhagie, à l'administration intempestive du copahu ou à un mauvais traitement. Hacker (1850), Potain (1851), M. Robert (1833), Gillot (1845), Roustan (1846), Raxer (1846), Foucart (1846), Halgrin (1846), Blandin (1847), Casenave (1850), Jannel (1853) ; en Allemagne : Holscher (1844), Caspar (1846), Weiner (1848), parlent encore du rhumatisme blennorrhagique. Mais c'est surtout avec Brandes (1854) que commence réellement l'histoire de cette affection. Depuis, elle a été l'objet de recherches, de monographies nombreuses ; elle a aussi suscité des débats célèbres (entre autres la discussion de la *Société médicale des Hôpitaux* (1866) entre Fournier et Peter.

Étiologie.

Il ne suffisait pas d'établir un rapport entre la blennorrhagie et les arthropathies, de reconnaître à celles-ci une marche et des symptômes propres; il fallait encore expliquer la pathogénie de ces accidents. Cette question a soulevé d'ardentes discussions, a suscité bien des théories nées plus souvent au coin d'un tapis vert que sur la table d'un laboratoire d'anatomie.

Les premiers auteurs qui rapportèrent ces accidents à la blennorrhagie : SELLE (1781), HUNTER (1786), RICORD (1836), FOUCART (1846), BRANDES (1854), FOURNIER (1866) virent dans le rhumatisme une affection blennorrhagique pure, pouvant être mise sur la même ligne que l'épididymite et la prostatite. Mais comme on avait observé que d'autres irritations de l'urèthre, notamment le cathétérisme, pouvaient occasionner des tuméfactions articulaires, on fut bientôt porté à admettre que la blennorrhagie n'agissait en l'espèce que par irritation. Plus tard, on reconnut que cette irritation devait être spécifique, car, ainsi que FOUNIER (1886) l'a dit, parmi les affections inflammatoires de l'urèthre, la blennorrhagie seule est en état d'engendrer ces accidents. ZEISSL (1882) opinait aussi dans ce sens.

Par contre, pour THIRY (1856) et GUYON, la blennorrhagie et le rhumatisme n'avaient aucune connexion; du moins l'affection uréthrale agissait-elle uniquement comme cause débilitante; elle ne faisait que favoriser, chez les individus prédisposés, les manifestations d'une tare, d'une diathèse, latente jusque-là.

Comme la blennorrhagie pouvait produire des accidents à distance, GUÉRIN (1864), LORAIN (1875) LASÈGUE (1876) ne la considéraient pas comme une affection purement locale, mais comme une infection générale, *sui generis*, qu'ils séparaient d'ailleurs complètement de la syphilis. Cette maladie aurait une longue incubation; si pendant cette période, on réussit à s'en rendre maître, en la maintenant à l'état d'affection locale, les manifestations éloignées ne se produisent pas; on les verrait au contraire survenir si la blennorrhagie dépasse le temps de l'incubation. MARTINEAU (1885) se rangeait aussi à cette manière de voir.

On a mis le rhumatisme blennorrhagique sur le compte d'influences vaso-motrices. D'après cette théorie, le rhumatisme blennorrhagique résulterait d'un trouble vaso-moteur réflexe ayant son point de départ dans l'irritation de l'urèthre enflammé; LEWIN (1878) était le principal défenseur de ces idées.

La découverte du gonocoque est venue, ici encore, éclairer la question. Le rhumatisme blennorrhagique ne reconnaît pas toujours la même étiologie. C'est ainsi que dans une série de cas, ceux qui ordinairement évoluent d'une façon bénigne (nous en parlerons

encore au chapitre de l'*Anatomie pathologique*), on a trouvé dans le
liquide articulaire des gonocoques bien nets, démontrés parfois tels
par la culture. Ces formes sont réellement de nature blennorrhagique, ce sont des métastases dues à l'exode des gonocoques qui
désertent le foyer uréthral pour se rendre, par les voies sanguines,
dans les articulations. Il importe de remarquer que ce ne sont pas
seulement les uréthrites blennorrhagiques qui donnent lieu à cette
forme d'arthropathies, mais que celles-ci peuvent encore succéder à la
vulvo-vaginite [Loven (1886), Koplik (1890), Béclère (1892)] et à
l'ophtalmie blennorrhagique des nouveau-nés [Deutschmann (1890)
et Lindemann (1892)]. Le dernier auteur a même confirmé le diagnostic bactériologique par la culture.

Dans un second groupe de cas, qui se traduisent cliniquement par
des symptômes plus accusés, les gonocoques ne se retrouvent pas
dans les liquides articulaires. Parfois on a pu y découvrir les microcoques du pus. Il s'agit en l'espèce de phénomènes pyémiques
s'ajoutant à l'infection blennorrhagique.

Ajoutons que Guyon et Janet (1889) n'ont pas trouvé de microorganisme dans le pus de trois arthrites. Aussi, attribuent-ils, ainsi
que Fürbringer (1890), le rhumatisme blennorrhagigue à une intoxication ptomaïnique.

Symptomatologie.

En ce qui concerne d'abord la fréquence des accidents rhumatismaux dus à la blennorrhagie, Grisolle (1866) sur 2,423 cas a relevé
68 fois cette complication, soit dans les 2,8 p. 100 des cas. Besnier
(1877) et Jullien (1886) donnent la même proportion.

Le rhumatisme blennorrhagique s'observe plus souvent chez
l'homme que chez la femme ; ce n'est pas à dire qu'elle l'épargne
d'une façon absolue. L'âge ne semble avoir aucune influence. L'accident ne se manifeste qu'à la suite des affections réellement blennorrhagiques ; à la suite de processus pseudo-gonorrhéiques, comme
la balanite, on ne l'observe pas. Mais il n'y a pas que l'uréthrite qui
donne lieu au développement de l'arthropathie blennorrhagique ;
on a vu s'établir le blennorrhagisme à la suite de la vulvite, de la
vaginite, de la conjonctivite. Lucas (1885), notamment, a rapporté
deux cas de rhumatisme polyarticulaire survenu bientôt après la
naissance, chez des nourrissons atteints d'ophtalmie blennorrhagique.
Hartley (1886) a vu des tuméfactions articulaires chez des petites

filles de trois, quatre, cinq, sept et huit ans qui souffraient de vulvo-vaginite (à gonocoques dans quatre cas) ; nous avons mentionné déjà les observations de Loven, Koplik, Béclére. Deutschmann (1890) et Lindemann (1892) ont également vu s'établir l'arthrite blennorrhagique à la suite de l'ophtalmie et ont trouvé des gonocoques dans l'épanchement articulaire.

On manque de données précises sur l'*époque d'apparition* de l'accident. Toutefois, d'après les statistiques dressées à ce point de vue et l'observation journalière, il *semble assez certain que le rhumatisme blennorrhagique complique de préférence les vieilles gonorrhées plutôt que les cas récents*. D'après Roustan (1880), la blennorrhagie des jointures ne surviendrait jamais avant la troisième semaine qui suit l'infection.

Ce qui n'est pas sans intérêt c'est que dans huit cas, rapportés par Struppi (1883), *les accidents articulaires avaient succédé à des uréthrites postérieures dont trois étaient même compliquées de prostatite*. Aussi Loeb (1886) considère-t-il le rhumatisme blennorrhagique comme une *complication de l'uréthrite postérieure*. Cette opinion qu'avait déjà émise M. Robert (1853) est encore soutenue par Fürbringer (1890).

Quant aux articulations que la blennorrhagie semble frapper de préférence, nous donnerons, en réunissant les cas publiés par Foucart (1846), Brandes (1854), Rollet (1862), Sordet (1859), Fournier (1866), Tixier (1866), Sucquet (1868), E. Diday (1873), Liebermann (1873), Quinquaud (1875), Chenalier (1875), Bradford (1879), Brun (1881), Jullien (1886), Webb (1888), Simpson (1890), le tableau suivant :

Articulations du genou	136	cas.
— tibio-tarsienne	59	—
— du poignet	43	—
— des doigts et orteils	35	—
— du coude	25	—
— de l'épaule	24	—
— coxo-fémorale	18	—
— temporo-maxillaire	14	—
— du métatarse	7	—
— sacro-iliaques	4	—
— sterno-claviculaires	4	—
— chondro-costales	2	—
— intervertébrales	2	—
— péronéo-tibiales	1	—
— aryténo-cricoïdienne	2	—
	376	cas.

Le rhumatisme blennorrhagique, est comme on le voit, polyarticulaire dans la majorité des cas. Parmi les 346 cas réunis par Jullien (1886), il y avait 205 malades atteints de rhumatisme polyarticulaire et 143 seulement de rhumatisme mono-articulaire.

On s'est efforcé, on s'efforce encore, mais en vain, de décrire à l'arthrite gonorrhéique des symptômes caractéristiques, permettant de la différencier des inflammations articulaires d'autre nature.

S'il existe, en effet, certains signes propres à l'arthrite vénérienne, les modalités de cette affection sont, en tout cas, très variées. En schématisant, nous pouvons déjà distinguer les formes suivantes :

1. Rhumatisme articulaire.
- mono-articulaire.
  - aigu (arthrite).
  - chronique (hydarthrose).
- polyarticulaire.
  - aigu.
  - subaigu.
  - chronique.
2. Rhumatisme péri-articulaire, noueux.
3. Synovite tendineuse.

Toutes ces formes se caractérisent, en tant qu'affections blennorrhagiques, moins par leurs symptômes, que parce que : 1° *elles surviennent au cours d'une uréthrite blennorrhagique dont les rémissions et les exacerbations retentissent sur l'articulation entreprise,* et parce que celle-ci guérit souvent en même temps que l'uréthrite ; 2° *au cas où une nouvelle infection se produit, on voit fréquemment la complication rhumatismale réapparaître ;* 3° les arthrites blennorrhagiques peuvent affecter une marche aiguë ; toutefois elles présentent généralement moins de phénomènes aigus que les autres affections rhumatismales et *montrent une grande tendance à devenir subaiguës et chroniques.*

1. Arthrite blennorrhagique (aiguë). — C'est la forme la plus fréquente, le prototype des manifestations articulaires de la blennorrhagie.

L'affection débute brusquement, ou bien elle comporte un *stade prodromique*, pendant lequel les malades éprouvent un endolorissement de plusieurs articles et souffrent d'un malaise général. Cette période ne dure guère, *très rapidement s'établit l'arthrite.* Une des grandes articulations, généralement l'articulation d'un genou, atteint très rapidement un volume considérable, devient douloureuse, parfois extrêmement douloureuse, très tendue et fluctuante. Elle est, en effet, le siège d'un exsudat qui est la cause probable de la fixation du membre en demi-flexion.

Les phénomènes généraux qui accompagnent ces désordres locaux sont, durant les premiers jours, très marqués. Il se produit un mouvement fébrile qui persiste pendant quelques jours en présentant des exacerbations vespérales allant jusqu'à 39°,5 C., et des rémissions matinales descendant à 37,5 ou même 36°,8 C.

Toutefois, les phénomènes inflammatoires aigus ne durent pas longtemps, sans que pour cela l'exsudat se résorbe et que le gonflement articulaire, qui en est la conséquence, diminue. Les douleurs s'apaisent, bien que le sentiment de tension, de dilatation persiste ; la fièvre cesse, mais le gonflement de l'articulation empêche l'usage du membre. Cet état subaigu peut lui-même disparaître au bout de quelques semaines et l'infiltrat se résorber. Mais, aussi longtemps que cette résorption est incomplète, une influence défavorable, une poussée du côté de l'urèthre, par exemple, peut ramener un gonflement inflammatoire, douloureux de l'article et la fièvre. Cette exacerbation s'amende rapidement encore, mais la répétition des rechutes prédispose à la chronicité du processus et au *développement d'une hydarthrose*.

Une *terminaison plus rare*, observée cependant de temps à autre, est la *suppuration*. Celle-ci s'annonce alors par des frissons et un mouvement fébrile très prononcé. La tuméfaction articulaire augmente, la peau, qui, jusque-là, avait conservé sa coloration normale, devient rouge ; les douleurs augmentent en intensité, l'article est le siège de battements. La capsule finit par se rompre et le pus fuse alors entre les muscles et les gaines tendineuses, et se fait jour au dehors. Si, dans ces conditions, la guérison parvient encore à se faire, c'est au prix d'une ankylose. Plus souvent, ces cas se terminent par la *pyémie avec issue fatale*.

Enfin, Voelker (1868), Hamonic (1887) et Martel (1887) ont signalé une complication rare du rhumatisme articulaire aigu : la phlébite des veines saphène, fémorale, iliaque. La guérison peut s'observer, c'est même la règle, mais, quand il se produit une thrombose, la mort par embolie peut survenir.

2. Hydarthrose. — L'inflammation chronique succède à l'arthrite aiguë, après de nombreuses rechutes, ou bien elle s'établit d'emblée. Dans ce dernier cas, l'exsudat distend de plus en plus l'articulation, sans provoquer de symptômes subjectifs bien marqués. C'est souvent par hasard que le malade s'aperçoit de son affection. A la palpation et aux mouvements passifs, l'articulation n'est pas douloureuse ; la fluctuation est manifeste. Quand l'épanchement intra-articulaire augmente encore, les mouvements étendus de flexion et d'extension ne sont plus possibles, mais les fonctions du membre ne sont pas autrement compromises. Pourtant, au cas où l'article est considérablement distendu, les ligaments se relâchent, la mobilité anormale qui en résulte entrave les fonctions de motilité, la marche. L'exsudat peut se résorber très rapidement, en quelques jours on n'en retrouve plus de traces ; d'autres fois, au contraire, on voit l'hydarthrose résister d'une façon opiniâtre à un traitement de plusieurs mois. Alors, à la longue, se développent des altérations plastiques. Une partie de l'exsudat est résorbée, mais à la palpation de la jointure, on perçoit de la crépitation ; il s'est développé une arthrite déformante qui entrave plus ou moins complètement le fonctionnement du membre.

3. Rhumatisme blennorrhagique, polyarticulaire, aigu. — Cette forme se rapproche beaucoup du rhumatisme articulaire aigu. En très peu de temps, plusieurs articulations présentent une tuméfaction souvent considérable, douloureuse ; la fièvre s'installe avec des rémissions. Il y est cependant quelques signes qui autorisent la distinction d'avec le rhumatisme ordinaire. *Le nombre des articulations entreprises dans le rhumatisme blennorrhagique n'est jamais aussi grand que dans le rhumatisme simple.* Il n'y en a généralement pas plus de deux, généralement du même nom, tout au plus trois ou quatre qui sont atteintes. *La fièvre n'atteint pas non plus dans le rhumatisme blennorrhagique le degré qu'on observe dans le rhumatisme ordinaire.* Dans celui-ci, les articulations s'entreprennent souvent ensemble ; dans le rhumatisme blennorrhagique, il existe ordinairement de petites pauses entre les accès rhumatismaux mono-articulaires. Une articulation souffre d'abord, puis, au moment où l'inflammation rétrocède dans celle-ci, un nouvel article gonfle ; cela se répète deux ou trois fois. *Il est rare que deux ou plusieurs articulations s'entreprennent à la fois d'une façon aiguë.*

Un caractère propre à l'inflammation blennorrhagique est encore de faire facilement des rechutes dès qu'une influence pèse défavorablement sur l'uréthrite. *Enfin, une dernière pierre de touche est fournie par le traitement.*

La quinine, le salicylate de soude, qui modifient si promptement le rhumatisme ordinaire, n'ont pas sur le rhumatisme blennorrhagique le même effet.

4. Rhumatisme blennorrhagique, polyarticulaire, subaigu. — C'est, après l'arthrite aiguë, la forme la plus fréquente. Le tableau symptomatique rappelle celui de la forme précédente si ce n'est que la température ne s'élève pas au delà de 38°,5 et que les phénomènes subjectifs sont très peu marqués, en opposition avec le gonflement, souvent considérable.

5. Rhumatisme blennorrhagique, polyarticulaire, chronique. — Il s'établit d'emblée comme tel ou succède aux formes subaiguës.

Il ne diffère de l'hydarthrose simple que par la localisation dans plusieurs articulations.

6. Rhumatisme blennorrhagique périarticulaire. — Cette affection s'annonce dans les deux sexes par un stade prodromique : abattement général, élancements dans les membres. Puis, subitement, survient le gonflement de la jointure.

Cette tuméfaction n'est pas due à un épanchement intra-articulaire, mais à une forte infiltration des tissus périarticulaires, à un œdème dur de la peau. L'articulation gonfle, s'épaissit, se déforme de la même manière à peu près que dans la goutte. Les douleurs sont modérées; il y a un peu de fièvre au début, mais elle ne dure guère. En général la mobilité n'est pas entravée, mais elle peut devenir anormale. La guérison est la règle, bien que l'on observe parfois, à la suite de cette affection, le développement d'une ankylose. HUGUENARD (1880), ROUSTAN (1880), DUPLAY et BRUN (1881) ont, les premiers, attiré l'attention sur ces accidents.

7. Tendo-vaginite blennorrhagique. — Affection rare, étudiée surtout par MAYMOU (1875) et depuis, par FELEKI (1890) qui en a publié quelques cas. J'ai moi-même observé deux fois la vaginite du fléchisseur du pouce. Cette complication peut apparaître à toutes les périodes de la maladie uréthrale; elle semble cependant se développer au cours des blennorrhagies avancées ou anciennes, et, en tout cas, après la troisième semaine. Le mal débute par des frissons, et une fièvre modérée; puis, apparaissent des douleurs légères, d'une durée d'une heure ou deux, qui se localisent dans l'une ou l'autre articulation ou sur le trajet d'un tendon; ces douleurs vont et viennent; elles finissent par se localiser dans l'une ou l'autre gaine tendineuse ; celle-ci devient le siège d'une tuméfaction pâteuse, douloureuse, qui s'étend plus ou moins loin. La peau, à ce niveau, prend une teinte rose ou rouge, à la longue elle s'œdématie et devient douloureuse. Au début de la phase aiguë les douleurs sont aiguës, violentes et spontanées ; elles s'exaspèrent par la pression et les mouvements.

Plus tard, les douleurs spontanées s'apaisent, mais celles que provoquent les mouvements ne disparaissent que petit à petit en même temps que diminue le gonflement lui-même.

L'inflammation entreprend aussi bien un système de tendons qui possèdent des gaines communes, que des tendons séparés. Ce sont les tendons de l'extenseur commun des doigts, du fléchisseur du pouce, du fléchisseur dorsal des orteils qui sont le plus souvent atteints. Après une période aiguë de quelques jours, les phénomènes inflammatoires s'apaisent. Toutefois, l'exsudat n'est, en général, complètement résorbé qu'au bout de quelques semaines. Quand le canal de l'urèthre se réinfecte à nouveau ou quand la blennorrhagie fait une nouvelle poussée, on voit de même se rétablir ou s'aggraver la tendo-synovite. Celle-ci se combine d'ailleurs très souvent aux différentes formes d'arthrites que nous avons passées en revue.

8. — A côté des complications précédentes, signalons enfin une série de *phénomènes nerveux spinaux* qui s'ajoutent souvent au rhumatisme blennorrhagique mais qui peuvent aussi succéder directement à la blennorrhagie sans rhumatisme, ainsi que j'ai pu l'observer plusieurs fois. GUTHERZ (1852) a publié notamment un cas de névralgie rebelle du nerf honteux interne qui ne guérit pas avant que la blennorrhagie fût elle-même complètement éteinte. FOURNIER (1868) a vu chez des sujets atteints de blennorrhagie, avec et sans arthrite ou synovite, s'établir une névralgie sciatique très tenace qui se reproduisit lors d'une nouvelle infection. SCARENZIO (1868) a de même observé deux cas de rhumatisme blennorrhagique rebelle compliqué de névralgie sciatique. COUTAGNE (1870) a vu deux fois survenir des névralgies crurale et inguino-scrotale à la suite d'arthrite blennorrhagique ; deux fois, GALLIARD (1878) a constaté une névralgie sciatique double, chez des malades atteints d'épididymite. URDY a fait remarquer que le rhumatisme peut se compliquer d'atrophie musculaire, spécialement d'atrophie des muscles extenseurs des grandes articulations. C'est là un fait confirmé depuis par FOURNIER (1888), HAYEM et PARMENTIER (1888), CHARRIER et FÉVRIER (1888), DERCUM (1888), MYRTLE

(1889), Strumpell (1890), Jaroschewski (1890), Raymond (1890), Spielmann et Haushalter (1891), Polozoff (1891).

Ces auteurs, et notamment Fournier, Hayem et Parmentier, Myrtle, Strumpell, ont vu à côté des phénomènes précédents d'autres accidents encore : douleurs en ceinture, douleurs ostéocopes, hyperesthésie de la peau, exagération des réflexes, sensibilité des apophyses épineuses, symptômes qui ont autorisé ces auteurs à parler dans ces cas : « *d'affections médullaires* ».

Anatomie pathologique.

Les autopsies relatives à des cas de rhumatisme blennorrhagique ne sont pas précisément rares; mais, comme elles se rapportent à des formes très graves, rapidement funestes, elles ne fournissent aucune donnée anatomo-pathologique sur les formes bénignes, les plus habituelles.

Ainsi, Fournier (1869) a publié un cas d'arthrite suppurée aiguë du coude dans lequel il a trouvé l'articulation complètement remplie de pus; le cartilage était érodé en maints endroits et faisait même complètement défaut au niveau des surfaces articulaires du cubitus. Haslund (1880) a de même relaté quatre cas d'arthrite purulente dont l'un avait nécessité l'amputation du membre. Ici l'on put constater que l'articulation du genou était remplie d'un pus fétide, sanieux, les cartilages étaient détruits, les extrémités articulaires rongées en quelque sorte ; le périoste du fémur était décollé sur une grande étendue, l'os était rugueux.

Wyszémirsky (1885) trouva chez un jeune soldat de vingt-cinq ans, ayant succombé à la pyémie après un rhumatisme blennorrhagique suppuré, du pus dans les deux articulations du coude et dans l'articulation de l'épaule gauche; dans ce pus il a pu découvir des gonocoques. Pollard (1885) présenta, à la société des médecins de Londres, les pièces anatomiques provenant de l'autopsie d'une jeune fille de dix-neuf ans, qui souffrait depuis trente-six jours d'une vaginite et qui avait eu de la fièvre, des douleurs dans le genou, de la raideur de l'articulation coxo-fémorale. La malade avait succombé à une embolie pulmonaire. A la section on découvrit une thrombose de la veine iliaque interne et des veines vaginales. Dans les articulations du genou et de la hanche il y avait du pus, le cartilage était détruit en partie.

Dans les cas plus bénins, les ponctions et les incisions d'articulations

enflammées ont fourni quelques données sur le liquide qui s'y était
collecté : VOLKMANN (1861) a ponctionné une arthrite blennorrhagique
du genou et en a retiré quatre onces d'un liquide très visqueux,
louche, verdâtre dont le sédiment renfermait des cellules de pus
dont le plus grand nombre en voie de dégénérescence graisseuse. Il
n'y avait pas dans ce dépôt de cellules épithéliales.

Dans les deux cas où il pratiqua la ponction, LABOULBÈNE (1872)
retira du genou un liquide séreux assez foncé, alcalin, louche, purulent qui ne renfermait pas de mucine, mais des globules de pus et de
la fibrine. HASLUND (1880) a pu extraire dans des conditions analogues
100 grammes d'un liquide séro-purulent.

C'est aussi à l'aide des ponctions qu'on se rendit compte de la présence des gonocoques dans les exsudats intra-articulaires. PETRONE
(1883) fit le premier cette constatation. KAMMERER (1883) a trouvé,
lui aussi, ces microorganismes en grand nombre dans l'un des deux
cas qu'il avait examinés à ce point de vue. Nous avons relaté plus
haut les observations de WYSZEMIRSKI (1885). HORTELOUP (1885) a trouvé
le micrococcus gonorrheæ dans le pus d'une arthrite sterno-clavicu-
laire. HALL (1886) les a vus à l'intérieur des cellules épithéliales et
purulentes (aussi bien qu'en dehors de ces éléments) dans le liquide
ponctionné d'une arthrite du genou. SMIRNOFF (1886) a trouvé les gonocoques en groupe à l'intérieur des cellules purulentes d'un exsudat
intra-articulaire du genou. Nous avons parlé des quatre examens de
HARTLEY, positifs à cet égard; AUBERT (1887), BORNEMANN (1887),
PARK (1888), WELANDER (1888) n'ont, par contre, jamais vu le microbe
de la chaudepisse dans le pus de l'arthrite du genou.

Plus récemment, DEUTSCHMANN (1890) dans un cas d'arthrite que
nous avons relaté, a trouvé des gonocoques bien nets (situation intracellulaire, décoloration par la méthode de Gramm, essais de culture
négatifs sur les milieux nutritifs ordinaires). LINDEMANN (1892) a pu
cultiver les gonocoques qu'il avait découverts dans ces conditions.
STERN (1892) a également retrouvé ces microorganismes dans un épanchement articulaire.

La démonstration des gonocoques d'une part, la gravité de certains cas de l'autre (notamment ceux de HASLUND, WYSEMIRSKI, POLLARD
qui semblent rentrer dans le cadre de la pyémie), nous confirme dans
l'opinion émise plus haut, opinion suivant laquelle le rhumatisme
blennorrhagique serait, tantôt une véritable affection gonorrhéique,
tantôt le résultat d'une infection mixte entrainant des accidents
pyémiques.

En ce qui concerne les autres manifestations rhumatismales, nous possédons le protocole d'une autopsie relative à un cas de tendo-synovite (POLLOSON, 1888). Les gaines tendineuses renfermaient un liquide muco-purulent. Dans les parois de la gaine aussi bien que sur le tendon lui-même il y avait des granulations fongueuses. Malheureusement on ne fit pas dans ce cas la recherche des gonocoques.

Diagnostic. — Pronostic.

La diagnose se tire des symptômes exposés.

Un élément important est le fait bien établi que *le rhumatisme blennorrhagique, quand il s'est une fois présenté, tend à se reproduire à chaque atteinte d'uréthrite.*

Nous n'hésiterons donc pas à poser le diagnostic, quand un malade viendra nous dire que dans une ou plusieurs chaudepisses antérieures il a déjà souffert de rhumatisme.

Nous sommes plus embarassés quand il s'agit d'une première uréthrite ou quand le rhumatisme complique pour la première fois la blennorrhagie. Il est possible, en effet, dans ces conditions, qu'un rhumatisme ordinaire ne fasse que coïncider avec la blennorrhagie. On a recours alors aux points de repère suivants, pour asseoir le diagnostic : 1) *Le petit nombre des articulations entreprises.* Le rhumatisme blennorrhagique est souvent mono-articulaire ou il n'intéresse que deux ou trois articles, rarement davantage. Le rhumatisme ordinaire est au contraire généralement polyarticulaire. Quand, dans le blennorrhagisme, plusieurs articulations sont atteintes, elles ne sont pas atteintes à la fois avec la même intensité. 2) *A l'inverse du rhumatisme ordinaire, dans le rhumatisme blennorrhagique, les phénomènes aigus sont modérés et de durée relativement courte.* La fièvre, les douleurs s'apaisent bientôt, ce qui contraste singulièrement avec la persistance des signes objectifs du côté de l'articulation malade. 3) *Les rechutes et les aggravations de l'uréthrite retentissent sur les manifestations rhumatismales.* 4) *Le traitement.* — La quinine, le salycilate de soude, l'antipyrine apportent très rapidement dans le rhumatisme ordinaire la chute de la température et la disparition des douleurs. Ces moyens sont loin d'être aussi efficaces dans le rhumatisme blennorrhagique.

Le *pronostic* du rhumatisme blennorrhagique doit toujours être posé avec une certaine réserve. Nous savons que la complication peut conduire à la pyo-arthrose et que, dans les cas où elle évolue d'une façon bénigne, la guérison complète n'est pas toujours obtenue ; l'hydarthrose chronique se développe facilement. Il faut avoir présente à l'esprit l'éventualité de toutes ces lésions chroniques qui, pour n'être que peu incommodantes au début, n'en exposent pas moins, plus tard, les malades aux rechutes.

Traitement.

Il est jusqu'ici des plus ingrats. Nous ne possédons contre le mal aucun spécifique, et sommes donc réduits à la thérapeutique symtomatique : prescrire l'hygiène et la diète et faire éviter scrupuleusement toutes les influences qui peuvent peser défavorablement sur l'uréthrite et par conséquent sur la complication articulaire. Il ne faut recourir aux remèdes antiblennorrhagiques énergiques qu'avec beaucoup de prudence. On attendra, en tout cas, que les exacerbations aiguës de cette uréthrite se soient apaisées avant d'entreprendre la cure locale.

A la période aiguë, il faut songer aux moyens antiphlogistiques ; on n'employera les résorbants, les compresses humides, les bains soufrés, les préparations d'iode que plus tard, quand les symptômes inflammatoires auront disparu, à moins que l'arthropathie affecte dès le début une allure chronique.

Taylor (1887) conseille l'usage de l'huile de Gaulthérie, 10 à 20 gouttes, trois à quatre fois par jour, dans des capsules gélatineuses.

Rubinstein (1890) préconise l'iodure de potassium, 3 à 4 grammes par jour. Rifat (1890) la phénacétine (on commence par 3 grammes puis l'on augmente jusqu'à 6 grammes par jour), Morel-Lavallée (1891) l'iodure mercurique 0,1 gramme par jour.

II. — DE L'ENDOCARDITE BLENNORRHAGIQUE

Le fait que la blennorrhagie pouvait se compliquer d'affections cardiaques a été reconnu au siècle dernier. Et si, à une époque plus rapprochée de nous, on connaissait bien le rhumatisme blennorrhagique, du moins beaucoup d'auteurs, TROUSSEAU (1834) entre autres, déclaraient-ils que le rhumatisme ne se compliquait jamais d'affection du cœur. BRANDES (1854) rapporte, le premier, deux cas de rhumatisme, l'un de sa propre pratique, l'autre de la pratique de LEHMANN, où il s'était respectivement produit de l'endocardite et de la péricardite. HERVIEUX (1858) et SIGMUND (1858), MEURIOT (1868), LACASSAGNE (1872), DESNOS et LEMAÎTRE (1874) ont fait des observations analogues. MARTY (1879), BESNIER (1876), DESNOS (1877) ont traité longuement de l'endocardite blennorrhagique. Le dernier relata un cas où, la terminaison fatale s'étant produite, l'autopsie avait pu être faite. MOREL a pu, déjà en 1878, réunir treize cas d'endocardite blennorrhagique. PFUHL (1878) a vu un cas de blennorrhagie où, en dépit de complications graves : cystite, conjonctivite, rhumatisme polyarticulaire, endocardite, péricardite, le malade finit par guérir. D'autres exemples ont été fournis par BAUDIN (1879) (endocardite, sans rhumatisme), CIANCIOSI (1880), SCHEDLER (1880).

Dans la thèse de DELPRAT (1882), on trouve l'histoire de quinze malades de cette catégorie.

Enfin, DRAPER (1882), FLEURY (1882), MOREL (1883), DERIGNAC et MOUSSOU (1884), RAILTON (1885), VAN DER VELDEN (1887), ELY (1889), GLUZINSKI (1889) et HIS (1892) ont apporté à la statistique le tribut de leurs observations. Le nombre des cas connus est aujourd'hui d'une quarantaine.

L'endocardite blennorrhagique est, nous le voyons, une affection rare, qui tantôt complique le rhumatisme, tantôt, mais plus rarement, apparaît d'emblée au cours d'une uréthrite simple. Cette proposition vient contredire l'opinion ancienne suivant laquelle le rhumatisme blennorrhagique ne serait jamais suivi d'une endocardite. *Il est plus fréquent, en effet, de pouvoir observer simultanément le rhumatisme et l'endocardite, que l'endocardite seule*. Parmi les treize cas rassemblés par MOREL (1878), il en est onze où l'affection cardiaque compliquait un rhumatisme blennorrhagique et deux seulement où l'endocardite s'était ajoutée directement à la blennorrhagie. C'est presque toujours chez l'homme qu'on a vu s'établir l'endocardite blennorrhagique; SIGMUND (1858) est le seul observateur qui ait vu l'affection se développer chez la femme.

L'*étiologie* de l'endocardite était jusqu'ici très obscure. Un cas rapporté par WEICHSELBAUM (1887) est venu jeter un jour nouveau sur la question : un malade, porteur d'une tumeur récente de la rate et d'une blennorrhagie à gonocoques datant de trois semaines, avait succombé à une endocardite. A l'autopsie, on trouva au niveau de la valvule aortique médiane une grande perte de substance intéressant également les valvules aortiques voisines, la valvule mitrale et la valvule tricuspide à travers la paroi aortique ; au niveau de cette ulcération il y avait d'abondantes végétations molles, grises ou gris rougeâtre. La valvule gauche de l'orifice aortique était épaissie à son bord libre. Dans ces végétations, on put découvrir à l'examen microscopique des *staphylocoques pyogènes démontrés par la culture. L'endocardite était donc le résultat d'une infection mixte ; la blennorrhagie devait être considérée comme la circonstance occasionnelle qui avait ouvert la voie aux microbes de la suppuration.* Dans les cas d'endocardite et de rhumatisme simultanés, les microcoques du pus introduits tardivement et accidentellement dans l'économie affectent une double localisation. Dans les cas d'endocardite seule, cette localisation est simple, une.

Le cas de ELY (1889) se rapproche beaucoup de celui de WEICHSELBAUM. Il s'agissait d'un malade qui mourut après avoir présenté une fièvre intense, des symptômes cérébraux, de l'hémiplégie à gauche et qui était porteur d'une uréthrite à gonocoques. A l'autopsie, on découvrit de l'hypérémie cérébrale, une péricardite ancienne avec adhérence, des végétations marginales récentes de la valvule mitrale ; la rate était augmentée de volume et parsemé de petits infarctus ; dans le rein, il existait de nombreux foyers emboliques. Dans les excroissances mitrales, dans les infarctus du rein, de la rate, on a pu voir de nombreux microcoques du pus. A côté de ces cas, on peut citer encore celui de MARTIN, moins net au point de vue bactériologique. Il se rapporte à un malade atteint d'uréthrite et chez lequel il s'était produit des arthrites multiples, de la parotidite, de la pleuro-pneumonie à droite, de l'hématurie, de la kératite et de l'hipopyon de la chambre antérieure de l'œil, finalement de l'endo et de la péricardite. La mort était survenue après une fièvre intense. A l'autopsie on constata des foyers métastatiques dans les poumons, dans le myocarde, le foie, la rate. Il existait en outre de la pleurésie, de la péri- et de l'endocardite. Dans tous les foyers malades, MARTIN a vu de nombreux coques qu'il a pris pour des gonocoques. Enfin, il y avait de la synovite du genou. Comme, dans ce cas, il y avait eu abcès de la prostate, on peut considérer tous les accidents dont il vient d'être question comme résultant de la pyémie. On y est encore autorisé par la marche de la maladie. Ajoutons encore que dans un cas où la mort était survenue au milieu de symptômes septicémiques, Ilis (1892) dit avoir trouvé des gonocoques dans les végétations ulcérées d'une endocardite.

Nous voyons donc que si l'endocardite complique parfois la blennorrhagie (à titre d'affection isolée et bénigne), elle peut aussi faire partie intégrante du tableau morbide de la pyémie. Il est certain que, dans le dernier cas, elle dépend d'une infection mixte. Celle-ci peut-elle toujours être incriminée dans les cas moins graves ? On l'ignore jusqu'ici.

LEYDEN (1881) a relaté, lui aussi, un cas de péri- et d'endocardite rentrant vraisemblablement dans le cadre de la pyémie. Il s'agissait d'un malade dont l'uréthrite s'était compliquée d'une épididymite, d'un rhumatisme périarticulaire et qui était mort après avoir présenté des frissons, une fièvre intense, intermittente, de l'œdème pulmonaire. A la section, on trouva de la péricardite, de l'endocardite des orifices aortiques; la rate était volumineuse, hypérémiée, parsemée d'infarctus; le foie et les reins étaient très hypertrophiés, la corticale de ces organes était trouble.

Les *symptômes* ne diffèrent en rien de ceux que l'on observe dans l'endocardite ordinaire ou dans l'endocardite qui succède au rhumatisme articulaire.

Le début est brusque, accompagné de fièvre, de frissons, des phénomènes graves, ou bien il est lent et s'annonce par une courbe thermique modérée et quelques symptômes gastriques. Dans les premiers cas, la température monte jusqu'à 40 et même 41° C. C'est là aussi que l'on observe de l'abattement, une grande fatigue, des frissons.

Le malade présente de l'angoisse, de l'oppression, de la dyspnée; les contractions du cœur deviennent tumultueuses et irrégulières. L'auscultation révèle ces troubles fonctionnels. Après quelques jours survient une rémission qui persiste ou qui bientôt est suivie d'une exacerbation nouvelle. Dans le premier accès ou dans la suite, une embolie peut amener rapidement une terminaison fatale. Ou bien, profitant d'un rémission, l'affection évolue vers la chronicité. Il se développe alors une *insuffisance du cœur* avec toutes ses conséquences. La valvule mitrale est plus souvent que l'orifice aortique le siège des altérations.

A côté de l'endocardite, on peut voir s'établir la *péricardite;* celle-ci se montre rarement isolément. L'inflammation envahit parfois le myocarde et donne lieu à une *myocardite aiguë* qui peut, elle aussi, amener rapidement la mort.

L'anatomie pathologique nous est connue par les autopsies de WEICHSELBAUM, ÉLY, MARTIN, LEYDEN, HIS, auxquelles il convient d'ajouter celles de MEURIOT (1868) (insuffisance mitrale et tricuspide), de DESNOS (1876) (insuffisance des valvules mitrale et aortiques), de FLEURY (destruction étendue de deux valvules aortiques).

Le *pronostic* des endocardites aiguës est toujours douteux.

Le *traitement* est celui de l'endocardite ordinaire.

III. — DES EXANTHÈMES BLENNORRHAGIQUES

Selle (1781) avait déjà dit que « le pus blennorrhagique pouvait se résorber et provoquer des éruptions de la peau ». Ces paroles furent oubliées, et l'on rapporta, dans la suite, les exanthèmes survenant au cours de la blennorrhagie, à l'administration si fréquente du baume de copahu. Pidoux (1866) attira de nouveau l'attention sur les complications cutanées de la blennorrhagie.

J'ai publié (1880) trois cas de purpura rhumatismal survenu chez des sujets atteints d'uréthrite blennorrhagique compliquée de cystite et de pleurésie. Dans ces trois cas, quand l'uréthrite ou la cystite subissait une exacerbation, on observait aussi une poussée du côté d'une articulation et du côté de la peau. Depuis, Ballet et Landouzy (1882), Mesnet (1883), Andret (1884), Balzer (1884), Pétrone (1884), Ballet (1885), Feulard (1883), Klippel (1885), Jullien (1886), Philipps (1889), Perrin (1890), Flesch (1890), Raynand (1891), ont relaté des cas analogues. Dans tous, il s'agissait d'exanthèmes appartenant au groupe des *angio-névroses :* érythème polymorphe, noueux; urticaire, purpura. Ces manifestations cutanées ne coexistaient pas toujours avec le rhumatisme. Les symptômes et la marche en sont décrits dans les traités de dermatologie. Nous y renvoyons le lecteur.

Récemment Lang (1892) a décrit un cas qui n'a pas d'exemple dans la littérature et dont nous croyons pouvoir parler dans ce chapitre. Il s'agissait d'une dermatite suppurée circonscrite du dos de la main survenue chez un malade atteint d'uréthro-cystite. Dans le pus, l'auteur a retrouvé des gonocoques démontrés par la culture.

IV. — DES OPHTALMIES BLENNORRHAGIQUES

Abstraction faite des affections oculaires primitives qui reconnaissent comme cause le transport du pus blennorrhagique à l'œil, on peut aussi voir se développer des ophtalmies blennorrhagiques secondaires, coexistant ou non avec des accidents rhumatismaux. Le propre de ces ophtalmies secondaires est de se reproduire à chaque infection blennorrhagique nouvelle.

Dans les *Annales de l'Hôpital Saint-Barthélemy, à Londres*, on trouve la relation de quelques cas de conjonctivite et d'iritis blennorrhagiques avec accidents rhumatismaux concomitants.

Guénau de Mussy (1866) rapporte l'histoire d'un jeune homme qui présenta, à deux reprises, du rhumatisme, de la conjonctivite, de l'irido-choroïdite, de la kératite. Galezowski (1867) parle en détails du traitement et de la symptomatologie de « l'iritis rhumatismale blennorrhagique ». Koeniger (1873) cite le cas d'un jeune homme qui, à sa première chaudepisse prit un rhumatisme ; à sa seconde, un rhumatisme et une iritis ; à sa troisième, une irido-choroïdite. Panas (1875) décrit la « kératite ponctuée », forme dans laquelle il se produit des précipitations à la face postérieure de la cornée. Ce serait là une complication fréquente de la blennorrhagie. Les observations intéressantes de Schenkl (1877), Haltenhof (1880), Mengin (1880), Kipp (1880), Colsman (1882), Seely (1883), ont encore enrichi la statistique à cet égard.

L'iritis blennorrhagique est une maladie assez rare. Le plus souvent elle coïncide avec des manifestations rhumatismales.

Parmi les 21 cas réunis par Jullien (1886), 3 seulement existaient concurremment avec un rhumatisme monoarticulaire, 13 compliquaient des formes polyarticulaires. La symptomatologie est tout à fait analogue à celle de « l'iritis rhumatismale » : modifications de couleur, motilité altérée, pupille rétrécie, parfois irrégulière ; dans les cas rares, synéchies postérieures. On observe de la photophobie, de l'injection ciliaire. La cornée a un aspect enfumé, nuageux ; à l'éclairage oblique et à l'aide du miroir, on voit que ce trouble est formé d'une quàntité de petites taches blanches, louches. C'est sur la moitié inférieure de la cornée, sous forme d'un triangle à sommet supérieur, que se concentrent ces taches.

Le traitement ne diffère pas de celui de l'iritis rhumatismale ordinaire.

V. — ADÉNITE BLENNORRHAGIQUE

Nous avons dit que la lymphangite du pénis survenait parfois au cours de l'uréthrite aiguë, chez l'homme. Chez la femme, bien que plus rarement, on peut observer l'inflammation des vaisseaux lymphatiques qui, du clitoris et des petites lèvres, se rendent dans l'aine. Ces vaisseaux forment alors des cordons gonflés, douloureux, au-dessus desquels la peau est devenue rouge. Dans quelques cas, l'inflammation se propage aux ganglions lymphatiques. Une de ces glandes, ordinairement celle qui se trouve la plus rapprochée de la vulve, se tuméfie jusqu'à atteindre le volume d'une noix et devient douloureuse. Cette nodosité montre peu de tendance à la suppuration. On a cependant observé cette terminaison et BOCKHART (1887) a même pu retrouver dans le pus qui provenait d'une semblable adénite, des streptocoques pyogènes. Il est donc vraisemblable qu'il s'agit en l'espèce d'une infection mixte.

D'autres fois, chez les sujets cachectiques, scrofuleux ou tuberculeux, on voit se développer des tumeurs ganglionnaires multiples qui, sans qu'elles soient le siège de phénomènes inflammatoires ou douloureux, conduisent à la formation de paquets ganglionnaires énormes. Ceux-ci restent longtemps stationnaires, puis ils se résorbent ou se mettent à suppurer. Dans ce cas il persiste souvent, à leur niveau, des trajets fistuleux.

Enfin, il n'est pas rare d'observer, au début d'une uréthrite très aiguë, une tuméfaction douloureuse de tous les ganglions inguinaux. Ces phénomènes disparaissent en même temps que prend fin la période aiguë.

Le traitement est celui des bubons aigus ou chroniques.

TABLEAU SYNOPTIQUE DES SYMPTÔMES (URÉTHRITES, URÉTHRO-CYSTITE, CYSTITES AIGUËS)

DIAGNOSTIC DIFFÉRENTIEL ENTRE LES :	URÉTHRITE ANTÉRIEURE AIGUË	URÉTHRITE POSTÉRIEURE AIGUË	URÉTHRO-CYSTITE POSTÉRIEURE AIGUË	CYSTITE AIGUË NON BLENNORRHAG.	PHOSPHATURIE	BACTÉRIURIE
Sécrétion apparente au méat urinaire.	Abondante.	Ordinairement peu abondante et contraste souvent avec le trouble parfois considérable des urines.	Ordinairement peu abondante et contraste souvent avec le trouble des urines.	Nulle.	Nulle.	Nulle.
Épreuve des 2 verres.	1re. Port. trouble. IIe. Port. toujours claire.	1re. Portion très trouble. IIe. Portion trouble ou tantôt trouble, tantôt claire. Le trouble est toujours plus faible que dans 1re portion	1re et IIe. Portions presque toujours égalem. troubles.	1re. Portion trouble. IIe. Portion toujours plus trouble que la première.	Les 2 portions sont également troubles.	Les 2 portions sont égalem. troubles.
Épreuve des 3 verres.	1re. Port. trouble. IIe et IIIe. Portions toujours claires.	1re. Portion très trouble. IIe et IIIe. Portion trouble ou tantôt trouble, tantôt claire. En tout cas plus claire que 1re portion.	1re. Portion trouble. IIe. Portion toujours trouble. IIIe. Portion très trouble et généralement plus trouble que 1re portion.	1re et IIe. Portions également troubles. IIIe. Portion plus trouble que les 1re et IIe portions.	Les 3 portions sont également troubles.	Les 3 portions sont égalem. troubles.
Épreuve des 2 verres après irrigation de l'urèthre antérieur.	Les 2 portions sont claires.	1re. Portion trouble. IIe. Portion trouble ou bien tantôt trouble, tantôt claire. Quand il y a trouble il est plus faible que dans 1re portion.	1re. Portion trouble. IIe. Généralement plus trouble que la première.	1re. Portion trouble. IIe. Portion plus trouble que la première.	Les 2 portions sont troubles.	Les 2 portions sont troubles.
Réaction des urines.	Acide.	Acide.	Acide.	Acide ou alcaline.	Faiblement acide ou alcaline.	Très acide.
Examen microscopique.	La sécrétion et le sédiment de la 1re portion contiennent des cellules de pus renfermant des gonocoques.	La sécrétion et le sédiment urinaire des 2 portions contiennent des cellules de pus qui renferment des gonocoques.	Dans la sécrétion : cell. de pus contenant des gonocoques. Mêmes éléments dans le sédiment urinaire plus de nombr. cellules de l'épithélium vésical.	Dans le sédiment des 2 portions d'urine : corp. de pus, cell. épithél. vésicales, pas de gonocoques, nombreux microbes.	Granulations amorphes ou cristaux de phosphate ou de carbonate de chaux.	Nombreux microbes, peu d'éléments cellulaires.
Par l'addition d'acide acétique.	Le trouble persiste ou augmente même un peu [1].	Le trouble persiste ou augmente même un peu [1].	Le trouble persiste ou augmente même un peu [1].	Le trouble persiste ou augmente même un peu [1].	L'urine s'éclaircit.	Le trouble persiste.
Autres phénomènes caractéristiques.		Besoins d'uriner fréquents et impérieux. Les dernières gouttes d'urine sont souvent mélangées de sang.	Besoins d'uriner exagérés. Hématurie (provenant de l'urèthre prostatique).	Quand l'urine est alcaline, elle charrie un pus sanieux, fétide.	Symptômes très variables; la phosphaturie ne se présente qu'une fois ou deux par jour. Autrement les urines sont normales.	

[1] Il ne faut pas oublier que toutes ces affections peuvent s'accompagner de phosphaturie et que l'addition d'acide acétique produirait, dans ces cas, un éclaircissement partiel des urines.

DIAGNOSTIC DIFFÉRENTIEL ENTRE LES :	URÉTHRITE CHRONIQUE ANTÉRIEURE		URÉTHRITE CHRONIQUE POSTÉRIEURE	
	SUPERFICIELLE	PROFONDE	SUPERFICIELLE	PROFONDE
Sécrétion apparente au méat urinaire.	1°). Dans les cas récents : Sécrétion muco-purulente continuelle ou le matin seulement. 2°). Dans les cas anciens : Agglutination des lèvres du méat, continuelle ou le matin seulement. Parfois le méat est complètement sec, et l'on ne peut, par expression de la verge, obtenir aucune goutte uréthrale.		Nulle. N. B. — La présence d'une goutte dénote l'existence concomitante de l'uréthrite antérieure, mais ne permet pas d'exclure l'uréthrite postérieure.	
Epreuve des deux verres.	La 1° portion est trouble ou bien elle est claire et contient des filaments.		1°). Dans les cas récents : 1re. Portion légèrement trouble, muqueuse, avec filaments. IIe. Portion légèrement trouble, avec ou sans les virgules de Furbringer. 2°). Dans les cas anciens : 1re. Portion claire avec filaments. IIe. Portion claire avec ou sans les virgules de Fürbringer.	
Epreuve des deux verres après irrigation de l'urèthre antérieure.	Les deux portions sont claires.		1°). Dans les cas récents : 1re. Portion légèrement trouble, muqueuse, avec filaments. IIe. Portion légèrement trouble avec ou sans les virgules de Fürbringer. 2°). Dans les cas anciens : 1re. Portion claire avec filaments. IIe. Portion claire avec ou sans les virgules de Fürbringer.	
Examen uréthrométrique.	Diminution de la dilatabilité uréthrale.	Diminution de la dilatabilité uréthrale en un ou plusieurs points du canal.		
Autres symptômes caractéristiques.	Aucun.	Aucun.	Besoins d'uriner plus fréquents et plus impérieux. Prostatorrhée.	Envies d'uriner plus fréquentes et plus impérieuses. Prostatorrhée. Spermatorrhée des mictions ou des défécations. Phénomènes d'excitation ou de paralysie sexuelles. Exaltation des appétits sexuels. Pollution fréquentes. Ejaculation précipitée. Douleurs pendant les éjaculations; faiblesse des érections; impotence; neurasthénie.

EXPLICATION DES PLANCHES LITHOGRAPHIÉES

Pl. I.   **Fig. 1.** — A, B, C, D et Pl. II, E, F. Coupe à travers la prostate d'après Henle. Les fibres lisses sont dessinées en rouge, les fibres striées en bleu.

A. Coupe de la prostate au niveau du col de la vessie, avec le sphincter interne.

B. Coupe de la prostate entre le col vésical et le veru montanum avec le sphincter interne.

C et D. Coupe de la prostate au niveau du veru montanum, avec le sphincter interne (en bleu) et le muscle transversal de l'urèthre (rouge).

E et F. Coupe de la prostate, au-devant du veru montanum avec les faisceaux musculaires lisses (bleu) et les faisceaux striés (rouge) du muscle sphincter externe.

Pl. II.   **Fig. 2 et fig. 3.** — Coupes sagittales schématiques de la vessie fermée par le sphincter interne (fig. 2, réplétion modérée) et de la vessie fermée par le sphincter externe (réplétion excessive, fig. 3).

Pl. III.   **Fig. 4.** — Schéma de la multiplication des gonocoques.

Fig. 5, 6, 7, 8. — Images microscopiques de la sécrétion blennorrhagique au stade initial (fig. 5), à la période d'état (fig. 6), au stade terminal (fig. 7); fig. 8, filaments de la blennorrhagie chronique.

Pl. IV.   **Fig. 9.** — Microorganismes de l'urèthre normal et de la sécrétion de la blennorrhagie chronique.

Fig. 10 et 11. — Pseudo-gonorrhée.

Pl. V.   **Fig. 12.** — Urèthre atteint de blennorrhagie chronique. On voit des granulations dans le bulbe (d'après Fauconnier).

Pl. VI.   Anatomie pathologique de l'uréthrite chronique antérieure.

Fig. 13. — Uréthrite granuleuse.

a) Epithélium cylindrique avec épaississement de la couche de cellules à prolongements.

b) Excroissances tubéreuses du tissu conjonctif sus-épithélial, infiltré de petites cellules et parcouru de vaisseaux sanguins dilatés.

Fig. 14. — Conduit excréteur d'une glande de Littre.

a) Epithélium cylindrique.

b) Prolifération de l'épithélium plat.

c) Infiltrat de petites cellules autour du conduit.

d) Corpuscules de pus dans la lumière du conduit.

Fig. 15. — Lacune de Morgagni.

a) Prolifération de l'épithélium plat de la muqueuse.

b) Prolifération de l'épithélium plat dans la lumière de la glande.

c) Infiltrat de petites cellules.

Fig. 16. — Rétrécissement naissant.
    a) Epithélium plat stratifié.
    b) Tissu conjonctif rétracté.
    c) Espaces rétrécis du corps caverneux.
    d) Reliquat d'une glande de Littre, détruite par rétraction du tissu conjonctif périglandulaire et interstitiel.

Pl. VII. Anatomie pathologique de l'uréthrite postérieure et de la prostatite chroniques.

Fig. 17. — Coupe perpendiculaire du veru montanum.
    a) Infiltration épaisse de petites cellules du tissu conjonctif sous-épithélial.
    b) Foyers superficiels de nécrose.
    c) Conduit éjaculateur.
    d) Utricule virile. Son épithélium a subi la prolifération et la desquamation catarrhales.

Fig. 18. — Conduit éjaculateur dilaté, obturé à son point de sortie.
    a) Lumière de ce conduit (dilaté) remplie de détritus cellulaires et de corpuscules du sang.
    b) Epithélium du conduit éjaculateur.
    c) Vaisseaux sanguins dilatés et hématome sous-épithélial.

Fig. 19. — Coupe de la prostate au niveau du veru montanum.
    a) Prolifération de l'épithélium plat.
    b) Infiltration sous-épithéliale.
    c) Lobe d'une glande prostatique rempli de cellules épithéliales et de leucocytes (catarrhe desquamant et purulent).

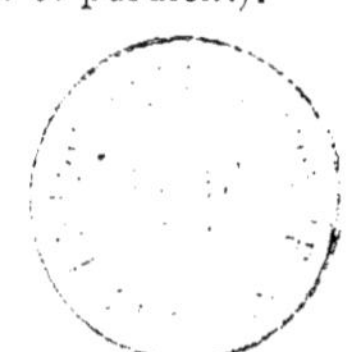

Fig.1

A

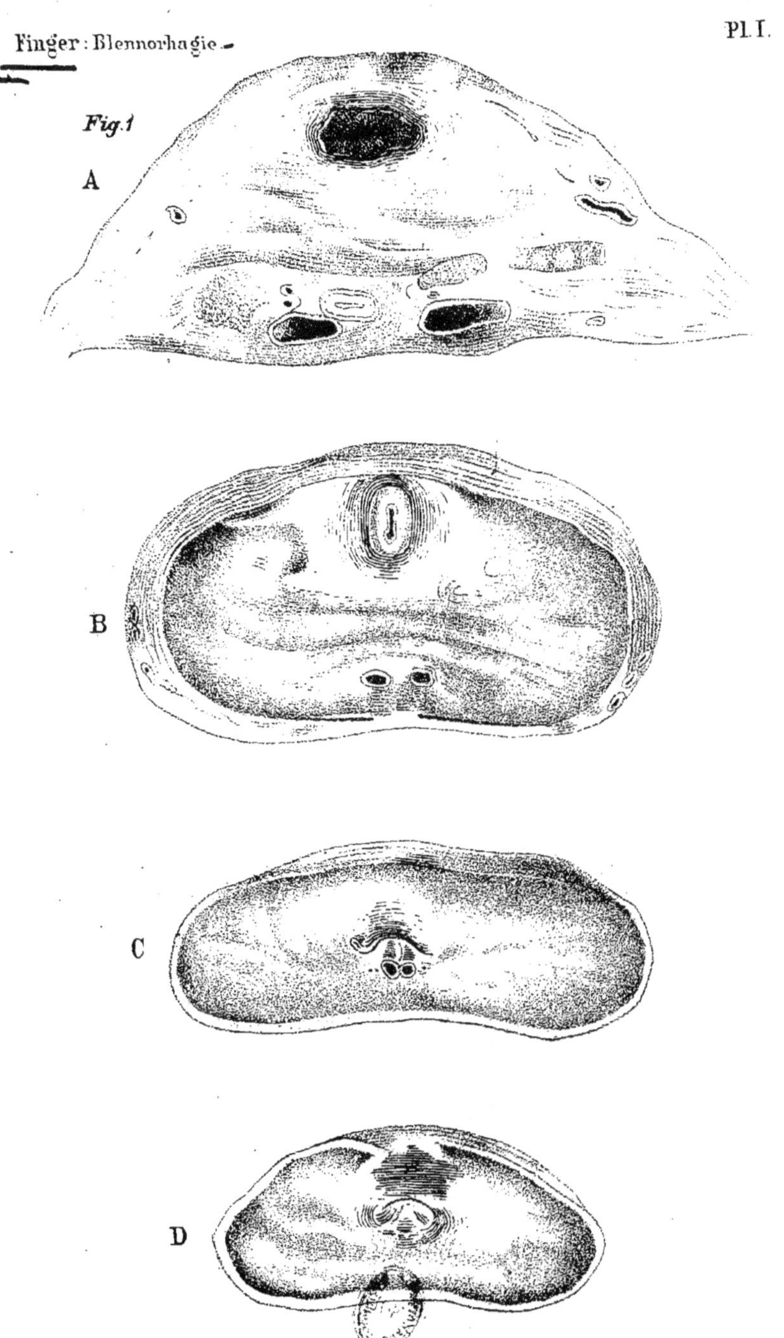

B

C

D

Ferdinand W. Schwarz del.

Lith. Th. Bannwarth Vienne.

Félix Alcan éditeur.

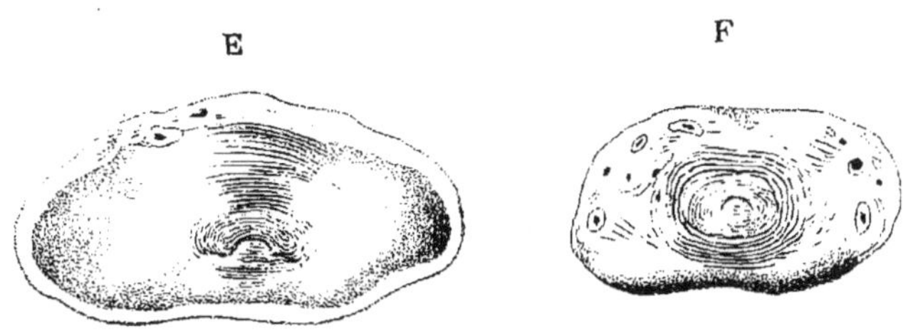
E
F

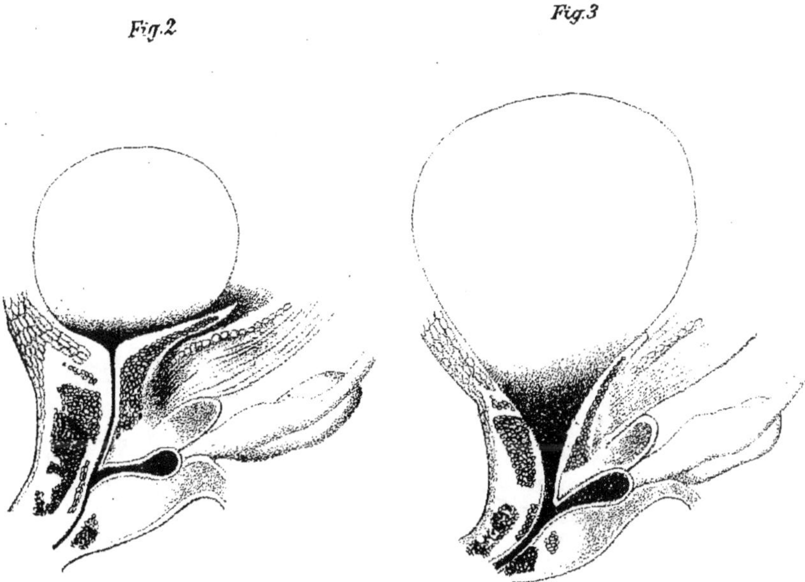
Fig.2
Fig.3

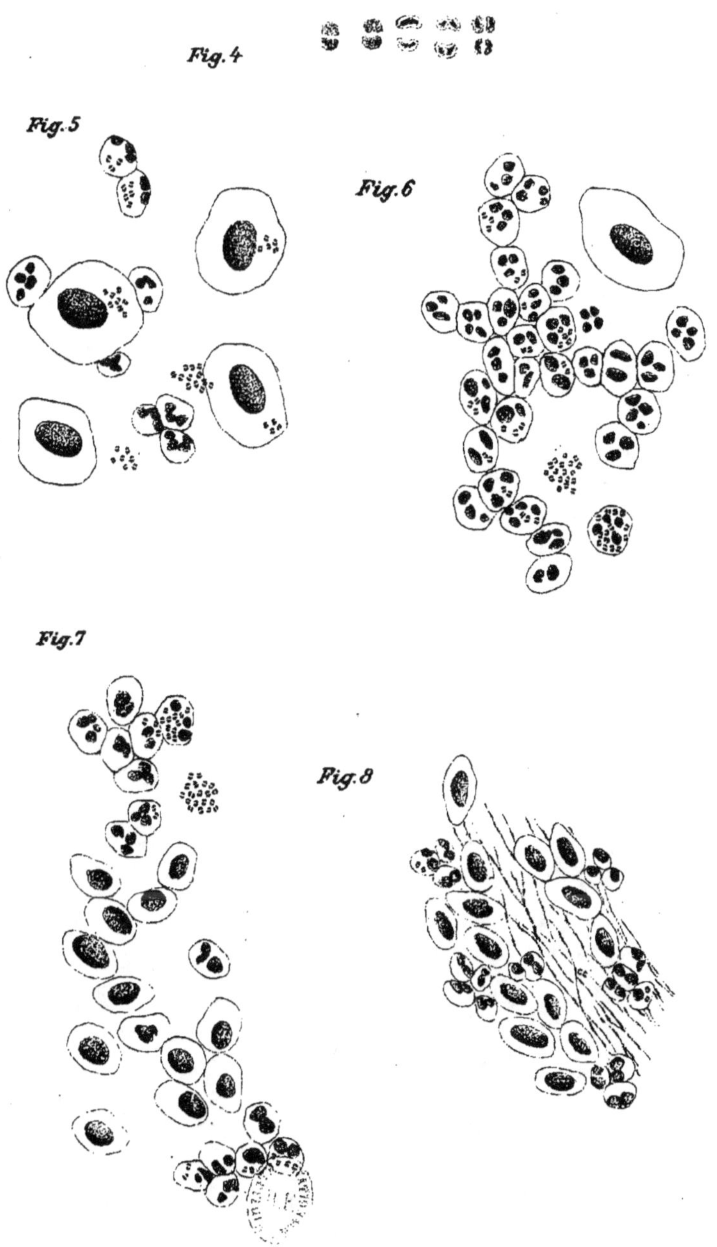

Ferdinand W. Schwarz del.

Lith. Th. Bannwarth, Vienne.

Félix Alcan éditeur.

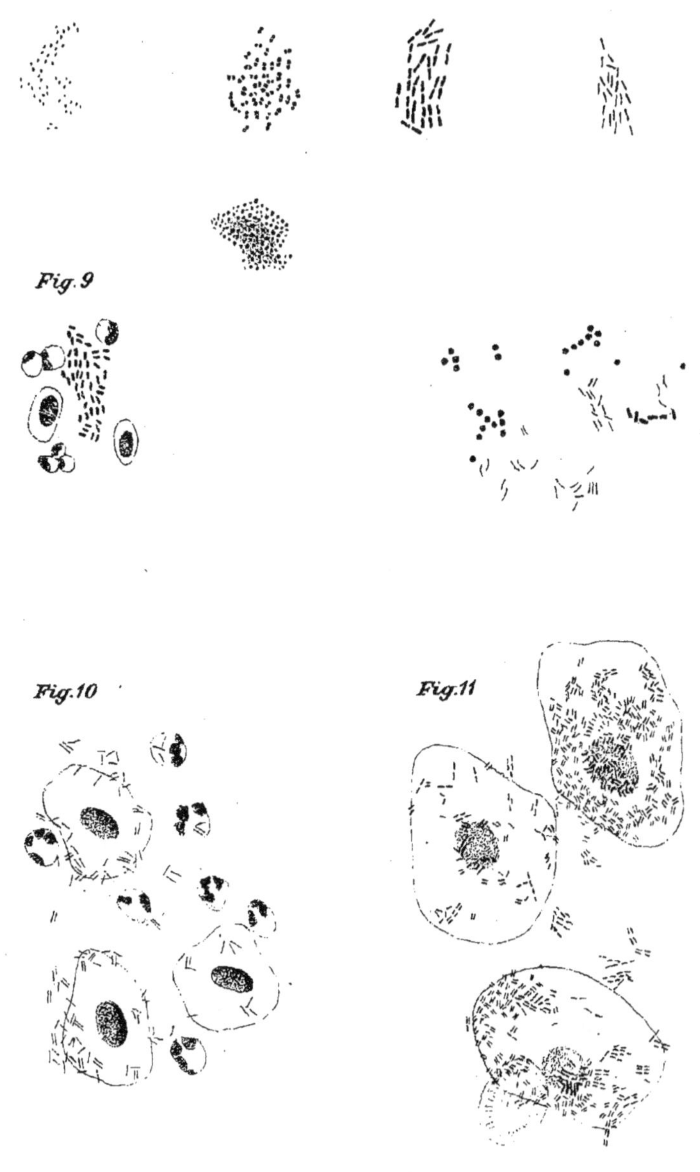

Fig.9

Fig.10

Fig.11

Finger : Blennorhagie.

Pl. V.

Fig. 12

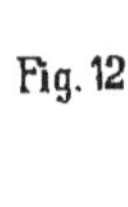

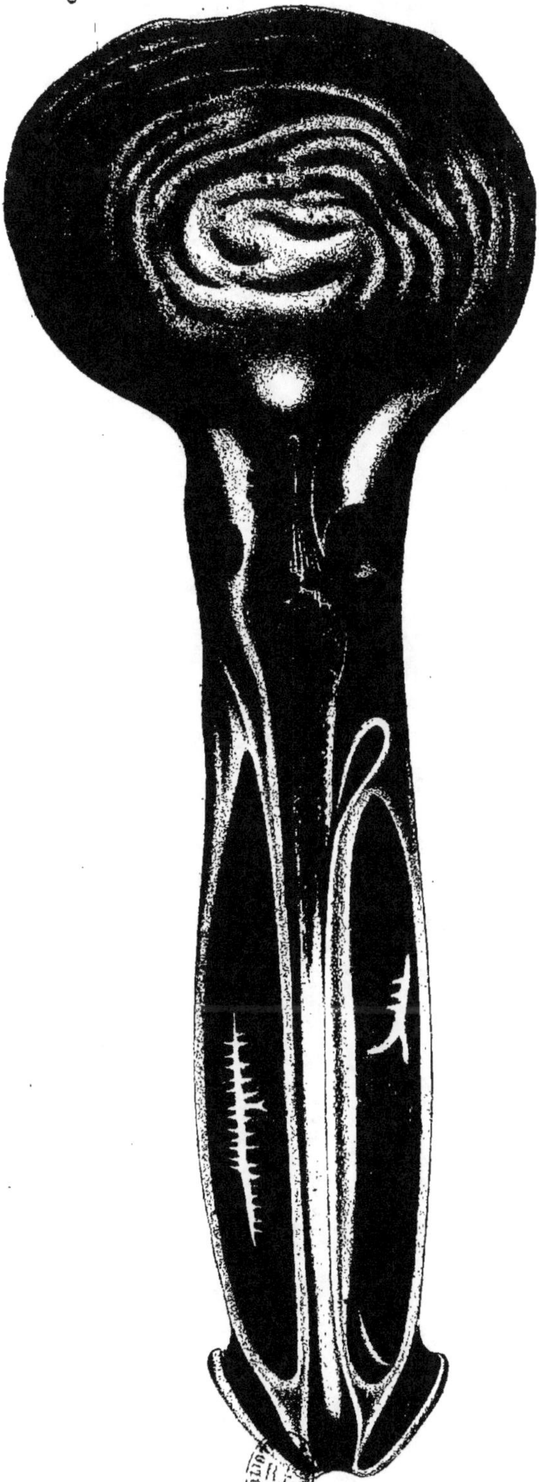

Lith. Th. Bannwarth, Vienne

Félix Alcan éditeur.

Finger : Blennorhagie.

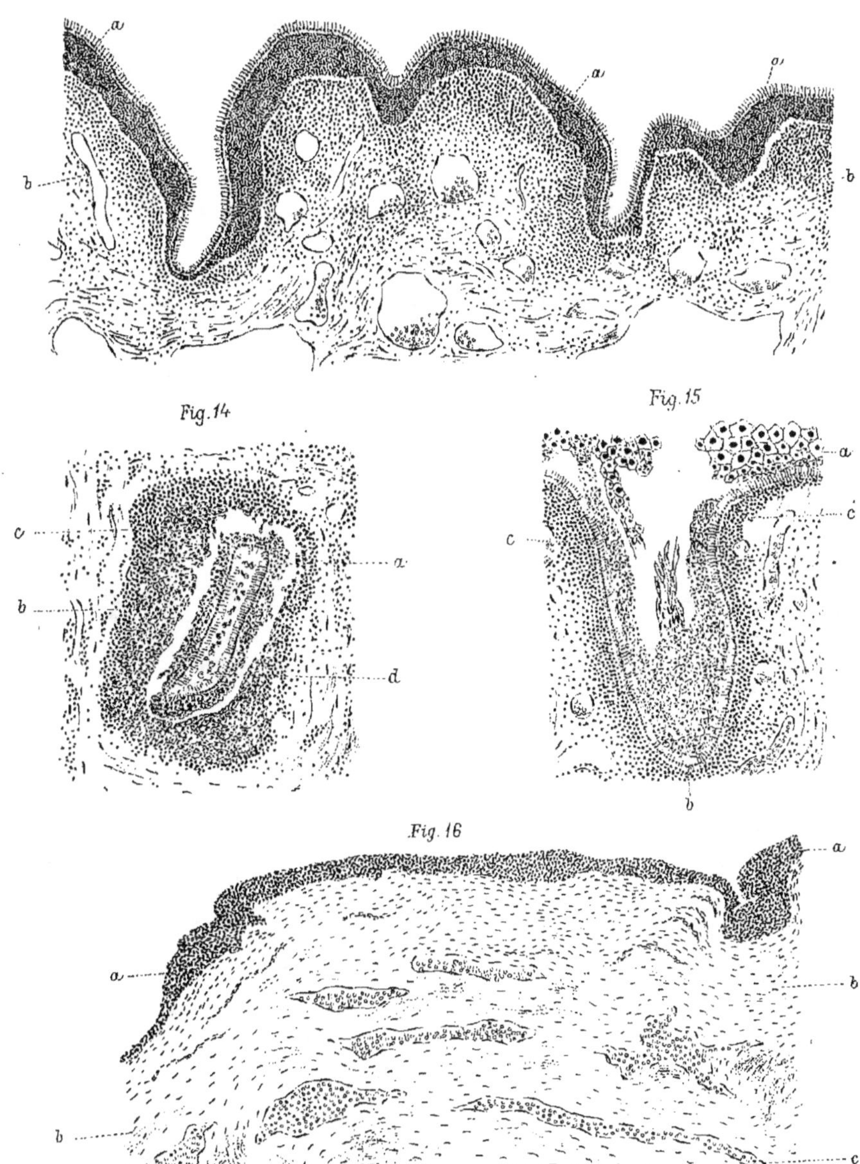

Ferdinand W. Schwarz del.

Lith. Th. Banwarth Vienne

Félix Alcan éditeur.

Finger : Blennorhagie.

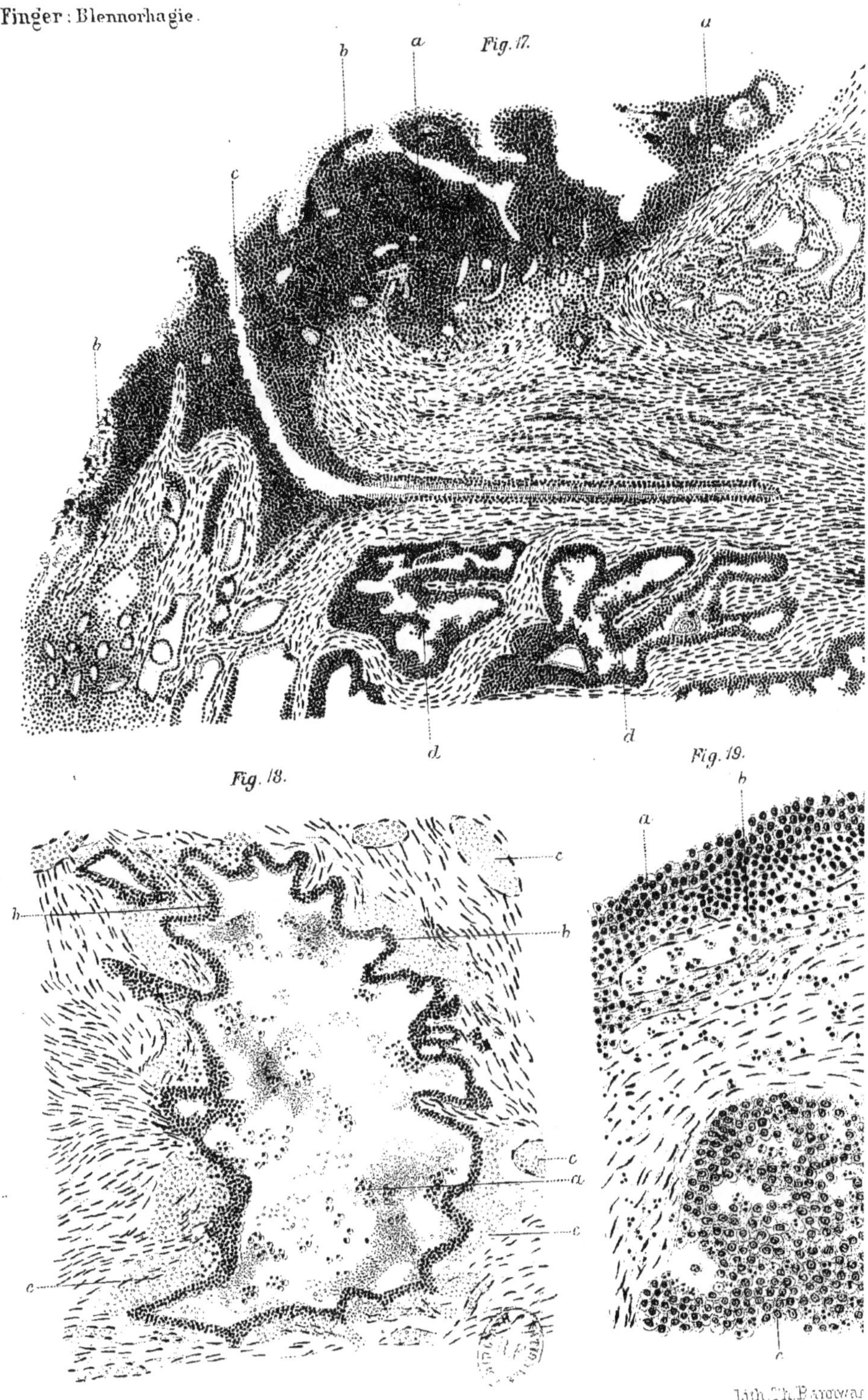

EXPLICATION DES FIGURES INTERCALÉES DANS LE TEXTE

TABLE DES MATIÈRES

I. — PARTIE GÉNÉRALE

II. — PARTIE SPÉCIALE

PREMIÈRE SECTION

La blennorrhagie et ses complications chez l'homme.

CHAPITRE II

COMPLICATIONS DE LA BLENNORRHAGIE CHEZ L'HOMME

I. DE LA BALANO-POSTHITE

II. DE LA FOLLICULITE, DE LA CAVERNITE ET DES ABCÈS PÉRIURÉTHRAUX

III. DE L'INFLAMMATION DES GLANDES DE COWPER OU COWPÉRITE

IV. DE LA PROSTATITE

V. DE L'ÉPIDIDYMITE

VI. DE LA VÉSICULITE   290

VII. DE LA CYSTITE   292

VIII. DE LA PYÉLO-NÉPHRITE   304

DEUXIÈME SECTION

La blennorrhagie et ses complications chez la femme.

CHAPITRE III

BLENNORRHAGIE CHEZ LA FEMME

I. URÉTHRITE

II. VAGINITE

III. VULVITE

CHAPITRE IV

COMPLICATIONS DE LA BLENNORRHAGIE CHEZ LA FEMME

I. DE LA BARTHOLINITE

II. INFLAMMATION DE L'UTÉRUS ET DES ANNEXES

A. *Utérus.*

B. *Annexes de l'utérus.*

TROISIÈME SECTION

Complications de la blennorrhagie communes aux deux sexes.

I. RHUMATISME BLENNORRHAGIQUE.

ÉVREUX, IMPRIMERIE DE CHARLES HÉRISSEY.

RÉCENTES PUBLICATIONS MÉDICALES

FINGER. **La syphilis**, traduit de l'allemand par les docteurs Doyon et Spillmann. 1 vol. in-8°, avec grav. *Sous presse.*

RIBBING, professeur à l'Université de Lund (Suède). **L'hygiène sexuelle et ses conséquences morales**, 1894. 1 vol. in-18 cartonné à l'anglaise. 4 fr.

REBLAUB (Th.). **Des cystites non tuberculeuses chez la femme** (étiologie et pathogénie). 1 vol. in-8, 1892. . . . . 4 fr.

HACHE (M.). **Etude clinique sur les cystites.** 1 vol. in-8. . . . 3 fr. 50

DESPRÉS. **Traité théorique et pratique de la syphilis**, ou infection purulente syphilitique. 1 vol. in-8 . . . . 7 fr.

LANCEREAUX. **Traité historique et pratique de la syphilis.** 2e édition. 1 vol. gr. in-8, avec fig. et planches coloriées.. . . . . 17 fr.

AXENFELD et HUCHARD. **Traité des névroses.** 2e édition, augmentée de 700 pages par Henri Huchard, médecin des hôpitaux. 1 fort vol. in-8. . 20 fr.

AVIRAGNET. **De la tuberculose chez les enfants.** 1 vol. in-8°, 1892 . 4 fr.

BOUCHUT et DESPRÉS. **Dictionnaire de médecine et de thérapeutique médicale et chirurgicale**, comprenant le résumé de la médecine et de la chirurgie, les indications thérapeutiques de chaque maladie, la médecine opératoire, les accouchements, l'oculistique, l'odontotechnie, les maladies d'oreille, l'électrisation, la matière médicale, les eaux minérales et un formulaire spécial pour chaque maladie. 5e édit., très augmentée. 1 vol. in-4, avec 950 figures dans le texte et 3 cartes. — Prix : broché, 25 fr. ; cart., 27 fr. 50; relié, 29 fr.

CORNIL et BABES. **Les bactéries**, et leur rôle dans l'histologie pathologique des maladies infectieuses. 2 vol. gr. in-8, contenant la description des méthodes de bactériologie. 3e édit. 1890, avec 385 figures en noir et en couleurs dans le texte et 12 planches hors texte . . . . 40 fr.

DAMASCHINO. **Leçons sur les maladies des voies digestives.** 1 vol. in-8. 3e tirage . . . . 14 fr.

DAVID. **Les microbes de la bouche.** 1 vol. in-8, avec 113 gravures en noir et en plusieurs couleurs dans le texte, précédé d'une lettre-préface de M. Pasteur. 1890. . . . . 10 fr.

DÉJERINE (J.). **Sur l'atrophie musculaire des ataxiques** (névrite motrice périphérique des ataxiques), étude clinique et anatomo-pathologique. 1 vol. in-8. 1889 . . . . 6 fr.

DÉJERINE-KLUMPKE (Mme). **Des polynévrites et des paralysies et atrophies saturnines**, étude clinique et anatomo-pathologique. 1 vol. gr. in-8, avec gravures. 1889 . . . . 6 fr.

DEMANGE. **Etude clinique et anatomo-pathologique sur la vieillesse.** 1 vol. in-8, avec 5 planches hors texte. . . . . 4 fr.

DUCKWORTH (Sir Dyce). **La goutte**, hygiène et traitement, traduit de l'anglais par M. le Dr Rodet, et précédé d'une préface de M. le Dr Lécorché. 1 vol. gr. in-8°, avec grav. dans le texte. 1892. . . . . 10 fr.

DURAND-FARDEL. **Traité pratique des maladies chroniques.** 2 vol. gr. in-8°. . . . . 20 fr.

DURAND-FARDEL. **Traité des eaux minérales** de la France et de l'étranger, et de leur emploi dans les maladies chroniques. 3e édition. 1 vol. in-8°. 10 fr.

DURAND-FARDEL. **Les eaux minérales et les maladies chroniques.** Leçons professées à l'Ecole pratique. 2e édit. Cart. à l'anglaise . . . . 4 fr.

FÉRÉ (Ch.). **Dégénérescence et criminalité.** 1 vol. in-18 . . . 2 fr. 50.

FÉRÉ (Ch.) **Du traitement des aliénés dans les familles.** 1 vol. in-18. 2 fr. 50.

FÉRÉ (Ch.). **Les épilepsies et les épileptiques.** 1 vol. gr. in-8°, avec 12 planches hors texte et 67 figures dans le texte. 1890 . . . . 20 fr.

FÉRÉ (Ch.). **La pathologie des émotions.** Études cliniques et physiologiques. 1 vol. in-8°. 1893 . . . . 12 fr.

HÉRARD, CORNIL et HANOT. **De la phthisie pulmonaire**, étude anatomo-pathologique et clinique. 1 vol. in-8°, avec 65 figures en noir et en couleurs dans le texte et 2 planches coloriées. 2e édit. entièrement remaniée. . 20 fr.

ICARD. **La femme pendant la période menstruelle**, étude de psychologie morbide et de médecine légale. 1 vol. in-8°. 1890 . . . . 6 fr.

LAGRANGE. **La médication par l'exercice** 1894. 1 vol. in-8°, avec grav. et carte coloriée hors texte. . . . . 12 fr.

REVUE DE MÉDECINE

DIRECTEURS : MM.

BOUCHARD	CHAUVEAU
Prof. à la Faculté de méd. de Paris. Médecin de Lariboisière, Membre de l'Académie des sciences.	Inspecteur général des écoles vétérinaires, Membre de l'Académie des sciences.

RÉDACTEURS EN CHEF : MM.

LANDOUZY	LÉPINE
Professeur à la Faculté de médecine de Paris, Médecin de l'hôpital Tenon, Membre de l'Académie de médecine.	Professeur de clinique médicale à la Faculté de médecine de Lyon, Correspondant de l'Institut.

REVUE DE CHIRURGIE

DIRECTEURS : MM.

OLLIER	VERNEUIL
Prof. de clinique chirurgicale à la Faculté de méd. de Lyon, Correspondant de l'Institut.	Professeur à la Faculté de médecine de Paris, Membre de l'Académie des sciences.

RÉDACTEURS EN CHEF : MM.

NICAISE	F. TERRIER
Professeur agrégé à la Faculté de méd. de Paris, membre de l'Acad. de méd., Chirurgien de l'hôpital Laennec.	Professeur à la Faculté de méd. de Paris, Membre de l'Acad. de méd., Chirurgien de l'hôpital Bichat.

Ces deux Revues paraissent depuis le commencement de 1881, le 10 de chaque mois, chacune formant une livraison de 5 ou 6 feuilles d'impression, gr. in-8°, avec de nombreuses gravures dans le texte.
Elles ont continué la *Revue mensuelle de médecine et de chirurgie* fondée en 1877.

Abonnement pour chaque Revue séparée :	Abonnement pour les deux Revues réunies :
Un an, Paris . . . . 20 fr.	Un an, Paris . . . . 35 fr.
— Départements et étranger. . . . 23 fr.	— Départements et étranger. . . . 40 fr.